本书由河南省重点学科（专科）带头人培养项目专项资金资助

中西医结合外治心脏病学

主审　朱明军　李瑞杰

主编　杜廷海　牛琳琳

河南科学技术出版社

·郑州·

内容提要

本书根据心脏外治工作经验，参考国内外中西医研究成果，提出了中西医有机结合、系统、优化的心脏外治理念，系统介绍了中西医结合外治的基本理论、临床技术和创新方法。本书分上篇总论、下篇各论两大篇二十九章。上篇以中西医外治基础理论为重点，以中、西医外治技术的历史与发展开始，阐述了心脏外治的中医基础理论、生理学基础、推拿、针灸、体外反搏等的心血管机制，详细论述了各种心脏物理治疗、中医心脏外治技术的机制、标准操作技术、临床应用等。下篇阐述了各种心脏病的中西医结合外治疗法。附录汇集了中西医外治技术专家共识的有关资料。本书内容丰富，资料新颖，以治疗为重点，系统理论和实践相结合，突出全面和实用，供中、西医心血管、康复专业医护人员和康复医学生、健康教育工作者使用。

图书在版编目（CIP）数据

中西医结合外治心脏病学／杜廷海，牛琳琳主编 . —郑州：河南科学技术出版社，2020. 6（2023.3 重印）
ISBN 978-7-5349-9724-2

Ⅰ. ①中… Ⅱ. ①杜… ②牛… Ⅲ. ①心脏病-外治法-中西医结合疗法 Ⅳ. ①R541. 05

中国版本图书馆 CIP 数据核字（2019）第 215279 号

出版发行：河南科学技术出版社
    地址：郑州市郑东新区祥盛街 27 号 邮编：450016
    电话：（0371）65788613 65788629
    网址：www. hnstp. cn
策划编辑：邓　为
责任编辑：李　军　邓　为
责任校对：韩如月
封面设计：张　伟
责任印制：朱　飞
印　　刷：三河市同力彩印有限公司
经　　销：全国新华书店
开　　本：787 mm×1092 mm　1/16 印张：19. 75 彩插：4 字数：450 千字
版　　次：2023 年 3 月第 3 次印刷
定　　价：198. 00 元

如发现印、装质量问题，影响阅读，请与出版社联系并调换。

主审简介

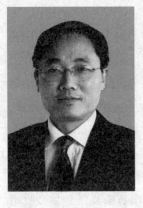

朱明军

医学博士，主任医师、教授，博士生导师，河南省杰出专业技术人才，河南省优秀专家，入选百千万人才工程，国家有突出贡献中青年专家，享受国务院特殊津贴。现任河南中医药大学第一附属医院院长，中国中西医结合学会常务理事、中国中西医结合心血管病专业委员会副主任委员，中华中医药学会心病分会常务副主任委员、河南省中西医结合学会心血管疾病专业委员会主任委员等。主持国家973项目子课题1项，国家科技支撑计划项目1项，国家自然基金项目2项，河南省杰出人才创新基金资助项目1项。获科技成果18项，其中国家科技进步二等奖1项，中华中医药学会一等奖2项，省部级科技成果4项，获取专利2项。共发表学术论文140余篇。

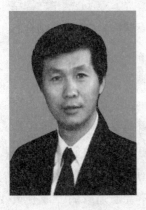

李瑞杰

主任医师，硕士研究生导师，北京市第一中西医结合医院院长，兼任中国中医药研究促进会中西医结合心血管病预防与康复专业委员会主任委员，中国医师协会心血管内科医师分会常务委员，中国康复医学会心脏介入治疗与康复专业委员会副主任委员、心血管病专业委员会常务委员，中华医学会健康管理学分会委员，北京健康管理协会副会长等职务，卫生部"卫生科技进社区"项目专家委员会委员。北京市先进工作者和首都劳动奖章获得者，并担任《中华健康管理学杂志》《中华全科医师杂志》等杂志编委。从事心血管疾病临床和研究工作30余年，擅长高血压、冠心病、心力衰竭等心血管疾病的诊治以及心律失常、冠心病等介入治疗技术，在国内率先开展中西医结合心脏康复，参与著书20余部，发表论文110余篇，科研成果10余项。

主 编 简 介

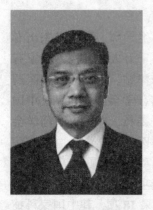

杜廷海

　　中西医结合主任医师、教授，心脏中心副主任，河南中医药大学中西医结合心血管病研究所所长、中国康复医学会心脏介入治疗与康复专业委员会副主任委员、世界中医药学会联合会动脉硬化性疾病专业委员会副会长、心脏康复专业委员会常务理事，中国中医药研究促进会心血管病预防与康复专业委员会副主任委员、心血管专业委员会常委，中国医师协会中西医结合医师分会心脏康复专业委员会副主任委员、中国中西医结合学会心血管专业委员会委员、心脏康复学组副组长，河南省康复医学会心脏康复分会主任委员、中医心血管专业委员会副主任委员等。1985 年毕业于河南医科大学，后分别在河南中医学院西学中班和研究生班学习，获中医研究生硕士学位。获省部级科技进步奖 4 项、地厅级科技进步奖 10 项，主编出版《中西医结合康复心脏病学》《冠心病中西医结合药物治疗学》《冠心病中西医结合康复治疗学》《中西医结合妙治疑难病》《中西医结合心肺急症学》《冠心病》等专著，取得国家发明专利 5 项。

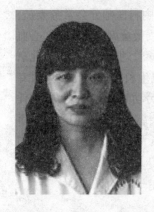

牛琳琳

　　副主任医师、副教授、医学硕士，河南省康复医学会心血管病康复分会副主任委员，河南省中药材协会心血管病临床用药研究专业委员会副主任委员；中国心脏联盟心血管疾病预防和康复专业委员会河南分盟常务委员；河南省中医药学会心血管病专业委员会常委；中国中西医结合学会心血管病专业委员会心脏康复专业委员；中国中医药研究促进会心血管病预防与康复专业委员会委员、青委会副主任委员；世界中医药学会联合会心脏康复专业委员会委员；中国中西医结合青年医师委员会委员；中国民族医药学会心血管分会委员；长期从事心血管疾病的中医临床诊疗工作。尤其擅长于冠心病、支架植入术后、冠脉搭桥术等心脏手术后、高血压、代谢综合征、心力衰竭等疾病的中西医康复和预防指导、运动处方的制定等。

前　言

心脏病的治疗方法主要有药物治疗、介入治疗、外科手术，各有一定的局限性，而人们对疾病的认识已不满足于治疗，要求全面提高健康水平和生活质量。随着现代物理学、生物学的迅速发展，外治疗法日益受到重视，已成为心血管病综合治疗和心脏康复医学的一个重要组成部分。外治疗法是一种效果确切、简便易行、安全无副作用的治疗方法，易被心脏病患者所接受。若能正确地选择应用各种外治疗法，可收到提高疗效、缩短疗程、减少并发症及后遗症的效果，对于心理状态的改变及生活质量的提高具有十分重要的临床作用和意义，有利于心脏病的全面康复。

现代物理治疗是基于人体生理对物理刺激所做出的反应来达到治疗目的。物理治疗法是应用身体躯体运动、按摩、牵引、机械设备训练等力学因素和电、光、声、磁、冷、热等其他物理因素预防和治疗伤病的一种治疗方法。增强型体外反搏等许多非药物治疗已作为国内外心血管指南和专家共识的重要组成部分。

中医外治技术有数千年的历史，在辨证论治的基础上，通过整体调节，在多环节发挥效能，具有疗效确切、使用安全、不良反应小等优点。中医外治的方法分为整体治疗、皮肤官窍黏膜治疗、经络腧穴治疗等。目前不少研究运用中药、针刺、艾灸、推拿、按摩、药膳、太极拳、八段锦等中医传统手段和方式，针对冠心病、心力衰竭等病种进行了中医康复的有益探索，在缓解临床症状、改善心功能、提高生存质量、降低再入院率等方面具有一定的优势。针灸从外治法中脱颖而出，并率先走出国门，逐步赢得了国际社会的普遍认同。

中西医结合通过比较、吸收、融合，取长补短，取得了优于单纯中医或西医的疗效。结合我国的国情，充分发挥中医药学及其养生康复学的优势，将中医外治技术和现代物理治疗技术有机结合，在心血管诊疗中发挥重要作用。现今，中医外治技术越来越多地与现代技术相结合，如激光、远红外线、电磁、超声雾化和透入、离子导入治疗机等；不断吸收现代医药学成果，改革外治剂型，如借鉴硬膏剂、膜剂、化学热熨剂、新型皮肤渗透促进剂等，促进药物充分吸收。随着当代医学由单纯的生物医学模式向生物-心理-社会-医学模式转化和循证医学的不断完善，中西医结合外治疗法必将越来越受重视，并且发挥其不可替代的作用。

在当前实施健康中国战略和深化医药卫生体制改革的形势下，迫切需要适合全国各级医院和基层社区卫生服务中心推广的具有系统理论和实践的中西医结合适宜技术的专著。本书根据临床心脏疾病治疗经验，参考国内外中西医研究成果，提出了中西医有机结合、综合、系统、优化的心脏外治理念，系统介绍了中西医结合外治的中西医基本理论、临床技能和创新方法，供各级医院心血管医疗、教学、科研工作者和研究生、本科生、进修规培生使用和推广。

本书在编写过程中，参考和借鉴了已出版发表的相关论著，许多中医外治疗法来源于国家心血管重点专科临床应用的外治技术和经验，在此谨致以诚挚的谢忱。

编　者

2019 年 6 月

目 录

下篇　各论　/179

附录　/268

第一章 概 论

第一节 中医外治技术的起源与发展

中医外治法源远流长，历史悠久。远古时代，人们的生活环境极为艰苦险恶，随时可能遭受猛兽、蛇蝎的伤害，氏族部落经常械斗，劳动中跌仆损伤，因此外伤更为常见。古人有意或无意在伤处或病痛部位，用手压迫、揉按、热熨，逐步发现压迫可以止血，按摩可以减轻疼痛，这是最早的止血法、熨法和按摩术。从发掘的甲骨文中发现，夏商时代已经采用了按摩、针刺、砭法、熨法等简单外治疗法。我国现存最早的古医方马王堆汉墓出土的《五十二病方》，记载了包括敷贴、浸渍、热熨、砭刺、刀圭（手术）、洗溻、蒸气熏或烟熏、角法、割疮法等许多外治方法，论述了诸伤、伤痉、狂犬病、体臭、毒箭伤、蝎伤、蛭伤、毒蛇伤、疣、腹股沟疝、内外痔与瘘管、下肢烧伤等多种疾病。最早的中医典籍《内经》中就有关于外治法的记载。《素问·至真要大论》中明确指出："内者内治，外者外治"，为外治法的形成和发展奠定了理论依据。《素问·阴阳应象大论》中"其邪者，渍形为汗"，是利用热汤浸发汗法。《内经》中也有药物外治法记载，如"桂心渍酒，以熨寒痹"等。《内经》还有熨法、推拿按摩法、砭石、截肢、放腹水、寒冷、饥饿、束指、吹耳等疗法。马王堆汉墓中出土的西汉时期《五十二病方》中外治法也占有很大比例，有外敷、药浴、烟熏、熏、熨、砭、灸、按等治疗不同疾患的记载。东汉张仲景在《伤寒论》中用火熏法发汗、猪胆汁蜜煎导便、赤小豆纳鼻法、出汗过多还有用温粉外扑法；《金匮要略·痉湿暍病篇》"病有头中寒湿，故鼻塞，内药鼻中则愈"；《金匮要略·妇人病》："用蛇床子散作坐药治妇人阴寒。"在《金匮要略·脏腑经络先后病脉证》强调在临床中对"导引、吐纳、针灸、膏摩"的运用。据《后汉书》载华佗："若疾发结于内，针药所不能及者，令先以酒服麻沸散，既醉无所觉，为剖破腹背，抽割积聚；若在肠胃，则断截湔洗，除去疾秽，既而缝合，敷以神膏。四五日创愈，一月之间皆平复。"不但善于手术疗法，还创五禽戏，为后世体育疗法的发展打下了基础。最早的儿科专著《颅囟经》共载16证19方，其中就有运用外敷、药浴、喷鼻、洗眼、掺耳等法治疗小儿内、外、五官科诸病的记载。历代应用外治疗法治病的医家不乏其人。唐代孙思邈在《千金要方》中收集医方4 500多首，其中有1 200余首外治方，运用了50多种外治法，涉及内、外、妇、儿各种病症。该书载有许胤宗治柳太后中风不语，用大剂黄芪防风汤熏蒸而苏醒是治疗内科重病的例证。《千金要方》首先记载了磁石外用治疗耳聋的方法，借助天然磁石的微弱磁场来治病。《千金方》中还载有以葱管导尿，比1860年法国发明橡皮管导尿早1200多年。《外台秘要》中治丹毒，"用赤小豆为细末，以鸡子白和如泥，涂之"；治疗痔疮，"以葱和须浓煮汤，置中坐浸之"；治疗瘰病，"热炒盐熨之"；治疗小儿湿疹，"浓煎地榆洗浴，每日二度"。《外台秘要》中记载了两种新的拔罐法，即"水蒸气拔罐法"和"针刺拔罐法"。宋代《太平圣惠方》关于化脓性疾病提倡切开引流的思维方法较前代更为积极，强调"脓成，即当弃药从针烙也"，"痈薄宜针，疽皮厚宜烙"，书中详细论述了汞砷剂枯痔方法。公元1127年，《魏氏家藏方》记载了枯痔散法，较《太平圣惠方》的方法提高了一步，从而进一步减少了对健康肠黏膜的伤害，效果更好。金元时期《世医得效方》载："肚皮开裂者，用麻缕为线，或捶桑白皮为线，亦用花蕊石散傅线上，须从里重缝肚皮，不可缝外重皮，留外皮开，用药渗待生肉。"金元四大家较多地运用放血疗法，如治疮疡以"砭射之"，"石而泄之"；治太阳中风刺至阴出血；刺热无度不可止，于陷谷放血；治腰痛不可忍，刺委中、昆仑放血；治百节疼痛，刺绝骨出血；治金丝疮，"于疮头截经而刺之，以出血……"等。明代王肯堂著《疡科证治准绳》，转录矫治先天性缺唇及耳部畸形的治疗经验："若唇若耳，先用麻药涂之，却以剪刀去其外皮，即以丝线缝合。缺耳作两截缝合，缺唇作三截缝合……至八日剪去线。"陈实功所著《外科正宗》是明代外科学发展学术水平的代表作，倡导脓成切开，位置宜下，切口够大，腐肉不脱则割，肉芽过长则剪，善于应用刀针手术及腐蚀药。对脱疽的手术，主张先在患趾上方"拊线缠扎"，继用"利刀顺节取患指（趾）"；又如手术截除鼻息肉（鼻痔）法，挂线、结扎痔瘘等；现代常用的枯痔钉法、结扎疗法、切除法、挂线法以及针灸、熏洗、按摩等，在陈氏著作中均有了比较系统全面和科学的论述。清代对外治法做出卓越贡献的当首推吴尚先的《理瀹骈文》，认为"外治之理，即内治之理，外治之药，亦即内治之药，所异者，法耳。医理药性无二，而法则神奇变幻，上可以发泄造化五行之奥蕴，下亦扶危救急，层见叠出不穷"。该书总结了近百种外治方法，为后世流传应用起到了重要作用。

近半个世纪以来，随着社会的发展和科学技术的进步，中国传统医学获得了巨大的发展，中医外治法也取得了前所未有的发展和提高。中医外治专著如《中国民间外治独特疗法》所载外治法70余种，治内外妇儿科130余种病症。又如《中医历代名方集成》所列外治方药100余首，共治内外妇儿科病症240余种；《中国中医独特疗法大全》载有60余种外治方法，共治420余病症。如心脑血管病，用阳和解凝膏或附子、麝香、细辛、冰片组成，研散或制成药饼，敷贴神阙、膻中、心俞穴，治疗心绞痛、心功能不全、脑血管痉挛等病症；用天麻、钩藤、菊花、白芷、藁本、川芎、薄荷等制成膏剂，贴敷人迎、百会、风池等穴，治疗中风后遗症偏瘫、头痛、高血压等病症。

现代中医外治法是指根据传统中医理论原理，借助现代科技手段及现代医学方法，以多种形式与中草药结合，共同作用于人体而取得治病效果的一类外治法。如直流电中药离子透入法、超声药物透入法、中药电熨法、中药注射法和肛肠灌滴法等，由于借助声、光、电、磁、热的能量，可促进药物由外而内地渗透吸收，从而在临床上取得了可喜的成绩，尤其近20年来发展较为迅速。而在未来几年，以透皮控释系统

（TTS）、纳米科技为代表的新技术也将对中医外治法的给药方式产生巨大影响，并推动中医外治法的发展。

第二节　心脏物理治疗的现状

　　物理治疗学（Physical Therapy）是研究应用物理因子作用人体以提高健康水平、保健、预防和治疗疾病，促进病后机体康复，延缓衰老等的专门学科。它是一门既古老又年轻的学科，公元前 7000 年的石器时代，当时原始人利用阳光、砭石、石针、水和按摩等治疗疾病。我国以及古希腊、埃及、罗马的早期文献记载阳光、热水浴、冷水浴、体操、按摩等防治疾病的作用。古希腊名医希波克拉底（前 460—377 年）积极提倡利用阳光、空气和水等自然疗法增强体质、防治疾病，这在全世界都产生了一定影响。我国是世界上最早用矿泉水、磁场治疗疾病的国家。

　　现代物理学促进了医学的发展，同时也使古老的物理疗法得以不断完善，并充实了丰富的内容。17 世纪产生了静电疗法，18 世纪产生了直流电疗法，18 世纪下半叶日光疗法有了进一步的发展；在 19 世纪产生了感应电疗法、直流-感应电诊断（古典式电诊断）、直流电药物导入疗法、长波疗法，同时产生并迅速发展了现代光疗中的红外线疗法和紫外线疗法。20 世纪以来由于科学技术的飞跃发展，理疗技术在医学中的应用和作用原理研究取得显著的发展。在 20 世纪上半叶产生了中波、短波、超短波、微波、超声等物理疗法。自 20 世纪 50 年代以来，低、中频电疗法有了新的发展，水疗、磁疗等进而受到重视，并在应用技术方面有了发展提高。特别是在 20 世纪 60 年代实现的激光技术对全部科学（包括医学在内）的发展正在发挥着日益重大的作用，激光疗法已成为现代光疗学的重要组成部分。此外，在 20 世纪 70 年代获得显著发展的射频治癌和光敏诊治癌症技术受到了世界上许多国家的重视。现代科学从本质上进一步揭示了物理因子与复杂的生命活动有密切的联系，并对其发挥重要的作用。在生命的产生和发展中，在机体随外界环境的变化而产生的反应中，在一些病理变化的产生和发展中，以及化学药物作用于机体的过程中，物理变化有极重要的作用，如电子传递，电势的变化、磁场的变化、红外线辐射强度的变化，产生紫外线辐射、荧光素等；一些功能活动直至蛋白质和核酸的代谢都伴随一定的振荡频率；生物医学理论研究和长期实践促使人们日益深刻地认识到人工的物理因子、自然的物理因子和机体内存在的物理变化之间的密切联系。

　　物理治疗在临床各科的应用向广而深的方向发展。一些国家不仅在城市，而且在农村建立了理疗机构；不少国家不仅在综合性的医院中设有理疗科，而且在专科医院（研究所）中也建立了理疗科，如瑞典的心血管外科研究所设有理疗科。物理疗法不仅治疗慢性病，而且用于治疗急性病；不仅治疗多发病、常见病，而且治疗疑难病。当前不少国家正在研究应用短波、超声、微波、激光、磁场、直流电等治疗癌症，并取得了一定的效果；又如在心肌梗死的抢救和治疗中物理疗法可发挥重要的作用；我国是世界上应用物理疗法历史悠久的国家，但理疗专业在新中国成立前却很落后，新中国成立后，由于党和政府的重视才得以建立和发展，当前已形成了一支理疗专业队伍，不仅在城市的大医院中，而且在不少工厂、县医院以及部队的野战医院中也都建立了理疗科室；在全国各疗养院和康复医院中理疗已成为主要的组成部分。近年在心血管系统、慢性呼吸系统、神经系统、骨关节、肝胆、周围血管以及眼科、皮肤科的某些领域理疗进展较大。

在心血管领域，物理治疗技术亦日益受到关注。紫外线光量子充氧自血回输疗法能提高机体免疫功能，改善血流变和微循环，改善血液物质代谢，清除自由基，改善血管壁状态等，有预防心脑血管硬化和血管栓塞的作用。紫外线全身照射可使心肌及血浆中钾离子浓度升高，胆碱酯酶活性增强，血中胆固醇含量下降，可改善心肌营养，预防动脉硬化。体外心脏震波治疗是国际上新近发展起来的前沿科技，它具有无创、安全、有效的特点，为针对终末期冠心病和难治性心绞痛患者的一种新的治疗方法。它利用超声定位，依靠心电图门控技术触发，对所确定的心肌缺血靶区释放脉冲式声能量震波在心肌组织细胞内产生机械剪切力和空穴效应，通过一系列的作用机制，诱导局部心肌一氧化氮的合成及多种血管生成因子的表达，促进缺血区域的毛细血管生成和局部微循环重建，从而改善心肌供血，减少心脏事件，且未发现心脏震波对人体组织造成损伤。该技术由欧美和以色列研发，2003年瑞士研发出全球第一台无创治疗缺血性心脏病的治疗仪，并于2004年通过认证。目前，该项技术在欧洲多国如瑞士、德国、意大利、俄罗斯和亚洲的中国、日本已获得应用。体外反搏是一种简便、无创的用于缺血性疾病辅助治疗的方法，其通过影响血流动力学、改善血流切应力、促进血管内皮抗炎因子生成及抑制炎症因子的产生等机制改善机体血管内皮功能，改善循环，从而提高患者运动耐量、降低心血管意外风险，有益于促进患者疾病缓解，改善日常生活能力和生活质量。

在现代科学技术的直接推动下，现今理疗学的主要特征是正深入开展关于物理因子对机体作用的细胞-分子水平的研究，以探讨其作用的本质，同时也在积极开展关于物理因子对机体作用的整体水平的研究。理疗学的理论研究正在与信息论、生物力能学、生物物理学、系统论、自控论、分子生物学、量子生物学、电磁生物学、光生物学、激光生物学、超声生物学，以及近年迅速发展的许多基础医学学科相联系。目前，人口老龄化，老年病、慢性病等身心疾病患者猛增，旧的医学模式亦随之改变，即从生物学模式（生物因素→病理→症状→临床治愈）转变为新的模式（即生物学因素、心理、精神、情绪因素及社会因素→疾病→临床治愈→身心功能最大限度康复→职业康复→回归社会生活或工作）。生物医学理论研究和长期实践促使人们日益深刻地认识到人工的物理因子、自然的物理因子和机体内存在的物理变化之间的密切联系。科学地应用人工物理因子作用于机体具有广泛的意义，因此当代理疗学的发展趋势是与临床医学、预防医学、康复医学、军事医学、基础医学、老年学、宇航医学、生物医学工程等的联系日趋密切。从历史发展看来，康复医学或物理医学与康复的前身是物理治疗，然而康复医学不完全等于过去的物理治疗。物理医学与康复专业发展，已经增加了许多新内容，除物理治疗内容外，还有作业治疗、语言听力治疗、文娱治疗、康复工程、心理治疗、肌电诊断等，从而形成新而广的物理医学或康复医学。

第三节　中西医结合心脏外治技术的发展前景

中医和西医是在不同的历史条件下，运用不同的观点和研究方法发展起来的两种理论和体系。中医学作为传统医学，产生于经验医学时代，其医学模式为自然哲学模式，思维方式为形象思维，研究方法为观察法（直接领悟，取类比象），以"天人合一"的自然观、身心统一的整体观、辨证论治的治疗观为特点。西医产生于实验医学时代，其医学模式为生物医学模式，思维方式为逻辑思维，研究方法为实验分析方法，以实验分析方法为主说明人体的结构和功能，以及疾病的发生、诊断、预防和治疗。由于中西医产生的时代不同，各有其特点和不足。中西医结合发源于临床实践，以后逐渐演进为有明确发展目标和独特方法论的学术体系。

中西医结合外治不是中医疗法和西医疗法的简单整合，而是从理论上进行有机的结合、从技术进行优化组合，组建具有中医特色的中西医结合心脏外治疗法，中医外治是以突出"中医外治"为特色的中医药学术，疗效独特、作用迅速、历史悠久，具有简、便、廉、验之特点，包括针灸、按摩、熏洗、针刀、敷贴、膏药、脐疗、足疗、耳穴疗法、物理疗法等百余种方法。数千年来，外治法由于历史条件的局限，其发展速度和研究的深度、广度均不及内治法多，除针灸、推拿等外，其余外治诸法发展缓慢，不少外治法仍停留在粗糙简单阶段。现今中医外治法越来越多地与现代技术相结合，如激光、远红外线、电磁波、超声雾化和透入、离子导入治疗机等；不断吸取现代医药学成果，改革外治剂型，如借鉴硬膏剂、膜剂、化学热熨剂、妥布剂、新型皮肤渗透促进剂等，促进药物充分吸收。

中西医结合必须运用现代高新科技对传统外治方法做深入发掘、系统研究，吸取当代一切先进科学技术，在高层次上建立起中西医结合心脏外治疗法，使古老的养生康复医学焕发青春。运用中西医结合的运动疗法、物理疗法、作业疗法、心理疗法等，疗效将得到进一步提高。如在现代运动疗法中加入八段锦、易筋经、太极拳等，在现代物理疗法中加入针灸，在现代心理疗法中加入气功治疗等，都是有效的中西医结合外治疗法。源于西方的经皮给药系统和经皮治疗系统与已有2 000多年历史的中药外用制剂有机结合，对疗效明确的外用单味中药进行研究，以及对传统中药外用制剂进行剂型改革，将会给中药经皮给药研究注入新的生机和活力。从中药中开发基质、辅料、经皮吸收促进剂也将给中药经皮给药带来新的思路。中药与现代科技相结合，采用新的仪器和器具，利用电、光、声、磁等的作用，也是剂型改革的一个方面。如中药离子导入、超声雾化、红外线、磁疗等，以促进药物由外而内，提高外治的疗效。总之，可应用现代高科技手段，借鉴现代医药界的成功经验，为我所用，使古老的中医外治焕发出青春活力。

中医外治疗法是根据中医辨证论治原则，整体调节，多途径、多环节发挥作用，主要进行心脏病药物外敷、沐足疗法、离子导入、平衡火罐、耳穴、穴位贴敷、中频治疗、超声治疗、体外反搏穴位刺激疗法等，适用于心脏康复Ⅰ～Ⅳ期。适宜外治技术有：①经穴体外反搏疗法；②熏洗疗法；③沐足疗法；④耳压疗法；⑤中药穴位贴敷疗法；⑥针刺疗法；⑦艾灸疗法；⑧推拿疗法；⑨平衡火罐疗法；⑩中药热罨包疗法。还有直流电药物离子导入、多功能艾灸仪、冠心病超声治疗仪等。中医一直以来就重视情志与疾病的关系，很早就对情志致病以及调理情志有深入的探索。精神调理吸收了儒家、佛教和道教的精神修养法（如气功、瑜伽、禅宗及静坐等多种修炼方法）。心理治疗方法主要有语言开导法、移情易性法、情志相胜法、顺情从欲法等，结合五音疗法，提高治疗效果。中西医结合心脏康复运动模式为动静结合，中医康复运动以心身舒适为度，形式多样（如散步、慢跑、气功、五禽戏、太极拳和八段锦等），身心交融、形神和谐，可弥补依从性和趣味性不足。功能康复即是训练"神"对"形"的支配作用，如导引、运动训练、气功等方法，即是形神一体的康复方法，主张动静结合、形神共养，根据不同体质、不同季节、不同年龄、不同性别以及不同生活背景的人采用不同的运动方式的个体化"运动处方"。例如，气虚体质就比较适合柔缓的康复运动方法，如气功、太极拳、八段锦等以健脾补气益气；阳虚体质可选用按摩穴位、五禽戏中的"虎戏"等以补肾助阳。中医外治法是中医特色优势，在辨证论治的基础上，通过整体调节，在多方面、多环节发挥效能，具有直达病所、奏效迅捷、使用安全、毒副作用小等优点。

近年来我国医务人员对心脏外治重要性的认识有很大提高。国家心血管病中心组织编写了《中西医结合Ⅰ期心脏康复专家共识》为规范Ⅰ期康复流程提供了借鉴。中国中医药研究促进会中西医结合心血管病预防与康复专业委员会发布了《中医外治技术在心脏康复中应用的专家建议》，对中西医结合心脏外治有一定促进作用。

预防医学、康复医学和临床医学本是同一医学群体，但当前预防医学、康复医学及临床医学处于分裂和脱节的状态。随着国民经济和文化水平的提高，不仅要求群众有病能及时得到治疗，而且要求懂得防病和保健的知识，以提高自我保健能力。因此，预防医学、康复医学和临床医学的结合是医学发展的必然趋势。通过采用各种中医药特有的康复方法及西医有用的康复措施，结合我国国情，中国康复心脏学的发展必须吸取国外先进的心血管疾病康复方面的经验，并利用中医药在疾病防治及养生方面的优越性，形成我国独有的中西医结合外治心脏病学。

随着医疗技术的发展，当今的中医外治已不单单是使用药物在皮肤层进行外敷而已。更多的中医外治技术已经与当今最先进的现代技术相结合，如红外、激光、离子导入和电磁等。通过将最新技术与中医外治的理论和操作相结合，对患者的治疗产生更好的效果。当今对中医外治的主要研究热点也集中于如何运用最新的医疗技术与中医外治进行结合。比如如何使用渗透促进剂来促进人体对药物更为充分的吸收，如何对传统中药剂型进行改革创新来使之更方便使用且效果更佳等。中医外治法研究是中医现代化发展的必然趋势，如何将传统中医外治与现代新型给药技术结合，是中医外治发展的关键。现代化剂型和科学化的临床设计将给中医外治研究提供更广阔的发展前景。

第二章 中医外治基础理论

第一节 心脏藏象理论

心为五脏之一，位于胸中，两肺之间，膈膜之上，外有心包卫护。心开窍于舌，在体合脉，其华在面，与小肠相表里。心藏神，为五脏六腑之大主，又主血而外合周身之脉。心脏阴阳调和，气血充足，则心神健旺，气血环流周身，洒陈于五脏六腑，灌溉于四肢九窍，使人体各脏腑组织生生不息，以维持人体正常的生命活动。心包络为心之外卫，具有保护心脏、防御外邪的作用。心在脏腑中是一个重要的内脏，有"君主之官"之称。

一、心主血脉

心主血脉是指心气推动血液在脉中运行，流注全身，发挥营养和滋润作用。心脉直接相连，互相沟通，血液在心和脉中不停地流动，周而复始，循环往复，如环无端。心、脉、血三者共同组成一个循环于全身的系统，这个系统中，心起着主导作用。因为只有心气能够推动血的运行，使血液流行，脉管搏动，全身的五脏六腑、形体官窍才能得到血液的濡养，以维持生命活动。若心气衰竭，则血行停止，心与脉的搏动亦消失，生命也随之终结。正如《灵枢·经脉》所说"手少阴气绝则脉不通，脉不通则血不流，血不流则髦色不泽，故其面黑如漆柴者，血先死"。正是由于心在心、血、脉三者中居于主导地位，所以《素问·痿论》说："心主身之血脉。"

血液在脉中正常运行必须具备三个条件：第一，脉管必须通畅；第二，血液必须充盈；第三，心气必须充沛。有了这三个条件，血液就能在全身正常运行，三个条件中缺少任何一个，都可能产生病变。

脉正常生理功能的发挥必须依靠心脏来完成，首先心对脉的生成发挥有主要作用，人之心脏连脉，组成心系，心是脉的中心总司，脉的功能活动都有赖于心的健全。《内经》中"心系"包括心、心包络、血脉和经络，如《灵枢·邪客》曰："包络者，心主之脉也。"可见，心外包膜上的脉络即心包络。而血脉即血液运行的通道。

心主血脉的功能是否正常，可以从面色、舌色、脉象、胸部的感觉四个方面进行观察，血脉功能正常时面色红润，舌色淡红，滋润有光泽，脉缓和而有力，胸部舒畅；若心火旺，则面赤舌红，尤其舌尖深红起刺，且破碎疼痛，脉数，心胸中烦热，不易入睡。若心血虚，则面色与舌色皆淡白无华，脉细无力，常觉心悸、心慌。若心脉为瘀血所阻，则面色与舌色均较暗，可出现紫暗瘀斑，脉象涩而不流利，有时可见结代脉。胸前常闷痛、轻者少顷即止重者可痛得面青，唇舌俱紫，大汗如珠，甚至可导致死亡。

二、心藏神

心藏神主要是指心具有主宰人体五脏六腑、形体官窍等一切生理活动和人体精神意识思维活动的功能。如张介宾在《类经·脏象类》中所说："心者，君主之官，聪明慧，莫不由之，故曰神明出焉。"《灵枢·大惑论》说："心者，神之舍也。"正是由于心中有神，所以心才能主宰人体的一切生理活动和心理活动。

《素问·灵兰秘典论》说："心者，君主之官，神明出焉。"心神主宰和协调人体的生理活动，人体生理活动的高度统一也是由心主神明的作用实现的。人体是一个高度的统一体，全身脏腑、器官的活动都是有规律、协调一致的。心之行血，肺之呼吸，脾之运化，肝之疏泄，肾之封藏，胃之受纳，小肠之化物，大肠之传导，三焦运行津液与元气，膀胱贮尿与排尿，胆贮存与排泄胆汁，以及四肢之屈伸，躯干之俯仰，目之视物，耳之闻声，口之摄食，舌之感味，等等。五脏六腑、形体官窍的生理活动，无一例外，都是在心的主宰下进行的。不论何种原因使心不能主神志，则会出现神志、精神的改变。轻则倦怠萎靡，或狂躁，或癫痫，重则昏迷甚至一厥不返而死亡。《素问·移精变气论》说得神者昌，失神者亡。因为血为五脏六腑、四肢百骸功能活动的基本营养物质，两心为血之原动力，一旦心受邪伤致心阳、心气、心阴、心血任何一项失调则脏腑经络、四肢百骸无不受累而成重症。所以心阳暴脱、心气欲绝时其他脏气也随之而绝。反之，其他脏腑之气将绝时无不累及于心而有神志改变则昏迷，最后进入死亡。所以《素问·灵兰秘典论》说："故主明则下安，以此养生则寿，殁世不殆，以为天下则大昌。主不明则十二官危，使道闭塞而不通，形乃大伤，以此养生则殃，以为天下者，其宗大危，戒之戒之。"可见心神的明与不明，和全身脏腑息息相关，甚至对生命的存与亡有着决定性的作用，故《素问·六节藏象论》特地强调指出："心者，生之本，神之变也。"

此外，心可任物藏神，把外界的信息、知识、经验、技术等储藏进心。《灵枢·本神》说："所以任物者谓之心。"同时心所藏之神，通过语言和行为在必要时施展出来，表现为智慧、才能。语言、应答反应、眼神、面色、动态、精神状态、脉象等亦属此类。心藏神的活动过程与脏腑的活动紧密相连，尤以脾、肾、肝三脏最为突出。首先与脾的关系：心藏神的活动必须有充足的气血，脾胃为气血之海，所以脾气壮，气血充足，则精力充沛。若脾气虚，则气血不足，气血虚弱最终导致心血虚，心血虚则表现头晕、健忘、精神萎靡不振。如果脾主升清，将精气、津液源源不断地升举至心神，心神得到充足的气血、津液和精微物质。如果脾不升，则心神气血、精气不足，而见头晕、呕吐、面色淡白等症。其次，与肾的关系，心主神志的功能实际上是大脑的作用，脑中充满脑髓，脑髓由肾精滋生，肾精充足则脑髓满，脑髓满则精灵多智。反之，则肾精亏则脑髓空虚，脑髓亏虚则脑转耳鸣、精神不振。此外，肾阴对心主神志的活动有着制约作用，使心火不亢，这一点对正常的睡眠和神志活动很重要。若肾阴不足，导致心火亢盛，从而可见失眠、心烦、头晕、健忘等症。肝的疏泄、藏血功能是调节心神血流量和影响心神活动的重要因素。肝主藏血，调节血量，当心神活动时，脑的血流量增加，以保证神的活动；当睡眠时，肝把血储藏起来，心神所需气血量变为最小，仅维持睡眠所需的，肝藏血的功能一旦失常，就会影响心神的正常活动，如失眠、夜游、梦呓等症，即肝不藏血而引起的魂不守舍。

三、心为阳脏而主通明

心位于胸中，在五行属火，为阳中之阳，故称为阳脏，又称"火脏"。心为阳脏，其意义在于：心以阳气为用，心之阳气有推动心脏搏动，温通全身血脉，兴奋精神，以使生机不息的作用。心主通明，是指心脉以通畅为本，心神以清明为要。心脉畅通，固然需要心阳的温煦和推动作用，但也须有心阴的凉润和宁静作用。心阳与心阴的作用协调，心脏搏动有力，节律一致，速率适中，脉管舒缩有度，心血才能循脉运行畅通。心神清明，固然需要心阳的鼓动和兴奋作用，但也须有心阴的宁静和抑制作用。心阳能推动和鼓舞人的精神活动，使人精神振奋，神采奕奕，思维敏捷；心阴的宁静作用，能制约和防止精神躁动。心阳与心阴作用协调，则精神内守，既无亢奋，也无抑郁。因此，古代医家把心喻为人身之"日"。

四、心与形、窍、志、液、时的关系

1. 在体合脉，其华在面　全身的血脉统属于心，由心主司；心脏精气的盛衰可以从面部的色泽表现出来。"有诸内，必形诸外"，内在脏腑精气的盛衰机能的强弱，可显露于外在相应的体表组织器官。由于头面部的血脉极其丰富，全身血气皆上注于面，故心的精气盛衰即其生理机能正常与否，可以显露于面部的色泽变化。

2. 在窍为舌　心之精气盛衰即其功能改变可从舌的变化得以反映，因而观察舌的变化可以了解心主血脉及藏神机能是否正常；心与舌体通过经脉相互联系，而舌体血管丰富，外无表皮覆盖，故舌色能灵敏地反映心主血脉的机能状态；心气通于舌，使舌具有感受味觉的机能；心神可以统领舌体的运动及语言的表达，即所谓"舌者，心之官也"（《灵枢·五阅五使》）。

3. 在志为喜　心的生理机能与喜志有关。喜乐愉悦有益于心主血脉的机能，所以《素问·调经论》说："喜则气和志达，营卫通利。"

4. 在液为汗　汗液的生成、排泄与心血、心神的关系十分密切，心主血脉，血液与津液同源互化，血液中的水液渗出脉外则为津液，津液是汗液化生之源。心血充盈，津液充足，汗化有源，既可滋润皮肤，又可排出体内代谢的废水。心又藏神，汗液的生成与排泄又受心神的主宰与调节。心神清明，对体内外各种心血反应灵敏，汗液的生成与排泄，就会随体内生理情况和外界气候的变化而有相应的调节。

心包络，简称心包，亦称"膻中"，是心脏外面的包膜，有保护心脏的作用。古代医家认为，心为人身之君主，不得受邪，所以若外邪侵心，则心包络当先受病，故心包有"代心受邪"之功用。

"心主血脉"体现了心血管循环系统中三大要素之间的相互作用关系，心脏起主导作用，脉是基础，血是重要因素。在心的主宰控制下，以心气为动力，以血脉为物质基础，血行脉中，濡养五脏六腑、四肢百骸。心脏连脉，血液在心和脉中运行，心与血脉组成解剖与功能的整体。脉在西医学中称为"血管"，在西医学中脉（血管）和心已作为解剖和功能的整体统称为心血管系统。心主血脉与心脏的泵血功能有着异曲同工之妙，都是中医认为"心、血、脉三者共同形成一个密闭循环与全身的管道系统"，这正是西医中的循环系统。心血管疾病的发生，则是因为心脏或血管功能受损，导致心脏搏动、射血及泵血功能障碍、血流异常，影响血液循环，不能濡养全身，最终影响全身各脏腑的功能。

　　心主血脉体现了心血管系统的神经内分泌效应。心脏可以根据人体的需要而控制其他器官的血量调节，松弛血管和影响血压。心脏不仅是动力射血器官和神经体液作用的效应器官，也是一个内分泌器官，同时也证明血管不仅是血流循环的通道，血管内皮也不单是一种被动性血管上的覆盖物，它也具备内分泌功能，参与体内平衡、炎症反应和免疫反应。

　　心血管系统通过自分泌、旁分泌、胞内分泌、循环分泌和神经分泌等方式，分泌多种生物活性物质，既有自身调节作用，维持循环系统的相对功能，又参与多种生理病理过程，调节整体的生命活动。心主血脉体现了血液成分及其重要活性物质的功能。正常的血流动力学、血液流变学、恒定的心电生理功能及血液内各种活动的动态平衡是心脏乃至其他脏器功能活动的细胞生物学基础。机体内环境的相对恒定、机体机能的体液性调节、机体的防御机能等各项功能的实现，都有赖于循环系统的功能。因此，血液及其生命活性物质的动态平衡、信息转换、能量互动均有赖于心脉本体器官的主宰、转运和调节。根据现代自组织理论，心血管系统作为生命大系统中的子系统，其内分泌效应和本系统的调节转运的这种自组织操作独立性的表现，充分体现了心脏对本系统及其他生命活动的主宰作用。正如《灵枢·本藏》所说"人之气血精神者，所以奉生而周于性命者也"，"故血和则经脉流利，营复阴阳"，是以"心者君主之官"，主血脉，为"五脏六腑之大主"也。

　　心主神明是中医藏象学说的经典立论，最早见于《黄帝内经》。"心主神明"中"心"指五脏之一的心；"神明"指狭义之"神明"，即人的精神、意识和思维活动。是大脑的生理功能，是大脑对外界事物的反映，有赖于脑的正常结构和功能。神明的物质基础是脑，脑的主要成分是神经细胞，包括神经元和胶质细胞。人的精神、意识和思维活动，也即"神明"的正常维持与神经细胞的正常功能密不可分。神经血管单元的结构基础是神经元、血脑屏障（包括内皮细胞、基膜、星形胶质细胞的足突和周细胞）、小胶质细胞以及维持脑组织完整性的细胞外基质，其中血脑屏障是神经血管单元的核心结构。神经血管单元的功能主要依赖于血管内皮细胞、星形胶质细胞、神经元等成分的相互作用。内皮细胞除参与组成血脑屏障而影响神经细胞功能外，还通过其分泌的内皮因子对神经功能起重要作用。近年来，超微病理学包括分子病理学、分子免疫学、分子遗传学等新学科及学科分支的建立，使病理学研究深入分子水平。分子生物学的理论、方法、技术应广泛用于中医药学的基础研究之中。如果说细胞生物学是中医与西医的共同学科基础，分子生物学则是所有生命学科的通用语言。应用现代分子生物学技术，结合病理学、病理生理学理论及中医基础理论，对疾病的本质进行研究，不仅在于对人体的生理及疾病状态进行全面、系统的认识，同时也使传统中医的诸多理论性表述内容在分子水平上得以诠释，从而使中医药学与病理学、病理生理学在分子水平实现实质性链接，使研究水平不断地深入。

第二节　玄府理论

"玄府"之名首见于《内经》，原指汗孔。刘完素在《素问玄机原病式》中借用"玄府"旧名，提出了一个全新的结构概念："皮肤之汗孔者，谓泄气液之孔窍也。一名气门，谓泄气之门也；一名腠理者，谓气液出行之腠道纹理也；一名鬼神门者，谓幽冥之门也；一名玄府者，谓玄微府也。玄府者，无物不有，人之脏腑、皮毛、肌肉、筋膜、骨髓、爪牙，至于世之万物，尽皆有之，乃气升降出入运行之道路门户也。"从此，便有了广、狭两层含义：狭义即指汗孔，广义即指玄府。

一、玄府特性

1. 分布广泛，无物不有　玄府数量众多，遍布人体内外各处，不仅分布于皮毛、肌肉、筋膜，而且存在于脏腑、骨髓、爪牙中，乃至世之万物中。

2. 形态微细，肉眼难见　玄府是构成气机通道的基本结构单位。所谓"玄府"，即言其形态之玄冥幽微，非肉眼所能窥见，故又称"鬼神门"。

3. 性能独特，贵开忌合　玄府以"通"为用，具有"门户"的开阖性及"隧道"的通塞性，贵在开张通畅，最忌郁结闭塞。

4. 功能至全，作用至大　玄府不仅是气机运动和气化活动的基本场所，而且是精、血、津液与神机运行通达的共同结构基础。气、血、津、液、精、神六者，既同源异流，又殊途同归，最终均须通过"玄府"而发挥作用。故玄府关系着人体生命活动所有基本物质的顺利运行以及生命活动的正常进行。

二、玄府作用

玄府作为普遍存在于一切组织器官中的细微孔窍结构，同时亦为构成各孔窍相连的渠道，为机体气机升降出入的结构基础，在气血精津液的流通及神机的转运中发挥重要作用。

1. 流通气液　广义之玄府是在发泄气液之汗孔、流通气液之腠理的基础上而诞生的，中医认为有外窍必有内窍，可根据外窍推测内窍之功用，司外揣内，内外相因，气于玄府中运行，凭借玄府升降出入，形成气机流进而推动机体系统的各种活动和功能。玄府作为气机升降出入的道路，在支持气升降出入的同时也为津液和血液的运行提供了保障。津液是人体一切正常水液的总称，是构成和维持生命活动的物质基础。其生成、输布和排泄是一个复杂的生理过程，其中三焦及腠理为其运行的宏观通路，玄府则为其运行的微观通路。

2. 灌渗气血 清代医家周学海指出："……舌体隐蓝，为浊血满布于细络，细络即玄府也。"表明玄府可能为孙络转换而来。经络是人体气血运行的通路，孙络是经络系统中的最小单位，相互联系成网，将机体气血布散至全身，玄府作为孙络的延续，借其密布于血脉上孔门结构直接将气血灌渗于组织器官，并调节着血脉内外血液和津液的互化，发挥其灌渗气血、濡养机体的功用。

3. 转运神机 神机为人体一切生命活动的总称，又特指精神、意识活动，气、血、津液是神机产生的物质基础，同时玄府内的气液流通和气血灌渗又为神机转运的表现形式，神机需借助气、血、津液的运行方能表现出来。正是由于玄府内气液的不断流通和气血的不停灌渗，才令神机得以转运，调控着机体的生命活动。

三、玄府与中医外治

玄府作为遍布机体至微至小的基本结构，凡外邪的侵袭、七情的失调、饮食所伤、劳倦所伤、气血津液失养都会影响到它的正常通利功能；而玄府一旦失其通畅，又必然导致气、血、津、液、精、神的升降出入障碍。从玄府学说的角度来看，中医的各种治疗方法，尽管有内外之分，针药之别，手段不同，但最终目标是"开通玄府郁闭，畅达气血津液运行"。正如唐笠三所说："古人用针通其外，由外及内，以和气血；用药通其里，由内及外，以和气血。其理一而已矣。"

玄府理论对外治法中的针刺、艾灸、敷贴、灌肠、含漱等均有极大的指导意义。药物、针刺、艾灸从体表玄府阳络由表入里，药物、针刺、艾灸等的作用通过皮毛玄府络脉，再到经脉，再到五脏、胃肠，最终到达肠胃之外（肠胃之外的指膜）。药物通过胃肠玄府阴络进入体内，药物通过含化、吞服、灌肠等方式进入胃肠道，通过胃肠的玄府阴络再到达经脉，最后到达五脏六腑以及肠胃之外的指膜。药物通过鼻、咽、肺之玄府阴络给药进入体内，药物以雾化、搐鼻等方式进入鼻中，进而进入肺玄府，再到肺络，激发上焦卫气，达到温煦滋养全身肌肉、皮肤、筋骨关节，通达腠理的效果。

玄府作为中医藏象学说的基本内容，其通过气液的流通、气血的灌渗及神机的转运调控着机体正常的生命活动。随着现代医学特别是分子生物学技术的不断提高，中医工作者开始着眼于玄府现代本质的研究，寻找玄府与现代医学中机体组织结构的共同内涵。研究发现，玄府与现代医学中离子通道、通道蛋白、血脑屏障、微循环等均有共通之处。但玄府理论的内涵远深广于离子通道、血脑屏障、微循环等。在加强微循环、离子通道、血脑屏障等与玄府关系研究的基础上，玄府的现代本质仍需广大医家的进一步研究探索。

第三节　气血津液学说

一、气

气产生于古代哲学的唯物认识论，宇宙万物都是气的组成和变化的结果，"天地合气，万物自生"（《论衡·自然篇》）。气的含义有：①气的物质含义：构成和维持机体生命活动的精微物质。如呼吸之气，水谷之气。②气的功能含义：生理功能均可称作气，如经脉之气，脏腑之气。

1. 气的功能 ①激发和推动作用：是生命的原动力。②温煦作用：维持调节体温恒定，煦蒸脏腑，如肾阳对脾、膀胱的温煦作用。③防御作用：卫外于未病之先，抗邪于既病之后。④固摄作用：控制血液循行脉道；调节汗、尿排泄有度；固摄精液。⑤气化作用：体现在以下两个方面。一是物质转化，精、血、津、气之间的相互化生；二是脏腑的功能活动，如膀胱气化、机体的新陈代谢过程，在饮食物则表现为摄入、吸收营养和废物的排除。这一系列代谢过程无不是一物质转化为他物质（亦有多物质转化为一物质）的合成过程以及一物质转化为多物质（分解过程）的物质转化关系。这种物质转化是通过脏腑组织功能活动来实现的。因此，气化作用实质是脏腑组织功能活动的能力，并且以物质转化结果表现出来的。如膀胱的作用，即是津液化生尿液的过程。

2. 气的分类 ①元气：先天之精所化生，藏之于肾，禀生后又赖后天水谷精微滋养，借三焦通达全身。元气是生命活动的原动力，是激发和推动脏腑组织器官活动基本之气。②宗气：肺吸入自然清气，与脾胃转输的水谷之精气，二者结合而成，聚集于胸中，经心肺布达周身。宗气上出喉咙以司呼吸，下助心脉以助血液循环，机体视、听、言、动均与宗气有关。因此又有"动气"之说，心尖动是宗气盛衰之外候。③营气：经脾胃运化转输水谷中具有丰富营养作用的物质。营行脉中，是血液主要成分，对周身起着营养作用。④卫气：水谷之气化生，滋生于中焦脾胃，根源于下焦肾中阳气，开发于上焦肺气。卫行脉外，剽悍滑疾，素有"卫阳"之称，具体功能表现为，御邪于体表之外，司汗孔开合，起到调节体温作用，温煦脏腑、润泽皮毛。

3. 气的运行 气运行的基本形式是升、降、出、入。以"气机"概括之。升，升提清阳之气；降，降其浊阴；出，由内达外；入，由外入里。各脏腑气机又各具特点，心肺居上，上者宜降，洒陈五脏六腑，四肢百骸。脾胃居中，转输精微，以灌四旁，为升降出入之枢纽。肝肾在下，下者宜升，养筋壮骨，以强于内。六腑宜降，降中有升。因此，脏腑气机运行实为升降相因、出入相合的关系。如心肾相交，水升火降；肺肾吸清呼浊，出纳相合等。

外治法都具备局部与全身治疗作用，如气载药行药物有四气五味、升降浮沉；法有温、凉、寒、热，外施于表，透达腠理，全赖气载药行，外布于肌表，内达于脏腑。其中包含着两种途径，其一，由卫气载药而行，气不仅循行体表，且散于胸腹，入于脏腑；其二，药入皮肤，入于孙脉，再入络脉，继入经脉（血脉），依赖于气血的运行，内达于脏腑，散布全身，从而发挥相应的治疗作用。由此可见，治在局部，而作用在全身；治在体表，而作用在内，主要依赖于气机的运动，依赖于气载药行。

二、血

血是循行于脉中而富有营养的红色液态物质，是构成和维持人体生命活动的基本物质。《素问·调经论》强调说："之所有者，血与气耳。"脉是血液运行的管道，血液在脉中循行于全身，所以又将脉称为"血府"。脉起着约束血液运行的作用，血液循脉运行周身，内至脏腑，外达肢节，周而复始。如血液在脉中运行迟缓涩滞，停积不行则成瘀血。若因外伤等原因，血液不在中运行而逸出脉外，则形成出血，称为"离经之血"。离经之血若不能及时排出或消散，则变为瘀血。离经之血及瘀血均失去了血液的正常生理功能。血循脉而流于全身，发挥营养和滋润作用，为脏腑、经络、形体、官窍的生理活动提供营养物质，是人体生命活动的根本保证。人体在任何部位缺少血液的供养，都能影响其正常生理活动，造成生理功能的紊乱以及组织结构的损伤。严重的缺血还能危及生命。

血的循行是心、肺、肝、脾及脉管功能协调的结果。心主血，心气是血行的主要动力。肺朝百脉，生宗气可助心行血。肝藏血，主疏泄调节心血，血行不滞。脾统血，血行常道。脉为血之府。

三、津液

1. 津液的含义 津液广义上是指体内各种正常水液的总称。津与液的主要区别是其性状、分布和作用不同。津清而稀薄，液浊而稠厚；津主要分布于体表，液主要渗注骨节、筋膜、颅腔、脏腑之间；津主外散发泄，利气血流行，液主内注濡润，滑利关节，滋养脑髓。津与液虽有以上区别，但其界限并非十分分明，故常津液并称。

2. 津液的生成 津液源于水谷，经中焦。脾胃化生而成。

3. 津液的输布 "饮入于胃，游溢精气上输于脾，脾气散精，上归于肺，通调水道，下输膀胱，水精四布，五经并行。"（《素问·经脉别论》）上述经文是对津液输布的概括。但津液的代谢是极其复杂的生理过程，是由多个脏器协调而完成的，其中尤以脾、肺、肾三脏为重要。

4. 津液的功能 滋脏腑、肌肉、经脉、皮肤等各组织，滑利关节，润泽孔窍；化生血液，填精补髓；维持体液平衡。

四、气、血、津液之间的相互关系

1. 气与血 ①气能生血：是指气化作用是阴精转化为血液的动力而言。因此，气虚导致血虚，补血之中配以益气之品。②气能行血：是指血行动力源于气之鼓动和疏泄作用，即"气为血之帅"。因此血瘀证治疗当配行气导滞或补气之品。③气能摄血：是指脾气对血循的正常控制作用，脾虚出血证治宜益气止血之法。④血为气之母：主要指气对血的依存关系。即血能载气，血能养气。临床所谓治疗大出血证有"血脱先益气"之说即以此为据。

2. 气与津液 ①气可化水，水停气阻：水液输布全靠阳气蒸化作用，若气机阻滞，则水停聚必为水肿、痰饮等证。故利水需行气，治痰饮当温化阳气。②气旺生津，气随液脱：气机旺盛，则津液代谢加速，而津生液旺，津伤则气失所依附，因此治疗水肿用行水发汗利尿等法，应考虑气随液脱之弊，不可太急太过。

3. 津液与血 生理上二者相互滋生，即津血同源；病理上相互影响，即伤津必耗血，失血定伤津。"夺血者无汗，夺汗者无血"（《灵枢·营卫生会》）和"衄家不可发汗""亡血家不可发汗"（《伤寒论》）。

中医学认为，人体体表与内在脏腑是一个不可分割的整体，在机能上有着若干联系。如心，其华在面，其充在脉，把脉与心联系在一起，心又开窍于舌，而舌乃心之苗，察舌之候，可知心病之变。其他脏腑也是如此。这表明人体的外在形体组织与官窍和脏腑有着若干的内在联系，分而言之，一主其外，一主其内，合而言之，则为一整体系统，施治于外，即可作用于内。

卫气的功能实际上是人体体表功能的反映。卫气性质剽悍滑疾，见开则出，作用强大，运行迅速，合之即来，但散循脉外，不循经传，凡皮肤、肌肉、四肢、胸腹、头背、关节、腧穴无处不到，昼散循于体表，夜布行于胸腹，而先始于肾经，而后五脏六腑，所以药治于表，卫气载药以行，而作用于全身。凡病之发，无论在表、在里，均是邪从外入所致。所以，在治疗上采取引邪外出，或截其传变，不使邪深入里，或已入里，仍可移深就浅、移里就表、移脏就腑，无疑是最佳的思路。所以，无论内病还是外病，皆可用外治。

人体的体表与内在的脏腑在机能上是相互联系的，在病理上是相互影响的。脏腑的病变往往可在体表的某一部位出现相应的病理征象，如少阳肝胆疾病，两胁多可出现疼痛，脾胃病变双足三里穴常有压痛点等。相反，体表的病变亦可影响到脏腑的机能，而出现相应的症状，如疔疮可毒走脏腑等。因此，吴师机说，外治"按其位，循其名，核其形，就病治病，皮毛隔而毛窍通，不见脏腑恰直通脏腑也"。内病外治的道理即缘于此。

总之，体表与脏腑在形态与机能、生理与病理上都有若干的联系，故外治在表可直达脏腑，治在局部可通达全身，与内治比较并无根本的差异，只是给药的途径不同而已。不仅外病外治而痊愈，而且内症外治亦有良验。

第四节　经络学说

经络学说是阐述人体经络系统的概念、构成、循行分布、生理功能、病理变化及其与脏腑形体官窍、精气血神之间相互关系的基础理论，是中医学理论体系的重要组成部分，对中医外治临床实践具有重要的指导作用。经络学说贯穿于人体生理、病理及疾病的诊断和防治各个方面，与藏象、精气血津液等理论相互辅翼，深刻地阐释人体的生理活动和病理变化，对临床各科，尤其是针灸、推拿、按摩、气功等都起到极其有效的指导作用。

经络是人体内运行气血、联络脏腑、沟通内外、贯穿上下的通路，包括经脉和络脉。经和络既有联系又有区别。经指经脉，犹如途径，贯通上下，沟通内外，是经络系统中的主干；络为络脉，它譬如网络，较经脉细小，纵横交错，遍布全身，是经络系统中的分支。经络纵横交错，遍布全身，是人体重要的组成部分。《灵枢·海论》指出："夫十二经脉者，内属于腑脏，外络于肢节。"《灵枢·本藏》："经脉者，所以行血气而营阴阳，濡筋骨，利关节者也。"是对经络功能的高度概括。

经络系统是由经脉与络脉相互联系、彼此衔接而构成的体系。经络系统中有经气的活动。所谓经气，即经络之气，概指经络运行之气及其功能活动。经气活动的主要特点是循环流注、如环无端、昼夜不休，经络系统将人体的组织器官、四肢百骸联络成一个有机的整体，并通过经气的活动，调节全身各部的机能，运行气血、协调阴阳，从而使整个机体保持协调和相对平衡。

一、经络的组成和作用

人体的经络系统由经脉、络脉及其连属部分组成。

1. 经脉　是经络系统的主干，主要有正经、经别和奇经三大类。正经有十二，故又称"十二正经""十二经脉"，包括手三阴（肺、心包、心）、手三阳（大肠、三焦、小肠）、足三阳（胃、胆、膀胱）、足三阴（脾、肝、肾）。由于它们隶属于十二脏腑，为经络系统的主体，故又称为"正经"。在肢体分布及走向有一定的规律，与脏腑有直接的络属关系。十二经脉的作用主要是联络脏腑、肢体和运行气血，濡养全身。

2. 经别　是十二经脉别出的分支，又称"十二经别"。分别起于四肢肘膝以上部位，具有加强十二经脉中相为表里的两条经脉的联系和补充十二正经的作用。十二经别虽然是十二经脉的最大分支，但也属于经脉的范畴。由于十二经别有离、入、出、合于表里之间的特点，不仅加强了十二经脉的内外联系，更加强了经脉所属络的脏腑在体腔深部的联系，补充了十二经脉在体内外循行的不足。由于十二经别通过表里相合的"六合"作用，使得十二经脉中的阴经与头部发生了联系，从而扩大了手足三阴经穴位的主治范围。如手足三阴经穴位之所以能主治头面和五官疾病，与阴经经别合于阳经而上头面的循行是分不开的。此外，由于十二经别加强了十二经脉与头面部的联系，故而突出了头面部经脉和穴位的重要性及其主治作用。

3. 奇经　有八脉，即督脉、任脉、冲脉、带脉、阴跷脉、阳跷脉、阴维脉、阳维脉，合称"奇经八脉"，具有统率、联络和调节十二经脉中气血的作用。奇经与脏腑没有直接的属络关系，相互间也无表里关系。任脉：为诸条阴经交会之脉，故称"阴脉之海"，具有调节全身阴经经气的作用。督脉称"阳脉之海"，诸阳经均与其交会，具有调节全身阳经经气的作用。冲脉为"十二经之海"，十二经脉均与其交会，具有涵蓄十二经气血的作用。带脉约束诸经。阴维脉、阳维脉分别调节六阴经和六阳经的经气，以维持阴阳协调和平衡。阴跷、阳跷脉共同调节肢体运动和眼睑的开合功能。

奇经八脉中的腧穴，大多寄附于十二经之中，唯任、督二脉，各有其专属的腧穴，故与十二经相提并论，合称为"十四经"。

4. 十五络脉　十二经脉和任、督二脉各自别出一络，加上脾之大络，总计 15 条，称为十五络脉。十二经脉的别络均从本经四肢肘膝关节以下的络穴分出，走向其相表里的经脉，即阴经别络于阳经，阳经别络于阴经。手太阴别络从列缺分出，别走手阳明；手少阴别络从通里分出，别走手太阳；手厥阴别络从内关分出，别走手少阳；手阳明别络从偏历分出，别走手太阴；手太阳别络从支正分出，别走手少阴；手少阳别络从外关分出，别走手厥阴；足阳明别络从丰隆分出，别走足太阴；足太阳别络从飞扬分出，别走足少阴；足少阳别络从光明分出，别走足厥阴；足太阴别络从公孙分出，别走足阳明；足少阴别络从大钟分出，别走足太阳；足厥阴别络从蠡沟分出，别走足少阳。任脉、督脉的别络以及脾之大络主要分布在头身部。任脉的别脉从鸠尾分出后散布于腹部；督脉的别络从长强分出后散布于头，左右别走足太阳经；脾之大络从大包分出后散布于胸胁。《灵枢·经脉》曰："凡此十五络者，实则必见，虚则必下，视之不见，求之上下，人经不同，络脉异所别也。"此外，还有从络脉分出的浮行于浅表部位的浮络和细小的孙络，分布极广，遍布全身。

四肢部的十二经别络，加强了十二经中表里两经的联系，沟通了表里两经的经气，补充了十二经脉循行的不足。躯干部的任脉别络、督脉别络和脾之大络，分别沟通了腹、背和全身经气，输布气血以濡养全身组织。

5. 十二经筋　是十二经脉之气输布于筋肉骨节的体系，是附属于十二经脉的筋肉系统。其循行分布均起始于四肢末端，结聚于关节骨骼部，走向躯干头面。十二经筋行于体表，不入内脏，有刚筋、柔筋之分。刚（阳）筋分布于项背和四肢外侧，以手足阳经经筋为主；柔（阴）经分布于胸腹和四肢内侧，以手足阴经经筋为主。足三阳经筋起于足趾，循股外上行结于顺（面）；足三阴经筋起于足趾，循股内上行结于阴器（腹）；手三阳经筋起于手指，循臑外上行结于角（头）；手三阴经筋起于手指，循臑内上行结于贲（胸）。

经筋具有约束骨骼，屈伸关节，维持人体正常运动功能的作用。经筋为病，多为转筋、筋痛、痹证等，针灸治疗多局部取穴而泻之，如《灵枢·经筋》载："治在燔针劫刺，以知为数，以痛为输。"

6. 十二皮部　十二皮部是十二经脉功能活动反映于体表的部位，也是络脉之气散布之所在。十二皮部的分布区域是以十二经脉在体表的分布范围，即十二经脉在皮肤上的分属部分为依据而划分的，故《素问·皮部论篇》指出："欲知皮部，以经脉为纪者，诸经皆然。"

由于十二皮部居于人体最外层，又与经络气血相通，故是机体的卫外屏障，起着保卫机体、抗御外邪和反映病证的作用。近现代临床常用的皮肤针、穴位敷贴法等，均以皮部理论为指导。

二、经络的生理功能和临床应用

1. 生理功能

（1）沟通内外，联系肢体：经络具有联络脏腑和肢体的作用。如《灵枢·海论》说："夫十二经脉者、内属于脏腑外络于肢节。"指出了经络能沟通表里、联络上下，将人体各部的组织器官联结成一个有机的整体。

（2）运行气血，营养周身：经络具有运行气血，濡养周身的作用。《灵枢·本脏》说："经脉者，所以行气血而营阴阳，濡筋骨，利关节者也。"由于经络能输布营养到周身，因而保证了全身各器官正常的功能活动。所以经络的运行气血，是保证全身各组织器官的营养供给，为各组织器官的功能活动，提供了必要的物质基础。

（3）抗御外邪，保卫机体：由于经络能"行气血则营阴阳，使卫气密布于皮肤之中，加强皮部的卫外作用，故六淫之邪不易侵袭"。

2. 病理反应

（1）反映病候：由于经络在人体各部分布的关系，如内脏有病时便可在相应的经脉循环部位出现各种不同的症状和体征。有时内脏疾患还在头面五官等部位出现反应。如心火上炎可致口舌生疮；肝火升腾可致耳目肿赤；肾气亏虚可使两耳失聪。

（2）传注病邪：在正虚邪盛时，经络又是病邪传注的途径。经脉病可以传入内脏，内脏病亦可累及经脉。如《素问·缪刺论》说："夫邪之客于形也，必先舍于皮毛，留而不去，入舍于孙脉，留而不去，入舍于络脉，留而不去，入舍于经脉，内连五脏，散于肠胃。"反之，内脏病可影响经络。如《素问·藏气法时论》说："肝病者，两胁下痛引少腹"等。

3. 诊断方面 由于经络循行有一定部位，并和一定脏腑属络，脏腑经络有病可在一定部位反映出来。因此可以根据疾病在各经脉所经过部位的表现，作为诊断依据。如头痛病，可根据经脉在头部的循行分布规律加以辨别，如前额痛多与阳明经有关；两侧痛与少阳经有关；枕部痛与太阳经有关；巅顶痛则与足厥阴经有关。此外，还可根据某些点上的明显异常反应如压痛、结节、条索状等反应，帮助诊断。临床上阑尾炎患者，多在阑尾穴处有压痛即是例证。

4. 治疗方面 经络学说广泛地应用于临床各科的治疗，尤其是对针灸、按摩、药物等治疗具有重要的指导意义。针灸按摩治疗，是根据某经或某脏腑的病变，选取相关经脉上的腧穴进行治疗。如头痛即可根据其发病部位，选取有关腧穴进行针刺，如阳明头痛取阳明经。两肋痛取肝经腧穴。在药物治疗上，常根据其归经理论，选取特定药治疗某些病。如柴胡入少阳经，少阳头痛时常选用它等。

三、腧穴

腧穴是人体脏腑经络之气输注于体表的特殊部位。腧，本写作"输"，或从简作"俞"，有转输、输注的含义，言经气转输之所；穴，即孔隙的意思，言经气所居之处。腧穴在《内经》中又称作"节""会""气穴""气府""骨空"等；后世医家还将其称为"孔穴""穴道""穴位"；宋代的《铜人腧穴针灸图经》则通称"腧穴"。虽然"腧""输""俞"三者均指腧穴，但在具体应用时却各有所指。腧穴，是对穴位的统称；输穴，是对五输穴中的第三个穴位的专称；俞穴，专指特定穴中的背俞穴。人体的腧穴既是疾病的反应点，又是针灸的施术部位。腧穴与经络、脏腑、气血密切相关，针灸通过经脉、气血、腧穴三者的共同作用，达到治疗的目的。经穴均分别归属于各经脉，经脉又隶属于一定的脏腑，故腧穴-经脉-脏腑间形成了不可分割的联系。

1. 腧穴分类 人体的腧穴大体上可归纳为十四经穴、奇穴、阿是穴三类。

（1）十四经穴：是指具有固定的名称和位置，且归属于十二经和任脉、督脉的腧穴。这类腧穴具有主治本经和所属脏腑病症的共同作用，因此，归纳于十四经脉系统中，简称"经穴"。十四经穴共有361个，是腧穴的主要部分。

（2）奇穴：是指既有一定的名称，又有明确的位置，但尚未归入或不便归入十四经系统的腧穴。这类腧穴的主治范围比较单纯，多数对某些病证有特殊疗效，因而未归入十四经系统，故又称"经外奇穴"。历代对奇穴记载不一。目前，国家技术监督局批准发布的《经穴部位》，对48个奇穴的部位确定了统一的定位标准。

（3）阿是穴：是指既无固定名称，亦无固定位置，而是以压痛点或其他反应点作为针灸施术部位的一类腧穴。又称"天应穴""不定穴""压痛点"等。唐代孙思邈《备急千金要方》载："有阿是之法，言人有病痛，即令捏其上，若里当其处，不问孔穴，即得便快成痛处，即云阿是，灸刺皆验，故曰阿是穴也。"阿是穴无一定数目。

2. 腧穴的作用

（1）近治作用：是一切腧穴主治作用所具有的共同特点。如所有腧穴均能治疗该穴所在部位及邻近组织、器官的局部病症。

（2）远治作用：是十四经腧穴主治作用的基本规律。在十四经穴中，尤其是十二经脉在四肢肘膝关节以下的腧穴，不仅能治疗局部病症，还可治疗本经循行所及的远隔部位的组织器官脏腑的病症，有的甚至可影响全身的功能。如"合谷穴"不仅可治上肢病，还可治颈部及头面部疾患，同时还可治疗外感发热病；"足三里"不但治疗下肢病，而且对调整消化系统功能，甚至在人体防卫、免疫反应等方面都具有一定的作用。

（3）特殊作用：指某些腧穴所具有的双重性良性调整作用和相对特异性而言。如"天枢"可治泄泻，又可治便秘；"内关"在心动过速时可减慢心率；心动过缓时，又可提高心率。特异性如大椎退热，至阴矫正胎位等。

总之，十四经穴的主治作用，归纳起来大体是：本经腧穴可治本经病，表里经腧穴能互相治疗表里两经病，邻近经穴能配合治疗局部病。各经主治既有其特殊性，又有其共同性。

第三章　心血管外治生理学

心血管系统主要包括心和血管系统。心脏是连接动、静脉的枢纽和血液运行的"动力泵"，分为左、右心房和左、右心室。心房连接静脉，心室连接动脉，心房和心室借房室口相通。回心静脉血经肺氧合后再经动脉流到全身，供给氧和营养物质后再流回心脏，周而复始。

血管系统包括动脉、毛细血管和静脉。血液由左心室搏出，经主动脉及其分支到达全身毛细血管，在此与周围的组织、细胞进行物质和气体交换，再通过各级静脉，最后经上、下腔静脉及心冠状窦返回右心房，这一循环途径称体循环（大循环）。血液由右心室搏出，经肺动脉干及其各级分支到达肺泡毛细血管进行气体交换，再经肺静脉进入左心房，这一循环途径称肺循环（小循环）。体循环和肺循环同时进行，体循环的路程长，流经范围广，以动脉血滋养全身各部，并将全身各部的代谢产物和二氧化碳运回心。肺循环路程较短，只通过肺，主要使静脉血转变成氧饱和的动脉血。

人体的血管除经动脉—毛细血管—静脉相通连外，动脉与动脉之间、静脉与静脉之间甚至动脉与静脉之间，可借血管支（吻合支或交通支）彼此连结，形成血管吻合。血管吻合在缩短循环路径、调节血流量、调节体温方面起到一定作用。在病理情况下，对于保证器官的血液供应有重要意义。

第一节　冠脉循环及其调节

冠状动脉的主干走行于心脏的表面，其小分支常以垂直于心脏表面的方向穿入心肌，并在心内膜下层分支成网。这种分支方式使冠脉血管容易在心肌收缩时受到压迫。心肌丰富的毛细血管网使心肌和冠脉血液之间的物质交换可很快地进行。冠状动脉之间的侧支循环在慢性心肌缺血中起代偿作用。

冠状动脉循环的特点是流速快，血流量大，氧摄取率大，血压和灌注压高，代谢调节作用强，血流量有明显的时相性。心肌收缩对冠状动脉的挤压力和室内压的升高，是冠状动脉血流量时相性的成因，也是心内膜比心外膜易发生缺血的原因。在冠状动脉循环的调节中，体液调节作用大于神经调节，尤其腺苷是扩张冠状动脉的主要因素。

一、心肌舒缩

由于冠脉的分支大部分都深埋于心肌，因此心肌周期性的收缩和舒张将直接影响冠脉循环的血流阻力和血流量。冠脉血流量的多少可根据心肌活动的强弱而有较大的变化范围，由于冠脉血管特殊解剖位置，冠脉血流受到心肌舒缩的影响，心肌收缩时，冠脉血流充盈受限，心肌舒张时，对冠脉血管的压迫解除，故冠脉血流的阻力显著减小，血流量增加。由于左心室处的心肌最厚，收缩力量较大，以左冠状动脉的血流量波动最为显著。在左心室的等容收缩期，由于心肌强烈收缩对血管壁的挤压，而此时主动脉血压尚未升高，左心室的冠脉血流量将明显下降。在快速射血期，冠状动脉血压随主动脉压的升高而升高，冠脉血流量减少；到减慢射血期，血压下降而挤压作用仍存在，血流量再次下降。等容舒张期开始后，心肌对冠脉的挤压作用解除，冠脉血流量迅速增加，特别在舒张早期，左冠脉血流量达最高峰，然后再逐渐减少。此后，随主动脉压的下降，冠脉血流量又逐渐减少。总之，左心室冠脉血流量在收缩期减少，舒张期增加，左心室收缩期血流量只有舒张期的 1/5～1/3。右心室冠脉血流量也经历着相似变化，只是由于右心室心肌较薄，收缩力量较弱，对冠脉的挤压作用较小，右冠状动脉血流量的增减程度比左冠状动脉小得多。因此，冠脉血流量的多少取决于主动脉压的高低和舒张期的长短。在左心室深层，心肌收缩对冠脉血流的影响更为明显。左心房收缩时对冠脉血流也可产生一定的影响，但并不显著。动脉舒张压的高低和心舒期的长短是影响冠脉血流量的重要因素。体循环外周阻力增大时，动脉舒张压升高，冠脉血流量增多。心率加快时，由于心动周期的缩短主要是心舒期缩短，故冠脉血流量减少。

二、心肌代谢水平的调节

心肌本身代谢水平在冠脉血流量的调节中起重要作用，心肌因连续不断地进行收缩和舒张，故耗氧量较大。在耗氧量也增加时，机体主要通过冠脉血管舒张，即增加冠脉血流量来满足心肌对氧的需求。氧化代谢几乎是心肌收缩唯一的能量来源。心肌的耗氧量大、摄氧率高。由于动-静脉血含氧量差很大，提高心肌从血中摄取氧的潜力很小。在运动、精神紧张等使心肌代谢活动显著增强，耗氧量也将增加，需氧量相应增加，局部氧分压降低，心肌代谢产物如腺苷、二氧化碳、氢离子等浓度升高。其中以腺苷的作用最重要。当心肌代谢活动增强时，心肌细胞中的 ATP 加速分解，生成的 AMP 在 5-核苷酸酶的作用下，生成腺苷并释放作用于冠脉血管。腺苷对小动脉具有强烈的舒张作用，使冠脉血流量显著增加。由此可见，心肌代谢越强，冠脉血流量越多。神经调节对冠脉血流量的影响不明显，在很短时间内就被心肌代谢改变所引起的血流变化所掩盖。

三、神经调节

冠状动脉受交感神经和迷走神经的双重支配。心交感神经对冠脉的直接作用是通过 α 受体使冠脉血管收缩。但交感神经兴奋又同时激活心肌的 β 受体，使心率加快，心肌收缩加强，耗氧量增加，从而使冠脉舒张，冠脉血流量升高。这种间接作用通常对抗了神经对血管的直接作用。可见，通常交感神经对冠脉的缩血管效应易被继发性的舒血管效应所掩盖。迷走神经兴奋对冠状动脉的直接作用是引起舒张，但迷走神经兴奋又使心率减慢，心肌代谢率降低，而抵消了它对冠脉的直接舒张作用，而使冠脉收缩，冠脉血流量下降。

四、激素调节

肾上腺素和去甲肾上腺素通过增强心肌的代谢水平和耗氧量使冠脉血流量增加；也可直接作用于冠脉血管上的肾上腺素能受体，引起冠脉的收缩或舒张。甲状腺激素增多时，心肌代谢加强，冠脉舒张，冠脉血流量增加；血管紧张素和高浓度的血管升压素则可使冠脉收缩，血流量减少。

第二节　心肌力学活动及其调控

心脏的主要功能是通过有节律的收缩和舒张推动血液循环，为全身各组织器官提供氧和营养物质，带走代谢产物。在正常生理条件下，心脏的力学活动处于不断变动之中。当代谢率增高时，心率和心排血量可在短时间内成倍地增长，表明心脏功能存在很宽的动态调节范围。心肌细胞的力学活动有赖于细胞内多种结构和蛋白质的参与，其中中心环节是对细胞质游离钙静态和瞬态过程的调节，而肌原纤维是钙离子最终的效应器。在细胞水平，调节的中心环节是细胞内游离钙水平。心肌细胞的生化过程以及初长变化均可影响细胞对钙的转运，从而改变心肌细胞的力学活动。

一、心肌收缩的特点

心肌细胞内含有由粗、细肌丝构成的与细胞长轴相平行的肌原纤维，通过兴奋-收缩耦联触发心肌细胞收缩，在收缩机制上同骨骼肌相似。但同时也有自己的特点：

1. 对细胞外 Ca^{2+} 的依赖性　心肌细胞的肌质网 Ca^{2+} 储存量少，不像骨骼肌触发肌肉收缩时有丰富的 Ca^{2+} 释放，细胞外 Ca^{2+} 内流在收缩过程中起重要作用。在心肌动作电位的平台期，通过细胞外的少量 Ca^{2+} 内流，触发肌质网释放大量的 Ca^{2+}，使肌质内的 Ca^{2+} 浓度升急剧升高，从而发动心肌收缩。这种过程主要是通过内流的 Ca^{2+} 与心肌肌质网上 Ryanodine 受体结合，激活通道，使通道开放，肌质网大量 Ca^{2+} 释放到胞质。一旦去除细胞外的 Ca^{2+}，心肌虽可产生动作电位，但不能发生收缩，出现"兴奋-收缩脱耦联"或"电-机械分离"。心肌收缩结束后，通过肌质网上的 Ca^{2+} 泵主动回收 Ca^{2+} 进入肌质网，细胞膜上的 Na^+- Ca^{2+} 交换将 Ca^{2+} 排出细胞外及细胞膜上的 Ca^{2+} 泵少量主动将 Ca^{2+} 排出细胞，从而恢复细胞内的 Ca^{2+} 到静息水平。

2. "全或无"式收缩　骨骼肌收缩是运动神经纤维支配多个骨骼肌细胞同时收缩的结果。而心肌兴奋可通过细胞间的迅速传播，使所有心肌细胞几乎同步发生收缩。但对阈下刺激不能引起心室肌收缩，只有当刺激强度达到阈值后，才产生心室肌细胞几乎同步收缩的现象，称为"全或无"式收缩。

二、影响心排血量的因素

心排血量等于搏出量与心率的乘积，因此凡能影响搏出量和心率的因素均可影响心排血量。在心率恒定的情况下，搏出量取决于心肌纤维缩短的程度和速度。影响心肌收缩的因素包括前负荷、后负荷和心肌收缩能力。

1. 前负荷　前负荷是指心肌收缩前的负荷，心室的前负荷相当于心室舒张末期容积。由于心室内压心室容积的相关性及测定的方便性，常用心室舒张末期压力来反映前负荷。心肌的初长度是影响心肌收缩功能的重要因素。不同的初长度可使心肌收缩产生的张力发生改变。在心室最适前负荷和最适初长度时，粗、细肌丝处于最佳重叠状态，收缩时可产生的张力最大。在达到最适初长度之前，粗、细肌丝的有效重叠程度增加，心室的收缩强度也逐渐增加。但由于心室肌的伸展性较小，心肌初长度不能无限制地牵拉，使心脏不会在前负荷明显增加时发生搏出量和做功能力的下降。异长调节的主要作用是对搏出量的微小变化进行精细的调节，使心室射血量与静脉回心血量之间能保持平衡，从而使心室舒张末期的容积和压力能保持在正常范围内。如果循环功能发生幅度较大、持续时间较长的改变，单单异长调节不能适应心泵功能满足机体的需要，往往需要通过调节心肌的收缩能力来进一步加强心泵的功能。影响心室舒张期充盈量的因素都会影响前负荷。心室充盈的时间、静脉回流的速度、心包疾病、心室顺应性都会影响回心血量，从而影响心室充盈。心室射血后的剩余血量也会对心室充盈产生一定影响。

2. 后负荷　后负荷是指心肌开始收缩时才遇到的负荷。对心室而言，大动脉压起着后负荷作用，动脉压的变化影响心排血量。动脉压增高，心室收缩的幅度和速度减小，射血减少，心排血量减少，反之，动脉压的降低有利于心室射血。

由于心室后负荷可直接影响搏出量，机体为适应其变化，在后负荷改变时可以通过异长调节和等长调节使心肌初长度和心肌收缩能力发生相应的改变，与后负荷的改变相适应。后负荷增高时，通过异长调节和等长调节，使心肌的收缩加强，从而能够维持适当输出量，在生理上有一定意义。但如果动脉血压持续增高，心室肌将因收缩活动加强而逐渐发生肥厚，导致病理性的变化以及随后可能发生的泵血功能的减退。

3. 心肌收缩能力　心肌收缩力的调节是一种心肌的内在功能状态的调节，是决定肌肉收缩效果的重要因素。这种心肌不依赖于负荷而能改变其收缩状态的特性，称为心肌收缩能力。凡能影响心肌细胞兴奋收缩耦联过程的因素都能影响心肌收缩能力，其中活化横桥数和肌球蛋白的 ATP 酶活性是控制收缩能力的主要因素。胞质内 Ca^{2+} 浓度的增高和肌钙蛋白对 Ca^{2+} 的亲和力的增强，可增加活化横桥的数量，增强心肌收缩能力。甲状腺激素和体育锻炼能提高肌球蛋白 ATP 酶的活性，也使心肌收缩力增强。

4. 心率　在一定范围内，心率加快可增加心排血量，但心率过快，超过 160~180 次/min，由于心室舒张期缩短，心室充盈不足，搏出量明显减少，反而会导致心排血量下降。心率缓慢虽可增加心室舒张期，但是过慢的心率，低于 40 次/min 时，心室充盈也不会明显增加，也会导致心排血量减少。

除影响心室充盈外，心率还会影响心肌收缩力，在一定范围内，心率的增加也会使心肌收缩力增强，但过快，超过 180 次/min 时，其收缩力也会降低，可能与心率过快时细胞内 Ca^{2+} 浓度增高有关。

交感神经兴奋会使心率加快，迷走神经兴奋会使心率减慢；肾上腺素、去甲肾上腺素、甲状腺素、体温升高等均可使心率加快。神经体液因素共同完成对心率的控制。

心肌收缩活动涉及心肌细胞内多种蛋白质。这些蛋白质基因、表达水平以及表型的变化与心肌的力学特征密切相关。大量研究表明，心脏的发育、生长和老年化过程、运动以及心脏负荷变化、内分泌功能障碍等均可引起心肌蛋白基因表达在质和量上的变化，这些变化从分子水平影响心肌的力学活动。

第三节　心电生理

心肌细胞的电生理特性包括兴奋性、传导性和自律性，都是以心肌细胞膜的生物电活动为基础。心肌细胞电生理学的发展，使心律失常的诊断更为准确和精细。

一、心电生理

心肌细胞的自律性亦称自动节律性，它包括自动性和节律性，指心肌在不受外界刺激的影响下能自动地、规律地产生兴奋及发放冲动的特性。心房肌和心室肌细胞一般不具有起搏功能，称为工作心肌细胞。起搏细胞常成簇存在，构成起搏点。如窦房结内就有数以千计的起搏（自律）细胞，其他有起搏细胞的部位包括冠状窦区、心房传导组织、房室交界区、希氏束、束支和浦肯野纤维等。自律性以窦房结为最高，正常为 60~100 次/min；房室交界区次之，为 40~60 次/min；希氏束以下仅 25~40 次/min。正常情况下窦房结起搏点频率最高，故窦房结节律为正常心脏的主导节律，称窦性心律。若窦房结以外异位起搏点自律性异常增高，其频率超过窦性频率，则可取而代之成为主导节律而形成主动性异位节律，即出现期前收缩或异位心动过速。若是由于窦房结的自律性降低或停搏，或激动虽按时发生，但因传导阻滞无法下传时，房室交界区或更低部位的潜在起搏点便取而代之形成被动性异位节律（保护性机制），即出现逸搏或逸搏心律。

心肌细胞对受到的刺激做出应答性反应的能力称为兴奋性或应激性，这种反应通常表现为细胞膜通透性改变，产生动作电位，并以一定形式向周围扩布，工作心肌细胞兴奋尚会引起收缩。不同细胞或同一种细胞在不同状态下，其兴奋性是不同的。心肌细胞兴奋性的最大特点是在一次兴奋之后有较长的不应期，并随着心动周期时间长短改变，其不应期也会发生变化。心肌开始除极后在一段时间内用强于阈值 1 000 倍的刺激也不能引起反应，称为绝对不应期，历时约 200ms。在其后的一小段时间内（约 10ms）强刺激可以产生局部兴奋，但因除极速度极慢且振幅很小而不能扩布到邻近细胞（但这种局部兴奋仍然会产生新的不应期），两者合起来称为有效不应期。心室肌有效不应期相当于心电图中 QRS 波、ST 段及 T 波升支段段。相对不应期相当于动作电位恢复至-80~-60mV 期间，在此期间兴奋性由低逐渐恢复至正常（持续约 100ms），较强刺激才能引起激动，且除极幅度均较正常为低，传导慢或易发生递减传导，由此而新产生的不应期也较短，故易发生心律失常。心室肌相对不应期相当于心电图 T 波尖峰和 T 波降支处。有效不应期加上相对不应期称总不应期，为 250~400ms。从绝对不应期到相对不应期前一半的一段时间，心肌细胞的兴奋性已开始恢复，但不一致，各部分心肌的兴奋性强度差异显著，此时若受到一适当强度的刺激，可发生多处的单向阻滞和折返激动称为易颤期或易损期。心室的易颤期相当于心电图上 T 波顶峰偏前约30ms 这段时间，无论是内源性期前收缩或外源性电刺激，如落在此期（称 RonT 现象）往往发生室性心动过速或心室颤动。心房的易颤期相当于心电图上 R 波的降支和 S 波时间。快反应细胞（心房肌、心室肌及希氏束、束支、浦肯野纤维细胞）兴奋性的周期性变化既依赖于复极电压，也依赖于时间。但严格地讲，不应期的变化与动作电位时程的变化不一定成正比，不应期取决于钠通道（快通道）失活后再次激活的恢复时间，而动作电位则取决于钾通道的开放情况。慢反应细胞（窦房结、房室结细胞）兴奋性的周期性变化只依赖于时间，其不应期可持续到跨膜电位完全恢复之后的某时间。在相对不应期之后，相当于从 -80mV 到复极完毕一段时间，跨膜电位小于正常，用稍低于阈值的刺激也能激发动作电位的产生，称之为超常期。此后心肌细胞恢复到正常水平。心室肌兴奋的超常期相当于心电图上 T-U 连接处。

心肌细胞之间兴奋的传导主要是通过闰盘部位的联络进行，心肌各部分的传导速度并不相同。有一部分心肌细胞的主要功能就是传导，加上起搏细胞群，构成了特殊的起搏传导系统：窦房结、结间束、房室结、希氏束、束支及其分支、浦肯野纤维。以浦肯野纤维及其束支传导速度最快（4 000mm/s），房室结传导速度最慢（20～200mm/s）。每一种心肌组织的传导速度又是可变的。影响传导性的主要因素是动作电位的舒张期膜电位和 0 位相的除极速度，以及下面的心肌组织接受刺激产生兴奋的能力。一般地说，处于不应期的组织使下一次激动不能传导或传导减慢。心肌传导功能异常有以下几种表现形式：完全性传导阻滞、单向阻滞、隐匿性传导、传导延迟以及折返激动等，均与心律失常有关。

二、心律失常与心电生理

心律失常是指与正常节律有变异的心律，即起搏、兴奋和传导功能的异常，临床上，大多按心率快慢分为快速型心律失常和缓慢型心律失常两大类，从电生理和心肌特性考虑，将心律失常分为冲动起源、冲动传导异常以及以上两类心律失常的不同组合。主动性异位心搏（律）的成因有自律性异常（升高或降低）、非自律细胞的异常自律性、触发性活动、局部电位差和折返激动等，其中自律性升高、触发性活动和折返激动更为常见。产生折返激动的条件是单向阻滞、不应期缩短、传导速度慢和传导路径长，折返激动不仅是冲动起源失常，也是传导性失常的重要原因。还应指出触发性活动与自律性异常（正常和异常自律机制）有区别，触发性活动由先前的兴奋所触发引起新的而非本身自动除极所形成，两者的形成机制不同。

心肌细胞离子通道种类繁多、结构复杂，与心脏密切相关的主要是钠、钾和钙等通道，与心律失常的发生、发展有密切关系。心脏离子通道病是由基因异常或后天获得性因素所致的心脏离子通道功能失调所引起的一组疾病。钠、钾、钙等离子通道的组成蛋白，或者是和这些离子通道相互作用的蛋白都与心脏离子通道的功能相关，一旦编码这些蛋白的基因发生了突变，则称之为离子通道病。目前已知的心脏离子通道病包括长 QT 综合征（LQTS）、儿茶酚胺敏感性室性心动过速（CPVT）、Brugada 综合征（BrS）、进行性心脏传导疾病（CCD）、短 QT 综合征（SQTS）、心房颤动、病态窦房结综合征和扩张型心肌病（DCM），而婴儿猝死综合征中大概 10% 的病例与离子通道病有关。

1. 钠通道 人类心脏钠通道由 α 亚基和 β 亚基共同构成，其中 α 亚基是完成通道功能的主要部分，β 亚基可调节通道的功能。心脏钠通道 α 亚基是由基因 SCN5A 编码，由 4 个同源结构域（D1~D4）组成的跨膜蛋白，其中每一个结构域包含 6 个跨膜片段（S1~S6）。钠通道介导强大的内向电流，使细胞除极传播心脏兴奋。钠通道基因 SCN5A 突变，使得钠通道失活加速、恢复减慢或功能丧失，将引起 Brugada 综合征；当 SCN5A 基因突变使通道功能增强时将导致长 QT 综合征 3 型（LQTS3）。钠通道功能下降还与家族性心脏传导阻滞和扩张性心肌病有关。

2. 钙通道 心脏细胞至少有四种钙通道，L-型钙通道和 T-型钙通道分布在细胞膜。另外两种为分布在细胞内肌浆膜上的 Ca^{2+} 释放通道。L-型钙通道由 α_1 亚基和 α_2、β、γ 及 δ 亚单位共同构成，α_1 亚基构成通道的孔区，β 亚基对通道有调节功能。心肌兴奋时 L-型钙电流（ICa-L）触发肌浆网释放 Ca^{2+}，是心肌细胞兴奋-收缩耦联中的关键环节，并受肾上腺素能神经的调节。ICa-L 增大与早期后除极（EAD）、延迟后除极（DAD）等触发性心律失常有关，其功能增强还将引起"Timothy"综合征（LQT8），而使通道功能丧失会引起 QT 间期的缩短并伴 Brugada 综合征。T-型钙通道主要分布在窦房结和房室结，T-型钙电流（ICa-T）的主要生理功能是形成自律细胞的 0 期除极电流。心肌细胞内肌浆网上分布的 Ca^{2+} 释放通道，由 RyR2 基因编码。RyR 与肌浆网上的内在蛋白 Triadin、Junctin 以及肌浆网中的贮钙蛋白 CASQ2 构成的通道复合物，是肌浆网储存和释放 Ca^{2+} 所必需的，共同参与 Ca^{2+} 诱导的 Ca^{2+} 释放过程，对调节胞质内的 Ca^{2+} 浓度和兴奋-收缩耦联过程起重要作用。RyR2 基因和 CASQ2 基因的突变分别引起儿茶酚胺敏感性室性心律失常（CPVT）的显性遗传和隐性遗传。

3. 钾通道 钾通道的种类很多，最大的一类是电压门控性钾通道（Kv），主要包括瞬间外向钾电流（Ito）通道、快激活延迟整流钾电流（IKr）通道、慢激活延迟整流钾电流（IKs）通道和超快速延迟整流钾电流（IKur）。另外一组是配体门控性钾通道，主要有内向整流钾通道（Kir）家族，包括内向整流钾通道（IK1）、乙酰胆碱敏感钾通道（KACh）、ATP 敏感钾通道（KATP）等。

Ito 主要形成动作电位的复极 1 相。延迟整流钾通道电流（IK）对调节 APD 起着非常重要的作用，包括 IKs、IKr 和 IKur。IKs 在动作电位平台期缓慢激活，需数秒才能达到稳态，且在膜电位去极化状态通道不失活，是平台期复极化的主要电流之一。通道功能丧失将引起 LQT 综合征。IKr 基因突变可引起 2 型 LQTS。IK1 通道功能丧失时将引起 7 型 LQTS。KACh 通道主要分布在窦房结、房室结和心房肌，是迷走神经调节的主要作用点。KATP 通道在体内广泛存在，心肌组织 KATP 通道是关闭的，当发生心肌缺血时，细胞内 ATP/ADP 比值下降，引起 KATP 通道开放，使大量 K^+ 外流，APD 缩短，使心肌收缩力和心肌能量消耗，对心肌有保护作用，这在缺血预适应时尤为重要。

4. 起搏通道电流（If） 是超极化激活阳离子电流，由 Na^+ 和 K^+ 所携带，是窦房结起搏的主要电流，该电流由 HCN 基因编码，包括 HCN2 和 HCN4。HCN4 基因突变与遗传性病态窦房结综合征有关。

除基因突变外，其他一些外界因素如药物、电解质紊乱、心肌缺血等亦可引起离子通道功能改变，导致获得性心律失常。获得性 LQTS 是医源性的，由药物、电解质紊乱（低血钾、低血镁）、心动过缓性心律失常、缺血性心脏病或心肌病引起。一些因素可增加药物致 QT 间期延长的危险性。这些药物有抗心律失常药（Ⅰa 和Ⅲ类）、抗生素（红霉素、酮康唑等）、H_1 受体阻滞剂（特非那定、阿司咪唑）、抗抑郁药（三环类、四环类、酚噻嗪类、氟哌啶醇）、胆碱能激动剂等。这些药物影响同样的或不同的复极化电流和单核苷酸多肽性（SNPs）和基因突变。心脏离子通道在开发新的心血管药物方面已经占据重要地位，随着膜片钳技术和分子克隆技术的发展，离子通道结构和功能的关系可望得到进一步揭示，为开发新的诸如抗心律失常药物以及心肌保护药物提供新靶点和新途径。

第四节　心血管活动的神经调节

正常人体动脉血压、心率、心排血量以及各组织器官的血流量经常保持相对稳定，且在内外环境变化时能做出相应调整，使之适应当时代谢的需要。心血管活动受神经系统的紧张性活动控制。神经调节是以反射的形式进行的，反射弧的中枢神经元广泛分布于从脊髓到大脑皮质的各级水平。心血管中枢的正常活动有赖于中枢递质和调质系统的正常运作，脑内许多递质和调质参与了心血管活动的调节。重要的心血管反射有压力感受性反射、化学感受性反射、心肺感受器反射、内脏和躯体传入冲动引起的心血管反射等，各种心血管反射各具其特点，且反射之间还存在相互协同和拮抗作用，它们在维持心血管中枢的紧张性、动脉血压的水平以及血量的调配等方面具有重要的生理意义。

一、心血管中枢

心血管中枢的神经元不断接受来自躯体与内脏各种感受器传入冲动的刺激，或受到血液和脑脊液中某些物质的刺激。因此，这些神经元经常处于一定程度的兴奋状态，并通过有关传出纤维发放一定频率的冲动，控制心血管的活动，使心率、血压均维持在正常范围内。这种持续一定程度的兴奋称为紧张性活动。心交感中枢和心迷走中枢均有紧张性活动，且两者交互抑制。正常成年人安静时，心迷走中枢的紧张性较高，心交感中枢的紧张性较低，使心率保持在每分钟 60 次左右。肌肉运动、情绪激动等情况下，心交感中枢的紧张性升高，心迷走中枢的紧张性相对较低，心率显著增加。心迷走与心交感中枢的紧张性还随呼吸周期而变化。吸气时心迷走中枢紧张性较低，心交感中枢紧张性升高而心率加快；呼气时减慢，这称为窦性心律不齐，在儿童尤为明显。血管平滑肌的紧张性活动主要来自交感缩血管神经中枢。

在脊髓胸、腰段灰质中间外侧柱有支配心脏和血管的交感节前神经元。在脊髓骶段还有支配血管的副交感节前神经元。正常情况下，这些神经元的活动完全受高位心血管中枢的控制；在完成各种心血管反射中，脊髓心血管神经元仅起最后传出通路的作用。从延髓到下丘脑各级心血管中枢可能是心血管调节中最为重要的区域。目前一般认为延髓是心血管中枢的基本部位，因为延髓中存在众多的参与心血管调节的神经元或核团，而延髓以上的结构只是对延髓心血管中枢起调整作用。孤束核接受来自颈动脉窦和主动脉弓压力感受器、颈动脉体和主动脉体化学感受器、心肺感受器、骨骼肌感受器和肾脏等内脏感受器的传入，以及来自不同脑区，包括端脑、下丘脑、小脑、脑干其他区域和脊髓等处与心血管调节有关的核团的纤维投射，也发出纤维投射到其他心血管神经核团，如迷走背核、疑核、延髓腹外侧区、脑桥臂旁核、下丘脑室旁核等区域，是一个含有多种递质的心血管整合中枢，它能整合来自多方面的信息而调节心血管活动。

大脑，特别是边缘系统的一些结构，如颞极、额叶的眶面、扣带回前部、杏仁核和海马等，都能调制下丘脑与脑干其他部位的心血管神经元的活动。由于这些区域参与了学习记忆、情绪反应，尤其是防御警觉反应，并且整合来自高级中枢的信息，因而可能被认为是环境应激引起高血压发病的最为重要的中枢部位。

心血管中枢的正常活动有赖于中枢递质和调质系统的正常运作。有关心血管活动调节的中枢递质和调质有许多，包括乙酰胆碱、儿茶酚胺、5-羟色胺、氨基酸类、阿片肽、血管紧张素、血管升压素、钠尿肽、一氧化氮等。

脑内乙酰胆碱对心血管活动的作用主要是升高动脉血压，还能刺激血管升压素的分泌。中枢胆碱能升压系统在正常情况下是静止的，只有在特殊被激活条件下，或者在异常增强的情况下才引起血压升高。

儿茶酚胺类递质包括去甲肾上腺素、肾上腺素、多巴胺以及它们的代谢产物。它们与心血管调节都有关。不同部位的去甲肾上腺素能神经元对心血管活动的作用不同，脑桥上行至下丘脑后部的投射纤维具有兴奋交感的作用，可使血压升高，心率加快。而下丘脑前区、视前区、低位脑干和脊髓的纤维则起抑制性调节作用，可使血压降低，心率减慢。

不同部位的5-羟色胺神经元具有不同的心血管效应。中缝背核与正中核上行至下丘脑前区与视前区的纤维具有抑制下丘脑降压区的作用，因此电刺激这些中缝核团可升高血压。位于延髓腹侧的中缝大核、隐核与苍白核有纤维下行至脊髓，电刺激这些核团可抑制交感放电，降低血压，减慢心率。5-羟色胺的生理效应复杂多样，可能是由于作用于不同的受体亚型所致。交感抑制和迷走兴奋引起的血压降低由5-羟色胺受体1A受体介导，交感兴奋引起的血压升高则由5-羟色胺受体2受体介导。

脑内与心血管调节有关的γ-氨基丁酸及其受体主要分布于下丘脑外侧、腹内侧与前部、背外侧被盖核等处。与心血管调节有关的脑区内普遍存在谷氨酸及其受体，心血管调节的许多环节都与它有关。与心血管调节有关的阿片肽主要有β-内啡肽、亮-脑啡肽与甲-脑啡肽。β-内啡肽神经元的胞体主要位于下丘脑弓状核，其轴突几乎投射至所有心血管调节部位，脑啡肽常与其受体相伴随而存在，其分布也几乎遍及所有与心血管调节有关的脑区。阿片肽对心血管的调节视其作用部位与受体亚型的不同而异。

一般在延髓引起交感抑制，血压降低和心率减慢，这与 μ 受体有关，可被纳洛酮阻断；而在第三脑室侧壁多引起血压升高，这与 δ 受体有关，不为纳洛酮所阻断。血管紧张素在中枢的作用有：升高血压，引起渴觉和食盐欲，因而产生饮水和高盐饮食的行为，以及促进垂体释放血管升压素。

血管升压素主要由下丘脑视上核和室旁核合成并贮存于神经垂体。对心血管中枢的调节主要有：兴奋交感中枢，引起升压效应；提高压力感受性反射的敏感性，导致肾交感活动受抑；抑制肾素释放；参与应激反应，促进腺垂体释放 ACTH。

钠尿肽家族由三种肽所组成：心房钠尿肽、脑钠尿肽和 C 型钠尿肽。心房钠尿肽可能是一种调质，参与心血管活动和水盐平衡的调节功能。脑内心房钠尿肽对神经元的兴奋作用和对血压的影响是有区域性差异的，在前部脑引起兴奋和升压，在后部脑则引起抑制和降压。脑钠尿肽是心脏器官的激素。C 型钠尿肽主要存在于中枢神经系统。

还有许多递质或调质对心血管活动也有一定的调节作用，如一氧化氮、P 物质、胆囊收缩素、生长抑素、促肾上腺皮质激素释放激素、促肾上腺皮质激素、糖皮质激素、盐皮质激素、催产素、神经肽 C、内皮素等。许多递质和调质之间存在共存现象和相互作用，使其调节功能更显复杂和多样化。

二、心血管反射

神经系统对心血管活动的调节是以反射的形式进行的。心血管反射通过其感受器感受体内外环境中各种变化，这些环境变化的信息传入心血管中枢后，经各级中枢的整合和分析等处理，再转变为传出信号，改变心血管活动的状态，以适应机体当时活动的需要。重要的心血管反射有压力感受性反射、化学感受性反射、心肺感受器反射、内脏和躯体传入冲动引起的心血管反射等。

1. 压力感受性反射 在各种心血管反射中，颈动脉窦和主动脉弓压力感受性反射通常被认为是调节血压最重要的反射。颈动脉窦、主动脉弓压力感受性反射（窦弓反射）是指颈动脉窦、主动脉弓处压力感受器受到牵张刺激后所引起的心血管活动变化的过程。

颈动脉窦和主动脉弓区引起的压力感受性反射包括降压反射和降压反射减弱两个基本反射活动。当动脉血压突然升高时，反射性地引起心率减慢、血压降低，称为降压反射或减压反射。反之，当血压降低时，反射性地引起心率及血压回升，称为减压反射减弱。动脉血压的水平高低取决于心血管交感中枢的紧张性，压力感受器的传入冲动起到了监视和调节血压的作用。窦弓区压力感受性反射在心排血量、外周阻力和血量等发生突然变化的情况下，对动脉血压进行快速调节，其生理意义是缓冲动脉血压升降的突然变化，使之不至于发生大幅度的波动，以维持动脉血压的相对稳定。由于颈动脉窦和主动脉弓压力感受器对非波动性动脉压力变化不敏感，当动脉血压缓慢升高时，则不能通过降压反射使血压回降到正常水平，因此，压力感受性反射对慢性高血压患者的血压不能进行调节。压力感受性反射在正常情况下对动脉血压急骤变化时的缓冲作用最为显著，且在血压降低时缓冲作用比血压升高时更为重要。如人在急性出血等异常情况下，或由平卧位转为直立位时，心脏水平以上的组织血液供应减少，颈动脉窦内压下降。此时，由于降压反射的减弱，可使心血管交感神经中枢活动加强，心迷走中枢活动减弱，这对于维持动脉血压处于一定水平，避免血压过分下降起重要作用。

2. 化学感受性反射 能引起心血管反应的外周化学感受器主要是颈动脉体和主动脉体，尤其是颈动脉体。化学感受性反射的主要作用是调节呼吸运动，但在缺氧、缺血时也能强烈兴奋心血管中枢而使血压明显升高，对心率的影响则与呼吸反应有关。在人为控制呼吸频率和幅度不变的条件下，兴奋化学感受器可使心率减慢、窦性心律不齐更趋明显。若此时切断双侧迷走神经则能使心率转为加快，提示化学感受性反射对心迷走和心交感中枢均有兴奋作用，但以心迷走中枢兴奋为主。血压明显升高是由于交感肾上腺素能纤维普遍兴奋，肾上腺素分泌增多所致，此时，内脏、肾、骨骼肌等处阻力血管及内脏、骨骼肌等处的容量血管均收缩，总外周阻力增高；而心、脑血管略有舒张或无明显反应，此时循环血量重新分配，从而保证重要器官的血液供应。在自然呼吸条件下，轻、中度缺氧刺激化学感受器可使心率加快，血管舒张，而重度缺氧仍能兴奋呼吸时，则心率减慢伴明显缩血管及升压反应。

一般认为，化学感受性心血管反射的生理意义并不在于调高血压水平，而是在缺氧、窒息或脑部供血不足，可能危及生命的时刻增加循环系统总外周阻力，使全身血量重新分配以保证心、脑等重要器官的血液供应。此外，由于化学感受性反射能加强交感兴奋和儿茶酚胺的分泌，对慢性缺氧的患者是不利的，这种患者很容易因窒息而引起心律失常，甚至心脏的搏动暂停。而临床上抢救心搏、呼吸暂停的患者时，宜采用口对口呼吸等方法扩张肺，引起肺牵张反射以对抗化学感受性反射兴奋心迷走中枢的作用，而使心搏容易恢复。

各种心血管反射各具其特点，且反射之间还存在相互协同和拮抗作用，它们在维持心血管中枢的紧张性、动脉血压的水平以及血量的调配等方面具有重要的生理意义。

第五节　心血管活动的体液调节

心血管活动的体液调节指血液和组织液中的化学物质对心脏和血管活动的调节，包括全身性和局部性体液调节。有些是在神经控制下与血管反射协同，成为整个循环系统调节的一个环节而起作用。另外有些体液因素不受神经的控制，是局部血流调节的重要因素。归纳起来可分为三类物质：①由内分泌腺分泌的激素，如肾上腺素和去甲肾上腺素；②组织在某些特殊活动时释放的一些能影响血管运动的化学物质，如缓激肽、肾素、5-羟色胺、组织胺等；③组织的一般代谢产物，如二氧化碳、乳酸、腺苷三磷酸的分解产物腺嘌呤酸等。

一、肾上腺素和去甲肾上腺素

循环血液中的肾上腺素和去甲肾上腺素主要来自肾上腺髓质的分泌，它们在化学结构上都属于儿茶酚胺（catecholamine），二者都能加强心血管活动，使血压升高，但两者的作用不完全相同。肾上腺素可与 α 和 β 两类肾上腺素能受体结合。在心脏，肾上腺素与 $β_1$ 肾上腺素能受体结合，产生正性变时和变力作用，使心排血量增加。在皮肤、肾脏和胃肠道的血管平滑肌上，$β_1$ 肾上腺素能受体在数量上占优势，这类受体被激活时引起血管收缩；在骨骼肌和肝脏的血管，$β_2$ 肾上腺素能受体占优势，这类受体被激活时引起血管舒张。小剂量的肾上腺素以兴奋 $β_2$ 肾上腺素能受体的效应为主，引起骨骼肌和肝脏血管舒张，这种舒血管作用超过肾上腺素对其他部位血管的缩血管作用，故全身总外周阻力降低。大剂量的肾上腺素则引起体内大多数血管收缩，总外周阻力增大。去甲肾上腺素主要与血管的 $α_1$ 肾上腺素能受体结合，也可与心肌 $β_1$ 肾上腺素能受体结合，但和血管平滑肌的 $β_2$ 肾上腺素能受体结合的能力较弱。静脉注射去甲肾上腺素可使全身血管广泛收缩，动脉血压升高；血压升高又使压力感受性反射活动加强，压力感受性反射引起的心率减慢效应超过去甲肾上腺素对心脏的直接兴奋效应，故心率减慢。

二、乙酰胆碱

乙酰胆碱能使小血管舒张增加局部组织的血流量。由于容易被胆碱酯酶破坏，所以在正常情况下，血中不可能有大量乙酰胆碱出现。注射少量乙酰胆碱有短暂的降压作用，它是胆碱能舒血管纤维的递质，迷走神经和其他胆碱能舒血管纤维兴奋时，释放乙酰胆碱引起局部血管的舒张和心搏抑制。

三、血管升压素

血管升压素是在下丘脑视上核和室旁核的一些神经元内合成的，在肾集合管可促进水的重吸收，故又称为抗利尿激素。血管升压素作用于血管平滑肌的相应受体，引起血管平滑肌收缩，包括冠状血管，是已知的最强的缩血管物质之一。血浆中血管升压素浓度升高时首先出现抗利尿效应，只有当其血浆浓度明显高于正常时，才引起血压升高。血管升压素对体内细胞外液量和渗透压的调节起重要作用。血浆渗透压升高时，可刺激脑渗透压感受器，使血管升压素释放增加。在禁水、失水、失血等情况下，心房和肺血管的容量感受器传入冲动减少，可使血管升压素释放增加。反之，当血浆渗透压降低或细胞外液量增加时，血管升压素释放减少。

四、血管内皮生成的血管活性物质

1. 血管内皮生成的舒血管物质　如前列环素、一氧化氮（NO）等，它们可引起血管舒张。NO 在体内可参与对动脉血压的即刻调节。当血压突然升高时，血流对血管内皮的切应力增大，可导致内皮细胞释放 NO；NO 则使阻力血管扩张，故血压回降。另外，NO 还通过以下几个途径实现对交感神经和心血管活动的调节：①在脑内，NO 作用于延髓的心血管神经元，可降低交感缩血管紧张。②在交感神经末梢部分，NO 可抑制递质去甲肾上腺素的释放。③NO 可介导某些舒血管效应，如在冠状动脉，阻断 NO 的合成后，β 肾上腺素能受体激动时引起的舒血管效应明显减弱；在小肠，刺激黏膜下胆碱能神经纤维引起的血管舒张，是由于乙酰胆碱使血管内皮细胞释放 NO，NO 再引起血管平滑肌舒张。

2. 血管内皮生成的缩血管物质　血管内皮细胞也可产生多种缩血管物质，称为内皮缩血管因子。内皮素是已知的最强烈的缩血管物质之一。

五、肾素-血管紧张素系统

肾素-血管紧张素系统（RAS）是由肾素、血管紧张素及其受体构成，不仅是一个循环内分泌系统，而且还存在于许多局部组织细胞中，以自分泌、旁分泌和胞内分泌的方式参与相应组织、器官和细胞的功能调节作用。

心脏 RAS 至少存在下述作用：①正性肌力作用。②调节冠状动脉阻力。③致心肌肥大作用。血管 RAS 在体内大、小动脉（如主动脉、肾动脉、冠状动脉和肠系膜动脉等）和静脉均有分布。其主要作用有：①血管舒缩作用。②血管重塑和逆转重构。

六、激肽释放酶-激肽系统

激肽释放酶可使蛋白质底物激肽原分解为激肽，激肽具有舒血管活性作用，可参与对血压和局部组织血流的调节。激肽可引起内脏的平滑肌收缩；但可通过内皮释放 NO，使血管平滑肌舒张。激肽还可使毛细血管通透性增高。在一些腺体器官中生成的激肽，可以使器官局部血管舒张，血流量增加。循环血液中的缓激肽和血管舒张素等激肽也参与对动脉血压的调节，使血管舒张，血压降低。

七、其他

心房钠尿肽是由心房肌细胞合成和释放的一类多肽。心房钠尿肽可使血管舒张，外周阻力降低；也可使心脏每搏输出量减少，心率减慢，故心排血量减少。心房钠尿肽作用于肾脏内相应的受体，可以使肾脏排水和排钠增多。此外，心房钠尿肽还能抑制肾的近球细胞释放肾素，抑制肾上腺球状带细胞释放醛固酮；在脑内，心房钠尿肽可以抑制血管升压素的释放。这些作用都可导致体内细胞外液量减少，血压降低。前列腺素是一族二十碳不饱和脂肪酸，各种前列腺素对血管平滑肌的作用是不同的，如前列腺素 E2 具有强烈的舒血管作用，前列腺素 F2a 则使静脉收缩。前列环素是在血管组织中合成的一种前列腺素，具有强烈的舒血管作用。体内的阿片肽有多种。β-内啡肽可使血压降低。血管壁的阿片受体在阿片肽作用下，可导致血管平滑肌舒张。组胺有强烈的舒血管作用，并能使毛细血管和微静脉管壁的通透性增大，血浆漏入组织，导致局部组织水肿。肾上腺髓质素的生物学作用和心房钠尿肽相似，能使血管舒张，外周阻力降低，血压降低，并使肾脏排水和排钠增多。

第四章 心脏康复分子生物学基础

第一节 血小板聚集和血栓

血小板在止血与血栓形成中具有重要的作用。血小板表面含有丰富的膜糖蛋白，它们介导血小板的黏附、活化和聚集，最终形成血栓，成为冠心病等血栓性疾病的发病基础。

一、血小板黏附、聚集与血栓形成

正常血小板由血小板膜（糖蛋白、磷脂）、血小板颗粒（致密颗粒、α-颗粒和溶酶体）、血小板管道（开放管道、致密管道）系统和血小板骨架蛋白（肌动蛋白、微管蛋白）等构成。血小板有助于维持血管壁的完整性，其释放的血小板源生长因子，能促进血管内皮细胞、平滑肌细胞及成纤维细胞的增殖，有利于受损血管的修复。当血管受损或受刺激时，流经此血管的血小板被血管内皮下组织表面激活，立即黏附于损伤处暴露的胶原纤维上。血小板膜糖蛋白（Glycoprotein，GP）Ⅰb-Ⅸ-Ⅴ复合体（GPⅠb-Ⅸ-Ⅴ）经配体血管性血友病因子（vWF）的介导黏附于暴露的血管内皮细胞下，即血小板黏附反应；黏附主要是一种表面现象，黏附一旦发生了，血小板的聚集过程也随即发生。

血液凝固是一系列复杂的酶促反应过程，需要多种凝血因子的参与。凝血因子是血浆与组织中直接参与血液凝固的物质，目前已知主要有 14 种，用罗马数字编号的有 12 种，即凝血因子Ⅰ-Ⅻ，除Ⅳ是 Ca^{2+} 外，其余均为蛋白质，大多数在肝脏中合成，存在于血浆中。凝血因子需激活后才具有酶的活性。凝血过程可分为凝血酶原酶复合物的形成、凝血酶原的激活和纤维蛋白的生成三个基本步骤。首先被激活为Ⅶa，再激活成为Ⅵa，从而启动内源性凝血途径。Ⅺa 在 Ca^{2+} 存在的情况下激活Ⅳ，生成Ⅸa。Ⅺa 在 Ca^{2+} 的作用下与Ⅷa 在活化的血小板的膜磷脂表面结合成复合物，可进一步激活Ⅹ，生成Ⅹa。Ⅹa 还能使前激肽释放酶激活，成为激肽释放酶；后者可反过来激活，生成更多的Ⅻa，因此形成表面激活的正反馈效应。

外源性凝血途径由来自于血液之外的组织因子暴露于血液而启动凝血过程。血管损伤时，组织因子暴露，与之相结合，转变为Ⅶa，成为Ⅶa-组织因子复合物，后者在磷脂和 Ca^{2+} 存在的情况下迅速激活Ⅹ，生成Ⅹa，也可在 Ca^{2+} 的参与下激活，生成。Ⅸa 除能与Ⅷa 结合而激活Ⅹ外，也能反馈激活Ⅶ。因此，通过Ⅶa-组织因子复合物的形成，使内源性凝血途径和外源性凝血途径相互联系，相互促进，共同完成凝血过程。

由内源性和外源性凝血途径所生成的 X a，在 Ca^{2+} 存在的情况下可与 F V a 在磷脂膜表面形成 F X a- F V a- Ca^{2+} -磷脂复合物，即凝血酶原酶复合物，进而激活凝血酶原为凝血酶，凝血酶使纤维蛋白原转变为纤维蛋白单体，纤维蛋白单体相互聚合形成交联纤维蛋白多聚体，把血细胞及血液的其他成分网罗在内，形成血凝块。

纤溶系统主要包括纤维蛋白溶解酶原、纤溶酶、纤溶酶原激活物与纤溶抑制物。正常情况下，纤溶酶原在其激活物组织型纤溶酶原激活物、尿激酶型纤溶酶原激活物、激肽释放酶等的作用下，激活成纤溶酶，在纤溶酶作用下，纤维蛋白和纤维蛋白原被分解为纤维蛋白降解产物，通常不再发生凝固，完成纤溶过程。在这个过程中，纤溶酶原激活物抑制物-1 和 α_2-抗纤溶酶能抑制纤溶系统活性，避免引起全身性纤溶亢进，维持凝血和纤溶之间的动态平衡。

二、血小板功能和凝血功能的调节

在血小板黏附、聚集过程中，ADP 引起血小板聚集，还必须有 Ca^{2+} 和纤维蛋白原存在。ADP 是通过血小板膜上的 ADP 受体引起聚集的。血小板前列腺素类物质的作用血小板质膜的磷脂中含有花生四烯酸，血小板细胞内有磷脂酶 A_2。在血小板被表面激活时，磷脂酶 A_2 也被激活。在磷脂酶 A_2 的催化作用下，花生四烯酸从质膜的磷脂中分离出来。花生四烯酸在血小板的环氧化酶作用下，产生前列腺素 G_2 和 H_2（PGG_2、PGH_2）。PGG_2 和 PGH_2 都是环内过氧化物，有很强的引起血小板聚集的作用。PGH_2 可以在血栓素合成酶的催化作用下，形成大量血栓素 A_2（thromboxane A_2，TXA_2）。TXA_2 使血小板内 cAMP 减少，因而有很强的聚集血小板的作用，也有很强的收缩血管的作用。此外，正常血管壁内皮细胞中有前列腺环素合成酶，可以催化血小板生成的 PGH_2 生成前列腺环素（prostacyclin，PGI_2）。PGI_2 可使血小板内 cAMP 增多，因而有很强抑制血小板聚集的作用，也有很强的抑制血管收缩的作用。

1. 前列腺系统（PGS）　当血小板被胶原、凝血酶、肾上腺素等激活，膜磷脂释放花生四烯酸，花生四烯酸通过环氧化酶转变为前列腺素环内过氧化物 PGG_2、PGH_2，再经血栓素合成酶转变为 TXA_2，TXA_2 诱导血小板聚集，降低血小板的环腺苷酸（cAMP）水平，并能使血管收缩。在血管壁的内皮细胞可经前列环素合成酶，将前列腺素环内过氧化物转变为前列环素 II（PGI_2），PGI_2 是目前最强的血小板聚集抑制剂和血管扩张剂。TXA_2 和 PGI_2 的生物活性相反，构成了血小板功能调节的重要物质。

2. 钙和钙调素　血小板聚集需要钙的参与，将血浆中的纤维蛋白原结合到血小板的受体 GP II b/GP III a 上。血小板膜磷脂通过磷脂酶 A_2 释放花生四烯酸也需要钙的参与。血小板激活时引起的释放反应过程中，Ca^{2+} 从细胞内贮存部位释放到胞质，并导致膜上钙结合点数目增加。细胞内 Ca^{2+} 的许多作用是通过细胞内存在的钙受点钙调素发生的，钙调素与钙形成复合物才具活性。

3. 环核苷酸系统　包括环腺苷酸（cAMP）和环鸟苷酸（cGMP），二者既有相互制约的一面又有协同调节的一面。一般能引起血小板聚集的物质均可使血小板内 cAMP 减少，而抑制血小板聚集的物质则使 cAMP 增多。因而目前认为，可能是 cAMP

减少引起血小板内 Ca^{2+} 增加，促使内源性 ADP 释放。cAMP 存在于血小板膜中，能促使 Ca^{2+} 从细胞质转移至致密管道系统的贮存部位或排出外界。cAMP 含量升高可以降低胞浆内的 Ca^{2+} 浓度，阻碍 Ca^{2+} 对磷脂酶 A_2 的激活，抑制膜磷脂释放花生四烯酸，导致血小板功能的抑制。它也能直接干扰肌球蛋白磷酸化而抑制血小板激活。

4. 抗凝系统 血浆中最重要的抗凝物质是抗凝血酶Ⅲ（antithrombinⅢ）和肝素，它们的作用约占血浆全部抗凝血酶活性的 75%。抗凝血酶Ⅲ是血浆中一种丝氨酸蛋白酶抑制物。因子Ⅱa、Ⅶ、Ⅸa、Ⅹa、Ⅻa 的活性中心均含有丝氨酸残基，都属于丝氨酸蛋白酶。抗凝血酶Ⅲ分子上的精氨酸残基，可以与这些酶活性中心的丝氨酸残基结合，这样就"封闭"了这些酶的活性中心而使之失活。在血液中，每一分子抗凝血酶Ⅲ，可以与一分子凝血酶结合形成复合物，从而使凝血酶失活。

肝素是一种酸性黏多糖，主要由肥大细胞和嗜碱性粒细胞产生，存在于大多数组织中，在肝、肺、心和肌组织中更为丰富。肝素抗凝的主要机制在于它能结合血浆中的一些抗凝蛋白，如抗凝血酶Ⅲ和肝素辅助因子Ⅱ等，使这些抗凝蛋白的活性大为增强。当肝素与抗凝血酶Ⅱ的某一个 ε-氨基赖氨酸残基结合，则抗凝血酶Ⅲ与凝血酶的亲和力可增强 100 倍。当肝素与肝素辅助因子Ⅱ结合而激活后者时，被激活的肝素辅助因子Ⅱ特异性地与凝血酶结合成复合物，从而使凝血酶失活，在肝素的激活作用下，肝素辅助因子灭活凝血酶的速度可以加快约 1 000 倍。肝素还可以作用于血管内皮细胞，使之释放凝血抑制物和纤溶酶原激活物，从而增强对凝血的抑制和纤维蛋白的溶解。

5. 纤维蛋白溶解系统 纤维蛋白溶解（纤溶）系统包括四种成分，即纤维蛋白溶解酶原（纤溶酶原、血浆素原）、纤维蛋白溶解酶（纤溶酶、血浆素）、纤溶原激活物与纤溶抑制物。

纤溶酶原激活物分布广而种类多，主要有三类：第一类为血管激活物，在小血管内皮细胞中合成后释放于血中，以维持血浆内激活物浓度于基本水平。血管内出现血纤维凝块时，可使内皮细胞释放大量激活物。第二类为组织激活物，存在于很多组织中，主要是在组织修复、伤口愈合等情况下，在血管外促进纤溶。第三类为依赖于因子Ⅻ的激活物，如前激肽释放酶被Ⅻa 激活后，所生成的激肽释放酶即可激活纤溶酶原。这一类激活物可能使血凝与纤溶互相配合并保持平衡。

纤溶酶是血浆中活性最强的蛋白酶，但特异性较小，可以水解凝血酶因子Ⅴ、因子Ⅷ和激活因子Ⅻa；促使血小板聚集和释放 5-HT、ADP 等；还能激活血浆中的补体系统；但它的主要作用是水解纤维蛋白原和纤维蛋白。血管内出现血栓时，纤溶主要局限于血栓，这可能是由于血浆中有大量抗纤溶物质（即抑制物）存在，而血栓中的纤维蛋白却可吸附或结合较多的激活物所致。正常情况下，血管内膜表面经常有低水平的纤溶活动，很可能血管内也经常有低水平的凝血过程，两者处于平衡状态。

三、心脏病与血小板、凝血功能

在正常情况下血管内皮细胞与血小板两者功能维持动态平衡，血液在血管内顺利流动。在各种机械、化学、生物、代谢等因素作用下，如高血压、高脂血症、吸烟、免疫复合物、糖尿病等，血管内皮细胞受损，正常血管的抗栓作用遭到破坏，血小板在损伤处聚集，并释放出胞质中的内容物，其中血小板衍生的生长因子（PDGF）引起平滑肌细胞增殖并向内膜迁移，使动脉壁增厚。内皮损伤暴露内皮下层的组织，破坏血浆内脂蛋白渗入的防线，管壁的吞噬细胞和平滑肌细胞通过低密度脂蛋白（LDL）受体，吞噬了循环内过多的脂质，形成了泡沫细胞。脂质过多，溢出胞外，在病灶处沉着。平滑肌细胞除吞噬脂质外，还能合成和分泌纤维组织成分如胶原、弹力素、蛋白黏多糖、糖蛋白，这些物质与沉积的脂质包围在一起形成了粥样硬化斑块。近年来发现在动脉粥样硬化病变的各环节中，均可检测出 PDGF，而人血清中，使动脉平滑肌增生的因子，大部分由血小板产生，所以血小板在动脉粥样硬化发生、发展过程中起着重要的作用。

血小板活化后释放多种炎症介质，主要包括 TXA、5-HT、ADP、血小板衍生生长因子和转化生长因子、P-选择素等黏附分子、单核细胞趋化因子和 CD154 等。这些物质的作用主要集中在以下几个方面：①促进血小板黏附和聚集；②促进血小板与白细胞黏附并激活后者，促使白细胞与内皮细胞黏附、白细胞向血管内膜迁移；③诱导血管平滑肌细胞的迁移和增生。除直接作用外，血小板在白细胞、内皮细胞和平滑肌细胞之间的相互作用中也充当重要的网络连接作用，共同促进动脉粥样硬化的发展。

血小板内皮细胞黏附分子-1 是相对分子质量为 130 000 的 I 型跨膜糖蛋白，属于免疫球蛋白超家族成员，在内皮细胞、循环血小板、单核细胞、中性粒细胞及某些 T 细胞亚群表面表达，介导细胞的粘连，白细胞跨内皮细胞迁移，导致冠状动脉粥样硬化，在冠心病发生、发展过程中起了重要作用。

血小板衍生生长因子（platelet-derived growth factor，PDGF）主要存在于血小板 α 颗粒中，也存在于受损的内皮细胞、移行于内皮下的巨噬细胞、平滑肌细胞（smooth muscle cell，SMC）、成纤维细胞、系膜细胞等细胞中。PDGF 生物学特征主要是促细胞分裂效应、化学趋化性和血管收缩效应。PDGF 有 5 种亚型：PDGF-AA、PDGF-AB、PDGF-BB、PDGF-CC 及 PDGF-DD，其中 PDGF-BB 与心血管疾病的关系最为密切。PDGF-BB 可促进动脉粥样硬化斑块的形成和进展，并且与支架术后再狭窄有密切关系。研究 PDGF-BB 的生物学作用机制，探寻其抑制剂及适当的应用方法，对于治疗冠心病、预防支架术后再狭窄将有重要作用。

活化的血小板与白细胞发生黏附，并促使其向血管内膜迁移，血小板被激活后通过释放细胞黏附分子 P-选择素与白细胞表面的 P-选择素糖蛋白 1 相结合，启动血小板与白细胞间的黏附反应，进而促进白细胞与内皮细胞发生黏附和白细胞迁移到内皮下。活化的白细胞可激活单核细胞，同时血小板亦能诱导单核细胞表达和分泌单核细胞趋化分子-1、白细胞介素-8，随后单核-巨噬细胞产生多种炎症因子如肿瘤坏死因子和白细胞介素-1 以及金属蛋白酶系列进一步促进和加重炎症反应，加速动脉粥样硬化的进展和斑块的不稳定性。

活化的血小板诱导动脉中膜平滑肌细胞迁移增生，黏附于受损内皮细胞的血小板能够分泌血小板衍生生长因子、转化生长因子-2 和表皮生长因子（EGF）等肽类生长因子，诱导平滑肌细胞增殖，同时促进动脉中膜的平滑肌细胞向内膜迁移。最终导致斑块的形成，血小板活化后释放的 5-羟色胺和二磷酸腺苷对血小板诱导的平滑肌细胞的增殖也有增效作用。

活化的血小板能够表达 CD154（又称 CD40L，是 CD40 的配体），它是一种跨膜蛋白，其受体 CD40 主要在单核巨噬细胞和内皮细胞表达，CD154 激活后迅速转移至胞膜可显著上调血管细胞黏附分子-1 和细胞间黏附分子-1 表达，促进内皮细胞与单核细胞黏附，还可以促使血管内皮细胞、平滑肌细胞和巨噬细胞产生高水平的致炎细胞因子，如白细胞介素-6、白细胞介素-8、肿瘤坏死因子-2 和单核细胞趋化因子-1 等。CD154 和 CD40 相互作用可诱导血管内皮细胞、平滑肌细胞和巨噬细胞表达和释放间质胶原酶（MMP1）、基质溶解素（MMP3）和胶原酶 B（MMP9）。粥样斑块局部基质金属蛋白酶表达异常增加时，可使斑块转化为不稳定斑块，最终导致急性冠脉综合征的发生。

高脂血症、高半胱氨酸血症、高血压、感染和大量吸烟等因素均可造成血管内膜损伤，血管内膜的损伤是导致动脉粥样硬化形成的先决条件。一方面活化的血小板加重血管内膜的损伤，从而诱发损伤局部的血小板黏附和聚集，聚集的血小板通过释放一些炎症介质使内膜损伤进一步加重，促进血小板聚集，引起血管强烈收缩和血管通透性增加，后者可促使胆固醇沉积于内皮下，活化的巨噬细胞吞噬胆固醇成为泡沫细胞并堆积形成动脉粥样硬化早期的脂质条纹。另一方面血小板进一步聚集引发凝血的瀑布反应导致附壁血栓形成。

综上所述，血小板经多种途径参与冠心病动脉粥样硬化形成和发展，抑制血小板活化在冠心病、急性冠脉综合征中具有重要的临床意义。

第二节　血脂代谢

血脂主要是指血浆中的三酰甘油（Triglyceride, TG）和总胆固醇（Total cholesterol, TC），血脂与特殊蛋白质（载脂蛋白）结合而成的球状巨分子复合物称为脂蛋白。目前已认识的血浆脂蛋白有 6 大类，即乳糜微粒（CM）、极低密度脂蛋白（VLDL）、中间密度脂蛋白（IDL）、低密度脂蛋白（LDL）、高密度脂蛋白（HDL）及后来发现的脂蛋白（a）。与三酰甘油和胆固醇结合在一起的蛋白质就是载脂蛋白（Apo），目前已报道的有 20 余种，而临床意义较为重要的有 apoAⅠ、apoAⅡ、apoB、apoCⅡ、apoCⅢ、apoE 和 apo（a）等。

一、血脂代谢紊乱在动脉硬化形成中的作用机制

在长期高脂血症的情况下，增高的脂蛋白中主要是氧化低密度脂蛋白（ox-LDL）和胆固醇对动脉内膜产生功能性损伤，使内皮细胞和白细胞表面特性发生变化。单核细胞黏附在内皮细胞上的数量增多，并从内皮细胞之间移入内膜下成为巨噬细胞，通过清道夫受体吞噬修饰的或氧化的 LDL（ox-LDL），转变为泡沫细胞，形成最早的粥样硬化病变脂质条纹。巨噬细胞至少合成和分泌 6 种生长因子：血小板源生长因子（Platelet derived growth factor, PDGF）、成纤维细胞生长因子（Fibroblast growth factor,

FGF)、表皮细胞生长因子样因子（EGF 样因子）、转化生长因子 β（TGF-β）、白细胞介素 I（IL-1）和单核巨噬细胞集落刺激因子（M-CSF）。PDGF 和 FGF 刺激平滑肌细胞和成纤维细胞增生和游移，也刺激新的结缔组织形成。TGF-β 刺激结缔组织形成，但抑制平滑肌细胞增生。因此，平滑肌细胞增生情况取决于 PDGF 和 TGF-β 之间的平衡。PDGF 中的 PDGF-β 蛋白不但使平滑肌细胞游移到富含巨噬细胞的脂肪条纹中，且促使脂肪条纹演变为纤维脂肪病变，再发展为纤维斑块。

在血流动力发生变化的情况下，如血压增高、动脉分支形成特定角度、血管局部狭窄所产生的湍流和切应力，使动脉内膜发生解剖损伤，内皮细胞间的连续性中断，内皮细胞回缩，从而暴露内膜下的组织。此时血液中的血小板得以黏附、聚集于内膜，形成附壁血栓。血小板可释出包括巨噬细胞释出的上述各种因子在内的许多生长因子。这些因子进入动脉壁，对促发粥样硬化病变中平滑肌细胞增生起重要作用。

二、心脏病与血脂代谢紊乱

1. TC　早期的动物试验、基因研究和临床流行病学调查均证明，血浆的胆固醇水平与冠心病的发病率和病死率成明显的正相关。胆固醇在血中主要以 LDL 的形式存在，目前公认 LDL 属于致动脉粥样硬化脂蛋白，其血液中水平越高，动脉粥样硬化的危险性越大。随着 LDL-C 水平的升高，缺血性心血管病发病的相对危险及绝对危险上升的趋势及程度与 TC 相似。新近研究认为，LDL-C 是男性缺血性心血管病的"独立"危险因素，对男性冠心病的影响最大，缺血性脑卒中其次。

2. TG　目前的荟萃分析同样支持血浆三酰甘油水平升高是冠心病的独立危险因素，高三酰甘油血症致动脉硬化的机制很可能与其影响 LDL 的颗粒大小和 LDL-C 浓度有关。TG 轻至中度升高常反映 CM 和 VLDL 残粒增多，可能具有直接致动脉粥样硬化作用。血清 TG 水平轻至中度升高者患冠心病的危险性增加。流行病学资料揭示了 TC 升高与冠心病危险增高的相关性：血清 TC 在 4.5mmol/L（173mg/dL）以下冠心病发病人数较少，冠心病患者血清 TC 多数在 5.0~6.5mmol/L（192~250 mg/dL），血清 TC 水平越高，冠心病发病越多越早，TC 水平每增加 1%，冠心病发病的危险增加 2%~3%。这种相关性无论在不同人群间，还是在同一人群内，以及大系列的队列研究结果均显示高度一致。我国队列研究分析结果显示：TC 从 3.63mmol/L（140mg/dL）开始，随 TC 水平的升高，缺血性心血管病发病危险增高。

3. HDL-C　大量的研究结果表明，HDL-C 浓度与冠状动脉粥样硬化发生的危险性成负相关，可延缓粥样硬化的进展，减少冠心病的主要事件。其机制可能与 HDL 颗粒具有胆固醇逆转运作用有关。流行病学资料发现血清 HDL-C 每增加 0.40mmol/L（15mg/dL），则冠心病危险性降低 2%~3%。美国 Framingham 的研究显示，HDL 再减少 0.026mmol/L，冠心病发生的危险将增加 2%~3%。若 HDL-C>1.55mmol/L（60mg/dL）时被认为是冠心病的保护因素。许多证据表明 HDL 对动脉血管壁有直接的保护作用，并能使动脉粥样硬化病变消退。目前认为，HDL 抗动脉粥样硬化作用的一个重要机制就是它介导了胆固醇的逆转运。HDL 可将胆固醇从周围组织（包括动脉粥样斑块）转运到肝脏进行再循环或以胆酸的形式排泄，这一过程被称为胆固醇逆转运。通过胆固醇逆转运，可以减少脂质在血管壁的沉积。HDL还能够调节内皮NO的生成和活性，改善血管内皮功能。此外，HDL尚可通过抗氧化、抗炎、抗血栓、促纤溶以及清除毒性磷脂等作用，发挥保护血管的功能。但近来研究表明，HDL和LDL一样可以被修饰氧化成氧化型HDL从而失去抗动脉粥样硬化的能力，而且具有促动脉粥样硬化的作用。

4. LDL-C 美国Framingham研究证实，冠心病发病与血中LDL-C水平成正相关，与HDL-C水平成负相关。动物实验早已证实，降低血中TC水平能预防和逆转动脉粥样硬化病变的发生和发展。TC和LDL-C升高是血脂异常干预的首要目标。

5. APOA1 是HDL-C的主要成分，在肝脏和肠道合成，具有活化卵磷脂胆固醇转酰酶（LCAT）的作用，能使游离胆固醇转化为胆固醇，甚至有学者认为ApoA-I可以作为CHD一个新的标记物。

6. ApoB 主要存在于LDL-C中，是LDL-C与乳糜颗粒的主要载脂蛋白，富含胆固醇和TG脂蛋白的重要蛋白质成分，包括ApoB100和ApoB40两种成分，在脂质代谢过程中起关键作用，参与胆固醇的吸收、转运和代谢的全过程。相关分析表明，ApoB/ApoA-I较ApoB与冠心病相关性更密切。ApoB对AS作用较强，临床上对CHD的预测价值也高于LDL-C。ApoA-I/ApoB降低是冠心病的重要危险因素。

7. 脂蛋白a（Lp-a） 与冠状动脉狭窄程度成明显正相关，高浓度Lp-a是动脉粥样硬化、冠心病及血栓形成的一个独立危险因素。通常以300mg/L为重要分界，高于此水平患冠心病的危险性明显增高。研究结果显示：①Lp-a作为一独立的冠心病危险因素，与高血压、吸烟、饮酒和其他血脂成分无相关性；②冠状动脉病变严重程度与Lp-a浓度密切相关；③有或无冠心病家系调查证实，Lp-a水平具常染色体显性遗传特征，受一个显性主基因控制，同时不排除其他次要基因和环境的影响；④不同种族有较大的差异。

近年来与冠心病相关的脂蛋白和载脂蛋白基因多态性的研究主要集中在载脂蛋白E、B、AI、AV以及脂蛋白脂肪酶和胆固醇酯转运蛋白的多态性，与动脉粥样硬化的遗传易感性及危险因素等，这些基因多态性通过不同的作用机制和协同作用共同影响着脂质代谢，对动脉粥样硬化及冠心病的发生和病变程度起着重要作用。而其中，单个基因变异的影响可能被个体间其他基因差异所湮没，个体是否发病还受到环境因素的影响。早发冠心病往往具有较强的遗传背景和脂质代谢紊乱等易感基础，脂代谢相关基因异常导致各类脂质合成、代谢障碍，最终血管壁发生动脉粥样硬化。影响低密度脂蛋白代谢的基因有低密度脂蛋白受体、载脂蛋白B、载脂蛋白E等基因，影响高密度脂蛋白代谢的基因有ATP结合盒式转运子、载脂蛋白AI及脂蛋白脂肪酶基因。还有脂联素基因、低密度脂蛋白受体相关蛋白基因等，与早发冠心病密切相关，有些基因的突变可造成以早发冠心病为特征的遗传性疾病。

第三节 肾素-血管紧张素-醛固酮系统

肾素-血管紧张素-醛固酮系统（RAAS）或肾素-血管紧张素系统（RAS）是由肾

素、血管紧张素及其受体构成，不仅是一个循环内分泌系统，而且还存在于许多局部组织细胞，以自分泌、旁分泌和胞内分泌的方式参与相应组织、器官和细胞的功能调节作用。

一、肾素-血管紧张素-醛固酮系统组成与作用

1. 肾素　是由肾脏球旁细胞产生和分泌的一种蛋白水解酶，在其他组织中如脑、心脏、血管等也有发现。AGT 为肾素底物，在肾素作用下，生成血管紧张素 Ⅰ（Ang Ⅰ）。除肾素之外，血管紧张素酶及组织蛋白酶亦可通过非肾素转化途径将 AGT 转化为 Ang Ⅰ。ACE 是一种二肽羧基肽酶，存在于人的心脏、血管、肾、肺、脑等大多数组织中。Ang Ⅰ 在 ACE 作用下降解为 Ang Ⅱ，同时 ACE 能降解缓激肽。除 ACE 外，亦可通过非 ACE 转化途径，经组织蛋白酶 G、组织纤溶酶原激活剂、弹性蛋白酶、糜酶（chymase）等直接作用于 Ang Ⅰ，使其转化成 Ang Ⅱ。

2. Ang Ⅱ　是 RAAS 中最主要的生物活性肽，与相应受体结合实现广泛的生物学效应。Ang Ⅱ 受体有 AT1、AT2、AT3、AT4 四种亚型受体。Ang Ⅱ 主要作用于 AT1 受体和 AT2 受体。其中 AT1 受体主要分布在血管、肾上腺、心、肝、脑、肾等组织和器官，介导 RAAS 的大多数功能，主要有如下作用：①调节血管张力，以收缩血管为主；②上调交感神经系统的兴奋性；③促进细胞增生和肥大；④促凝血作用；⑤参与细胞凋亡；⑥促进醛固酮生成；⑦增加血管通透性和促新生血管形成。AT2 在成人的脑组织、肾上腺髓质、子宫和卵巢等有表达。生理情况下，AT2 受体抑制血管张力，参与细胞生长、修复与程序性细胞死亡。病理情况下，AT2 受体上调可控制 AT1 和其他生长因子介导的细胞增殖，如内皮增殖、心肌梗死修复、心室肥厚等。Ang Ⅱ 参与了高血压、动脉粥样硬化、慢性心力衰竭、心肌梗死等心血管疾病的组织重建和许多其他疾病的发生发展。通过其受体 AT1，Ang Ⅱ 可产生氧化应激、炎症、血管收缩、血栓形成、醛固酮分泌及增殖等作用，继而损害内皮功能，导致心、脑、肾、血管临床事件的发生。

3. 血管紧张素 1-7　近年来，对 RAAS 的深入研究，发现了一些新成员，其中最重要的是 Ang1-7 和血管紧张素转换酶相关的羧肽酶，又称血管紧张素转换酶 2（ACE2）。Ang 1-7 通过 Ang 1-7-Mas 受体信号通路，起到拮抗 Ang Ⅱ 作用。此外，Ang 1-7 还可以促进下丘脑垂体后叶释放降压物质。RAAS 对血压的调节可能依赖于 Ang 1-7 与 Ang Ⅱ 之间的平衡。Ang 1-7 并不改变肾血流量或刺激醛固酮释放，而是通过磷脂酶 A2 途径抑制钠在肾小管上皮细胞转运并促进前列环素（PGI2）的生成、增加细胞膜通透性，来发挥排钠利尿作用；除此之外，Ang 1-7 还能够抗血管平滑肌细胞增生。其可能机制为：①激活内皮一氧化氮合酶（NOS）和蛋白激酶 B（AKT），通过 Mas 受体和磷酸肌醇 3-激酶发挥作用；②使肌浆网钙离子三磷腺苷（ATP）酶表达水平降低，伴随有钙离子流的减少；③激活转录信号转导子与激活子 3（STAT3）和 STAT5a/b 磷酸化；④通过 Mas 受体活性抑制 Ang Ⅱ 刺激的细胞外信号调节激酶（ERK）1/2 和 Rho 激活磷酸化过程；⑤通过在衰竭的心脏中激活钠泵，使细胞膜超级化，增加传导速度而产生降压作用。

4. ACE2　与 ACE 的分布一致，在体内广泛地发挥负性调节 RAAS 的作用。ACE2

产生的 Ang 1-9 在抗心室重构中也具有不可忽视的作用。ACE2 还具有抗血小板聚集效应，还可抑制 Ang-Ⅱ 导致的氧化应激、炎症和单核细胞的黏附，发挥心肌保护作用。

5. 肾素（前体）受体（RRP） RRP 广泛分布于心脏、脑和胎盘，在肝脏和肾脏也可发现低水平的 RPR。RPR 是肾素和肾素前体共同的功能性受体。肾素和肾素前体与 RPR 活性位点结合后分子构型发生改变，其非蛋白水解酶活性增加，激活 Ang Ⅱ 依赖和非依赖的下游传导通路。肾素及其前体通过 RPR 激活 ERK1/2 及 p38MAPKs 信号通路，能够抑制超氧化物歧化酶（SOD）表达，上调炎症因子血管细胞黏附分子 1（VCAM-1）蛋白和白介素-6（IL-6）表达；同时还可引起 AKT 磷酸化，并激活核转录因子 P65，最终导致血管收缩、肥厚和纤维化。

6. Ang 1-12 是 Ang 家族中最新发现的成员，由 12 种氨基酸组成，作用类似于 Ang Ⅱ，主要通过抑制副交感神经，导致交感和迷走神经失去平衡。

心脏 RAS 作用：①正性肌力作用。心肌细胞产生的 Ang Ⅱ 以自分泌方式，直接作用于心肌 AT1R 受体，产生正性变力作用；或通过旁分泌方式，促进心交感神经末梢释放儿茶酚胺，间接增强心肌收缩力，其正性变力作用可被肾素抑制肽特异性抑制。②调节冠状动脉阻力。心肌产生的 Ang Ⅱ 可直接作用于冠状动脉，或通过易化交感神经末梢递质释放引起冠状动脉收缩；还可刺激血管内皮细胞产生 PGI2 等舒张冠状动脉物质，参与冠状动脉血流量的调节。③致心肌肥大作用。局部产生的 Ang Ⅱ 与心肌细胞 AT1R 受体结合，通过肌醇磷脂信使系统，可促进癌基因表达，进而促进心肌细胞 RNA 和蛋白质合成，促使心肌肥大，也促使心肌中成纤维细胞增生。

血管 RAS 在体内大、小动脉（如主动脉、肾动脉、冠状动脉和肠系膜动脉等）和静脉均有分布。其主要作用有：①血管舒缩作用。血管 RAS 对血管张力调节的途径有五种：Ang Ⅱ 直接作用于血管平滑肌细胞 AT1R 受体使血管收缩；易化血管壁肾上腺素神经末梢释放去甲肾上腺素；释放内皮素，减少 NO 生物活性，产生过氧化亚硝酸盐；刺激内皮细胞产生舒血管物质，如 PGE_2、PGI_2 和血管内皮细胞舒张因子；与 NAP 等其他心血管活性肽相互作用。②血管重塑和逆转重构。Ang Ⅱ 是一个重要的血管平滑肌细胞生长因子，促进血小板衍生生长因子、胰岛素样生长因子、碱性成纤维细胞生长因子、转化生长因子 β 表达，导致血管平滑肌细胞和成纤维细胞增生。刺激基质糖蛋白和金属蛋白酶的生成，后者破坏细胞外基质，病理性增生、肥大的平滑肌细胞可合成更多的 Ang Ⅱ，使平滑肌细胞进一步增生，形成恶性循环。除了直接引起血管阻力增大外，还可导致血管结构的改变，即血管重构。此外促进动脉炎性反应，激活血小板的聚集和黏附作用，促进血栓及纤维化形成。

组织内肾素-血管紧张素系统局部作用于内皮细胞及平滑肌细胞，在血管病变之初及加重时起关键作用。ACE 存在于各种组织与器官，不仅存在于内皮，也存在于间质和炎症细胞，同样组织 ACE 是心血管疾病、肾疾病中起关键作用的因子。高血压、糖尿病、高脂血症、吸烟等危险因子作用下，造成内皮损伤以及内皮功能不良，血管收缩和舒张失衡，血管平滑肌细胞生长，血管壁发生炎症或氧化状态下，组织 ACE 激活，从而造成心血管、肾脏损害。同时所致的 Ang Ⅱ 生成增多，缓激肽降解增加，促进心血管病理性增生，心肌细胞增大，血管腔变窄。

二、心脏病及相关疾病与肾素–血管紧张素–醛固酮系统

肾素–血管紧张素–醛固酮系统（RAAS）是心血管系统的重要调节系统，在生理情况下对血压调控、水盐代谢起着重要作用，而在病理情况下，RAAS 与冠心病及相关疾病如高血压、动脉粥样硬化、心肌肥厚、血管中层硬化、细胞凋亡、心力衰竭等均密切相关。

1. 高血压　RAAS 不仅在人体血压调节中起重要作用，而且在人类高血压形成中起着关键的作用。Ang Ⅱ可激活血管内皮细胞膜上的 NADH/NADPH 氧化酶，诱导血管产生超氧阴离子而收缩血管。超氧阴离子可与 NO 相互作用，降低 NO 的扩血管作用，并产生过氧化氮，过氧化氮与花生四烯酸脂质过氧化产生的前列腺素共同产生强烈的缩血管效应。此外，Ang Ⅱ及前列腺素还可刺激内皮素的释放，最终引起血管平滑肌收缩、内皮损伤、平滑肌细胞的增殖及血管壁重构而引起高血压病的发生和发展。

2. 心室重构　心室重构是指心肌损伤后由基因组表达改变引起细胞和间质的改变，细胞的改变包括心肌细胞的肥大、凋亡和成纤维细胞的增殖等，间质的改变表现为间质纤维化。

3. 心力衰竭　RAAS 是慢性充血性心力衰竭（CHF）的发生发展的重要的调节机制之一。高度表达的 Ang Ⅱ通过各种途径使心肌新的收缩蛋白合成增加，在血管中使平滑肌细胞增生管腔变窄，同时降低血管内皮细胞分泌一氧化氮的能力，使血管舒张受影响，这些不利因素的长期作用，促进心力衰竭的发生发展。Ang Ⅱ使外周血管收缩，组织器官灌流减少，使心肌细胞及心肌间质细胞代谢发生变化而使心室重构，并影响舒缩功能，同时促进交感神经释放去甲肾上腺素，并增强心血管系统对肾上腺素的敏感性，促进肾上腺皮质球状带合成和分泌醛固酮，从而使肾脏重吸收水钠增加，导致水钠潴留，从而促进心力衰竭发展。

4. 心律失常　心房电重构和结构重构是心房颤动发生与维持的病理生理机制。Ang Ⅱ可增加心肌细胞内钙超负荷，而后者正是导致心房颤动对心房肌电重构的重要机制，ARB 对心房电重构的抑制可能与预防心肌钙超负荷作用有关。

5. 促血栓形成　RAAS 特别是 Ang Ⅱ可影响纤溶系统、凝血系统及血小板功能。Ang Ⅱ可刺激血管内皮细胞和（或）平滑肌细胞 PAI-1 表达和释放，抑制纤溶活性。对于内皮细胞，Ang Ⅱ可使 tPA 和 PAI-1 之间的平衡被打破，从而引起血管内血栓形成的危险性增加。

6. 动脉粥样硬化　RAAS 参与了动脉粥样硬化的发生与发展过程。Ang Ⅱ与 AT1 受体结合可激活血管内皮细胞细胞膜上的 NADP/NADPH 氧化酶，产生的超氧阴离子具有信号传递功能，使核因子 κB 活化，继而启动血管细胞黏附分子–1/单核细胞趋化蛋白的 mRNA 与蛋白表达，促进血中单核/巨噬细胞向血管壁聚集并进入内皮下，随后发生表型变化，摄取 ox–LDL，形成泡沫细胞，参与动脉粥样硬化早期病变。

第四节　心脏能量代谢

　　心肌能量的来源有糖酵解和氧化磷酸化两个途径。糖酵解产生的 ATP 主要用于离子转运，而氧化磷酸化产生的 ATP 主要用于心肌收缩活动。正常情况下，心肌代谢所需的能量主要是通过氧化磷酸化途径获得，主要供能物质是脂肪酸、葡萄糖、乳酸。其中心肌所需能量的 ATP 来自脂肪酸的有氧氧化。心肌缺血时氧的供应减少或中断，氧化磷酸化作用停止，心肌的主要能量来源于糖酵解和糖原分解。磷酸肌酸是心肌组织中能量的主要储存方式，是心肌组织内唯一能够直接利用的能源。当心肌耗能增加时，磷酸肌酸可被迅速动用，生成 ATP 供应能量。

一、正常心脏的能量代谢

　　心脏在代谢调控范围内可以利用多种能量物质。人体心脏内氧化反应的底物主要是脂质（长链脂肪酸 LCFAs，如软脂酸盐、三酰甘油、酮体等）及糖类物质（葡萄糖、乳酸、丙酮酸）。心脏也可氧化氨基酸，但所占比例较小。

　　心脏的能量代谢是复杂的，有 3 个主要组成部分。第 1 部分是底物利用，主要包括细胞摄取游离脂肪酸和葡萄糖，通过 β 氧化和糖酵解将其分解，随后中间代谢产物进入三羧酸循环。第 2 部分是氧化磷酸化，ADP 通过此机制磷酸化，产生高能磷酸化合物 ATP，ATP 是心脏所有耗能反应中使用的直接能量。第 3 部分是 ATP 的转运和利用，将能量转运至肌原纤维或能量被心脏的发动机肌原纤维消耗。这一过程所必需的能量转运机制被称为肌酸激酶能量穿梭。线粒体肌酸激酶催化将 ATP 中的高能磷酸键转运至肌酸中，形成磷酸肌酸和 ADP。磷酸肌酸是比 ATP 小的分子，很快由线粒体弥散入肌原纤维，肌原纤维肌酸激酶催化磷酸肌酸重新形成 ATP。从磷酸肌酸中去除磷酸后形成的游离肌酸，通过弥散方式回到线粒体。肌酸激酶系统的一个重要功能是作为能量缓冲物。当能量需求超过能量供应时，磷酸肌酸水平下降，使 ATP 保持在正常水平，但游离 ADP 水平升高。游离 ADP 水平升高可抑制很多细胞内酶的功能，引起心脏收缩机制的功能衰竭。因此，当磷酸肌酸水平下降，ADP 水平升高时，即使 ATP 水平保持不变，心肌细胞仍可发生能量代谢紊乱。

　　短期的能量代谢变化调节取决于能量的需求和供给，通常由激素（胰岛素）和机械因素（运动）激发。短期的能量代谢选择调节基于能源物质间相互的有效的作用，一个高浓度的能源底物能够自动抑制另外一个能源底物的代谢途径。长期能量代谢底物选择变化可发生在正常生理状态下，如出生后的心脏。长期的病理条件下，同样也可诱导代谢相关的酶在转录或转录后发生变化，如高血压、糖尿病和心肌缺血。其中重要的变化包括调节基因和能量代谢底物选择发生变化。

二、心脏病心肌能量代谢改变

　　当氧供下降时，葡萄糖摄取及糖酵解途径流量增强，无氧代谢增强。乳酸脱氢酶催化丙酮酸还原成乳酸，重新生成 NAD⁺。增多的乳酸如果能被冠脉循环血及时带走，并不会产生严重后果。机体可通过两种机制短时维持 ATP 浓度：①ATP 可由肌酸激酶反应进行补充，细胞内乳酸含量增加，酸度提高可促进反应向右进行，有利于重新生成 ATP，这一步骤仅能暂时维持 ATP 浓度；②糖酵解途径流量增加，此时腺苷酸激酶反应发挥重要作用。AMP 是 6-磷酸果糖激酶-1 变构激活剂，该酶是糖酵解途径重要的调节点，可以明显提高糖酵解速率。AMP、儿茶酚胺激活糖原磷酸化酶，阻碍糖原的合成。糖原的分解产物磷酸单糖亚基转变为 6-磷酸葡萄糖后进入糖酵解途径。每个糖原性葡萄糖分子可产生 3 个 ATP，但糖原合成时消耗一个 ATP，净生成两个 ATP。

轻度心肌缺血时，心肌的能量没有明显的变化。中度心肌缺血时，心肌细胞的糖酵解加速，同时游离脂肪酸的氧化增强，葡萄糖的氧化磷酸化过程受到抑制。重度心肌缺血时，游离脂肪酸和葡萄糖的氧化均受到抑制，此时葡萄糖酵解提供的少量 ATP 成为维持心肌细胞存活的唯一来源。所以，在中重度缺血时，葡萄糖的氧化磷酸化与无氧酵解是不匹配的，此时游离脂肪酸氧化增强会加重心肌的缺氧和细胞内酸中毒，从而可能会加重心肌细胞的损伤，或导致心肌细胞死亡。

心力衰竭是在心脏能量代谢障碍等多种致病因素的作用下形成的。急性缺血缺氧使能量代谢发生改变，但起关键作用的是心脏能量代谢重构。根据耗氧量与 ATP 的关系，衰竭心脏优先利用葡萄糖，其机制涉及基因表达的改变。基因表达水平与 β-氧化、线粒体脂肪酸跨膜转运、线粒体解耦联蛋白 2 下降等有关，这些改变主要反映在蛋白水平上，预示衰竭心脏难以进行氧化代谢。心脏氧化代谢调节过程中过氧化物酶体增殖物激活受体（PPARs）及其辅助激活剂（PGCs）发挥重要作用。PPARs（PPARγ1、PPARγ2、PPARγ3）以及 PGCs（PGC-1α、PGC-1β、PERC）在能量代谢的长期调节中具有重要意义。在心衰早期阶段，氧化脂类的能力下降可能造成"脂毒性"，主要是由于脂类氧化中间产物及三酰甘油聚集造成的，对细胞具有毒性作用。总腺嘌呤核苷酸（TAN，ATP+ADP+AMP）及肌酸池（磷酸肌酸、肌酸）在心衰过程中逐渐丢失，同时氧化应激不断增高。总肌酸池发生变化以获取更多的自由能，其增多或减少都可以影响心脏功能。ATP 浓度的减少可以通过 AMP 成比例的增加得以补充，主要在腺苷酸激酶催化完成。AMP 激活蛋白激酶（AMPK）能够磷酸化羧化酶，抑制其活性，提高 FA 的 β 氧化。AMPK 是一种细胞能量状态的感受器，基于 ATP/AMP 的变化，在心肌细胞的能量平衡中起关键作用。能源或氧供不足，ATP/AMP 下降，激活 AMPK。在运动和低氧状态下，AMPK 显著增加。AMPK 磷酸化 6-磷酸果糖激酶-2，二磷酸果糖浓度增加可激活 6-磷酸果糖激酶-1，促进糖酵解。心衰时心肌中 ATP 酶的活性可降低 20%~40%，使心肌能量的利用发生障碍，心肌收缩力因而减弱。在心衰早期，葡萄糖的利用增加，而游离脂肪酸的利用可以没有变化，或仅有轻度增加。重度心衰时，游离脂肪酸的利用明显减少。同时，由于重度心衰时可有胰岛素抵抗，葡萄糖的利用也会减少。心衰时还可能有线粒体结构异常，氧化磷酸化过程受损，线粒体中电子转运链复合物活性和 ATP 的产生均降低或减少。严重心衰时，心肌中 ATP 水平可降低 30%~40%，磷酸肌酸水平可降低 30%~70%，同时肌酸转运体功能也降低。高能磷酸化合物减少和肌酸激酶系统活性降低，可导致转运至肌原纤维的能量减少，最终导致心肌的收缩储备降低。

第五节　炎性反应

炎症在冠心病的发生、发展和预后中起重要作用，冠状动脉内的炎性反应参与了动脉粥样硬化的全过程，而炎性反应是介导动脉粥样斑块由稳定转为不稳定的重要因素之一，急性炎性反应导致粥样斑块的不稳定性，致使其破裂，进一步导致血栓形成，是引发急性冠状动脉事件的重要原因。目前已知的血清炎性因子，如可溶性细胞间黏附分子 1（sICAM-1）、白细胞介素 6（IL-6）、C 反应蛋白、肿瘤坏死因子 α（TNFα）、基质金属蛋白酶（MMP）、核因子 κB（NF-κB）、组织因子、纤维蛋白原、同型半胱氨酸、脂蛋白 α 等在冠心病的发生、发展过程中有重要作用。

一、炎性因子

1. C 反应蛋白　C 反应蛋白（C-reactive protein，CRP），是对急性感染或炎症反应所产生的一种主要急性反应期蛋白。其由肝脏合成，在正常人血清中含量极微，而急性炎症反应阶段可迅速增加 1 000 多倍，IL-6、IL-1 和 TNFα 可调节其合成。CRP 是心血管疾病的独立危险因素，可以直接诱导动脉粥样硬化的发展。CRP 参与促进动脉粥样硬化的机制可能包括：①激活补体系统，加重了机体的炎症状态以及促进动脉粥样斑块的进展；②CRP 与动脉内膜的单核细胞非常相似。通过结合单核细胞的几种受体，刺激单核细胞的吞噬作用及炎症因子的释放；③刺激单核细胞合成组织因子以及与 T、B 淋巴细胞和 NK 细胞直接相互作用诱导血栓前状态，并且 CRP 还可抑制纤维蛋白溶解，从而促使血栓形成；④增量调节内皮细胞、血管平滑肌细胞和单核细胞表达黏附分子及趋化细胞因子，促使血小板黏附于内皮细胞，并可导致内皮细胞功能失调；⑤诱导炎症因子的表达和释放，如 IL-6、IL-1、TNF-α 等，具有直接的促炎作用；⑥降低内皮一氧化氮合酶的表达和生物活性，从而导致 NO 的利用降低及其血管舒张作用的减弱；⑦直接参与凋亡过程，在诱导血管平滑肌细胞凋亡的过程中发挥重要作用；⑧组织中沉积的 CRP 可与 LDL 结合，从而增强补体系统的激活，这与动脉粥样硬化的进展是相关的，尤其在动脉粥样硬化的早期阶段。基于 CRP 在动脉粥样硬化过程中的作用，降低血清 CRP 水平及抑制 CRP 的合成和沉积作为减少心血管事件风险的策略正引起广泛的兴趣。目前的研究表明减轻体重、合理的膳食、戒烟都有助于降低血清CRP 水平，而他汀类、贝特类、烟酸类药物也都显示可以降低 CRP 水平，除此之外还有阿司匹林、氯吡格雷等药物。

2. 可溶性细胞间黏附分子 1（sICAM-1）　sICAM-1 是细胞黏附分子 1 在机体发生炎性反应时从血管内皮表面脱落，进入血液后而形成。作为一种炎性反应调节因子，sICAM-1 被认为是动脉粥样斑块是否稳定的标志物之一。其在内皮细胞、中性粒细胞、单核细胞表面广泛分布，尤其是在血管内皮细胞处表达量最大。当机体发生炎性反应时，细胞间黏附分子过度表达，使血液中的 sICAM-1 相应增多，其具有的黏附活性，使多种炎性细胞与血管内皮细胞黏附，从而使血管平滑肌细胞增生，形成泡沫细胞，导致动脉粥样硬化斑块的形成。

3. 肿瘤坏死因子 α　肿瘤坏死因子 α（Tumor necrosis factor α，TNF-α）具有广泛的生物学活性，其在动脉粥样硬化、代谢紊乱和炎症中发挥作用。TNF-α 主要由单核细胞和巨噬细胞产生，参与了动脉粥样硬化的形成。TNF-α 可以促使 VLDL 过量生成、降低 HDL 水平及诱导胰岛素抵抗，诱导脂类和糖类代谢异常；也可抑制一氧化氮合酶的生成、诱导血管内皮细胞的凋亡及刺激内皮细胞表达黏附分子，导致内皮细胞功能障碍，促使血栓形成；并且还可以刺激炎症因子生成，直接发挥促炎作用，从而加速了动脉粥样硬化的形成和发展。

4. 白细胞介素 6（IL-6）　白细胞介素 6（IL-6）是一个多功能的细胞因子，又被称为前炎性细胞因子，主要由单核、巨噬细胞分泌，主要通过促进血小板聚集、增强 C 反应蛋白及纤维蛋白原的表达以及调整其他炎性细胞因子的表达，参与不稳定斑块的炎症过程，与斑块的不稳定性密切相关。

5. 基质金属蛋白酶（MMP）　MMP 是一组对细胞外基质有特异性降解作用的锌离子依赖性蛋白水解酶，细胞外基质是血管壁的主要成分，细胞外基质的合成与降解贯穿于冠状动脉粥样变的全过程，降解细胞外基质的酶有很多，MMP-9 是其中最重要的一种，它通过对细胞外基质的过度降解，导致粥样硬化斑块纤维帽的降解增加，纤维帽变薄，从而促进斑块的破裂，发生各种心血管事件。

6. 核因子 κB（NF-κB）　是一种普遍存在于真核细胞中的多效性转录调节因子，是炎性反应的关键介导剂，可介导多种炎症和免疫反应的基因表达，从而影响机体局部或全身性炎性反应。

7. 组织因子　组织因子是外源性凝血途径的启动因子，通过激活凝血系统促进血栓的形成、凝血系统的异常激活，在冠心病的发生、发展过程中发挥重要作用。组织因子不仅参与了凝血过程，而且参与了炎性反应。在组织因子的连接下，炎症和血栓相互协调、相互促进，共同参与冠心病的发生、发展。

8. 脂联素　脂联素（Adiponectin）是一种仅由脂肪细胞分泌的具有生物活性的蛋白质，是脂肪组织特有基因 apM1（Adipose most abundant gene transcript 1）表达的产物，血液循环中有相对较高的浓度，其在糖类和脂质代谢的调节过程中发挥重要作用，同胰岛素抵抗、炎症、血压、LDL 及三酰甘油成负相关，其低水平已显示出与动脉粥样硬化进展的相关性，并独立于传统危险因子。脂联素可以增加胰岛素敏感、促进脂肪酸氧化及葡萄糖转化；也可改善内皮功能、抑制脂质沉积及平滑肌细胞增殖；并可降低黏附分子表达、抑制 TNF-α 的生成和释放、减少巨噬细胞对胆固醇的摄取和抑制巨噬细胞转化成泡沫细胞。因此，脂联素具有抑制炎症、抗糖尿病和动脉粥样硬化的作用，有望成为一种新的治疗糖尿病和抗动脉粥样硬化的药物，对于对其有保护作用的细胞及分子机制的研究也将有助于这个目标的实现。

9. 单核细胞趋化蛋白-1（Monocyteche tractant protein 1，MCP-1）　是一种主要对单核细胞具有趋化作用的蛋白。在动脉粥样硬化发展过程中，MCP-1 介导单核细胞在病变部位聚集和进入血管壁，并且单核细胞、内皮细胞及平滑肌细胞均可被诱导分泌 MCP-1。在高脂血症情况下，MCP-1 也可诱导黏附分子、炎症因子的合成，加速动脉粥样硬化的发展。他汀类药物可降低 MCP-1 水平，且与其降脂作用无关，提示针对 MCP-1 的干预措施有可能减低动脉粥样硬化的危险性。

10. 巨噬细胞移动抑制因子（Macrophage migration inhibitory factor，MIF） 主要由巨噬细胞、T 细胞和平滑肌细胞分泌，在急、慢性炎性疾病中具有多重作用。MIF 可以用于预测疾病的严重程度，促动脉硬化的作用主要同其直接增加巨噬细胞和 T 细胞的聚集有关。

11. 脂蛋白相关磷脂酶 A2（Lipoprotein-associated phospholipase A2，Lp-PLA2） 由巨噬细胞及淋巴细胞合成和分泌，在循环中 Lp-PLA2 与脂蛋白颗粒结合，其中 2/3 与 LDL 结合，1/3 与 HDL 及 VLDL 结合。Lp-PLA2 能水解氧化卵磷脂，生成溶血卵磷脂和游离的氧化脂肪酸，从而能刺激黏附因子和炎症因子的产生，导致单核细胞由管腔向内膜聚集，并参与巨噬细胞的形成，引起动脉粥样硬化的发生与发展，导致血栓形成和心血管事件的发生。

12. 干扰素-γ（Interferon-γ，IFN-γ） IFN-γ 可以诱导生成氧自由基，刺激氧化应激反应，并减弱抗氧化物质的作用。

参与动脉粥样硬化形成和进展的炎症因子数量众多，认识这些炎症因子在系统炎症反应和免疫应答中所起的作用，有助于全面考虑炎症因子间的相互作用以及各种致病因素的相互作用，为动脉粥样硬化的治疗提供新思路、新方法和新靶点。

二、心脏病与炎性反应

在动脉粥样硬化性疾病的不同临床表现过程中，炎症与其发生和发展的所有阶段有关。新近的大量基础与临床研究结果提示，动脉粥样硬化性疾病是一种慢性、非特异性、炎性疾病。

1. 急性冠状动脉综合征（ACS） 炎症不但参与动脉粥样硬化病变的早期形成，并与来自心肌细胞、血管壁、单核细胞、巨噬细胞和脂肪细胞的细胞因子的多种激活通路有关，这些细胞也是白介素-6（IL-6）和肿瘤坏死因子（TNF-α）的来源。易损斑块的形成与炎症有明显关系。在动脉粥样硬化斑块的肩部出现的巨噬细胞和 T-淋巴细胞促进基质金属蛋白酶（MMPs）和其他组织降解酶的表达，从而导致纤维帽变薄，诱发斑块破裂。在巨噬细胞分泌 MMPs 降解斑块胶原的同时，T 淋巴细胞产生的 g-干扰素抑制胶原合成。炎症也导致中性粒细胞和单核细胞的局部募集，进一步促进斑块纤维帽中激活的巨噬细胞分泌 MMPs、细胞因子和其他前炎症因子，促使斑块破裂。斑块中血管平滑肌细胞通过产生间质胶原加固纤维帽从而平衡组织降解过程，斑块内胶原合成和降解构成斑块的动态平衡。在炎症部位有多种细胞因子和生长因子，每种因子均能潜在地影响炎症反应。血管炎症可被抗炎机制削弱，这些机制包括维持血管壁完整性、稳定性的机制，前炎症因子增加导致抗炎机制和前炎症因子之间失衡，从而增加斑块破裂的危险。

当冠状动脉存在局部炎症反应，一些重要的细胞因子如组织因子释放，可促进血栓形成。绝大多数 ACS 患者血清炎症标志物水平升高。死亡风险与高敏 CRP、IL-6、血管细胞黏附分子（VCAM）升高有关。富含炎症介质（CD40 及其配体血栓收缩蛋白）、脂蛋白磷脂酶 A2（Lp-PLA2）的血小板也是炎症级联的重要触发因素。此外发现有超过 35 种血小板相关的 mRNA 介质参与动脉损伤和炎症过程。炎症是 ACS 中斑块破裂的关键的病理生理机制。ACS 的生物标志物的产生与其发病过程中的心肌坏死、炎症反应、斑块破裂、血栓形成以及神经体液因子的激活有关，而炎症标志物检测是目前应用最多、证据最充分的标志物，可为我们带来发病、诊断及预后大量信息，有助于提高防治水平，未来高通量基因分型技术将为 ACS 的生物标志物研究带来新的前景。

2. 高血压　高血压是一种慢性低级别炎症性疾病，有多种炎性细胞因子及炎性趋化因子参与。高血压本身具有双重作用，一方面促进 T 淋巴细胞的激活，另一方面通过增加炎症趋化因子和黏附分子在心血管等组织中的表达促进激活的炎症细胞进入靶组织，由此来进一步促进免疫激活及炎症反应加剧。炎症细胞因子与趋化因子参与高血压心血管损伤的各个阶段，包括黏附、迁移、清除致炎症物质和心血管修复等，在高血压及心血管损害发生、发展中起非常重要的作用。炎症与高血压互相促进，形成恶性循环。众多资料表明肾素-血管紧张素-醛固酮系统（RAAS）在调节促炎症/抗炎因子生成平衡及维持血管张力方面起着极其重要的作用，是机体内调控血压稳定及心血管功能的重要机制之一。RAAS 激活通过其主要效应子血管紧张素Ⅱ（AngⅡ）及其介导的炎症反应可导致心血管结构发生改变引发高血压，高血压反过来促进心血管炎症反应，损害心肌与血管，造成心血管结构重塑和功能紊乱。AngⅡ可能是一种趋化因子和炎性分子，导致单核细胞浸润和血管病理重构。RAAS 通过其 AngⅡ及其介导的炎症反应可导致心血管结构发生改变引发高血压。在高血压状态下，AngⅡ通过促进醛固酮及炎症因子增加可以激活 NADPH 氧化酶等一系列酶导致心血管组织活性氧（ROS）增加。一方面，ROS 通过引起交感神经的激活而触发血管收缩、水钠潴留等效应直接引起高血压；另一方面，ROS 可以通过激活促炎症转录因子 NF-κB，可介导炎性反应上调 IL-6、MCP-1 等激活和促使血管内皮通透性增加，降低 NO 血管舒张功能，进一步促进高血压免疫炎症反应的发生，导致血压升高。此外，在受损血管周围募集的炎症细胞可以促使 ROS 释放增加，形成一个正反馈，进一步促进炎症氧化应激增强及血压升高。

3. 血脂代谢紊乱　低密度脂蛋白（LDL）是一类富含脂质的蛋白颗粒，直径介于 20~25nm，具备良好的免疫原性。在 AS 起始阶段，动脉内皮细胞受损，血清中 LDL 和单核细胞进入动脉壁，LDL 被氧化，活化的单核细胞壁释放炎症因子，大量氧化修饰的 LDL（ox-LDL）被巨噬细胞吞噬形成泡沫细胞，从而触发了 AS 的炎症反应，构成脂质核心和动脉粥样硬化病变。由于氧化应激和炎症反应加剧，脂质核心增大，平滑肌细胞和纤维组织不断减少，使得 AS 斑块易损，最终破裂，形成动脉粥样硬化性血栓，引发心血管事件。

现已明确，存在于巨噬细胞膜上及细胞内的一系列蛋白是调控其胆固醇代谢的关键分子。ox-LDL 经 SR-A、CD36 和 LOX1 介导，被巨噬细胞摄取进入胞内；巨噬细胞膜上的 ABC 超家族成员 ABCA1、ABCG1 等蛋白将细胞内游离胆固醇运送到细胞外，从而降低细胞内胆固醇的负载，而清道夫受体 SR-B1 选择性地摄取负载于高密度脂蛋白（HDL）中的胆固醇酯，加速胆固醇的代谢，缩小斑块内的脂质核。胆固醇酰基转移酶 1（ACAT1）则是生物体内胆固醇的转运、贮存过程中发挥重要作用的关键酶，能催化细胞内游离胆固醇形成胆固醇酯，负载巨噬细胞形成泡沫细胞沉积在动脉壁上，形成 AS 斑块的脂质核。

4. 房颤 炎症过程直接影响了心房肌细胞膜功能，引起膜电位的不稳定。其机制为：①房颤所致的快速激动使心房肌细胞能量代谢发生障碍，导致钙离子超载，引起心房肌细胞凋亡；②CRP 参与凋亡心房肌细胞的清除工作；③间质中的纤维细胞增生，引起心肌纤维化。CRP 既参与了心房肌的电重构及结构重构，也参与了房颤的诱发，使房颤既容易诱发又易于维持。但目前还无法说明二者孰因孰果，只能提示炎症与房颤关系密切。

5. 代谢综合征 脂肪组织是一个活跃的内分泌器官，可产生各种"脂肪因子"并控制能量动态平衡。肥胖的脂肪组织还分泌各种促炎细胞因子，包括 IL-6 和 TNF-α，而且由于脂解作用的激活，可增加游离脂肪酸（FFA）的释放。在肥大的内脏脂肪里，脂肪细胞、免疫细胞和血管细胞会发生显著的相互反应。脂肪组织还含有大量的 T 细胞，肥大的脂肪组织激活 CD_8^+T 细胞，它又启动和传播炎症瀑布，导致系统胰岛素抵抗和代谢异常。在形态学上，脂肪组织肥胖涉及动态的结构改变，包括脂肪细胞肥大、血管发生、CLS 形成、脂肪生成、间质细胞增殖、脂肪细胞死亡和纤维化，即"脂肪组织重构"。与动脉粥样硬化相似，动脉壁会发生粥样硬化斑块重构。组织重构是慢性炎症的一个标志，并受密切相连的组织破坏的愈合共同进展所促进。这也提示共同机制导致了作为动脉粥样硬化和脂肪组织肥胖基础的组织重构。

6. 心力衰竭 炎症细胞因子常在心力衰竭患者体内过度表达，通过影响心肌收缩力，引起心肌肥大，诱导心肌纤维化和凋亡，促进心脏重构等作用促进心力衰竭的发生发展。在心衰发生过程中细胞因子主要通过 3 个途径产生：①应激激活途径。缺血、缺氧、感染等可激活丝裂原激活的蛋白激酶（MAPK）、信号转导物和转录激活剂（STAT）、钙调神经磷酸酶（calcineurin）通路，这些信号通路又激活转录因子 NF-κB 及 AP-1，促进细胞因子基因表达，导致细胞因子大量产生。②活性氧激活途径。活性氧能促进细胞因子的释放。心肌缺血-再灌注过程中产生的大量活性氧可通过多种信号途径促进细胞因子释放，如 H_2O_2 可通过 p38MAPK 通路直接诱导心肌 TNF-α 的产生。③细胞因子的放大作用。通过正反馈环路，细胞因子具有自我放大效应，如心肌缺血局部 TNF-α 产生增加，后者可促进邻近正常心肌 TNF-α 释放增加，从而使细胞因子效应增强，炎症细胞因子还能将炎症细胞募集到受损心肌部位。炎症细胞因子 TNF-α 通过一氧化氮（NO）依赖和非 NO 依赖途径调节 NO 的代谢间接减弱心肌收缩力，介导左心室重塑，诱导心肌细胞凋亡，在心衰的一定阶段，应用某些细胞因子抗体，可控制或逆转细胞因子对心脏的抑制。

第六节　内皮细胞功能障碍

血管内皮是衬于血管腔面的单层扁平上皮，功能复杂多样，在体内作为重要的"调节组织"维持着心血管系统的平衡，内皮功能障碍几乎与已知的所有心血管疾病有关。

一、血管内皮细胞功能

1. 内分泌功能　内皮细胞能通过膜受体途径感知血流动力学变化和血液传递的信号，并在接受物理和化学刺激后合成和分泌多种血管活性物质，这些介质在局部作用于血管，从而发挥生物学效应。

2. 抗血栓作用　内皮细胞分泌的前列环素是强效的血小板聚集抑制剂。一些激活血小板的刺激物如二磷酸腺苷（ADP）、三磷酸腺苷（ATP）同时也刺激内皮细胞释放前列环素，抑制血小板聚集。此外，内皮细胞受去甲肾上腺素、凝血酶、血管加压素或血管内血流淤滞等刺激，可能还分泌人组织纤溶酶原激活剂（t-PA），具有明显的纤溶作用。

3. 调节血管张力　在药物和生理因素的刺激下，内皮合成释放一系列舒张或收缩血管的物质，调节其下平滑肌的紧张度。此外，内皮细胞还具有调控血小板、白细胞与血管壁的相互作用，控制血管生长，介导炎症和免疫反应，调节脂质氧化，调控血管渗透性等功能。

二、内皮素

内皮素（Endothelin, ET）是一类含 21 个氨基酸的多肽，由血管内皮细胞生成和释放。至今已知内皮素家族至少有三个成员，即内皮素 1（ET-1）、内皮素 2（ET-2）和内皮素 3（ET-3）。目前已分离出 ET-A、ET-B、ET-C 三种受体，它们属于 G 蛋白耦联的视紫红质受体超家族成员，与 ET-3 相比，ET-1 和 ET-2 与 ET-A 受体具有高亲和力。ET-B 受体对 ET-1、ET-2 和 ET-3 的亲和力相近。绝大多数心血管疾病的发生都与局部内皮素系统的激活有关。

内皮素广泛分布于中枢神经系统、外周神经节细胞内，在循环、内分泌等系统，是重要的神经递质和神经肽，对心血管也有重要作用。ET-1 引起升压主要是由于血管收缩引起外周阻力升高所致。不同器官、组织对 ET-1 敏感性是不同的，肠系膜和肾脏的血管对 ET-1 最敏感。静脉的血管平滑肌比动脉平滑肌敏感。ET 与血管升压素（AVP）既有协同又有拮抗作用。内皮素的促有丝分裂作用可使血管平滑肌细胞形成高血压所致的肥大。阻断内皮素的作用可延缓血管壁肥厚等血管重构。在 ET-1 和血管紧张素系统之间存在着密切而复杂的相互作用。血管紧张素Ⅱ促进内皮细胞分泌内皮素增加。ACEI 也能够通过缓激肽的增加来减少内皮素的释放。内皮素也能够刺激血管平滑肌细胞的移行和增生，从而促进动脉粥样硬化的进程。氧化修饰的低密度脂蛋白可使巨噬细胞产生 ET-1，从而增加内皮素形成和释放。心肌缺血能够增加心肌细胞中内皮素的释放和血管作用的强度。内皮素有强烈的收缩冠脉效应，也有使血管增生的特性，长期应用内皮素拮抗剂治疗对逆转病变冠状动脉结构是有益的。

ET-A 受体可引起内皮素的缩血管效应并刺激心房利钠肽分泌，而 ET-B 受体则引起内皮素所致的血管舒张和肾素-血管紧张素系统的激活。内皮素浓度的增加与左室舒张末容积、左房压力和肺动脉压力等的增加程度密切相关。内皮素受体密度的增加，则主要是 ET-A 亚型受体——心脏组织中最主要的亚型受体的上调。内皮素产量的增加和受体的上调在 CHF 的恶化中分别起直接和促进的作用。内皮素增加血管平滑肌细胞、心肌细胞、成纤维细胞等的 DNA 合成，引起原癌基因的表达和细胞的增生、肥大。

内皮素作为一种强烈的缩血管因子和促有丝分裂药物，与多种心血管疾病密切相关。内皮素拮抗剂不但有助于阐明内皮素在一般生理学过程中和多种病理学条件下的效应，而且也提供了一种新的治疗手段。

三、血管内皮祖细胞

血管内皮祖细胞（Endothelial progenitor cells，EPCs）是一类能分化为成熟血管内皮细胞的前体细胞，不仅参与人胚胎血管生成，同时也参与出生后血管新生和内皮损伤后的修复过程。

EPCs 起源于胚外中胚层卵黄囊血岛，由位于血岛外层的造血/成血管细胞（又称原血干细胞，是造血干细胞和内皮祖细胞的共同起源）分化发育而来。正常情况下，骨髓中 EPCs 处于休眠状态，在很多刺激因素作用下动员到体循环，导致外周循环血中 EPCs 的数量增加，并迁移到特定的位点分化增生，形成内皮细胞并促进血管发生。目前已证实对 EPCs 有动员作用的因素包括血管内皮生长因子（Vascular endothelial growth factor，VEGF）、碱性成纤维细胞生长因子（basic fibroblast growth factor，bFGF）、胎盘生长因子（Placental growth factor，Pl-GF）、促红细胞生成素（Erythropoietin，EPO）等；致炎细胞因子如粒-巨噬细胞集落刺激因子（Macrophage colony stimulating factor，GM-CSF）、白细胞介素-1（Interleukin-1，IL-1）、基质细胞衍生因子（Stroma cell derivation factor-1，SDF-1）；药物和激素如他汀类药物、血管紧张素转化酶抑制剂、雌激素等；机体某些生理或病理状态如组织缺血、不稳定型心绞痛、急性心肌梗死时外周血中 EPCs 迅速增加。

血管新生（Neovascularization）包括两个基本过程：即血管发生和血管生成。血管发生是指皮前体细胞分化成内皮细胞从头形成原始血管网的过程。在组织因供血障碍导致缺血缺氧的情况下，上述不同类型的血管新生都有可能发生，将自体干细胞植入缺血的肢体，可促进局部血管生成。

血栓的机化和再通过程是个动态而复杂的过程，由其微环境决定。近年来发现 EPCs 在这个过程中发挥着很大的作用。EPCs 通过下列可能的机制参与新生血管生成和内皮细胞更新。①归巢于缺血组织的 EPCs，在 VEGF 等细胞因子的作用下，能够直接整合至生成中的新生血管壁内，并增殖分化为成熟血管内皮细胞，参与新生血管的形成。同样，归巢于损伤血管内膜的 EPCs，在局部微环境的作用下，分化为血管内皮细胞，参与损伤血管内膜的再生。②EPCs 与局部血管内皮细胞融合。③以旁分泌的形式影响着局部血管生成因子的释放。

四、冠心病与内皮功能障碍

血管内皮细胞功能障碍的典型病理生理变化是血管痉挛、血管异常收缩、血栓形成及血管增生。大量的研究证据表明，内皮功能障碍作为一种综合征，与动脉粥样硬化、高血压、心力衰竭等疾病密切相关。

内皮细胞损伤因素来源于血液，包括机械因素（如血流冲刷）和化学因素（如烟草、药物、病原微生物、免疫复合物沉积和脂质浸润等）。内皮细胞在这些危险因素的作用下，其合成和分泌的多种血管活性物质和细胞因子间的平衡遭到破坏，如 NO、PGI2 的合成减少或生物活性降低，内皮细胞趋极化活性因子（EDHF）的生成亦减少，内皮素合成增加，导致内皮调节血管张力，抗血小板聚集和白细胞黏附，抗凝血和血栓形成等功能障碍。这些变化最终表现为血管收缩异常、紧张度增加、血小板聚集、白细胞黏附、血栓形成等。动脉粥样硬化的形成是由于众多危险因子损伤内皮而发生的一系列炎性反应，其中内皮细胞功能障碍是动脉粥样硬化的一个早期表现。血浆中高水平的 LDL，可使内皮细胞发生轻度损伤，使脂质容易进入内皮后又对内皮有活化作用，活化的内皮可促进活性氧的生成，进一步使脂质氧化，继而损伤内皮细胞，使大量的脂质进入内皮下；活化的内皮可产生血管细胞黏附分子及细胞间黏附分子 1，这些黏附分子使血流中的单核细胞与血管内皮细胞发生黏附，并进入内皮下间隙，同时活化的内皮细胞能合成单核细胞化学趋化蛋白-1，可加速单核细胞的迁移过程，使与内皮黏附的单核细胞容易通过内皮间隙，迁移至内皮下。内皮功能障碍时，NO 产生减少，而 NO 的减少增加了单核细胞与内皮细胞的黏附性；内皮功能障碍时还会引起凝血酶原活性降低，产生促栓物质，这时内膜表面的微血栓不易溶解，促进斑块的形成和发展。冠心病患者尤其是不稳定型心绞痛患者血管内皮功能减退，NO 水平降低，与氧化应激增强有关。心力衰竭时血浆 ET-1 水平明显增高，并且与心功能级别、左室舒张末期容量指数、左室射血分数有较好的相关性。血管内皮功能障碍不仅是动脉粥样硬化的始动因素，也是心血管疾病危险因子作用的靶器官，因此，保护血管内皮功能成为治疗心血管疾病的新靶点之一。

第七节　细胞凋亡及其相关基因

细胞凋亡是在一定生理或病理条件下遵循自身程序的细胞死亡，是有核细胞在外部死亡信号的刺激下，通过信号传递途径启动自身内部的基因表达和调控而引发的连续性程序化的细胞死亡过程。在机体生命活动过程中，细胞增殖与凋亡之间保持平衡，维持组织器官生理功能及细胞数量的相对稳定。越来越多的证据表明，心肌细胞凋亡参与许多生理、病理过程，是多种心血管疾病发生与演变的细胞学基础。

一、细胞凋亡的机制

细胞凋亡不同于细胞坏死的生理死亡过程,是一种程序性细胞死亡方式,具有复杂的分子调控机制,受一系列基因及其表达产物的有序调控,而且基因间还存在正负调节和相互作用。已发现有三类细胞凋亡基因:在细胞凋亡过程中表达的基因、促进细胞凋亡的基因(Bax、wp53、ced-3 和 APO-1/Fas 等)和抑制细胞凋亡的基因(Bcl-2、mpl 和 ras 等)。按基因的性质又可分为原癌基因、抑癌基因、病毒基因、生长因子及其抑制因子基因、细胞受体基因和蛋白激酶基因等。在死亡受体通路中,人们已经发现五种死亡受体,即 Fas、TNFRI、DR3、DR4 和 DR5。当细胞外死亡信号蛋白与其受体结合后,即可启动细胞凋亡。通过死亡受体通路和线粒体通路传递促凋亡信号,激活凋亡相关基因的表达。当线粒体将细胞色素 C 从线粒体膜空隙释放至细胞质时,可激活半胱天冬酶(Caspase-3)而发生凋亡。凋亡调控基因表达的变化可能激活某些酶。虽然参与细胞凋亡的酶有多种,但各种细胞凋亡的最后通路都是下游 Caspase-3 的活化,使细胞靶蛋白发生致命性水解而死亡。

1. Bcl-2 家族　Bcl-2 是从小鼠 B 细胞淋巴瘤中分离得到的原癌基因,通过抑制诱导凋亡的信号,从而防止细胞凋亡,延长细胞寿命。抑制凋亡的基因有 Bcl-2 和 Bcl-xS,而促进凋亡的基因有 Bax、Bcl-xL 和 Bak。

2. p53　p53 对缺氧诱导心肌细胞凋亡起重要作用,可能是心肌细胞凋亡的机制之一。

3. 肿瘤坏死因子(TNF)-α　TNF-α 诱导的氧化应激是心肌细胞凋亡的一条途径,主要通过死亡受体途径及其相关蛋白诱导心肌细胞凋亡。

4. 胰岛素样生长因子-1(IGF-1)　IGF-1 是重要的抗细胞凋亡因子,心室壁张力的显著增加,可激活心肌细胞的 IGF-1/IGF-1 受体自分泌系统,IGF-1 及其受体表达增多,抑制心肌细胞凋亡,促进心肌增殖肥厚,参与心肌重构的调节。其机制可能是 mdm 2 的上调而阻断了心肌细胞凋亡。

5. Fas　Fas 抗原属于 TNF/神经生长因子受体(NGFR)家族,是一种凋亡的调节因子。许多细胞系中 Fas 抗原抗体反应可以诱导细胞凋亡的发生。诱导凋亡的机制有两种解释,一种是 Fas 抗原作为细胞表面受体,与 Fas-L 或抗 Fas 抗体结合,诱导酸性神经鞘酸酯酶的活化,分解神经鞘酸酯,释放神经酰胺,随后神经酰胺可通过膜结合性的苏氨酸或丝氨酸蛋白激酶等激活第二信使,导致细胞内 Ca^{2+} 浓度增高,诱发多种生化反应,从而诱导细胞凋亡。另一种是凋亡信号传导途径,从 Fas 受体,经 Caspase 的调节,活化 JNK(c-Jun-N-terminal kinase)、p38-k(p38-kinase),再通过某种方式激活第二信使,使细胞内 Ca^{2+} 浓度增高,从而诱导细胞凋亡。

6. 丝裂素活化蛋白激酶(MAPK)家族　MAPK 是一组分布于细胞质内具有丝氨酸和酪氨酸双重磷酸化功能的蛋白激酶。MAPK 属于非死亡受体,对胞膜上不表达死亡受体细胞系的凋亡具有重要作用,也是细胞外信号引起细胞核反应的共同通路。MAPK 是心肌细胞增殖分化、坏死、凋亡、细胞骨架重组及间质纤维化等多条信号通路的汇聚点。MAPK 最具特点的亚家族成员有:MAPK 细胞外信号调节激酶(ERK)、 p38MAPK 和 c-Jun 氨基末端蛋白激酶（JNK）。

7. 血管紧张素 Ⅱ（Ang-Ⅱ）　　Ang-Ⅱ有诱导成年鼠心肌细胞发生凋亡的作用。Ang-Ⅱ的作用与蛋白激酶 C（PKC）的同源蛋白 ε 及 δ（p211）的易位有关，并有细胞内 Ca^{2+} 浓度的升高。Ang-Ⅱ由 AT1 受体介导，通过 PKC 导致胞内 Ca^{2+} 依赖性核酸内切酶，导致心肌细胞的凋亡。

8. 心房肽　　心房肽可使新生鼠心肌细胞发生凋亡，呈剂量依赖性及细胞类型特异性。

9. 自由基　　氧自由基可触发心肌细胞凋亡。

10. 白细胞介素-1β 转换酶（ICE/Caspase）　　ICE/Caspase 是一个保守的细胞内蛋白酶，缺血/再灌注后活性水解酶激活，Caspase 底物聚 ADP-核糖聚合酶（PARP）被选择性分解为凋亡信息片段。

11. 原癌基因　　原癌基因中的即刻早期基因（IECS）如 C-fos、G-jun 和 C-myc 可使细胞由 G0 期启动进入细胞周期，诱导心肌细胞凋亡。C-myc 是细胞凋亡调控中的一个重要相关基因，其作用的发挥由其他信号如生长因子等的存在与否所决定。C-myc 的表达和关键生长因子的获得与否决定了细胞的三种状态：生长抑制（C-myc 不表达，生长因子阙如）；增殖（C-myc 表达，生长因子存在）；细胞凋亡（C-myc 表达，生长因子阙如）。因此 C-myc 被认为是具有诱导细胞增殖和凋亡双重作用的基因。

12. Cell death defective（ced-3 和 ced-4）　　ced-3 和 ced-4 是与线虫细胞凋亡过程密切相关的基因。

13. 儿茶酚胺　　儿茶酚胺如肾上腺素可诱导人冠状动脉内皮细胞发生凋亡，而该过程与肾上腺素使 Fas 和 Fas-L 的表达增加有密切关系。去甲肾上腺素诱导的心肌细胞凋亡是通过 β-肾上腺素受体途径，由蛋白激酶 A 介导，需经电压依赖性钙通道的钙内流。

14. 三磷酸腺苷（ATP）　　ATP 不足、Caspase 激活和细胞色素 C 移动是心肌细胞凋亡的原因之一。

二、冠心病细胞凋亡的基因调控

冠心病心肌细胞凋亡的发生机制可能与刺激后产生某种或某些介质，直接与细胞膜的受体或进入细胞与胞质内受体结合，经一定途径将信号传入细胞核，从而调控凋亡相关基因如 Bcl-2、Bax、C-myc、p53 和 Fas 等基因，使心肌细胞发生凋亡有关。Bcl-2 家族（Bcl-2 和 Bax）、Fas 基因、抑癌基因 p53 等表达对调控冠心病细胞凋亡起着十分重要的作用。

缺血/再灌注也可导致心肌细胞凋亡。其机制可能有：①氧自由基及氧化产物、一氧化氮（NO）和细胞内钙增加，从而激活了胞内酶。在缺血/再灌注时产生大量的活性氧自由基，与蛋白质 DNA 和脂质体等反应引起蛋白质氧化、DNA 断裂、包膜出泡等细胞凋亡的典型特征，一些抗氧化物质及清除自由基的药物可减轻这一反应。②细胞内磷脂酰丝氨酸和磷脂酰乙醇胺产生增加，激活核内酶，导致染色质被切割。③ATP 合成下降，从而抑制细胞膜上的氨基磷脂转位酶，使磷脂酰丝氨酸和磷脂酰乙醇胺转移到膜外，促使细胞凋亡信号被吞噬细胞识别。④钙超载，Ca^{2+}增高可能与凋亡启动有关。Na^+-H^+交换阻断剂 HOE642 及 Ca^{2+} 拮抗剂可抑制因钙超载致细胞凋亡，减少再灌注损伤。⑤诱发细胞因子如 TNF、纤维细胞生长因子的分泌增加，促使心肌细胞核染色质特异性断裂。⑥诱发细胞内原癌基因蛋白 p53、Bax、c-fos 和 c-Jun 的表达，促使热休克蛋白及 Fas 蛋白表达，致使 DNA 断裂。⑦炎性细胞浸润。缺血时有大量的白细胞被激活，这些白细胞经趋化游走随灌注血流进入缺血心肌，并黏附、聚集于此，可机械阻塞心肌毛细血管，加重心肌缺血损伤，扩大梗死面积。

除基因调节外，目前的研究表明有以下几个机制对冠心病细胞凋亡的发生有重要意义：①心肌缺血及再灌注可引起活性氧及氧化产物增加、NO 合成增多、细胞内钙增加、胞内致密颗粒排空，从而激活了胞内酶而启动细胞凋亡的发生。②心肌缺血可引起细胞内磷脂酰丝氨酸（PS）、磷脂酰乙醇胺（PE）产生增加，激活核内酶，致使染色质被切成相差 180~200 bpDNA 的片段。③心肌缺血时心肌中的 ATP 合成下降、钙超载，从而抑制了细胞膜上的氨基磷脂转位酶，继而破坏了细胞膜磷脂分布的不对称性，使 PS、PE 移位到膜外侧促发细胞凋亡信号并被吞噬细胞识别。④心肌缺血也可以通过激活腺病毒 EIA 基因，引起细胞核分裂。细胞周期依赖性蛋白激酶 4 和 E2F-1 的产生，致使细胞凋亡发生。⑤心肌缺血还可引起心肌细胞内神经酰胺含量增加，通过激活神经酰胺激活的蛋白激酶、原癌基因 VaV、磷酸蛋白激酶 C 及其同工酶、核因子 κB 等来启动细胞凋亡。⑥心肌缺血通过诱发心肌细胞核内原癌基因 c-fos 和 c-Jun 的表达，促使热休克蛋白 70 基因表达，使 DNA 断裂，诱发心肌细胞凋亡。⑦心肌缺血诱发机体内细胞因子如 TNF、IL-1，3，4，10、肿瘤生长因子 β1、纤维细胞生长因子、甲状腺素、Ⅱ型胶原的分泌增加，促使心肌细胞核染色质特异性断裂，使心肌细胞凋亡。

当血管受到机械力、自由基、氧化型低密度脂蛋白等理化因素刺激后，内皮细胞发生凋亡，凋亡物质促进过多的单核/巨噬细胞趋化并激活，分泌各种炎症和细胞因子，进一步吸引和激活炎症细胞，诱导血管平滑肌迁移增殖，血管平滑肌凋亡与增殖的平衡失调，是形成斑块纤维区的重要因素，加剧了 AS 的发展。

细胞凋亡是心肌死亡的机制之一，而且可能是梗死早期心肌死亡的主要方式。心肌梗死的大小更多取决于细胞凋亡的严重程度，因为梗死中心凋亡由缺血所致，并且凋亡发生的时间一般在缺血早期，故必须设法尽早恢复心肌灌注以避免细胞凋亡，凋亡一旦发生，细胞死亡就不可避免。由于凋亡丧失导致心肌变薄伸展，甚至形成室壁瘤，而非梗死区室壁则因容量负荷过重产生细胞肥大的离心性心肌肥厚，成为心梗发生心室重构的基础，也是演变为心力衰竭的细胞学基础。心力衰竭发生的细胞凋亡学说为在细胞分子水平上阐明心衰发病机制和探讨新的防治措施提供了重要的理论指导。

第五章 物理治疗

物理治疗学（理疗学）是研究应用物理因子提高健康水平、预防和治疗疾病、促进病后机体康复及延缓衰老等的专门学科。所应用的物理因子包括人工、自然两类：人工物理因子如光、电、磁、声、温热、寒冷等；自然物理因子如矿泉、气候、日光、空气、海水等。生物体在其生理和病理过程中以及随外界环境变化而产生的应答反应中均伴有一定理化现象，如动作电位、磁场强度、热辐射强度、电子传递等，人体自发的及其在外界影响下发生的一系列生物物理现象为理疗作用机制提供依据。物理因子的特异性作用效应是基于不同的物理因子对不同的细胞、组织和器官有相对的选择作用，这是因为各种物理能-信息的性质不同；各种组织细胞对不同的物理因子的感受性有差异。如紫外线优先作用于外胚层组织，如表皮、皮肤的神经末梢感受器，超短波优先作用于结缔组织、巨噬细胞系统。通常所说的理疗指的是利用人工物理因子疗法如电疗法、光疗法、磁疗法、超声疗法、热疗法、冷疗法、水疗法、生物反馈疗法等；而利用自然物理因子疗法如气候疗法、日光疗法、海水疗法、矿泉疗法、泥疗法、空气浴疗法等属疗养学范畴。

第一节 电疗法

应用各种电流或电磁场预防和治疗疾病称电疗法。电疗法包括直流电及直流电离子导入疗法、低频电疗法、中频电疗法及高频电疗法等。

一、电疗法特点

1. 作用机制 各种电疗因子因其性质不同，其作用机制也各有特性。例如：直流电对组织细胞内的电离、极化、驻极状态等的影响较显著，而高频电疗时，组织细胞基于共振原理吸收物理能量。

2. 电疗的共性作用 生理和治疗作用是以理论学变化为基础的神经-体液调节途径实现的。电疗具有镇痛、消肿、消炎、脱敏、缓解肌肉痉挛、加强组织张力、促进恢复正常的神经传导和调节功能等治疗作用。

3. 电疗的特异性作用 直流电优先作用于末梢神经感受器和周围神经纤维；不定频率低频电优先作用于肌肉-神经结构；超短波优先作用于结缔组织、单核巨细胞系统。电疗的特异性作用在使用小剂量时最明显。

4. 效果相关性 电疗的效果与其作用的组织器官有关，如微波作用于肾上腺区可增加皮质固醇激素的产生，作用于甲状腺区可降低糖皮质激素的活性、加强免疫功能。

二、直流电及电流电离子导入

直流电疗法是使用低电压的平稳直流电通过人体的一定部位以治疗疾病的方法。使用直流电将药物离子通过皮肤、黏膜或伤口导入体内进行治疗的方法称直流电药物离子导入疗法。

1. 生理作用 直流电作用机体时，处于直流电场中的组织内可引起正负离子的定向移动及电极表面发生化学反应的电解，带电胶粒的电泳和水分子的电渗，因而引起组织兴奋性、细胞膜结构与通透性、酸碱度和组织含水量的变化。上述变化对神经系统的功能有明显影响，如调整中枢神经功能，改变周围神经的兴奋性，促进神经纤维再生和消除炎症等，并可引起电极下局部皮肤血管扩张和血液循环增加。但剂量过大可发生电极下直流电化学灼伤（酸碱、电解产物造成）。

根据同性电荷相斥，异性电荷相吸原理，应用直流电将在溶液中能够解离子的药物或在溶液中能成为带电胶粒的药物经过完整无缺的皮肤、黏膜或伤口导入体内，导入的离子只达皮内，主要堆积在表皮内形成"离子堆"，以后通过渗透作用逐渐进入淋巴和血液，带到全身各器官和组织，失去原来的正负电荷而变成分子，该处起化学反应。

直流电药物离子导入特点是：①导入体内的是有治疗作用的药物成分。②药物可直接导入较表浅的病灶内，该处的药物浓度比其他给药途径要高得多。由于药物在皮内形成"离子堆"，因此在体内蓄积时间长，疗效持久。③直流电和药物发挥综合作用。④直流电和药物构成对神经末梢感受器的特殊刺激，通过神经反射发挥作用。

2. 治疗作用 直流电疗法具有镇静、止痛、消炎、促进神经再生，调整神经系统和内脏功能，提高肌张力等作用。直流电药物离子导入疗法除直流电作用外，取决于所用药物的药理特性。

3. 适应证与禁忌证 适应证：神经（根）炎，自主神经功能紊乱，深浅静脉炎（血栓性）等。禁忌证：高热，恶病质、心力衰竭、出血倾向者、直流电过敏等。

三、低频脉冲电疗法

低频脉冲电疗法是应用频率1 000Hz以下的脉冲电流治疗疾病的方法，其特点是：对感觉及运动神经有强刺激作用。

1. 生理作用和治疗作用 兴奋神经肌肉组织；促进局部血液循环；镇痛。

2. 常用的低频电疗法

（1）感应电疗法。感应电流是用电磁感应原理产生的一种双相、不对称的低频脉冲电流，频率在60～80Hz。在现代新技术中，已能生产出单向尖波脉冲电流称新感应电，频率为50～100Hz，脉冲宽度为1ms。这种脉冲参数能兴奋正常的运动神经与肌肉，引起横纹肌完全强直收缩。当采用间断的感应电流时，即可引起节律性的强直收缩，促进肢体的静脉与淋巴回流，加强肌肉活动，增加组织间的相对运动，可使轻度的粘连松散，病理产物吸收，常用于治疗癔症性麻痹，防治失用性萎缩、反射击性萎缩、软组织粘连、血循环障碍。

（2）间动电疗法。间动电流是将50Hz正弦交流电整流以后叠加在直流电上而构成的一种脉冲电流，间动电流的作用主要是：①止痛；②改善外周血循环，通过降低交感神经的兴奋性起作用；③促进渗出物吸收；④锻炼骨骼肌。常用于治疗较表浅的神经痛（如枕大神经痛、三叉神经痛）、颞颌关节功能紊乱、网球肘、狭窄性腱鞘炎、中心性视网膜炎等。

（3）功能性电刺激疗法。功能性电刺激疗法是应用低频脉冲电流，按需编定程序，以一定强度输给人体，也可通过信号-电流转换放大后送入人体，刺激感觉和运动神经（含肌肉）使产生有效功能。由于下运动神经元的结构完整，电刺激信息中心传入中枢神经系统和适宜的无数重复的运动模式信息，刺激本体感受机制，有助于皮层中兴奋痕迹的建立，从而对瘫痪肢体的步态、姿势和改善运动的随意控制等方面产生持续性影响。所以，神经肌肉功能性刺激的持久效应是由于在脊髓节段和脊髓以上水平多级神经元之间的联结网进行功能性组织与长期学习过程，对于皮层下兴奋与抑制机制，对大脑和小脑控制运动机能均有一定的影响。

经皮神经电刺激疗法是通过皮肤将特定的低频脉冲电流输入人体以治疗疼痛的电疗方法，这是20世纪70年代兴起的一种电疗法，在止痛方面收到较好效果，要求频率低限0.5～10～25Hz。高限90～120～500Hz，波形为单向方波，单向方波调制中频电，对称或不对称双向方波，波宽10～500μs。最佳镇痛频率应通过患者在自行调节中摸索。其镇痛机制主要以"闸门"控制假说和内源性吗啡多肽理论来解释。

3. 低频电疗法的适应证和禁忌证　主要用于治疗各种原因引起的急、慢性疼痛，包括头痛、各种神经痛、关节痛、术后疼痛、产痛、癌性痛等。带有心脏起搏器的病人禁用此疗法。急性化脓性炎症，出血性疾病，严重心脏病，高热等均不适合做低频电疗。

四、中频电疗法

中频电疗法（Medium frequency electrotherapy），应用频率为1 000～100 000Hz的脉冲电流治疗疾病的方法，称为中频电疗法。临床常用的有干扰电疗法、调制中频电疗和等幅正弦中频（音频）电疗法三种。近年来，随着计算机技术的应用，已有电脑中频电疗机、电脑肌力治疗机等问世，并应用于临床。

1. 作用特点　无电解作用，对皮肤刺激小。降低组织电阻，增加作用深度。对机体组织有兴奋作用，但需综合多个刺激的连续作用才能引起一次兴奋，这即所谓中频电刺激的综合效应。低频调制的中频电流，兼有低、中频电流的特点。

2. 生理及治疗作用

（1）镇痛作用：中频电疗作用的局部，皮肤痛阈明显增高，临床上有良好的镇痛作用。尤其是低频调制的中频电作用最明显。其镇痛作用包括即时止痛及后续止痛作用。作用可能机制：①掩盖效应。中频电流引起明显震颤感，其冲动闯入痛冲动传入道路的任一环节，可以阻断或掩盖痛刺激的传导，而达到止痛或减弱疼痛的目的。②

周围感觉神经中的粗纤维传入非痛性冲动，细纤维传入痛性冲动，两种纤维进入脊髓后角后，一方面通过突触向中枢投射，另一方面二者对后角中的胶质细胞（SG）又有不同的控制作用。粗纤维兴奋 SG，抑制了传入道路，细纤维传导的痛冲动传入受阻。细纤维兴奋抑制 SG，开放了传入道路，结果细纤维的传入增加，出现痛冲动。由于中频电流引起明显震颤感和肌肉颤动感，是对粗纤维的一种兴奋刺激，粗纤维兴奋引起"闸门"的关闭，阻止了细纤维的传入，从而发生镇痛作用。③皮层干扰假说。电刺激冲动与痛冲动同时传入皮层感觉区，在中枢发生干扰，从而减弱或掩盖了疼痛感觉。④即时止痛作用的体液机制。内源性吗啡样多肽是从脑、垂体、肠中分离出来的一种多肽，具有吗啡样活性，是体内起镇痛作用的一种自然神经递质，与镇痛有关的主要有脑啡肽（即时止痛达 3~4min）和内啡肽（镇痛持续 3~4h）。中频电流刺激可激活脑内的内源性吗啡样多肽能神经元，引起吗啡样多肽释放，达到镇痛效果。这些物质镇痛效果较吗啡强 3~4 倍，又无吗啡的副作用。⑤后续止痛（间接止痛）作用。中频电流治疗后改变了局部的血液循环，使组织间、神经纤维间水肿减轻，组织内张力下降，使因缺血所致的肌肉痉挛缓解，缺氧状态改善，促进钾离子、缓激肽、胺类等病理致痛化学物质清除，以达到间接止痛效果。

（2）促进血液循环：中频电流，特别是 50~100Hz 的低频调制中频电流，有明显的促进局部血液和淋巴循环的作用，可使皮肤温度上升，小动脉和毛细血管扩张，开放的毛细血管数目增多等。其作用机制：①轴突反射。中频电流刺激皮肤感受器，冲动一方面传入神经元，另一方面经同一轴突的另一分支逆行到小动脉壁，引起局部血管扩张。②血管活性物质的作用。中频电流刺激感觉神经，使神经释出小量的 P 物质和乙酰胆碱等血管活性物质，引起血管扩张反应。③肌肉活动代谢产物的作用。肌肉收缩的代谢物产物如乳酸、ADP、ATP 等均有明显的血管扩张作用。④对自主神经的作用。中频电流促进局部血循环作用可能与抑制交感神经有关。

（3）兴奋骨骼肌：低频调制的中频电流与低频电流的作用相仿，能使骨骼肌收缩，且较低频电流更为优越：①对皮肤感觉神经末梢的刺激小，又无电解作用，有利于长期治疗；②人体对此电流耐受好，电流进入深度大，特别对深部病变效果好。

3. 常用的几种中频电疗法

（1）等幅中频电疗法（音频）：应用频率为 1 000~5 000Hz 的等幅正弦电流治疗疾病的方法称音频疗法，目前常用频率为 2 000Hz。其主要治疗作用为软化疤痕和松解粘连，术后早期应用有预防疤痕增生作用。

（2）干扰电疗法：干扰电疗法同时使用两组频率相差 0~100Hz 的中频正弦电流，交叉地输入人体，在交叉处形成干扰场，在深部组织产生低频调制的脉冲中频电流，以治疗疾病的一种方法。此外还可采用三组电流按照三度空间同时输入人体形成立体干扰场，称立体干扰电疗法。常用于治疗各种软组织损伤、肩周炎、关节痛、肌肉痛、神经痛、局部血循环障碍性疾病、失用性肌萎缩、胃下垂、习惯性便秘等。

（3）调制中频电疗法：调制中频电流是一种低频调制的中频电流，其载波（中频）频率为 2 000~5 000Hz。调制中频电流特点：①兼有低频、中频两种电疗的特点；②不同波形和频率交替出现，可以克服机体对电流的适应性；③调制深度可以改变（0~

100%），用以改变刺激的强度；④选用半波调制电流可以做药物离子导入。不同波形的主要作用特点：①连调波，止痛和调整神经功能作用，适用于刺激自主神经节；②间调波，适用于刺激神经肌肉；③交调与变调波，有显著止痛，促进血液循环和炎症吸收的作用。该疗法与干扰电疗法适应证相同，还可治疗小腿淋巴淤滞，输尿管结石、中心性视网膜炎及视神经炎等。

4. 中频电疗法的适应证和禁忌证 常用于治疗各种软组织损伤、肩周炎、关节痛、肌肉痛、神经痛、局部血循环障碍性疾病、失用性肌萎缩及锻炼失神经肌肉等。急性化脓性炎症，安装心脏起搏器的患者，治疗部位有较大金属异物，孕妇下腹等禁用。

五、高频电疗法

医学上把频率超过 100 000Hz 的交流电称为高频电流。应用高频电流防治疾病的方法称高频电疗法。医疗上所用的波长划分为短波、超短波、分米波、微波。按功率分类，小功率输出适用于小器官和较表浅部位治疗，如 40～60W 的五官科用的小型超短波治疗机。中等功率输出用于较大部位和较深的内脏部位治疗，如 100～300W 的超短波治疗机。大功率输出为近年来发展应用的射频疗法，功率可达 1 000W 或 1 000W 以上。

1. 作用特点 ①对神经肌肉无兴奋作用。②产生热效应及非热效应。③治疗时电极可以离开皮肤。

2. 生物学效应

（1）热效应：由于高频电流引起人体组织内微粒的运动，在组织内就可产生热效应。组织体液中的电离子（如 Na^+、K^+、Cl^-、OH^- 等）及带电胶体颗粒（蛋白质分子颗粒）随电场正负变化发生快速振荡，即传导电流。微粒相互冲撞摩擦引起欧姆耗损而产生热能。在组织及体液中，电离子或原子如氨基酸型偶极子发生急剧旋转，神经鞘磷脂型极性分子发生高速摆动（原位移动）即形成位移电流，微粒之间互相摩擦或与周围媒质发生冲撞，引起介质耗损而产生热能。

（2）非热效应：当以上变化强度小到不足以产生体温升高的情况下，高频电流仍可使离子、带电胶体、偶极子发生振动和转动，亦有可能改变组织变化，生物物理学特性，即电磁场振荡效应。由于共振吸收产生的选择性点状产热，乳脂、红细胞等带电颗粒沿电力线分布排列成串珠状现象；体内三种导磁性能物质受到高频电场作用而产生不同程度的磁化改变，以及细胞内染色质、线粒体等细胞器在电场作用下的活动共振现象和分子水平的改变等，由此而产生的生物学效应称为非热效应。

3. 常用高频电疗法

（1）短波疗法：应用波长为 10～100m 的高频交流电在体内产生磁场院或电场以此来达到治疗目标的方法，称短波电疗法。短波疗法产生涡电流属传导电流，重点作用于肌肉、肝及肾等电阻小的组织，对脂肪及骨组织作用小，后者可采用电容电极法，通过高速皮肤与电极距离达到作用部位。其主要治疗作用：①可使组织的小动脉及微血管扩张，改善血循环；②缓解胃肠平滑肌的痉挛具有止痛作用；③作用于肾上腺区时，有促进肾上腺皮质激素分泌功能，提高儿茶酚胺类物质的分泌作用。用于治疗亚急性及慢性炎症，功能性和器质性血循环障碍，外伤手血肿，内脏平滑肌痉挛等。

（2）超短波疗法：应用波长1~10m的超高频交流电作用人体，以达到治疗目的的方法。①可降低血管张力，使小动脉毛细血管扩张，组织细胞营养改善。②消炎作用。大量临床观察和实验研究证明超短波对炎症，特别是急性化脓性炎症有良好的作用。在治疗急性炎症时，小剂量有明显的消炎作用，大剂量有时反可使病情恶化，这与它能改善血液和淋巴循环，使病灶的pH值向碱性移行，有脱水作用，使巨噬细胞和白细胞的吞噬能力增强，凝集素和补体增加等有关。③对肾脏有扩张肾血管，解除肾血管痉挛，使尿量增加，尿蛋白降低。④可降低神经系统的兴奋性，应用小剂量的超短波，作用于颈交感神经节，可使高血压患者血压下降。因此临床心血管常用于血管运动神经及自主神经功能紊乱的疾病，症状性高血压（Ⅰ、Ⅱ期），闭塞性脉管炎，疼痛性疾病、雷诺氏病等。

（3）微波疗法：微波疗法是应用波长为1m至1mm的特高频电磁波作用于人体以治疗疾病的方法，它与短波、超短波不同，是一种定向电磁波辐射疗法，根据波长不同可将微波分为分米波（波长10~100cm）、厘米波（波长1~10cm），医用微波波长多为12.5cm（频率2 450Hz）。微波具有镇痛、消炎、脱敏和改善组织和营养作用，常用于治疗肌肉、关节及关节周围非化脓性炎症和损伤，如肌炎、腱鞘炎、肌腱周围炎、滑囊炎、肩周炎及关节和肌肉劳损等微波效果显著。

（4）射频疗法：应用无线电波作用于人体产生高温以治疗疾病的方法称为射频疗法。射频疗法常用于心律失常的介入治疗。

4. 高频电疗法适应证和禁忌证 常用于治疗各种软组织损伤、肩周炎、关节痛、肌肉痛、神经痛、局部血循环障碍性疾病、失用性肌萎缩等。射频疗法常用于心律失常的介入治疗。凡有活动性肺结核者，装起搏器及心瓣膜转换者，孕妇腹部，心力衰竭，有出血倾向者均不适宜做高频电疗。

第二节　磁疗法

磁疗是利用磁场作用于人体治疗疾病的方法。物质磁的每一个分子周围都有环形电流不停地流动，这环形电流叫作分子电流，即相当于一个元磁铁（即磁体分子）。一切磁现象都是由于运动电荷（电流）而发生的，即磁现象的本质就是电荷运动。生物磁来源主要有生命活动产生生物电流，如心、脑均能产生心磁场、脑磁场；生物体固有或外界引入的磁性物质，经磁化产生的微弱磁场；生物磁场对外加磁场的反应。

一、作用机制

1. 电动力学理论 在恒定磁场中，由于血管和血液的运动，对磁力性进行切割，均可产生微电流，对人体生物生活活动发生影响，从而影响各器官各组织的代谢和功能。磁场对生物电的作用在磁场作用下，生物电流（如心电、脑电、肌电及神经动作电位）将受到磁场力的作用，引起有关组织器官的功能发生相应变化。另外磁场还对生物体内氧化与还原过程中电子传递过程产生作用而影响生化过程。

2. 酶学说 磁场通过对人体离子（Na^+、K^+、Ca^{2+}、Cu^{2+} 及 Zn^{2+} 等）作用影响酶的催化活性对人体产生作用。有人认为磁场有镇静止痛、降低血压和减轻炎症反应等作用，同磁场提高胆碱酯酶、单胺氧化酶、组胺酶和激肽酶的活性有关。

3. 经穴作用 当某脏器的功能亢进时，相应经络穴位皮肤电位增高或电阻下降。磁场可能影响经络的电磁活动过程而起机能调节作用。

4. 神经内分泌作用 神经和体液系统对磁场的作用最为敏感。神经系统以丘脑下部和大脑皮层最为敏感，主要是对神经系统的抑制作用。动物实验表明在磁场作用正点动物某些激素分泌增加。

因此，磁疗有以下作用：①可使细胞膜的通透性增加，血管扩张，血循环加快，而起消肿镇痛作用；②通过对组织生理、生化反应的影响，发挥消炎止痛的作用；③抑制中枢神经功能兴奋，改善睡眠状态，延长睡眠时间，缓解肌肉痉挛，降低血压达到镇静作用。

二、常用的几种磁疗法

1. 恒定磁场法

磁场强度和方向保持不变的磁场称为恒定磁场或恒磁场法。如铁磁片和通以直流电的电磁铁所产生的磁场。常用有穴位法和磁带法。

（1）穴位法：是将磁感应强度 500~1 200 高斯（GS）的磁片或磁条或磁珠经消毒后直接贴敷皮肤或穴位进行的磁疗。

（2）磁带法：将磁带缚于体表穴位或病灶上进行治疗，其作用与磁穴法基本相同，但不需用胶布黏着。

2. 交变磁场法

（1）电磁场疗机：多采用每秒钟 5~100Hz 的低频率交变磁场，治疗时选择合适的磁头放置在穴位部或患部。治疗时磁头可发热，故应注意防止烫伤。

（2）利用旋磁机产生脉动磁场或交变磁场进行治疗的方法。在旋磁机中，是利用一只微型电动机带动 2~4 块永磁体旋转而产生变化的磁场，同名极配置时产生的是脉动磁场，异名极配置时产生的是交磁场。工作时磁感应平均强度为 0.05~0.12T（500~1 200GS）。

磁-电法，又称磁电综合法。是用某些低、中频电流和静磁场联合使用产生的交变磁场进行治疗方法。其具有较强热、磁、按摩效应，是当前用之较多的磁疗。

三、主要适应证及禁忌证

临床上常用于治疗急性胃炎、慢性结肠炎、急性软组织损伤、肩周围炎、胸部神经性疼痛等。白细胞总数在 4 000 个/cm^2 以下者、出血或有出血倾向者、高热、孕妇、体质衰弱或过敏体质者一般不用磁疗。

第三节 超声波疗法

超声波是指频率在 20 000Hz 以上，不能引起正常人听觉反应的机械振动波。将超声波作用于人体以达到治疗目的的方法称为超声波疗法。目前理疗中常用的频率一般为 800~1 000kHz。临床上除一般超声疗法外，还有超声药物透入疗法、超声雾化吸入疗法、超声复合疗法等。

一、生物学效应

1. 机械作用 超声波在介质内传播过程中介质质点交替压缩与伸张形成交变声压，不仅可使介质质点受到交变压力（在治疗剂量下，每一细胞均受 4~8mg 压力变化影响）及获得巨大加速度而剧烈运动，相互摩擦，而且能使组织细胞产生容积和运动的变化，这种作用可引起细胞功能的改变，引起生物体的许多反应。可以改善血液和淋巴循环，增强细胞膜的弥散过程，从而改善新陈代谢，提高组织再生能力。所以治疗某些局部循环障碍性疾病，如营养不良性溃疡效果良好。有人观察在超声波的机械作用下，脊髓反射幅度降低，反射的传递受抑制，神经组织的生物电活性降低，因而超声波有明显镇痛作用。可见，超声波的机械作用可软化组织、增强渗透、提高代谢、促进血液循环、刺激神经系统及细胞功能。

2. 温热作用 超声波作用于机体时可产生热，有些人甚至称之为"超声透热疗法"。超声波在机体内热的形成，主要是组织吸收声能的结果。

3. 理化作用 基于超声波的机械作用和温热作用，可继发许多物理的或化学的变化：①氢离子浓度的改变。炎症组织中伴有酸中毒现象时，超声波可使 pH 值向碱性方面变化，从而使症状减轻，有利于炎症的修复。②对酶活性的影响。超声波能使复杂的蛋白质解聚为普通的有机分子，能影响到许多酶的活性。如超声作用能使关节内还原酶和水解酶活性增加，目前认为在超声治疗作用中水解酶活性的变化是起重要作用的。③在电镜下观察发现，细胞内超微结构中线粒体对超声波的作用最敏感，核酸也很敏感。实验发现低强度超声波作用可使细胞内胸腺核酸的含量增加，从而影响到蛋白质的合成，刺激细胞生长。④在高强度的超声作用下，组织内可形成许多高活性的自由基，它们可加速组织内氧化还原过程，加速生长过程。

房室束对超声波的作用很敏感。超声波主要影响心脏活动能力及其节律。大剂量超声波可使心率减慢，诱发心绞痛，严重时发生心律失常，最后导致心搏停止；小剂量超声波使心脏毛细血管充血，对冠心病患者有扩张动脉管腔及解除血管痉挛的作用，故用 1W/cm² 以下脉冲式超声波作用心脏，对冠状动脉供血不足患者有一定疗效。治疗剂量超声对血管无损害作用，通常可见血管扩张，血循环加速。低强度超声作用下，血管扩张；在较大剂量作用下，可引起血管收缩。更大剂量的超声可使血管运动神经麻痹，从而造成血液流动停止。用大剂量超声时可直接引起血管内皮肿胀，血循环障碍。

小剂量超声波能使神经兴奋性降低，传导速度减慢，因而对周围神经疾病，如神经炎、神经痛，具有明显镇痛作用。小剂量超声波多次投射可以促进骨骼生长，骨痂形成；中等剂量作用时可见骨髓充血，温度上升7℃，但未见骨质的破坏，故可用于骨关节创伤，大剂量超声波作用于未骨化的骨骼，可致骨发育不全，因此对幼儿骨骺处禁用超声。

二、几种超声波疗法

1. 超声药物透入疗法 超声药物透入疗法系将药物加入接触剂中，利用超声波对媒质的弥散作用和改变细胞膜的通透性把药物经过皮肤或黏膜透入机体治疗方法。该疗法超声和药物综合作用，声透疗法不仅能将药物透入体内，同时保持原有药物性能；无电刺激现象，不发生电灼伤，操作简便。临床应用的超声波的适应证及药物作用的适应证，二者结合起来考虑。

2. 超声雾化吸入疗法 利用超声的空化作用，使液体在气相中分散，将药液变成雾状颗粒（气溶胶），通过吸入直接作用于呼吸道病灶局部的一种疗法。应用超声雾化器产生的气雾，其雾量大，雾滴小而均匀，吸入时可深达肺泡，适合药物在呼吸道深部沉积。常用于各种急、慢性呼吸道感染，慢性支气管炎，肺气肿，支气管哮喘，肺心病，肺结核，矽肺及全身其他疾病引起的肺部并发症等预防和治疗。

3. 超声与各种低、中频电流混合疗法 近年来国内外采用低、中频电流附加超声波同时进行治疗。在国外发现各种低频脉冲电流中，以间动电流与超声波并用效果最佳。

三、适应证及禁忌证

临床常用于治疗运动支撑器官创伤性疾病，如腰痛、胸痛、肌痛、挫伤、肩周炎、颞颌关节功能紊乱、腱鞘炎等。活动性肺结核，严重心脏病、急性化脓性炎症，恶性肿痛（一般剂量禁忌），出血倾向，孕妇下腹部、小儿骨骺部位等不宜用超声波治疗。

第四节 光疗法

光疗法是利用阳光或人工光线（红外线、紫外线、可见光、激光）防治疾病和促进机体康复的方法。光是一种辐射能，在真空中以$3×10^{10}$ cm/s速度直线传播。现认为光既是一种电磁波又是一种粒子流，对光的波动和粒子的双重性质称为波-粒二重性。光量子学说认为光量子学说具有一定能量，不同的光线由于光量子能量不同，可引起光化学效应、光电效应、荧光效应和热效应等。

一、光的基本理化效应

1. 热效应 红外线和可见光被吸收后，因其光量子能量较小，使受照射物质的分子或原子核运动速度加快，因而产生热效应。

2. 光电效应 紫外线及可见光（短波部分）照射可引起光电效应。产生光电效应的基本条件是每个光子的能量必须足以使电子从电子轨道上逸出，实验证明，紫外线可见光线照射人体，动植物、金属和某些化学物质时，均可产生光电效应。

3. 光化学效应 光化学效应所需能量较大，多由紫外线、可见光线引起。包括光合作用、光分解作用、同质异构化作用、光聚合作用及光敏反应。

4. 荧光效应 某些物质吸收了波长较短的光能后可发生波长较长的光能。如紫外线照射某物质发出可见光的现象。

二、红外线疗法

应用红外线（波长 0.76~400μs）治疗疾病的方法称为红外线疗法。红外线是一种具有强热作用的放射线，波长范围是 0.75~1 000μm。远红外（Far- infrared Radiation，FIR）是波长较长的红外线光谱，波长在 3~1 000μm，波长不同，穿透能力也不同。医学上应用远红外光的波长范围介于 4~400μm 之间，可以穿透 3~5mm 的组织，但不会对人体造成伤害。

1. 作用机制 红外线的治疗作用基础是温热效应，具有改善血循环、促进吸收、缓解痉挛、消散慢性炎症及镇痛等作用。通过远红外辐射使血管内部分子产生共振，产生热量、加快血液循环，进而促使血管通畅。此外，远红外辐射不仅可以促进细胞的代谢，还可以促进毒素与废物排泄。远红外可以在不用药物的情况下，改善血液循环以及深入皮肤内部调节机体内部机制达到良好的辅助治疗效果，且具有一定的持久性和安全性。远红外部分波长范围的振动频率与人体内细胞分子的振动频率接近，通过分子之间摩擦生热形成热反应，促使皮下深层组织温度上升从而使微血管扩张加速血液循环，有利于清除血管囤积物、体内有害物质和妨碍新陈代谢的障碍物，使血管血液流畅，恢复或重新建立原有组织或器官的功能。此外，远红外还可以促进体内一些酶的活性，使细胞自身产生有益血管和器官的物质，如 NO 等。远红外也可促进酵素生成从而达到活化组织细胞、防止老化、强化免疫系统的目的。

2. 治疗作用 远红外对于血液循环和微循环障碍引起的多种疾病，如心脑血管疾病、高血压、糖尿病、慢性肾脏疾病、皮肤疾病和肌肉损伤等，均具有改善和防治作用。

三、紫外线疗法

应用紫外线防治疾病的方法称为紫外线疗法。紫外线系不可见光，因位于可见光谱紫色光线的外侧而得名。

1. 生物学效应 紫外线透入人体皮肤的深度不超过 0.01~1mm，大部分在皮肤角质层中吸收，使细胞分子受激呈激发态，形成化学性质极活泼的自由基，因而产生光化学反应如光分解效应、光化合效应，光聚合作用和光敏作用。当达到一定照射剂量时，可引起蛋白质发生光解或核酸变性，细胞损伤后影响溶酶体，产生组织胺、血管活性肽、前列腺素等体液因子，通过神经反射与神经-体液机制。经过一定时间，照射区皮肤出现红斑。它有严格的界限，是一种非特异性炎症反应。根据照射剂量大小，机体对紫外线的敏感性和季节、体质有关，通过肠道对钙、磷的吸收，促进钙在骨基质中沉积，并与体内调节钙代谢的其他因子协同作用，使钙、磷在体内保持正常水平。

2. 治疗作用　①抗炎作用：紫外线红斑量照射是强有力的抗炎因子，尤其对皮肤浅层组织的急性感染性炎症效果显著。②镇痛：紫外线红斑量照射具有显著的镇痛作用，无论对感染性炎症痛、非感染性炎症痛，风湿性疼痛及神经痛均有很好的镇痛效果。

3. 适应证及禁忌证　常用于治疗急性化脓性炎症以及某些非化脓性急性炎症（肌炎、腱鞘炎）；急性风湿性关节炎、肌炎；神经（根）炎等。大面积红斑量紫外线照射对于活动性肺结核、血小板减少性紫癜、血友病、恶性肿瘤、急性肾炎或其他肾病伴有重度肾功能不全、重度肝功能障碍、急性心肌炎、对紫外线过敏的一些皮肤病（急性泛性湿疹、光过敏症、红斑性狼疮的活动期等）是禁用的。

四、激光疗法

激光疗法是利用激光器发出的光治疗疾病的一种方法。光效应组织吸收激光能量之后，可产生光化学反应、光学效应、继发辐射、自由基等，可造成组织分解和电离，最终影响受照时组织的结构和功能，甚至导致损伤。热效应激光照射生物组织后，光能转化为热能而使组织温度升高。产生热效应的波段主要在红外线波段。当功率足够大时，数毫秒内即可使组织温度升高到 $200 \sim 1\ 000℃$，使蛋白变性、凝固，甚而碳化、气化，这是激光刀和切割的基础。压力效应激光的能量密度极高，可产生很强的辐射压力，加之由热效应引起组织急剧地热膨胀产生"次生冲击波"的压力效应共同合成总压力可以使生物组织破坏，蛋白质分解和组织分离。电磁效应激光是一种电磁波，因此必然产生电磁场。电磁场效应可引起或改变生物组织分子及原子的量子化运动，产生高温、高压，使组织产生电离、细胞核分解和产生自由基等变化。

生物刺激和调节作用：小功率的氦氖激光照射具有消炎、镇痛、脱敏、止痒、收敛、消肿，促进肉芽生长，加速伤口、溃疡、烧伤愈合的作用。小功率氦氖激光局部照射可改善全身状况，调节一些系统和器官的功能。用小功率氦氖激光照射咽峡黏膜和皮肤溃疡面、神经节段部位、交感神经节、穴位等不同部位，在局部症状改善的同时可出现全身症状的改善，如精神好转，全身乏力减轻，血沉恢复正常等。

小功率或中功率氦氖激光照射常用于治疗肿瘤患者放疗或化疗反应，白细胞减少症；面神经炎，三叉神经痛，遗尿症，慢性伤口、慢性溃疡、烧伤创面、过敏性鼻炎、带状疱疹、单纯疱疹、湿疹、口腔溃疡，臀位转胎等。

第六章 中医外治基本操作技术

第一节 耳针技术

耳针技术是用特定针具或丸状物在耳郭相应穴位实施刺激以诊治疾病的一种治疗技术。临床上常用于治疗各种疼痛性疾病及某些功能紊乱性病症。

一、常用针具及基本操作方法

1. 常用针具 常用的针具包括 15mm 短柄毫针、图钉形揿针及王不留行籽、莱菔子等丸状物。

2. 选穴方法 ①根据所患疾病部位选穴：如胃痛选胃穴，肺病选肺穴，肩痛选肩穴等。②根据中医理论选穴：如皮肤病选肺穴，是根据"肺主皮毛"的理论；耳鸣选肾穴，是因"肾开窍于耳"等。③根据现代医学理论选穴：如失眠选神门，心律失常选心穴，高血压病选降压沟等。④根据临床经验选穴。

3. 方法 耳穴压丸法：用一手固定耳郭，另一手用镊子夹取耳穴压丸贴片贴压于耳穴并适度按揉，根据病情嘱患者定时按揉。宜留置 2~4d。刺法：在耳穴上确定穴位或寻找反应点后常规消毒。根据需要选用 15mm 短柄毫针。进针时以左手固定耳郭，右手进针，进针深度以穿破软骨但不透过对侧皮肤为度，留针 15~30min。出针后用消毒干棉球压迫针孔，防止出血。必要时再涂以乙醇或碘伏，预防感染。

二、注意事项

（1）耳针治疗疼痛类疾病及功能紊乱性疾病通常作为辅助技术，临床上须根据病情与各专科治疗方法相结合，以防延误病情。

（2）严格消毒，预防感染。耳郭冻伤或有炎症的部位禁针。若见针眼发红、耳部胀痛，应及时用 2% 碘酒涂擦，或口服消炎药。

（3）耳针治疗时亦可发生晕针，需注意预防处理。

（4）有习惯性流产史的孕妇、年老体弱、严重贫血、过度疲劳者、耳局部皮肤破溃、感染者禁用。

第二节　针刺疗法

针刺疗法是一种利用针刺进行治疗的方法。

一、常用针具及基本操作方法

1. 针具　一次性针灸针。选择原则：①长短粗细适宜，质量好；②皮薄肉少之处和针刺较浅的腧穴，选针短而细；③皮厚肉多之处和针刺较深的腧穴，选针长而粗；④针身长度超过应刺深度；⑤应刺入 0.5 寸，可选 1.0 寸的毫针；⑥应刺入 1.0 寸时，可选 1.5~2.0 寸的毫针。

2. 定位　根据不同的疾病部位，选取不同的穴位。对于痛症，一般以局部取穴为主；对于各类慢性疾病，可取相应的背俞穴。

3. 消毒　无菌操作，局部常规消毒。

4. 方法

（1）进针法：①指切进针法：用左手拇指或食指端切按在腧穴位置旁，右手持针，紧靠左手指甲面将针刺入。此法适宜于短针的进针。②夹持进针法：用左手拇、食二指持捏消毒干棉球，夹住针身下端，将针尖固定在腧穴表面，右手捻动针柄，将针刺入腧穴，此法适用于长针的进针。③舒张进针法：用左手食、拇指将所刺腧穴部位的皮肤向两侧撑开，使皮肤绷紧，右手持针，使针从左手拇、食二指的中间刺入。此法主要用于皮肤松弛部位的腧穴。④提捏进针法：用左手拇、食二指将针刺部位的皮肤捏起，右手持针，从捏起的上端将针刺入。此法主要用于皮薄肉少部位的进针，如印堂等。

（2）针刺的角度：①直刺：成 90°角垂直刺入。②斜刺：成 45°角左右斜刺入。③平刺：成 15°角左右沿皮刺入。

（3）针刺的深度：既有针感而又不伤及重要脏器。

（4）行针基本手法：捻转法、提插法。行针辅助手法：循法、刮法、弹法、搓法、捏法、震颤法、飞法。

（5）留针与出针：施术完毕后即可出针或酌留 10~20min。可适当增加留针时间，并在留针中间间歇行针，以增强疗效。出针时，是以左手拇、食指按住针孔周围皮肤，右手持针轻微捻转并慢慢提至皮下，然后迅速拔出并用干棉球按压针孔防止出血，最后检查针数，防止遗漏。

二、注意事项

（1）有感染、溃疡、烧伤、创伤或瘢痕等皮肤区域，有凝血功能障碍者，孕妇腰骶部禁忌。

（2）治疗前检查针具，凡针面不平整、针锋参差不齐者，针尖有毛钩或缺损、锈钝者不可用。

第三节　穴位注射技术

穴位注射技术是将小剂量中西药物注入穴内以治疗疾病的一种操作技术。本方法适用于多种慢性疾病。

一、常用器具及基本操作方法

1. 常用器具　根据使用药物的剂量大小及针刺的穴位选用不同型号的一次性无菌注射器和针头。常用针头为4~6号普通注射针头，牙科用5号长针头及封闭用长针头。

2. 常用药物　根据临床需要通常使用以下几类药物：①中草药注射剂：如复方当归注射液、丹参注射液等中药注射液。②维生素注射剂：如维生素 B_1、维生素 B_6、维生素 B_{12} 注射液等。③其他常用药物：如盐酸利多卡因注射液、注射用水等。多数供肌内注射用的药物可考虑做小剂量穴位注射。

3. 基本操作方法

（1）根据所选穴位及用药量的不同选择合适的注射器和针头。局部皮肤常规消毒后，用无痛快速进针法将针刺入皮下组织，然后缓慢推进或上下提插，探得酸胀等"得气"感应后，回抽一下，如无回血，即可将药物推入。

（2）注射角度与深度：根据穴位所在部位与病变的不同要求，决定针刺角度及深度。同一穴位可从不同的角度刺入。也可按病情需要决定注射深浅度，如三叉神经痛于面部有触痛点，可在皮内注射成一"皮丘"；腰肌劳损多在深部，注射时宜适当深刺等。

（3）药物剂量：穴位注射的用药剂量取决于注射部位及药物的性质和浓度。头面部和耳穴等处用药量较小，每个穴位一次注入药量为 0.1~0.5mL，四肢及腰背部肌肉丰厚处用药量较大，每个穴位一次注入药量为 1~5mL；特异性药物（如阿托品、抗生素）一般用量较小，即所谓小剂量穴位注射，每次用量多为常规用量的 1/10~1/3。中药注射液的常用量为 1~2mL。

（4）疗程：每日或隔日注射一次，反应强烈者亦可隔2~3日一次，穴位可左右交替使用。疗程根据病情确定，一般 10 次为 1 个疗程，疗程之间宜间隔 5~7d。

二、注意事项

（1）严格遵守无菌操作、防止感染，最好每注射一个穴位换一个针头，如因消毒不严而引起局部反应、发热等，应及时处理。

（2）操作前应熟悉药物的性能、药理作用、使用剂量、配伍禁忌、不良反应和过敏反应等。不良反应较严重的药物，不宜采用。刺激作用较强的药物，应谨慎使用。

（3）切勿将药物注入关节腔、脊髓腔和血管内。注射时如回抽有血，必须避开血管后再注射。

（4）在神经干旁注射时，必须避开神经干，或浅刺以不达神经干所在的深度。

（5）颈项、胸背部注射时，不宜过深，防止刺伤内脏。

第四节 电针技术

电针技术是将针刺入腧穴得气后，在针具上通以接近人体生物电的微量低频脉冲电流，利用针和电两种刺激相结合以防治疾病的一种操作技术。临床上常用于各种慢性疾病及神经系统疾病。

一、常用器具及基本操作方法

1. 常用器具 毫针、电针仪。

2. 选穴方法 选穴时按传统针灸理论，循经选穴或辨证选穴。每次治疗须选取两个穴位以上，即主穴配用相应的辅助穴位，一般多选同侧肢体的1~3对穴位为宜。

3. 基本操作方法 使用电针仪前，先把强度调节旋钮调至零位，针刺穴位得气后，再将电针仪上每对输出的两个电极分别连接在两根毫针上，负极接主穴，正极接配穴，一般将同一对输出电极连接在身体的同侧。如果在邻近的一对穴位上进行电针，可将两根毫针之间以干棉球相隔，以免短路。最后打开电源开关，选好波形，通电时调节刺激量旋钮，使刺激电量从无到有、由小到大，使用的电刺激强度以患者可接受为度。

（1）波形的选择：①疏密波。疏密波是疏波、密波自动交替出现的一种波形。其动力作用较大，治疗时兴奋效应占优势。可增加代谢，促进气血循环，改善组织营养，消除炎性水肿。常用于扭挫伤、关节周围炎、坐骨神经痛、面瘫、肌无力、局部冻伤等。②断续波。断续波是有节律地时断时续自动出现的一种波形。其动力作用颇强，能提高肌肉组织的兴奋性，对横纹肌有良好的刺激收缩作用。常用于治疗痿证、瘫痪等。③连续波。亦叫可调波，是单个脉冲采用不同方式组合而形成的波形。其兴奋作用较为明显，刺激作用强，常用于治疗痿证和各种肌肉关节、韧带、肌腱的损伤等。

（2）电针强度：当电流开到一定强度时，患者有麻、刺感，这时的电流强度称为"感觉阈"。如电流强度再稍增加，患者会突然产生刺痛感，能引起疼痛感觉的电流强度称为电流的"痛阈"。一般情况下在感觉阈和痛阈之间的电流强度，是治疗最适宜的刺激强度。

（3）治疗时：通电时间一般为15~30min。

（4）电针仪种类：①声波电针仪：即声电针，是将音波发生器所产生的多种声源，如戏剧、歌曲、广播等声波输入电针仪，输出通过导线与刺入穴位的针柄相连，从而产生一种错综复杂、参差不齐、随机瞬变的复合声电波刺激，故不易引起人体的适应性，从而长时间治疗时其作用不衰减。由于没有较强的基波干扰，刺激较为舒适，患者易接受，声电流比一般脉冲波镇痛效果好。②脉冲式电针仪：采用间歇振荡器为脉冲发生器，由可变电阻改变电路的时间常数，控制脉冲频率。

二、注意事项

（1）心脏附近应避免使用电针，特别对患有严重心脏病者，更应注意避免电流回路经过心脏；不横跨脊髓及心脏通电，以防损伤脊髓甚至发生脊髓休克。对于精神病患者的治疗，因其不能自述针感、易躁动，应注意避免使用电针。垂危患者、孕妇、过度劳累者、饥饿者、醉酒者禁忌。

（2）每次治疗前，检查电针仪输出是否正常。治疗后，须将输出调节电钮等全部退至零位，随后关闭电源，撤去导线。

（3）电针感应强，通电后会产生肌收缩，故须事先告诉病员，让其思想上有所准备，便能更好地配合治疗。电针刺激强度应逐渐从小到大。

第五节　皮部经筋推拿技术

皮部经筋推拿技术是以按法、揉法、擦法、擦法等手法作用于全身各部体表，刺激皮部（包括皮肤、皮下组织）、经筋（包括筋膜、肌肉、韧带、关节囊等组织），使皮部受到良性刺激或使经筋张力发生改变的推拿医疗技术。适用的病症包括内妇儿科疾病和运动前后；作用于经筋，有舒筋解痉、松解粘连、理筋活血等功效，适用的病证包括常见的骨伤科病症，也适用于运动按摩。

一、基本操作方法

1. 擦法　以手背面在施术部位进行不间断的往返滚动的手法。手指自然屈曲，小指、无名指的掌指关节屈曲约达90°，余指屈曲的角度则依次减小，如此则使手背沿掌横弓排列呈弧面，使之形成滚动的接触面。以第5掌指关节背侧附着于施术部位上，前臂主动做推旋运动，带动腕关节做较大幅度的屈伸和一定的旋转活动，使手背面偏尺侧部在施术部位上进行不间断的往返的滚动。每分钟操作120~160次。

2. 一指禅推法　以拇指端或罗纹面着力于施术部位，通过前臂的往返摆动带动拇指做屈伸运动的手法。肩、肘关节放松，拇指伸直，余指的掌指关节和指间关节自然屈曲，以拇指端或罗纹面着力于体表施术部位上，前臂做主动的横向摆动运动，带动拇指掌指关节或拇指指间关节做有节律的屈伸运动。每分钟操作120~160次。一指禅偏锋推法接触面小而窄、轻快柔和，多用于颜面部。

3. 摩法　用手指掌面或手掌在体表做环形运动的手法。①指摩法。手指自然伸直，示指、中指、无名指和小指并拢，腕关节略屈，以示指、中指、无名指及小指掌面着于施术部位，前臂做主动摆动，通过腕关节带动手指在体表做环形运动。顺时针和逆时针方向均可，每分钟操作100~120次。②掌摩法。手掌自然伸直，腕关节略背伸，将手掌平置于施术部位上，前臂做主动摆动，通过腕关节，带动手掌在体表做环形运动。顺时针和逆时针方向均可，每分钟操作100~120次。

4. 抹法　用拇指罗纹面或手掌掌面着力于施术部位，沿皮肤表面做任意方向移动的手法。

5. 拿法　拇指与其余手指的掌面相对用力，捏住并提起皮肤和经筋等软组织的手法。三指拿法常用于颈项部及四肢部，五指拿法还可用于头部。

6. 搓法　用双手掌面置于肢体两侧做交替搓动的手法。以双手掌面置于施术部位两侧，令患者肢体放松，前臂与上臂部主动施力，做相反方向的较快速搓动，并同时做由上而下移动或上下往返运动。搓法具有明显的疏松肌筋，调和气血的作用。常用于四肢和胸胁部、背部，尤以上肢部应用较多，常作为推拿治疗的结束手法。

7. 拨法　以拇指或肢体其他部位深按于施术部位，垂直肌束、肌腱或韧带走行方向进行单向或往返的推动的手法。适用于全身各部位的肌肉、肌腱、韧带等组织。

在临床治疗的实际运用中，上述这些基本操作方法可以单独或复合运用，也可以选用属于皮部经筋推拿技术的其他手法，比如按法、揉法、擦法、推法、拍法、捏法、掐法、拧法、弹法、刮法、弹拨法、抖法等，视具体情况而定。

二、注意事项

（1）如果直接在皮部操作，需要辅助以推拿介质，以保护皮肤。注意手法力量的控制。

（2）治疗部位皮肤有破损或有皮肤病、有出血倾向或有凝血功能障碍、感染性疾病、肌腱断裂、骨折或脱位禁忌。

第六节　脏腑推拿技术

脏腑推拿技术是以按法、揉法、摩法、振法等手法作用于胸腹部、头面部等脏腑对应的体表部位，使脏腑受到手法直接刺激的推拿医疗技术。具有和中理气、通腑散结、行气活血等功效。

一、基本操作方法

1. 按法　以指、掌等部位按压施术部位的手法。指按法接触面积小，刺激较强，一般多用于面部，亦可用于肢体穴位；掌按法面积较大，沉实有力，舒缓自然，多用于背腰部、下肢后侧、胸部及上肢部；肘按法力大而刺激量大，可用于腰、臀、下肢肌肉丰厚处。

2. 点法　以指端或指间关节背侧垂直按压或冲击施术部位的手法。以拇指指端、中指指端、拇指指间关节背侧或示指指间关节背侧等部位着力于施术部位，垂直用力按压，使力向深部传导；或者以拇指指端、中指指端等部位自施术部位上部，快速冲击施术部位。点法还可借用器具来操作，如点穴棒等。点法接触面小，刺激强，易于取穴，故适用于全身各部穴位。

在临床治疗的实际运用中，上述这些基本操作方法可以单独或复合运用。

二、注意事项

（1）严重的心脑血管疾病、脏器有出血倾向或疑有出血、肿瘤或感染者禁用。

（2）手法柔和，按压时要与患者呼吸配合，避免不适。

（3）脏腑推拿技术常常与经穴推拿技术配合使用。

第七节　经穴推拿技术

经穴推拿技术是以按法、点法、推法等手法作用于经络腧穴，起到推动经气、调节脏腑作用的推拿医疗技术。具有推动经气运行、调节脏腑功能的作用。适应的病症包括推拿科各种适应证，也用于保健按摩。

一、基本操作方法

1. 一指禅推法　见皮部经筋推拿技术。

2. 揉法　以一定力按压在施术部位，带动皮下组织做环形运动的手法。①拇指揉法。以拇指罗纹面着力按压在施术部位，带动皮下组织做环形运动的手法。以拇指罗纹面置于施术部位上，余四指置于其相对或合适的位置以助力，腕关节微屈或伸直，拇指主动做环形运动，带动皮肤和皮下组织，每分钟操作 120~160 次。②中指揉法。以中指罗纹面着力按压施术部位，带动皮下组织做环形运动的手法。中指指间关节伸直，掌指关节微屈，以中指罗纹面着力于施术部位上，前臂做主动运动，通过腕关节使中指罗纹面在施术部位上做轻柔灵活的小幅度的环形运动，带动皮肤和皮下组织，每分钟操作 120~160 次。为加强揉动的力量，可以食指罗纹面搭于中指远侧指间关节背侧进行操作，也可用无名指罗纹面搭于中指远侧指尖关节背侧进行操作。③鱼际揉法。以鱼际着力按压施术部位，带动皮下组织做环形运动的手法。肩部放松，屈肘成 120°~140°，肘部外翘，腕关节放松，呈微屈或水平状，以手的鱼际部着力于施术部位上，前臂做主动的横向摆动，使鱼际部环形运动，带动皮肤和皮下组织，每分钟操作 120~160 次。④掌根揉法。以手掌掌面掌根部位着力按压在施术部位，带动皮下组织做环形运动的手法。肘关节微屈，腕关节放松并略背伸，手指自然弯曲，以掌根部附着于施术部位上，前臂做主动运动，带动腕掌做小幅度的环形运动，使掌根部在施术部位上环形运动，带动皮肤和皮下组织，每分钟操作 120~160 次。

二、注意事项

（1）严重的心脑血管疾病、肿瘤或感染患者禁忌。

（2）注意辨证取穴。

（3）要求循经推穴。宁离其穴，不离其经。

第八节 拔罐类技术

拔罐技术是以罐为工具，利用燃烧、抽吸、蒸汽等方法造成罐内负压，使罐吸附于腧穴或相应体表部位，使局部皮肤充血或瘀血，以达到防治疾病的外治方法。

一、常用器具及基本操作方法

1. 常用器具 玻璃罐、竹罐、陶罐和抽气罐等。

2. 拔罐的方法

（1）火罐法。①闪火法：以持针器或血管钳夹住95%的乙醇棉球，一手持点火工具，一手持罐，罐口朝下，点燃后将火迅速深入罐内旋转一周退出，迅速将罐扣在选定部位。②投火法：用乙醇棉球或纸片，点燃后投入罐内，迅速将火罐吸拔在选定部位。③贴棉法：用1~2cm大小乙醇棉片，贴在罐内壁的中下段或罐底，点燃后，将火罐迅速吸拔在选定部位上。

（2）煮罐法。此法一般使用竹罐，将竹罐倒置在沸水或药液中，煮沸1~2min，用镊子夹住罐底，提出后用毛巾吸去表面水分，趁热按在皮肤上。所用药液，可根据病情决定。

（3）抽气罐法。用抽气罐置于选定部位上，抽出空气，使其产生负压而吸于体表。

3. 拔罐法的操作

（1）留罐：又称坐罐，即拔罐后将火罐吸拔留置于施术部位10~15min，然后将罐起下。此法适用于临床大部分病症，是最常用的拔罐法。

（2）走罐：又称推罐，先在罐口或吸拔部位上涂一层润滑剂，将罐吸拔于皮肤上，再以手握住罐底，稍倾斜罐体，向前后推拉，或做环形旋转运动，如此反复数次。适用于急性热病或深部组织气血瘀滞之疼痛、外感风寒、神经痛、风湿痹痛及较大范围的疼痛等。

（3）闪罐：以闪火法或抽气法使罐吸附于皮肤后，又立即取下，如此反复操作，直至皮肤潮红发热的拔罐方法。适用于感冒、皮肤麻木、面部病症、中风后遗症或虚弱病症。

起罐时，右手拇指或食指在罐口旁边轻轻按压，使空气进入罐内，顺势将罐取下。不可硬行上提或旋转提拔。

二、注意事项

（1）重度心脏病、呼吸衰竭、皮肤局部溃烂或高度过敏、活动性肺结核、全身消瘦以致皮肤失去弹性、全身高度水肿者及恶性肿瘤患者、有出血性疾病者禁忌。

（2）拔罐时要选择适当体位和肌肉丰满的部位，骨骼凹凸不平及毛发较多的部位均不适宜。

（3）拔罐时要根据不同部位选择大小适宜的罐，拔罐的吸附力度应视病情而定，身体强壮者力量可稍大，年老体弱及儿童力量应小。

（4）拔罐和留罐中要注意观察患者的反应，患者如有不适感应立即取罐。

（5）注意勿灼伤或烫伤皮肤，应注意防火。

第九节　隔物灸技术

隔物灸也叫间接灸、间隔灸，是利用药物等材料将艾炷和穴位皮肤隔开施灸的一种操作技术。临床上可用于治疗多种疾病，特别是证属虚寒性的各类疾病。

一、基本操作方法

1. 隔姜灸　选取整块新鲜生姜，纵切成 2~3mm 厚度的姜片，在其上用针点刺小孔若干。施灸时，将一底面直径约 10mm、高约 15mm 的圆锥形艾炷放置姜片上，从顶端点燃艾炷，待快燃烧尽时在旁边接续一个艾炷。

2. 隔蒜灸　取独头大蒜切成 2~3mm 的蒜片，在其上用针点刺小孔若干。施灸时，将一底面直径约 10mm、高约 15mm 的圆锥形艾炷放置蒜片上，从顶端点燃艾炷，待快燃烧尽时在旁边接续一个艾炷。

3. 隔盐灸　一般用于神阙穴灸，用食盐填平脐孔，脐上放底面直径约 10mm、高约 15mm 的圆锥形艾炷，从顶端点燃艾炷，待快燃烧尽时再接续一个艾炷。

4. 隔附子饼灸　用附子研成细粉，加白及粉或面粉少许，再用水调和捏成薄饼，底面直径约 20mm，厚度 2~5mm，待稍干，用针刺小孔若干。施灸时，将一底面直径约 10mm、高约 15mm 的圆锥形艾炷放置药饼上，从顶端点燃艾炷，待快燃烧尽时在旁边接续一个艾炷。

二、注意事项

隔物灸操作过程中应注意勤动勤看，以防起疱。糖尿病或其他疾病等引起感觉功能减退、皮肤愈合能力差者忌用。

第十节　悬灸技术

悬灸是采用点燃的艾卷悬于选定的穴位或病痛部位之上，利用艾的燃烧热量刺激穴位或病痛部位以防治疾病的一种技术，悬灸具有温经散寒、扶阳固脱、消瘀散结作用，可用于寒湿痹痛、脏腑虚寒、阳气虚脱、气虚下陷、经络瘀阻等证及亚健康调理。

一、基本操作方法

悬灸的操作方法分为温和灸、雀啄灸、回旋灸。

1. 温和灸　施灸时，艾卷点燃的一端对准应灸的腧穴或患处，距离皮肤 2~3cm 进行熏烤，使患者局部有温热感而无灼痛为宜，一般每处灸 10～15min，至皮肤红晕为度。

2. 雀啄灸 施灸时，艾卷点燃的一端与施灸部位的皮肤并不固定在一定的距离，而是像鸟雀啄食一样，一上一下地移动施灸，由上而下移动速度较慢，接近皮肤适当距离时短暂停留，在患者感觉灼痛之前迅速提起，如此反复操作。一般每穴 5～10min，至皮肤红晕为度。

3. 回旋灸 施灸时，艾卷点燃的一端悬于施灸部位上方约 2cm 高处反复旋转移动进行灸治，使皮肤感觉温热而不灼痛，一般每处灸 10～15min，至皮肤红晕为度。

二、注意事项

（1）施灸前，应选择正确的体位，要求患者的体位舒适能持久，而且能暴露施灸部位；要求施灸者的体位稳定能精确操作。

（2）注意防止艾火脱落而烫伤皮肤或烧坏衣被。

（3）咯血、吐血等出血性疾病忌用艾灸技术。

第十一节 三伏天灸技术

三伏天灸技术是具有中医特色的时间治疗学与特定中药相结合在特定穴位治疗某些疾病的治疗方法。本技术通过药物在特定的时间对穴位的刺激达到调节气血阴阳、扶正祛邪功效。

一、基本操作方法

1. 时间选择 选择一年中阳气最盛的三伏。三伏天分为初伏、中伏、末伏，夏至后第三个庚日为初伏，第四个庚日为中伏，立秋后第一个庚日为末伏，三日均为庚日。

2. 药物 白芥子、细辛、甘遂、延胡等。将白芥子、细辛、甘遂、延胡等按一定比例（白芥子 40%、细辛 40%、甘遂 10%、延胡 10%）共研细末（80 目），新鲜老生姜去皮后，石磨磨碎，再用纱布包裹过滤绞汁，用密闭容器保存在 4～8℃ 低温下，用时倒出（姜汁低温保存下不超过 48h，常温中暴露在空气中姜汁有效使用时间为不超过 2h），把药末、姜汁按照 1:1 比例（重量/体积比，如 10g 药末用 10mL 姜汁）调和，并制成 1cm×1cm×1cm 大小的药饼，药饼质地干湿适中，并准备 5cm² 大小胶布以待将药饼固定于穴位上。另外，也可把药物研成粉制成膏剂，以备贴敷。

3. 穴位选择原则 以脏腑经络学说为基础，辨证选穴，穴位选取重在少而精。选择离病变器官、组织最近、最直接的穴位。

4. 操作方法

（1）敷贴：每块药饼用 5cm 直径的圆形或方形胶布贴于相应的穴位上，穴位一般每次以 6～8 个为宜。

（2）贴药：患者采用适当的体位，暴露背部或腹部，要求皮肤干燥不湿润。背部穴位一般取双侧，将药物贴于穴位上，每次一组穴位，通常 2~3 组穴位交替使用。

三伏天灸 10d 一次，共 3~5 次（即初伏、中伏、末伏各 1 次，或者在此基础上增加伏前加强、伏后加强；若中伏和末伏相差 20d，则可在此期间增加中伏加强）。

二、注意事项

（1）贴药时皮肤应保持干燥，贴药后不宜剧烈活动，以免出汗致药膏脱落。

（2）贴药后若出现瘙痒、灼热、刺痛等症而难以忍受，应随即移去膏药，避免搔抓致皮肤破损。

（3）根据个人的耐受度而定，成年人 1h 为宜，14 岁以下儿童贴药时间不宜超过 45min，年龄越小则贴药时间相应缩短，一般不少于 20min。

（4）合并严重心脑血管疾病、肝肾功能不全及严重糖尿病患者禁用。

第十二节　穴位敷贴技术

穴位敷贴技术是将药物制成一定剂型敷贴到人体穴位，通过刺激穴位，激发经气，发挥治疗作用。常用于软组织损伤等疼痛疾病。

一、基本操作方法

1. 常用药物选择　临床有效的方剂，都可以熬膏或者研末作为穴位敷贴用药防治相应疾病。但与内服药物相比，穴位敷贴用药还有以下特点：①通经走窜、开窍活络类药物：如冰片、麝香、丁香、薄荷、细辛、白芷等。②刺激发疱类药物：如白芥子、斑蝥、毛茛、蒜泥、生姜、甘遂等。③气味俱厚类：如生半夏、附子、川乌、草乌、巴豆、生南星等。

2. 赋型剂的选择　现代穴位敷贴中主要常用赋型剂为：水、盐水、白酒或黄酒、醋、生姜汁、蒜泥、蜂蜜、鸡蛋清、凡士林等。此外，还可针对病情应用药物的浸剂做赋形剂。透皮剂是近年来新兴的一种制剂，可增加皮肤通透性，促进药物透皮吸收，增强贴敷药物的作用。目前临床常用的透皮剂为氮酮，为无色至微黄透明油状液体，性质稳定、无毒、无味、无刺激性，且促透效率相当高，是目前理想的促透剂之一。

3. 剂型的选择　临床常见的穴位敷贴剂型有：散剂、糊剂、饼剂、丸剂、锭剂、软膏剂、硬膏剂、橡胶膏剂、涂膜剂、贴膏剂、药袋、磁片等。

4. 穴位选择　穴位敷贴技术的穴位选择与针灸技术基本一致，也是以脏腑经络学说为基础，根据不同的保健需求和病证、穴位的特性，通过辨体、辨病和辨证，合理选取相关穴位，组成处方进行应用。①局部取穴：可以采用疾病部位或者邻近的穴位。②循经远取：一般根据中医经络循行线路选取远离病变部位的穴位。③经验选穴。

5．敷贴方法　敷贴部位（穴位）要按照常规消毒。固定方法一般可直接用胶布固定，也可先将纱布或油纸覆盖其上，再用胶布固定。若敷贴在头面部，外加绷带固定特别重要，还可防止药物掉入眼内，避免发生意外。目前有专供敷贴穴位的特制敷料，使用固定都非常方便。如需换药，可用消毒干棉球蘸温水或各种植物油，或液状石蜡轻轻揩去粘在皮肤上的药物，擦干后再敷药。

6. 敷贴时间 贴敷时间多依据选用的药物、体质情况而定，以敷贴者能够耐受为度。对于老年、小儿、体质偏虚者敷贴时间可以适当缩短。敷贴期间出现皮肤过敏、难以耐受的瘙痒、疼痛感觉者应该立即终止敷贴。

二、注意事项

（1）敷贴药物后注意局部防水。

（2）对胶布过敏者，可选用低过敏胶带或用绷带固定敷贴药物。

（3）敷贴局部皮肤有创伤、溃疡、感染或有较严重的皮肤病者，应禁止贴敷。

第十三节　中药热熨敷技术

中药热熨敷技术是将中药加热后，热熨患处，借助药性及温度等物理作用，使气血流通，达到治疗目的的一种方法，本法通过药性和温度作用，使腠理开阖、气血通调，散热（或散寒）止痛，祛风除湿。主要用于各种软组织损伤、疼痛及各种关节炎的治疗。

一、基本操作方法

1. 干热熨法 将 60~70℃ 的热水灌满热水袋容量的 2/3，排出气体，旋紧袋口（注意不要漏水）。将热水袋装入布套或用布包好敷于患部，一般每次热敷 20~30min，每日 3~4 次。如无热水袋，亦可用金属水壶（注意用毛巾包好），或用炒热的食盐、米、沙子装入布袋来代替。

2. 湿热熨法 根据病情选择适当的方剂，将中草药置于布袋内，放入锅中加热煮沸或蒸 20min。把两块小毛巾、纱布趁热浸在药液内，轮流取出并拧半干，用自己的手腕掌侧测试其温度是否适当（必须不烫时才能敷于患部），上面再盖以棉垫，以免热气散失，大约每 5min 更换一次，总计 20~30min。每日可敷 3~4 次。亦可将药袋从锅中取出，滤水片刻，然后将药袋放在治疗的部位上。

二、注意事项

（1）热敷的部位主要是项背、四肢和腰部。

（2）热敷的温度应以患者能忍受为度，要避免发生烫伤。对皮肤感觉迟钝的患者尤需注意。

（3）局部皮肤有创伤、溃疡、感染或有较严重的皮肤病者、肢体感觉障碍者慎用。

第十四节 中药熏蒸技术

中药熏蒸技术是借用中药热力及药理作用熏蒸患处的一种外治技术。以中药蒸气为载体，辅于温度、湿度、力度的作用，促进局部的血液及淋巴的循环，促进水肿及炎症的吸收，消除局部肌纤维的紧张和痉挛。

一、基本操作方法

1. 烟气熏法 利用所取药物，或研粗末，置于火盆或火桶中；或用纸片，将药末摊于纸上并卷成香烟状，点燃熄灭后而产生的烟气，对准某一特定部位进行反复熏疗。

2. 蒸汽熏法 利用所取药物加清水煎煮后所产生的蒸汽熏蒸某一特定部位。操作方法：①取用一种特殊容器，将所用药物置于容器中加清水煎煮后，即对准患处或治疗部位，边煮边熏；②取出药液，倒入盆内，再趁热熏蒸。

3. 汽雾透皮技术 应用现代电子技术生产出的汽雾透皮设备，可进行全身、四肢及局部的汽雾给药。一般将蒸汽温度控制在45℃左右，每次熏蒸时间设定为30min左右。应视具体情况调节蒸汽温度，以患者能耐受为宜。

二、注意事项

（1）药汤温度要适宜，不可太高，以免烫伤皮肤。如果熏蒸时间较久，须持续加热，注意避免烫伤，注意防火。

（2）注意消毒。

（3）严重心脏病、严重高血压病等，均忌用全身熏蒸。

第十五节 中药泡洗技术

中药泡洗技术借泡洗时洗液的温热之力及药物本身的功效，浸洗全身或局部皮肤，起到活血、消肿、止痛、祛瘀生新作用。

一、基本操作方法

1. 全身泡洗技术 是用较多的中草药煎汤制成水剂，然后将其注入浴缸、浴桶或专门器械中，待药液降温后，用来泡澡的治疗疾病的方法。

2. 局部泡洗技术 是指用药液浸洗身体或身体的某一部位（多为患部），以达到治疗局部或全身疾患的目的。

二、注意事项

（1）中药泡洗操作过程中，注意补充水分。

（2）急性传染病、严重心力衰竭、呼吸衰竭等，均忌用全身泡洗。

第七章　心脏康复常用外治疗法

外治与内治，是中医治疗学的两个部分。中医外治技术在辨证论治的基础上，通过整体调节，在多方面、多环节发挥效能，费用低廉、不良反应较少。中医外治的方法分为整体治疗、皮肤官窍黏膜治疗、经络腧穴治疗等。研究显示，运用中药、针刺、艾灸、推拿、按摩、药膳、太极拳、八段锦等中医传统手段和方式，针对冠心病、心力衰竭等病种进行的有益探索，在缓解临床症状、改善心功能、提高生存质量、降低再入院率等方面具有一定的优势。结合我国的国情，充分发挥中医药学及其养生康复学的优势，将中医外治技术规范化应用于心脏康复，有助于康复效果的提升。

第一节　皮肤官窍黏膜外治疗法

一、熏洗疗法

熏洗疗法是以中医药基本理论为指导，将药物煎煮后，先用蒸汽熏蒸，再用药液在全身或局部进行敷洗的治疗方法。熏洗疗法是祖国医学中外治疗法的重要组成部分。此疗法是借助药力和热力，刺激神经系统和心血管系统，通过皮肤、黏膜作用于机体，促使腠理疏通、脉络调和、散风除湿、气血流畅、透达筋骨、活血理气，改善局部营养状况和全身机能从而达到治愈疾病的目的。

熏洗疗法历史悠久。在古代，当人们用水洗浴身体，用树叶、柴草等点燃熏烤某一部位，发现可以起到减轻或消除病痛作用，这就是熏洗疗法的起源。我国古代的文史地理书籍中对熏洗疗法都有记载，《五十二病方》有着熏洗疗法药用器械的最早文字记载。到了秦汉时期，熏洗疗法已从临床应用的基础上，开始逐渐转向理论上的初步探索，《黄帝内经》中的"渍形""浴之"即为熏洗法。首次将熏洗疗法列为重要而常用的治则治法，为熏洗疗法奠定了理论基础。《伤寒杂病论》有着使用熏法达到助阳解表治疗表证目的的记载，也是现代汤药熏蒸治病之先导，为推动熏洗疗法的应用起到了积极作用。晋代与南北朝时期，熏洗疗法已成为治疗急症的常用方法。葛洪《肘后备急方》、陈延之《水晶方》均记载有一些熏洗疗法治疗急症的方剂。唐代，熏洗疗法的应用较为广泛，《千金要方》《千金翼方》《外台秘要》等，均载有大量的熏洗疗法，不仅将熏洗疗法应用于内、外、妇、儿、五官、皮肤等各科疾病的治疗，而且还将其应用于疾病的预防。宋金元时期，熏洗疗法的应用已经较为普及了，《太平圣惠方》

《太平惠民和剂局方》《圣济总录》《儒门事亲》《世医得效方》等医籍中，对熏洗疗法的记载颇多，其熏洗药物和方剂之多、治症之广、应用此法的医家之众，是前所未有的。明代，熏洗疗法的应用更加普遍。《普济方》和《本草纲目》均记载了许多熏洗疗法的方剂，据初步统计达数百首之多，为后世对熏洗疗法的应用和研究提供了非常宝贵的参考资料。清代，熏洗疗法不仅得到了空前普遍的应用，而且同时注重了熏洗疗法的理论探讨，使得熏洗疗法日臻完善，《串雅外编》专列熏法门、蒸法门与洗法门，所载诸方具方简、效验的特点。新中国成立后，特别是改革开放以来，中医药事业有了很大的发展，随着人们对中医外治法研究热潮的到来，熏洗疗法也得到了突飞猛进的发展。熏洗疗法已成为治疗某些疾病的常用方法或预防疾病的保健方法，一些中医院校和科研机构的有识之士，已经着手或即将着手从理论和科研的高度对熏洗疗法进行探讨、研究。在熏洗剂的改革方面也做了不少工作，如将临时制备的中药煎剂改成颗粒剂、煮散剂或溶液剂，用时加开水冲即可熏洗。总之，随着熏洗疗法的应用的研究工作广泛深入开展，熏洗疗法将会为防病治病、保障人民身体健康发挥出更重要的作用。

1. 操作方法

（1）器具：中药熏蒸仪（治疗胸痹应用中药局部熏蒸仪）。

（2）方法：通过数字智能化控制恒温，将辨证配制的中药药液加温为中药蒸汽，利用中药蒸汽中产生的药物离子，对皮肤患部进行直接熏蒸。

2. 推荐中药配方

（1）血瘀偏寒证：桂枝 6g，川芎 6g，羌活 6g，冰片 1g。

（2）血瘀偏热证：葛根 6g，郁金 6g，薄荷 6g，徐长卿 6g。

（3）血瘀痰湿证：瓜蒌 6g，厚朴 6g，乳香 6g，没药 6g。

（4）水湿泛滥证：茯苓 6g，槟榔 6g，泽泻 6g，桂枝 6g。

3. 临床应用　可用于冠心病、心律失常、慢性心力衰竭、高血压病等多种心脏疾病患者，根据患者体质，辨证组方治疗，并选择不同的透皮促进剂。

在动物实验研究方面发现，中药熏洗可以下调大鼠血液中异常升高的致炎因子血清肿瘤坏死因子-α（TNF-α）的水平，抑制白细胞介素-1β（IL-1β）的表达。也有研究发现中药熏洗可上调大鼠血清中细胞因子 IL-4、IL-10 水平，下降干扰素-γ、TNF-α 水平，且存在一定的量效关系，因此中药熏洗法抗炎作用机制可能与调节 Th1/Th2 平衡有关。

目前临床学者选用方剂多根据自身用药经验，关于熏洗疗法不良反应报道少，试验对象筛选不严格，疗效不一，评价标准也多种多样，缺乏多中心、大样本且设计严谨的对照试验验证。归纳而言，目前临床所采用熏洗方剂多为活血化瘀、温补心肾药物，另配伍枝、藤、叶、花等富含挥发油成分的植物。利用中药水煎液趁热在皮肤和关节患处进行熏蒸淋洗，借助热力，使中草药挥发油成分从毛孔进入，贯通经络，促进药物的透皮吸收，直达病所，从而达到治疗目的。如川乌、草乌、威灵仙、白芷、细辛、川芎、寻骨风、羌活、独活等疏通经络，行气开郁，胜湿止痛；当归、白芍补血活血，柔肝止痛；伸筋草、透骨草、红花、艾叶等活血，行气止痛。

熏洗疗法主要作用机制为热力和药力双重作用。但是，在实际熏洗操作过程中，操作者仍根据自身经验和患者自觉舒适度执行，如怎样根据患者证型选方、煎煮汤液方法、熏洗液温度、熏洗时间、熏洗频次及熏洗疗程等方面都缺乏标准和依据，导致患者治疗效果受到影响，又不易掌握，不利于熏洗法进一步推广。中药熏洗法浸洗时，通常将药液温度控制在43~46℃，将肢体慢慢浸入药液，并用长镊夹纱布擦洗。临床实际应用中，标准温度并未达成统一，多数以患者自觉舒适为宜；且经过文献检索发现，多数临床研究并未提及熏蒸和淋洗的具体温度。由调查发现，患者在进行膝关节熏洗时最舒适温度为（40.7±2.15)℃，且不同的中药熏洗温度和时间对疾病的治疗效果产生影响，44℃熏洗组治疗后活动功能最佳，而41℃熏洗组缓解疼痛最佳。熏洗时，热药液可促进血管扩张，但持续用热超过30~45min后，则血管收缩，机体为避免长时间受热而产生防御反应即继发效应。因此，熏洗时间不宜过长，以20~30min为宜，如需反复使用则必须间隔1h，让机体组织有一个复原过程。目前临床运用时一般熏洗时间为20~30min，每日1~2次，1个疗程为15~30d。

二、沐足疗法

沐足疗法是根据中医辨证论治理论，将药物煎煮成液或制成浸液后通过浸泡双足按摩足部穴位等方法刺激神经末梢，该疗法根据传统中医理论和现代全息根据生物学理论，应用托毒透邪、补肾活血养血方药，将药物煎煮成液或制成浸液后通过浸泡双足，药性通过穴位直达脏腑，并施以足部穴位按摩，刺激神经末梢，改善血液循环，疏通经气，调理气血，从而达到防病治病目的。人体的足部有丰富的穴位，与生血有关的穴位有涌泉、照海、太溪、水泉、解溪、厉兑、内庭、冲阳、三阴交、昆仑、至阴等穴，这些穴位通过经络与相应的脏腑相连。中医理论认为，通过刺激这些穴位，可达到疏通经气、调理气血、调节脏腑功能的目的。现代全息生物学理论认为，全身各部位在足部都有其对应的反射区，刺激足部这些反射区，可引起相对应身体部位的生理反应和变化，从而对其对应部位的疾病起到治疗作用。

在中医文化中，沐足疗法源远流长，它源于我国远古时代，是人们在长期的社会实践中的知识积累和经验总结，至今已有3 000多年的历史传统。我国是沐足疗法起源最早的国家，几千年前的中国就有关于足部按摩的记载。据考证，当年足疗与针灸在我国为"同根生"之疗法。《黄帝内经》《华佗秘笈足心道》《史记》均已有了足部疗法的记载；隋代《摩诃止观》"意守足"指出常擦足心能治多种疾病。沐足疗法在唐代即传入日本、朝鲜。元代以后又传入欧洲。明代时期，沐足疗法得到进一步发展。后因封建礼教、女子裹脚等影响了该疗法的健康发展。

沐足疗法通过反射区促使大脑传导信号，改善人体内分泌和血液循环，调节生理环境。中医以局部观全体，把脚看作人体的全息胚，上面充满了五脏六腑的信息，对脚的按摩就是对全身的按摩。足部按摩通过对脚的按摩能刺激调理脏腑，疏通经络，增强新陈代谢，从而达到强身健体、祛除病邪的目的。

从拥有 2000 多年历史的中医经络学说的角度，更能说明双脚与全身的密切关系。经络学说认为：双足通过经络系统与全身各脏腑之间密切相连，构成了足与全身的统一性。人体十二正经中，有六条经脉即足三阴经和足三阳经分布到足部。足部为足三阴经之始，足三阳经之终。这六条经脉又与手之三阳经、三阴经相连属，循行全身。奇经八脉的阴跷脉、阳跷脉、阴维脉、阳维脉，也都起于足部，冲脉有分支到足部，从而加强了足部与全身组织、器官的联系。因此，脏腑功能的变化都能反映到足部上来。

1. 操作方法

（1）器具：沐足治疗盆或其他类似设备。

（2）方法：应用电动足浴盆，加入中药方配制的药液，调节适宜温度，以 35~45℃为宜。浸泡并按摩足趾、足心和足部常用穴位，或电动按摩足部反射区，每日 1 次，每次 30min。

2. 推荐中药配方 桂枝 10g，鸡血藤 20g，凤仙草 30g，食盐 20g，常用于治疗冠心病、心力衰竭。夏枯草 30g、钩藤 20g、桑叶 15g、菊花 20g，常用于治疗高血压病。

3. 临床应用 可用于冠心病、心律失常、心力衰竭、高血压病等多种心脏疾病患者，根据患者体质及并发症、兼夹症状（如失眠、肢体疼痛麻木等），辨证组方治疗。忌空腹及餐后立即沐足。

中医认为，劳则气耗，气为血之帅，血为气之母，气行则血行，气滞则血停。推动无力，血流瘀滞，血得热则行，得寒则凝，总之气滞、气虚、血瘀、寒凝均可导致血液运行不畅，所以治疗上主要选用活血、祛瘀、行气、补气、温阳的药物。足浴疗法是通过水的温热作用、机械作用及借助药物蒸汽和药液熏洗的治疗作用，起到疏通腠理，活血化瘀，理气和血的作用，从而达到增强心脑血管机能、改善睡眠、消除疲劳、增强人体抵抗力等目的，有效防治冠心病、高血压、高血脂和动脉痉挛性疾病等。

现代医学认为，"足乃六经之根，是人体的第二心脏"。此外，阴跷、阳跷、阴维、阳维皆起于足部，冲脉也有分支至足部，以加强与全身组织、器官的联系。足掌有 300 多个穴位，67 个反射区，通过足浴，促使全身血液循环改善，调节各脏腑器官的功能，改善内脏产生的病理变化，提高机体自我防御和免疫力。人体经络中主宰人体先天和后天之本的脾肾两经起于足，这些经络与五脏六腑息息相关，用中药泡脚能通过足部反射区特别是"大脑、小脑脑干、额窦、腹腔肾经丛及双足失眠点"等的加强刺激，促进脚部血液循环，降低局部肌张力，消除疲劳，疏通经络，调和阴阳，调节脏腑。中药足浴通过温热和机械作用，刺激足部各穴位，促进气血运行，畅通经络，改善新陈代谢，使自主神经功能恢复到正常状态。同时，药液借助于温热作用、物理刺激、黏膜吸收、经络传导等途径，使药物离子迅速进入血液中，并随血液循环快速输送到全身，充分发挥药物的作用。

中药足浴，作为一种防病治病的有效方法，近年来在临床得到了推广应用。研究发现中药足浴治疗失眠效果尤其显著，且因其操作方便，受到了广大失眠患者的青睐。功能性消化不良为消化科的常见病，患者多有程度不同的焦虑、抑郁、失眠及多梦症状，然而目前学术界有关中药足浴治疗功能性消化不良的文献尚少，临床经验与实验研究不足。在未来的科学研究和临床过程中，可尝试对这一领域进行深入探索，探究其治法，辨证论治，同病异治，因人制宜，对不同的患者制作最适合其病情需要的浴足方，以使中药浴足得到广泛的应用。

三、鼻药疗法

鼻药疗法是指将鼻腔作为用药或刺激部位，以不同方式将中药或其制剂纳入鼻中，发挥局部或全身性作用，从而达到预防及治疗疾病的一种疗法。鼻药疗法的用药方法分为三种，塞鼻法、鼻吸法、鼻嗅法。塞鼻法亦称纳鼻法，是将药物研细，加赋形剂或做成栓子，或将药末以纱布或薄棉包裹，或将药物制成药液，以棉球蘸湿，塞入鼻腔，以治疗疾病的方法。鼻吸疗法是将一定的药物制成粉末吸入鼻内，使药末直接作用于鼻黏膜，以治疗疾病的方法。鼻嗅法是将药物制成粉末，煎取药汁，或鲜品捣烂，或点燃药物，以鼻闻其气味而治疗疾病的一种方法。目前后两者常用。药物经鼻黏膜吸收后可直接进入体循环，避免了胃肠道消化液对药物的破坏作用和肝脏对药物的首过效应，因此药物吸收迅速，给药后起效快、作用强，患者易于接受。

1. 药物 ①中药颗粒剂（菖蒲 15g、檀香 6g）。②冠心舒吸嗅剂。

2. 方法 ①经过吸氧湿化瓶的氧气经过输运管道（测温 37℃左右），接普通鼻导管（单侧）持续供氧。湿化瓶中加入中药颗粒剂（菖蒲 15g、檀香 6g），每天 2 次，每次 30min，12d 为 1 个疗程。②冠心舒吸嗅剂，每日 1 粒（0.5g），每次塞鼻吸嗅 30min，日用 2 次，左右鼻交替。

3. 临床应用 可用于冠心病、心律失常、高血压病等多种心脏疾病患者，根据患者体质及并发症、兼夹症状（如失眠、肢体疼痛麻木等），辨证组方治疗。

中药鼻药疗法历史悠久，具有独特的优点，东汉张仲景《金匮要略》中就记载用"薤捣汁，灌鼻中"法治"卒死"。近年来，中药鼻腔给药制剂取得了较大的进展，经鼻腔给药的中药剂型有滴鼻剂、喷雾剂、膜剂、乳剂、吸嗅剂、凝胶剂、洗剂等。鼻腔给药对药物本身也有要求，若药物有效成分是溶于溶剂的，则要求分子不能太大，同时药物分子中不应有强的极性基团，否则不利于透过脂质膜；若药液成分是不溶性的，如混悬剂则要求应尽量使其粒度达到最小，以利于吸收。塞鼻剂的药物也要求应尽量将其粉碎到最细的粉末。气雾剂和喷雾剂则应控制喷出药粒的大小，因为喷出的药粒较大，在前庭区即被卡住沉积，太小的粒子却会随呼吸进入肺部。鼻腔给药与口服给药、皮下给药等给药途径相比，具有生物利用度高、药物吸收快等特点。临床应用要注意，凡刺激性较强的药物，不宜直接接触鼻腔黏膜，以免造成损伤。塞鼻后局部出现刺激反应者，立即把塞鼻剂取出。应用该疗法，一般只用于一侧鼻腔，或左右更替，以保证通气功能不受影响。

第二节　经络腧穴外治疗法

一、经穴体外反搏疗法

经穴体外反搏疗法是以中医经络理论为指导，将中药颗粒或替代品置于丰隆、足三里等穴位，借助体外反搏袖套气囊，通过心电反馈，对穴位进行有效刺激，以达到舒通气血、化瘀通络目的的一种治疗方法。

1. 操作方法　将中药颗粒或利用橡胶球电极片电磁产品等替代品固定在所选穴位上，然后外缚体外反搏袖套气囊行体外反搏治疗。气囊压力大小根据患者耐受程度因人而异，既不影响体外反搏治疗效果又起到穴位刺激作用，每日 1 次，每次 30min，疗程为 10d。

2. 推荐穴位　常用丰隆、足三里等穴。

3. 临床应用　体外反搏的作用机制与运动训练有相似之处，且其适应证较有氧运动更为宽泛，除了发挥辅助循环，增加冠状动脉血流、促进侧支循环形成的作用外，还可改善血管内皮功能及降低血管僵硬度，改善左室功能，提高运动耐量。可用于治疗冠心病、慢性心力衰竭等。经穴体外反搏疗法是将经络理论应用于体外反搏，集运动和血流动力学效应、穴位刺激、经络感传作用于一体的综合治疗。其非单纯经络刺激和体外反搏功能的简单叠加，而是通过心电反馈，产生与心脏跳动、经络循行和气血津液循行相一致的穴位刺激和机械舒缩，达到舒通气血、化瘀通络的目的。通过改善血管内皮功能，阻抑动脉粥样硬化，减轻心肌缺血达到治疗冠心病心绞痛的目的。也可作为运动训练的替代方式，对于存在运动禁忌的患者，如不稳定性心绞痛、体位性低血压、静息心电图显示严重心肌缺血改变，合并肢体活动障碍（偏瘫等），可先行此法治疗，待情况好转无运动禁忌时再开始运动训练。急性心肌梗死、中至重度的主动脉瓣关闭不全禁用，血压 170/110mmHg 以上者，应预先将血压控制在 140/90mmHg 以下；伴充血性心力衰竭者行反搏治疗前，病情应得到基本控制，体重稳定，下肢无明显水肿，反搏治疗期间应密切监护心率、心律和血氧饱和度（SpO_2）等生理指标；心率>120 次/min 者，应控制其在理想范围内。

二、耳压疗法

耳压疗法是将药籽贴敷耳穴上给予适度的揉、按、捏、压，使其产生酸、麻、胀、痛等刺激效应以起到治疗作用的方法。

1. 操作方法　将医用胶布剪成 0.5cm×0.5cm，逐个取王不留行籽粘在胶布中央。用玻璃棒探针在耳穴相应穴位探查反应点，选择压痛点取穴。找准穴位后，用镊子夹取贴附药籽的小方块胶布，先将胶布一角固定在穴位的一边，然后将药籽对准穴位，用左手手指均匀按压胶布，直至平整。取 3~4 穴，每次取一侧耳穴，两耳交替施治，每日按压 4~5 次，发作时亦可按压刺激。隔 2~3d 换贴一次，10d 为 1 个疗程。

2. 推荐穴位

（1）冠心病：主穴为心、皮质下、神门、交感。配穴选用内分泌、肾、胃。

（2）高脂血症：脾、胃、内分泌等穴，或取敏感点。临证加减，如肠燥便秘者加肺、大肠，脾虚湿盛加肾、三焦。

（3）高血压病：降压沟、肝、心、交感、肾上腺、神门、肾。

（4）心力衰竭：心、肺、脾、肾、三焦、小肠、内分泌、交感等。

（5）心律失常：心、神门、交感、皮质下、内分泌、胸、小肠等。

3. 临床应用　耳穴疗法治疗的操作简单易行，较安全，一般无不良反应和绝对禁忌证。耳部分布有面神经、耳颞神经、耳大神经、枕大神经等，刺激不同的耳穴，其相关的神经核便调节中枢神经系统，对交感、副交感神经进行调节。对改善心绞痛、负性情绪、睡眠等有一定作用。

三、中药穴位贴敷疗法

中药穴位贴敷疗法是将中药或中药提取物与适当基质和（或）透皮吸收促进剂混合后，制成敷贴剂，贴敷于人体腧穴上，利用其药物对穴位的刺激作用和中药的药理作用来治疗疾病的无创穴位刺激疗法。

中药穴位贴敷疗法以中医经络学说为理论依据，把药物研成细末，用水、醋、酒、蛋清、蜂蜜、植物油、清凉油、药液甚至唾液调成糊状，或用呈凝固状的油脂（如凡士林等）、黄醋、米饭、枣泥制成软膏、丸剂或饼剂，或将中药汤剂熬成膏，或将药末撒于膏药上，再直接贴敷穴位、患处（阿是穴），用来治疗疾病的一种无创痛穴位疗法。它是中医治疗学的重要组成部分，是我国劳动人民在长期与疾病做斗争中总结出来的一套独特的、行之有效的治疗方法，它经历了无数次的实践、认识、再实践、再认识的发展过程，有着极为悠久的发展历史。

1. 操作方法　用75%乙醇或0.5%～1%碘伏棉球或棉签在穴位部位消毒，进行贴敷等。①贴法：将已制备好的药物直接贴压于穴位上，然后外覆医用胶布固定；或先将药物置于医用胶布粘面正中，再对准穴位粘贴。硬膏剂可直接或温化后将硬膏剂中心对准穴位贴牢。②敷法：将已制备好的药物直接涂搽于穴位上，外覆医用防渗水敷料贴，再以医用胶布固定。使用膜剂者可将膜剂固定于穴位上或直接涂于穴位上成膜。使用水（酒）浸渍剂时，可用棉垫或纱布浸蘸，然后敷于穴位上，外覆医用防渗水敷料贴，再以医用胶布固定。③熨贴：将熨贴剂加热，趁热外敷于穴位。或先将熨贴剂贴敷穴位上，再用艾火或其他热源在药物上温熨。

2. 推荐穴位及中药配方

（1）推荐穴位：心俞、膻中、内关、厥阴俞、至阳、通里、巨阙、足三里、三阴交、脾俞、肺俞、关元等。根据患者的辨证或病位辨证取穴。

（2）推荐中药配方：根据病情辨证选用活血化瘀、芳香开窍等药。推荐药物：①三七、蒲黄、乳香、没药各2份，冰片1份，焙干研末。②黄芪30g，川乌、川芎、桂枝、红花、瓜蒌各15g，细辛、荜茇、丁香、元胡各10g，冰片、三七各6g，焙干研末。③吴茱萸2份，肉桂1份，焙干研末。④以白芥子、延胡索、甘遂、细辛等作为基本处方，粉碎研末后加姜汁调匀敷在专用贴敷膜上。⑤将冰片、血竭、人工牛黄、郁金、细辛、生大黄、赤芍、生地及当归烘干制成粉剂，再加入二甲基亚砜制成软膏剂。

3. 临床应用 穴位贴敷能明显减少心绞痛发作次数，减轻疼痛程度，缩短心绞痛持续时间，减少硝酸甘油用量，改善患者的临床症状，且疗效确切、安全无不良反应。用于冠心病、心律失常、心力衰竭、高血压病等多种心脏疾病患者，也可根据患者体质及并发症、兼夹症状，辨证选药组方治疗。同一穴位敷贴时间为2~6h，每日或隔日1次。敷贴过程中注意观察病情变化，询问患者有无不适，敷药后若出现红疹、瘙痒、水疱等现象应暂停使用。对药物或敷料成分过敏者或贴敷部位有创伤、溃疡者禁用。

新中国成立以来，由于社会的发展和科学进步，专家学者们对历代的文献进行考证、研究和整理，大大提高了贴敷疗法在临床应用上的实用价值。在传统方法基础上，对贴敷的外治疗效和推广应用，起到了较大的促进作用。特别是由于贴敷疗法主要是运用中药通过体表皮肤、黏膜等的吸收发挥作用的，所以现代医学对吸收机制的认识也对提高外治疗法有着重要作用。近年来，在科技日新月异发展的今天，许多边缘学科及交叉学科的出现，为贴敷疗法等中药外治方法注入新的活力。由于贴敷疗法大多局限于广义上的外敷，故而人们在治疗器具新方法的研究中，主要从促进药物吸收和多种方法协同使用的角度着眼。一方面运用现代生物、物理学等方面的知识和技术，研制出新的具有治疗作用的仪器并与贴敷外治协同应用；另一方面研制出不少以促进药物吸收为主，且使用方便的器具。其中利用声、光、电、磁等原理配合中药治疗的方法也普遍应用。此外，外治剂型不断涌现，新中国成立后出现的中药硬膏剂，是对中医传统敷贴的发展，由橡胶及配合剂组成基质，再加上中药提炼的挥发油或浸膏制成。

四、针刺疗法

针刺疗法是一种利用针刺进行治疗的方法。

1. 操作方法

（1）常规消毒。

（2）进针法有指切进针法、夹持进针法、舒张进针法、提捏进针法。针刺的角度有直刺（90°）、斜刺（45°）、平刺（15°）。行针基本手法：捻转法、提插法。行针辅助手法：循法、刮法、弹法、搓法、捏法、震颤法、飞法。施术完毕后即可出针或酌留10~20min。出针时，以左手拇、食指按住针孔周围皮肤，右手持针轻微捻转并慢慢提至皮下，然后迅速拔出并用干棉球按压针孔防止出血，最后检查针数，防止遗漏。根据患者体形、体质、疾病虚实等选取合适的针具，辨证取穴，并实施恰当的补泻手法，得气留针。每日1次，5次为1个疗程。

2. 推荐穴位

（1）主穴：心俞、厥阴俞。配穴：内关、膻中、通里、间使、足三里等。心血瘀阻加膈俞、阴郄；痰瘀痹阻加膻中、丰隆；心阴虚加三阴交、神门、太溪；心阳虚加关元、气海。适用于冠心病心绞痛。

（2）主穴：内关、神门、心俞、膻中、厥阴俞。配穴：气虚加脾俞、足三里、气海。阴虚加三阴交、肾俞；心脉痹阻加膈俞、列缺；阳虚加关元、大椎；痰湿内蕴加丰隆、脾俞；阴虚火旺加厥阴俞、太冲、太溪。适用于室性早搏等快速心律失常。

（3）取穴内关、足三里、关元、郄门等，温针或针后艾灸。适用于缓慢性心律失常。

3. 临床应用　针刺改善心肌缺血在基因、转录、蛋白、代谢等多个水平发挥作用。归纳现代针灸文献中治疗冠心病所使用的腧穴，常用穴位有内关、心俞、膻中、足三里、心俞、膈俞、厥阴俞、肾俞、脾俞、太冲、三阴交、太溪、丰隆、关元、巨阙、气海等，根据患者体质及并发症、兼夹症状，辨证选穴治疗。用于冠心病、心律失常、高血压病等多种心脏疾病患者。针刺应注意：①过于饥饿、疲劳、精神高度紧张者，不行针刺。体质虚弱者，刺激不宜过强，并尽可能采取卧位。②避开血管针刺，防止出血；常有自发性出血或损伤后出血不止的患者不宜针刺。③背部第十一胸椎两侧，侧胸（胸中线）第八肋间，前胸（锁骨中线）第六肋间以上的腧穴，禁止直刺、深刺，以免刺伤心、肺，尤其对肺气肿患者，更需谨慎，防止发生气胸。④病情不稳定者或有严重并发症，不宜针刺，如急性冠脉综合征、心力衰竭、严重心律失常等。

五、艾灸疗法

包括直接灸、间接灸、艾条灸、温和灸、雀啄灸、回旋灸、温针灸及灸器灸等。

1. 操作方法

（1）直接灸：把艾绒直接放在皮肤穴位上施灸，每穴3~5粒。

（2）间接灸：对于心脏病气虚阳虚轻症或痰阻血瘀证可选隔姜灸，阳虚重症选用隔盐灸或隔附子饼灸。

（3）艾条灸：穴位点燃后在穴位熏灸，可应用温和灸、雀啄灸、回旋灸法。每次选取5穴，每穴灸治10min，每日1~2次。

（4）温针灸：针刺得气后，在针柄上穿置一段长2~3cm的艾条施灸，至艾绒烧完为止。

（5）灸器灸：胸背部穴可用温灸盒或固定式艾条温灸器灸，四肢穴可用圆锥式温灸器灸疗。

2. 推荐穴位　神阙、关元、膻中、肾俞、命门、足三里、厥阴俞、气海、心俞等。根据患者辨证、病位、主症不同辨证取穴。

3. 临床应用　艾灸具有清除自由基，提高免疫功能，调整脂质代谢，改善血液流变性质，调节内分泌等作用。常用于气虚、阳虚、痰湿、血瘀证型的心脏病患者。糖尿病或其他疾病等引起感觉功能减退、皮肤愈合能力差者忌用。

六、推拿疗法

推拿治疗具有扩张血管，增强血液循环，改善心肌供氧，降低血流阻力，促进病变组织血管网的重建，改善心脏和血管功能。并有调整自主神经和镇痛作用。

1. 操作方法　一指禅推法、按揉法或擦法、摩法。以一指禅推法或指按揉法在穴位处操作，每穴约3min，按揉同时，嘱患者配合深呼吸；横擦前胸部或背部，以透热为度。

2. 推荐部位和穴位　胸部、背部；心俞、膈俞、厥阴俞、内关、间使、三阴交、心前区阿是穴。

3. 临床应用　循经络按摩能够疏通经络，减少冠心病心绞痛发作，提高生活质量。用于冠心病、心绞痛等，心血瘀阻者操作时用力宜稍重，由肺俞至膈俞重推背部膀胱经，以泻为主。气滞血瘀，寒邪壅盛者，揉心俞、厥阴俞，横擦屋翳，使热透胸背。痰涩壅盛，痹阻脉络者，摩腹，擦督脉胸段。心肾阳虚者操作时用力宜轻，轻摩心俞、厥阴俞 10min 左右，以补为主。

七、平衡火罐疗法

拔罐技术是以罐为工具，利用燃烧、抽吸、蒸汽等方法造成罐内负压，使罐吸附于腧穴或相应体表部位，使局部皮肤充血或瘀血，以达到防治疾病的外治方法。平衡火罐疗法是以中医基本理论为基础，以现代医学的神经反射为治疗途径，以自我修复、自我调节、自我完善为治疗核心，以不同的火罐手法为治疗手段的非药物的自然疗法。

1. 操作方法　根据病情选合适的体位，暴露拔罐部位。在背部两侧沿膀胱经闪罐 3 个来回，一个从上到下，一个从下到上。背部涂适量甘油，沿背部两侧膀胱经、督脉循经走罐 3 个来回，沿背部两侧膀胱经摇罐。用小毛巾擦净背部甘油，留罐（根据患者病情留大椎、肺俞、膈俞、脾俞、肾俞）5min。观察吸附、皮肤情况，起罐。注意行平衡火罐疗法前应评估患者皮肤情况，同时有溃疡、皮肤受损处避免拔罐。

2. 临床应用　可应用于阳虚质、痰湿质、湿热质、血瘀质心脏疾病患者，或疾病过程中兼见上述证型者。根据患者辨证、病位、主症辨证取穴施治。临床应用中要检查火罐口是否光滑，以防损伤患者皮肤。走罐、摇罐时用的力度以患者能耐受为度。要注意观察患者的反应，患者如有不适感应立即取罐；重度心脏病、呼吸衰竭、皮肤局部溃烂或高度过敏、全身消瘦以致皮肤失去弹性、全身高度浮肿者及有出血性疾病者禁用。

八、中药热罨包疗法

中药热罨包疗法是将加热好的中药药包置于身体的患病部位或身体的某一特定位置（如穴位上）。通过罨包的热蒸汽使局部的毛细血管扩张，血液循环加速，达到温经通络、调和气血、祛湿驱寒目的的一种外治方法。

1. 操作方法　首先评估患者体质及热罨部位皮肤情况。告知治疗过程中局部皮肤出现烧灼、热烫的感觉，应立即停止治疗。患者取舒适位，暴露热罨部位，将药包加热，每次贴敷后红外线照射 30min，红外线灯应距皮肤 20~30cm，以免皮肤烧伤，照射后应注意皮肤保暖避免受凉。

2. 推荐中药配方及穴位

（1）推荐中药配方：①肉桂 3g，补骨脂 15g，吴茱萸 12g，制南星 10 个，姜半夏 10g，白芷 10g。适用于痰阻寒凝证。②厚朴 12g，大腹皮 12g，广木香 12g，佛手 12g，吴茱萸 10g。适用于气滞血瘀证。研粉后白酒或姜汁调为糊状，制成热罨包。

（2）推荐穴位：足三里、膻中、内关、太溪等穴，或阿是穴。

3. 临床应用　可用于冠心病、动脉硬化等，具有一定疗效。胸痛发作期和严重糖尿病、截瘫等感觉神经功能障碍的患者，以及对药物过敏、皮肤溃烂、有出血倾向的患者禁用、慎用。

九、中药穴位注射技术

穴位注射又称"水针"，是选用中西药物注入有关穴位以治疗疾病的一种方法。所谓"水针"，是相对于原来针灸所采用的"金针"而言。这种疗法始创于 20 世纪 50 年代，当时在蓬勃地搞中医现代化。于是很多医生在临床中尝试用注射器代替原来的金针，很快，这种方法拓展到穴位封闭等很多治疗领域，并取得了巨大发展。由于使用了现代提纯的药物，这种疗法又不同于传统的针灸。因为，药物进入经络，其治疗规律和传统的针灸治疗规律不尽相同，但两种疗法都是以传统经络理论为基础进行的。现代医学还不能解释经络理论，用传统的经络理论也不能完全解释和指导现代的"穴位注射疗法"。

1. 常用穴位　足三里、曲池、肺俞、血海等。

2. 操作方法　患者取正坐位，每次取 2~4 穴，皮肤常规消毒，取 5mL 注射器抽取注射液 2mL 左右，在穴位上斜刺 10~15mm，缓慢提插至有针感，抽吸针筒无回血后，注入药液（每穴注入药液 0.2~0.4mL），隔日一次，6~10 次为 1 个疗程。

3. 注意事项

（1）严格遵守无菌操作规则，防止感染。

（2）使用穴位注射时，应该向患者说明本疗法的特点和注射后的正常反应。如注射局部出现酸胀感、4~8h 内局部有轻度不适，或不适感持续较长时间，但是一般不超过 1d。

（3）要注意药物的有效期，并检查药液有无沉淀、变质等情况，防止过敏反应的发生。

（4）药物不宜注入脊髓腔。误入脊髓腔，有损伤脊髓的可能，严重者可导致瘫痪。

（5）年老体弱及初次接受治疗者，最好取卧位，注射部位不宜过多，以免晕针。

（6）孕妇的下腹部、腰骶部和三阴交、合谷穴等，不宜用穴位注射法，以免引起流产。

十、其他疗法

直流电药物离子导入是指使用直流电将药物离子通过皮肤、黏膜导入体内进行治疗的方法，称为直流电药物导入疗法。可用于冠心病、心律失常、心力衰竭、高血压病等多种心脏疾病患者，也可根据患者体质及并发症、兼夹症状，辨证选穴治疗。

多功能艾灸仪是根据传统的艾灸原理，采用现代的计算机电子技术、磁疗方法，在保持传统艾灸所需要艾绒的基础上，消除了艾灸燃烧冒烟，污染环境、操作不便、效率低等弊端。通过电子加热和磁疗作用，充分利用艾的有机成分，可同时对多个穴位施灸。

冠心病超声治疗仪是运用超声波原理，由电能通过高科技数字信号处理，转换超声波治疗冠心病的治疗方法。其超声波必须是脉冲超声，而且空间占用比为 1∶1。发射比率必须在 0.8~1.25W/cm² 之间，低于 0.8W/cm² 起不到治疗作用，高于 1.25W/cm² 对人体有害。

中医学在漫长的发展过程中，经过历代医家的发展和完善，由简单到复杂，创造了多种多样的康复方法，各种方法均具有不同的治疗范围和优势。宜加强循证医学研究，进一步优化、规范化，及时吸收康复技术新观念、新成果、新手段，应用遥控技术、穿戴式设备技术和互联网技术，使中医心脏康复医学自身内容不断丰富，也使中医康复医学更好地为人们的健康提供保障。

第三节　整体外治疗法

一、导引技术

中医导引术是建立在中国传统文化哲学和生命科学理论基础之上，以主动性肢体运动、呼吸调节、心理调养为基本手段，旨在改善身心协调程度、激发人体自身抗病能力、维护和提升健康状态的养生技法体系。其内容包括了传统气功、健身气功，以及以太极拳为代表的有养生作用的传统武术项目，等等。

对于"导引"内涵的理解，我国第一部病因症候学专著《诸病源候论》中记载了隋太医令巢元方的观点："……令身囊之中满其气，引之者，引此归身内恶邪伏气，随引而出，故名导引。"将"导引"解释为具有引邪气外出功效的呼吸运动。从先秦至当代，关于"导引"观点的记载丰富多样，综合归纳起来可以表述为：第一，"导引"的本质属性是一种主动性的锻炼手段、养生方法；第二，"导引"的运动形式包含了三大要素——呼吸控制（即导气）、肢体运动（即引体）、心神调养（即养魂）；第三，"导引"的功能价值是通过伸展形骸、宣导气血，从而祛病健体、益寿延年。从严格意义上讲，中华导引术有广义和狭义之分。在广义的层面上，只要是符合"内导外引，内外合一"的中国的主动锻炼理论和方法皆应被涵盖于内，其外延就包括了吐纳、引体、按摩、丹道、坐禅、存想等。这些内容按照从古代沿袭下来的习惯分类方法，可以归为"导引"和"行气"两大类别。虽然"导引"和"行气"均以精、气、神的炼养为核心精髓，但对三个要素的要求程度却各有侧重。行气术，以呼吸锻炼为主，辅以形体和意念的训练，是后世所谓"静功"之肇基；而导引术，则以形体锻炼为主，辅以呼吸和意念的训练，是后世所谓"动功"的先导，也就是狭义的中华导引术。

导引术是中华民族养生文化的重要组成部分，早在先秦时期就已经产生，是行气、养生文化的源头，后发展分化出许多流派，形成了今天我们所能了解到的源远流长的导引文化。东汉名医华佗所创的仿生导引术五禽戏，经过历代养生家的传承和改进，到了明清时期表现出新的特点。明代五禽戏有了较大的改变：一方面，从术式外形上看，动作更加简单化，方便人们记忆掌握，且全部采用站立姿势；另一方面，从术式内涵上看，在肢体运动的基础上加入了呼吸调节和意念调节，从而加强了锻炼的功效，并且在对动物的模仿上从对"形似"的追求上升到了对"神似"的追求。八段锦，作为中华导引术的一个重要组成部分，在宋元时期就形成了"文""武"两个流派，"文八段"采取坐势，以集神、叩齿、漱津配合上半身的简单肢体动作，动静结合；"武八段"采取立势，以全身各部分的肢体运动为主，即狭义的八段锦。两个流派在明清时期都极为流行，分别在宋元成就的基础上有所发展和改进，逐渐走向成熟、定型。明代高濂的《遵生八笺》是记载"文八段"的最早的著作。高濂不但记录了"文八段"的歌诀，还以图文并茂的形式，结合图像，对每个术式进行了详细的注解。六字诀，是明清时期非常盛行的一种侧重于呼吸吐纳锻炼的导引方法。其名字与八段锦一样，来源于晋代葛洪的《神仙传》，被称为"六字气"，在中国历史发展的长河中，深为历朝历代医家、养生家们所重视，如陶弘景的《养性延命录》、孙思邈的《千金要方》、胡愔的《黄庭内景五脏六腑补泻图》、曾慥的《道枢》均对其进行了记载，并结合当时的医疗发展情况进行了补充发挥。在明清时期肢体导引的动作被加入其中，与呼吸运动有机配合，使锻炼效果大为改善，六字诀体系更加完备。这个时期的六字诀已不是单纯的吐纳练习，同时加入了擎手、叉手、抱膝等肢体的运动，将"导气"与"引体"有机结合，形成了六字诀沿袭至今的基本模式：在一定肢体动作的配合下，以鼻深吸，根据治疗和保养的需要，选择嘘、呬、呵、吹、呼、嘻的口型，以细、均、深、长的方式由口缓慢吐气。易筋经十二式，是于明清时期出现的一种重要导引锻炼方法，来源于一部名为《易筋经》的著作。这部专著最初以手抄本的形式出现于明代，至于清代道光年间乃有刻印本。易筋经十二式是《易筋经》中流传最为广泛的一种导引术，顾名思义，是一套改变筋骨肌肉的锻炼方法。整个套路由十二个术式组成，在每一式的图示后都附有歌诀加以解释，动作以抻筋拔骨、脊柱拧转为主，特点鲜明，在导引养生领域独树一帜。五禽戏，通过模仿动物的动作，以期获得动物长于人类的某些特质和技能，从而提高人体对外界的适应能力，作用以强身健体、养生延年为主，代表了"仿生"类导引；八段锦，每一势动作都明确针对性，具有治疗某种疾病或调理某一脏腑的功能，作用以调身扶正、防病治病为主，代表了"疗病"类导引；四种导引功法的成形，使得中华导引术技术发展的脉络清晰地显现出来。中华导引术作为中医学、中医养生学在疗病和养生方面的具体实践，其动作编创和习练要领同样要注重整体观的指导作用。背离这一主旨，便不能很好地达到其养生保健的疗效。

中医导引术以"形气神"三位一体生命观为基础，在具体的实践中最重要的表现为"调身、调息、调心"之间的三调合一。"三调合一"是导引术的本质属性，是导引术区别于其他运动的根本特点。"调身""调息"和"调心"，从外部表现上，看似三个相互独立的状态，但实际上讲究的恰恰是三者的融合与统一，是一个统一的整体，而这一点恰恰是导引术区别于一般体育运动的根本。

目前，现代科学研究已经证明，调息可以调节自主神经系统中交感神经和副交感神经的张力，从而调整相应的内脏组织器官的功能。调息的内容既包括呼吸形式的调控，也包括出入气息的调控。"调心"，是调节心理活动，也称之为炼神、炼己。调心的目的和意义在于改变日常意识活动的内容和方式，使机体进入练功所需要的意识状态。调心的状态包括意念调控和境界调整两个方面，意念调控是有意的、主动性操作；境界调控是无意的、伴随性操作。二者之间的关系是稳定的意念有助于形成境界，而特定的境界往往会产生其相应的意念。意念调控是指"练功中有意引导、形成或消除特定意识内容的操作",其中包括意守、存想和入静。意守,是主观上将意识移置于某一现实事物的心理操作活动,意守的目的在于排除杂念,一念代万念。如意守丹田,即要求感觉到意识自身移位;存想是想象特定的景物至身临其境的状态。如八段锦中的"双手托天理三焦"、易筋经十二式中的"倒拽九牛尾"、五禽戏虎举下拉中的"手拉重物""手按浮球"等都属于存想的范畴;入静便是逐渐消除一切思维活动的心理过程。入静并不意味着意识的空白,而是要求达到恬淡虚无的境界,体现"如动不动""寂而常照"的状态。境界调控则是伴随性的,不是主动引导的过程,而是顺其自然的过程,如水到渠成。三调(调身、调息、调心)是导引术的本质特征和基本操作内容,习练者从"学练三调"到"三调合一"虽然是一个不断感悟和体会的过程,在学练的初级阶段会产生"三调分离"抑或是"三调协同"的状态,即学练之初首先逐一学习三调的内容,通常是先调身、再调息、最后把握特定的意念和境界。按照从外到内、逐渐深化的训练过程,但本质上导引术在修炼过程中调心、调息、调身是一个统一的有机整体,三调中的每一调都与其他两调相联系,每一调都并非独立存在。调身可以影响调心,练功时身体缓慢柔和节律性的运动与平静的意念活动相适应,而剧烈的运动往往伴随着精神的紧张状体,因此导引术习练力求"寓静于动"。调心与调息更为显而易见,心平方能气和。由此可见,调身、调息和调心是一个有机的统一整体。三调合一的整体观是习练导引养生功法的关键所在,是导引术疗病养生的难点和重点,更是导引术发展的本质特征。

易筋经、五禽戏、八段锦、太极拳等对心脏的益处已有较多的研究证实。八段锦在提高冠心病患者生活质量尤其是在缓解心绞痛症状方面,似有一定的优势,但尚需要更多的试验数据佐证。与西医单纯运动处方相比,八段锦又兼具调神、调心的特点,在一定程度上可改善睡眠、缓解不良情绪,这一系列特征决定了八段锦适合作为冠心病患者心脏康复的一种方式。五禽戏是一种外动内静、动中求静的功法,分别对应五脏。太极拳动作强度低,轻微柔和,是适合冠心病患者心脏康复的有氧运动。易筋经功法是推拿导引技术中的基本功法之一,是一种静中求动、改变筋肉、强身健体的功法。推拿导引技术所练习的易筋经包括十二式。根据具体情况,可以选用其中一式或几式,并应注意顺其自然、循序渐进。这些功法可以单独或组合运用,也可以选用属于导引技术的其他功法以及根据现代运动医学原理创制的医疗体操,比如放松功、内养功等,视具体情况辨证施功。体质过度虚弱者禁忌。

二、中医五音疗法

五音分属五行木、火、金、土、水,通肝、心、肺、脾、肾五脏。具体应用时应该在全面分析病情的基础上,针对病症发生的脏腑、经络结合阴阳五行之间的相生相克关系,选择相应的音乐对患者进行治疗。一般用来治疗由于社会心理因素所致的身心疾病。

1. 起源 中国音乐疗法的历史,可以从遥远的古代回溯到近代,从对距今七八千年前的新石器时代出土文物的研究中发现一些图案中已有音乐舞蹈行为,并可以意会到其中的保健治疗意义。如仰韶文化、马家窑文化、龙山文化等。《吕氏春秋·古乐篇》云："昔陶唐之时……民气郁阏而滞着，筋骨瑟缩不达，故作舞以宣导之。"原始歌舞实际就是一种音乐运动疗法，对舒解郁气、畅达筋脉、调理心身确有好处，而且容易普及施行。随着中华古代文明的全面发展，中国音乐保健治疗意识和方法也得到完善和发展，这以《乐记》音乐理论和《内经》的五音学说为集中代表，形成早期的中医音乐疗法的思想体系。《乐记》是我国最早、影响最大的音乐理论专著，为《礼记》的一个篇章，是儒家重要典籍之一。相传为孔子再传弟子公孙尼子所作。汉成帝时，刘向校《礼记》辑得二十三篇，以十一篇编入《乐记》，这十一篇包括：乐本篇、乐论篇、乐礼篇、乐施篇、乐言篇、乐象篇、乐情篇、乐化篇、魏文侯篇、宾牟贾篇、师乙篇等。《乐记》对音乐理论进行系统的整理，把五音（角、徵、宫、商、羽）的理论确定下来，探讨音乐的原本；音乐的产生与欣赏；音乐对社会与个人作用，重视乐和礼的关系。《乐记》云："乐者乐也，琴瑟乐心；感物后动，审乐修德；乐以治心，血气以平。"从中可透视出音乐与心身调理的关系。

先秦时代的《黄帝内经》认为音乐与宇宙天地和人体气机是密切相通的，把五音引入医学领域，不但与人体内脏、情志、人格相密切联系，而且可以用来表征天地时空的变化。

《灵枢·五音五味篇》有专章命题论述，把五音所属的人，从性质和部位上，分别说明它和脏腑阴阳经脉的密切关系，并指出在调治方面所应取的经脉。同时又列举五谷、五畜、五果和五味，配合五色、五时对于调和五脏及经脉之气各有重要作用。

《素问·阴阳应象大论》《素问·金匮真言论》把五音阶中宫、商、角、徵、羽与人的五脏（脾、肺、肝、心、肾）和五志（思、忧、怒、喜、恐）等生理、心理内容用五行学说有机地联系在一起，详细地提出："肝属木，在音为角，在志为怒；心属火，在音为徵，在志为喜；脾属土，在音为宫，在志为思；肺属金，在音为商，在志为忧；肾属水，在音为羽，在志为恐。"《灵枢·阴阳二十五人篇》中，根据五音多与少、偏与正等属性来深入辨析身心特点，是中医阴阳人格体质学说的源头，由此可见辨证配乐的思想。

中医五运六气学说，提出五音健运，太少相生。五运的十干既各具阴阳，则阳干为太，阴干为少。例如：甲巳土宫音，阳土甲为太宫，阴土巳为少宫，太为有余，少为不足。又如甲为阳土，阳土必生阴金乙，即太宫生少商，阴金必生阳水丙，即少商生太羽；阳水必生阴木丁，即太羽生少角、阴木必生阳火戊，即少角生太徵；阳火必生阴土巳，即太徵生少宫。如此太少反复相生，则阴生于阳，阳生于阴，而不断地变化发展。应用五音来表征大自然时空变化的规律，成为"天人合一"学说的重要基石。

从汉代到清代这两千多年来，中医音乐疗法由一些医家在临床医学的多个方面，开展实践运用，积累了不少经验，但就整体理论和操作方法体系而言，发展缓慢，也不系统，未得到广泛传播和应用。

近十多年来，随着人类医学模式的变化和对中国传统医学的再认识，中医传统音乐疗法开始受到不少国内外音乐治疗的学者的积极关注，并展开了研究，逐渐成为一个新的研究领域。

2. 作用　音乐能养生、治病，已被中外许多学者公认，尤其是中国古典音乐，曲调温柔，音色平和，旋律优美动听，能使人忘却烦恼，从而开阔胸襟，促进身心健康。

在两千年前，中医的经典著作《黄帝内经》就提出了"五音疗疾"的观点。中医认为，五音，即角、徵、宫、商、羽，对应五行（木、火、土、金、水），并与人的五脏和五种情志相连。如宫调式乐曲，悠扬沉静、淳厚庄重，有如"土"般宽厚结实，可入脾；商调式乐曲，高亢悲壮、铿锵雄伟，具有"金"之特性，可入肺；角调式乐曲，朝气蓬勃，生机盎然，具有"木"之特性，可入肝；徵调式乐曲，热烈欢快、活泼轻松，具有"火"之特性，可入心；羽调式音乐，凄切哀怨，苍凉柔润，如行云流水，具有"水"之特性，可入肾。中医的"五音疗疾"就是根据5种调式音乐的特性与五脏五行的关系来选择曲目，以调和情志，调理脏腑，平衡阴阳，达到保持机体气机动态平衡、维护人体健康的目的。

3. 分类　浮躁在五行中属"火"，这类人做事爽快，爱夸夸其谈，争强好胜。平时未发作时，应引导其积极的一面，听些徵调音乐，如《步步高》《狂欢》《解放军进行曲》《卡门序曲》等，这类乐曲激昂欢快，符合这些人的性格，能使人奋进向上。在情绪浮躁时，则应用水来克制，听些羽调式音乐，如《梁祝》《二泉映月》《汉宫秋月》等，缓和、制约、克制浮躁情绪。

压抑在五行中属"土"，这些人多思多虑，多愁善感。平时应多听宫调式乐曲，如《春江花月夜》《月儿高》《月光奏鸣曲》等。这些曲目悠扬沉静，能抒发情感。当遇到挫折，极度痛苦压抑时，应听角调式音乐，如《春之声圆舞曲》《蓝色多瑙河》《江南丝竹乐》，此类乐曲生机蓬勃，能以肝木的蓬勃朝气制约脾土的极度压抑，使其从痛苦抑郁中解脱出来。

悲哀在五行中属"金"，悲痛时，应听商调式乐曲，如《第三交响曲》《嘎达梅林》《悲怆》等，能发泄心头郁闷，摆脱悲痛，振奋精神。对于久哭不止，极度悲伤的患者，应听徵调式音乐，如《春节序曲》《溜冰圆舞曲》《闲聊波尔卡》等。其旋律轻松愉快、活泼，能补心平肺，摆脱悲伤与痛苦。

愤怒在五行中属"木"，愤怒生气时，应多听角调式乐曲，疏肝理气，如《春风得意》《江南好》等。在愤怒至极，大动肝火时，应听商调式乐曲，如德沃夏克的《自新大陆》，艾尔加的《威风堂堂进行曲》等，以佐金平木，用肺金的肃降制约肝火的上亢。

绝望在五行中属"水"，这些人多因遇到大的挫折及精神创伤而对生活失去信心，产生绝望，故必须以欢快、明朗的徵调式乐曲，如《轻骑兵进行曲》《喜洋洋》等中国的吹打乐等，补火制水，重新唤起对美好未来的希望。

音乐治疗每日2~3次，每次以30min左右为宜。最好戴耳机，免受外界干扰。治疗中不能总重复一首乐曲，以免久听生厌。治疗的音量应掌握适度，一般以70dB以下疗效最佳。

在用五音治疗情志时，可依据五志相胜的原理，选择相应的曲目。如以悲切的商调式音乐治疗因怒极而致的神经亢奋，狂躁的病态；用恐惧的羽调式音乐来治疗因过度喜悦而致的心气涣散、神不守舍的疾病；用鲜明、舒畅的角调式音乐来治疗思虑过度而致的神情低落、沉闷的疾病；用热烈、明快、欢乐的徵调式音乐来治疗因为悲哀过度导致的精神萎靡不振，时时哀叹哭泣的疾病；用敦厚、庄重的宫调式音乐来安定极度恐惧引起的情绪不稳定，治疗其神志错乱的疾病。

4. 注意事项

（1）尽可能排除各种干扰，使身心沉浸在乐曲的意境之中。

（2）某些乐曲兼具两种以上的意义和作用，必须灵活选用，以避免有悖病情的内容。

（3）必须控制音量，一般在 40~60dB 即可，用于安神的可更低些。

（4）选择乐曲或者表演方式应该根据患者病情及患者的民族、区域、文化、兴趣爱好、性格特点，不应该强迫患者反复听一首曲子或听其厌烦的乐曲，或参加不喜欢的表演及交流活动，否则会适得其反。

第八章 心脏康复运动生理和作用机制

第一节 心脏康复运动生理

血液循环的主要功能是根据身体代谢水平的需要，完成体内氧、二氧化碳和其他物质的运输，通过血液循环运输机体各器官、组织和细胞的代谢活动所必需的氧气和营养物质，并运走组织细胞生成的代谢产物，使机体内环境的各种理化因素维持相对稳定，以保证机体的代谢活动正常进行。体内各内分泌腺分泌的激素和其他体液因素，通过血液循环运送到靶细胞，实现机体的体液调节；骨髓、淋巴结等生成的白细胞、免疫抗体及各种凝血因子等，也通过血液循环实现血液的防卫功能；内脏和骨骼肌产生的热量，也有赖于血液循环运送到肺和体表散热以实现体温恒定。

血管（动脉、毛细血管、静脉）是血液流通的管道，血管在运输血液、分配血液和物质交换等方面有重要的作用。在考虑血液循环生理时，必须从整体观点出发，要认识到循环系统的功能是同全身的活动相协调一致的。

在长期体育锻炼或训练的影响下，特别是经常参加有氧运动，血液循环特别是心泵功能可以获得明显增强。这些变化是增进健康，提高有氧工作能力的重要基础。在运动时，由于代谢水平提高，血液循环功能在神经和体液调节下产生代偿性增强，使之与运动负荷相匹配。从氧的运输角度来说，能使运输氧的功能得以提高，从而提高人体的有氧工作能力。正是因为这样，才能保证运动得以持续进行。

一、运动心脏的结构特征

1. 主要形态改变 运动性心脏肥大是运动心脏的主要形态改变，可发生在左、右心室或（和）心房，但以左心室肥大为主。其肥大程度与运动强度和运动持续时间有关，但通常运动员心脏肥大呈中等程度肥大。一般耐力项目运动员心脏为离心性肥大，以心腔扩大为主，也伴有心壁增厚；力量项目运动员心脏为向心性肥大，以心壁增厚为主。

2. 组织学改变 运动心脏心房肌层略有增厚，散在的肌纤维增粗，尤其右心耳处梳状肌明显增粗，心房肌组织之间可见较丰富的含有红细胞的毛细血管，说明运动心脏中心房肌纤维有不同程度的增粗肥大，心肌细胞核功能活动增强。伴随心房肌纤维的肥大，相应的毛细血管功能活动增强，有利于运动时肥大心房肌纤维的氧气弥散和营养物质交换过程。长期耐力训练后左右心室肌层明显增厚，尤其左心室肌层增厚更为明显，肥大的运动心肌组织中开放的毛细血管增多，有利于心肌组织的血液供应，氧气弥散和功能代谢。心外膜下层心肌组织中冠状血管分支出现不同程度的增粗，脂肪组织含量较少。运动心脏的组织结构重塑的主要表现是增粗肥大的心肌纤维及其相应的功能增强的毛细血管，构成了运动心脏收缩性增强和有氧代谢增强的结构基础。大强度训练后右心室组织以及内膜下心肌组织缺氧性改变应当引起注意，可能是构成运动性心律失常的病因与病变所在。

3. 运动心脏的细胞学改变　耐力训练后，心房细胞内最突出的超微结构改变是增多的心房特殊颗粒和高尔基复合体。心房特殊颗粒不仅在胞核两端和高尔基复合体附近分布增多，在肌原纤维之间及肌膜之下的分布也增多，而且呈现一种靠近血管区域的趋血管分布现象，说明心房特殊颗粒处于分泌功能活跃状态。心房细胞内分布在肌原纤维之间及肌膜之下线粒体数量增多，体积增大，线粒体嵴致密，基质颗粒明显增多。肌原纤维是心室细胞的主要结构，耐力训练后肌原纤维数量增多，心室肌细胞中线粒体明显增多，主要分布在肌原纤维之间及肌膜之下，在一些区域，如核周和血管附近，肌原纤维之间的线粒体可达 3~4 层。线粒体体积增大，形态各异，个别线粒体超过一个肌节大小。线粒体嵴致密，基质颗粒明显增多。说明耐力型运动心脏对有氧供能系统要求较高，相应心肌细胞中线粒体的数量增多，功能结构加强。大强度耐力训练可造成心肌超微结构的损伤。研究结果表明，伴随运动性心肌肥大，心肌细胞超微结构发生了一系列重塑过程，主要表现在心肌细胞内高尔基复合体及其功能结构增多，粗面内质网增多，心房特殊颗粒增多且功能活性增强，线粒体及其功能结构增多，肌原纤维增多，肌质网和横管系统发达，核糖体和糖原增多。相应的毛细血管分布与功能结构增多。上述心肌超微结构的改变构成了耐力型运动心脏内分泌功能增强，心肌有氧氧化与能量产生增多，心肌收缩功能增强，心力储备增强的功能结构基础。大强度耐力训练造成心肌超微结构的损伤将不仅影响运动心脏的功能与代谢，而且影响到运动心脏的发展与转归。

二、运动心脏功能改变

1. 心率　随着年龄、性别、体能水平、训练水平和生理状况的不同心率有所不同。安静时，成年女子每分钟的心率较男子快 3~5 次。有良好训练或体能较好者心率较慢，尤其是优秀耐力运动员静息时心率常在 50 次/min 以下。在肌肉活动时，心率的增加与运动强度有关，而且增加的幅度还与运动持续时间、体能水平、训练水平有关。所以心率是运动生理学中最常用又简单易测的一项生理指标。

运动心脏功能改变主要表现为，安静时运动员心率减慢，通常为 40~50 次/min，每搏输出量明显增大，心输出量变化不大。说明在安静状态下运动员心脏保持着良好的能量节省化状态，心肌耗氧、耗能量维持在较低水平，保持着良好的心力储备。运动时，心力储备充分动员，主要表现在心率增快，可达 180~200 次/min，构成了心脏储备的重要部分（心率储备）。同时每搏输出量和心输出量明显增大，可达 35~45L/min，相当于安静状态的 8~10 倍，可见心脏泵血功能明显增强。而且，运动员心脏具有可恢复性，即一旦停止运动，运动员心脏结构与功能的适应性改变可复原到常人水平。

2. 每搏输出量（stroke volume，SV）　　每次心跳一侧心室射出的血量称为每搏输出量（简写为 SV 并以 SV_{max} 表示最大每搏输出量）。通常左、右两心室的搏出量大致相等，正常成人在静息状态下的搏出量为 60~80mL，平均为 70mL，而左心室舒张末期的容积为 120~130mL。可见，每一次心搏时，心室内血液并未全部射出，只射出一半多一点。因此，每搏输出量后，心室内还有相当多的余血量。心室舒张期内，心室腔被回心血液逐渐充盈，至舒张末期充盈最大，此时的心室容积称为舒张末期容积（EDV）；心室射血期末，容积最小，称为收缩末期容积（ESD）。舒张末期容积与收缩末期容积之差即为搏出量。正常健康人安静时，左心室舒张末期容积约为 145mL，收缩末期容积约为 75mL，可见，每一次心室收缩时，并未把心室内的血液全部射出。搏出量占心室舒张末期容积的百分比，称为射血分数。健康成年人的射血分数为 55%~60%。耐力训练可使心室腔扩大，舒张末期容积增大，但同时伴有心肌收缩力增加，搏出量增大，故射血分数不变。奋力运动时，由于心肌受交感神经变力性影响，使收缩更有力，搏出量进一步增加，此时，射血分数可以增加到 65% 左右。

3. 每分输出量（minute volume）　　每分钟一侧心室所泵出的血量称为每分输出量（简称心输出量，简写为 CO 并以 CO_{max} 表示最大心输出量）。它等于每搏输出量与心率的乘积。正常成人男性静息状态下心输出量约为 5L/min（4.5~6.0L/min）。女性与同体重的男性相比，约低 10%；青年人则高于老年人。在不同的生理状况下，心输出量有较大的差异，体弱者从卧位而突然起立时，可使心输出量暂时降低；直立过久者心输出量将减少；进餐后、妊娠期、情绪紧张、低 O_2、CO_2 过多和肌肉运动，都可使心输出量明显增加。有良好训练的耐力运动员静息时心输出量与常人相仿，但在剧烈运动时最大心输出量可达 25~35L/min，甚至高达 40L/min。

运动时，心输出量与运动强度相匹配是一种重要反应，但心输出量的储备远比肺泡通气量小，如剧烈运动时，肺泡通气量可达静息时的 20 倍，而心输出量却不能超过静息时的 8 倍，所以，心输出量是限制人体运动能力（特别是有氧耐力运动）的最重要因素。

表示心泵功能强弱的指标以每平方米体表面积计算的心输出量更为可靠，称为心指数（Cardiac index，CI）。我国中等身材的成年人心指数为 $3.0~3.5L/（min·m^2）$。年龄在 10 岁左右时，静息心脏指数最大，可达 $4L/（min·m^2）$ 以上，以后随年龄增长而逐渐下降，到 80 岁时，静息心脏指数降至 $2L/min·m^2$ 左右。肌肉运动时，由于心输出量增加，心脏指数也增加。运动时心指数随运动强度的增加大致成比例地增高，情绪激动和进食时，心脏指数也增高。

游泳运动是水平位的运动，有利于静脉血的回心，可能会使心室舒张末期容积增大即前负荷增加，导致搏出量增加。剧烈运动时搏出量增加，此时心室舒张末期容积并未增大，甚至有所减少。剧烈运动时，在动脉血压升高的情况下，搏出量仍能维持在较高水平，这是由于在神经、体液的调节下，心肌收缩力增强的缘故。

实验表明，搏出量的持久、幅度较大的变化，是依靠心肌收缩能力的调节实现的。心肌力学活动，具体反映在收缩强度（包括等长收缩时产生张力的大小和等张收缩时缩短的程度）和速度（张力发展速率和缩短速度）两个方面。这种通过改变心肌收缩能力来调节心室泵血功能的机制，称为等长自身调节。

在一定范围内，心率上升，SV 增加。心输出量既然是搏出量与心率的乘积，所以在一定范围内增加心率，可以提高心输出量。一般人心率超过 140~150 次/min，搏出量开始下降，当心率超过 180 次/min，心室充盈量明显减少，使搏出量大幅度减少，心率的增加不能补偿搏出量的减少，结果反而使心输出量下降。反之，如果心率过慢，减慢到 40 次/min 以下，尽管心舒张期很长，心室充盈度已达到限度，不可能提高搏出量，反而由于心率过慢而使心输出量减少。因此，只有心率在适应范围内，心输出量才能保持较高水平。

训练运动员在运动时，由于呼吸和肌肉运动等促进静脉血回心，心肌收缩有力和迅速，故搏出量可在心率超过 200 次/min 时才减少。

在一定范围内，心输出量与运动强度呈线性相关。心输出量的增加取决于 SV 和 HR 两个因素。在逐级递增负荷的运动中，心率与运动负荷之间存在着良好的相关，而 SV 的增加则在 30%~40% VO_{2max}（心率大约为 120 次/min）的负荷时已达到峰值。提示，SV 的增加只在小负荷运动时对心输出量的增加有贡献，当运动强度增加到 40% VO_{2max} 以上时，心输出量的增加则全部依赖于心率的增加。

训练特别是耐力训练导致静息心率减少，而每搏输出量相应增加，以保持静息时的每分输出量不变。耐力训练导致亚极量运动时心率加快的幅度减小，而每搏输出量的幅度加大，总的效果是使每分输出量增加的幅度较无训练者为小，当进行极量运动时，有训练者所达到的最高心率与无训练者无差别或低（每分钟 2~3 次），而每搏输出量明显大于无训练者，总的效果是有训练者的最大心输出量比无训练者高。

4. 心泵功能的贮备　一般常人与优秀耐力运动员在静息状态下的心输出量并无差别，即使某些患有轻度心脏疾病的患者，静息时的心输出量与健康人也无明显差别。所以，评价一个人心泵功能的强弱，主要应看其心泵功能的储备。心泵功能储备（或称心力储备）是指个人在体力活动中，所能达到的最大心输出量与静息心输出量之差，即心输出量随机体代谢需要而增加的能力。心脏的贮备能力取决于心率和搏出量可能发生的最大的变化程度。研究表明，运动训练对个体 HR_{max} 无影响，但能使静息心率降低，因而增大心率的储备，动用心率储备是心输出量调节中的主要途径，充分动用心率储备可使心输出量增加 1.5~2.0 倍。当心率过快时，心室舒张时间大大缩短，心室充盈量减少，从而使每搏输出量减少。搏出量是心室舒张末期容积与心室收缩末期容积之差，而心室舒张末期容积和收缩末期容积都有一定的储备量。人体剧烈运动时，由于交感肾上腺系统的活动加强，从而动用心率储备和收缩期储备使心输出量增加。心泵功能储备量的大小是反映人体承受运动负荷能力的重要标志。

三、运动训练和心脏能量代谢

运动训练诱导心脏适应性变化包括：安静状态和次强度运动下，心率减少，左室舒张末舒张容积增加；长期的耐力训练可导致非病理性的心肌肥大，提高心室的功能，增强心脏抵抗缺血的能力。研究表明合理耐力训练可增加糖酵解和氧化代谢的能力。

四、运动心脏的内分泌调节

运动性心脏重塑中发挥作用的心血管调节肽有心钠素、血管紧张素Ⅱ、内皮素、降钙素基因相关肽、胰岛素样生长因子、儿茶酚胺等。

1. 心钠素（Atrial Natriuretic Factor，ANF） 是心房肌组织分泌和产生的一种循环激素，其基本结构为 3 个氨基酸组成的活性多肽，具有利钠、利尿、舒张血管，改善心肌缺血的作用，可对抗去甲肾上腺素、血管紧张素、组织胺、咖啡因等引起的缩血管效应，对心血管功能起着重要的调节作用。其舒张血管的机制是抑制钙通道，减少 Ca^{2+} 内流，抑制肌浆网内 Ca^{2+} 释放，使细胞内 Ca^{2+} 浓度下降，血管平滑肌松弛。一般右心房 ANF 含量最高，其次为左心房、右心室、左心室，室间隔含量最低。除了心房与心室肌细胞及传导系统存有心钠素以外，冠状窦壁、主动脉弓及心肌毛细血管内皮细胞亦含有心钠素样免疫活性物质。某些心外组织，如肺、垂体、肾上腺及消化道也有少量心钠素免疫活性物质。

研究发现，经过不同强度的耐力训练后，心房肌组织中心钠素含量均显著增高，但中等强度训练后增高更为显著；不同强度的耐力训练后，心室肌组织中心钠素含量无明显改变，而血浆中心钠素含量均显著增高。最近研究又发现，心室组织细胞中心钠素的更新率较快，其合成的心钠素不经储存，直接释放入血。在急性运动中，无论是心率增快，血压增高，还是儿茶酚胺水平增高，都通过直接或间接诱发心房扩张或心房压增高而发挥作用，也就是说，心房扩张或心房压增高是刺激运动中心钠素分泌与释放增加的主要因素。耐力训练后肥大的心肌细胞中产生心钠素的功能结构增多，心钠素在心肌细胞中的产生、储备与分泌增多，且非调节式释放增多，尤其心房肌细胞中的储存更为明显。大多数的研究结果表明，激烈运动作为一种强烈的刺激因素，可诱发内分泌的改变，其变化情况随着运动强度、持续时间和外部环境的不同而异。在一定的强度和持续时间范围内，随着运动强度和持续时间的增加，血浆 ANF 含量增加。而且 ANF 对心肌细胞尤其是心肌细胞缺氧时具有明显的保护作用。因此，合理的运动训练有利于血浆 ANF 含量的增加，这对于改善心肌缺氧，调节运动中心血管系统的功能状态具有重要的意义。但心脏这种内分泌的适应性改变具有可溯性。

2. 内皮素（Endothelin，ET） 是一种由血管内皮细胞合成、释放的生物活性多肽。它由 21 个氨基酸组成，是迄今为止发现的体内最强的缩血管活性物质。它作用时间长久，范围广，不被 a_1 受体、H_1 受体及 5-HT 受体拮抗，可被异丙肾上腺素、心钠素及降钙素基因相关肽等激素抑制，是一种内源性长效血管收缩因子。内皮素还有强大的正性肌力作用，内皮素的正性肌力与缩血管作用可能与增加细胞外 Ca^{2+} 内流和细胞内肌浆网 Ca^{2+} 释放入胞质，使细胞内 Ca^{2+} 浓度增加有关。肾上腺素、血管紧张素、加压素的增加，以及缺血缺氧和内皮细胞的损伤均促进 ET 的分泌。激烈运动时，一方面，机体交感神经兴奋，刺激肾上腺激素分泌增加，血浆儿茶酚胺及血管紧张素浓度增加，从而刺激 ET 分泌的增加；另一方面，随着运动强度的增加，机体组织特别是骨骼肌和心肌缺血、缺氧和损伤的进一步加重，也可导致 ET 的释放、分泌增加。总之，运动是导致血浆内皮素浓度升高的因素之一，升高具有强度的依赖性。经过不同强度的耐力训练后，心房肌组织中内皮素含量均显著增高，这与耐力训练组心房组织中心钠素含量改变一致。不同强度的耐力训练后心室组织和血浆中内皮素水平均无显著增高，其原因为耐力型运动心脏协同与拮抗心钠素和儿茶酚胺的作用，保持运动心脏的血流动力学稳态。耐力训练后心房肌组织中内皮素含量增高，也提示心脏局部内皮素的改变是运动心脏肥大，收缩性增强及心动过缓的发生机制之一。

3. 降钙素基因相关肽（Calcitonin Gene Related Peptide，CGRP） 是 1983 年由 Rosenfeld 等发现的一种生物活性多肽，由 37 个氨基酸组成。CGRP 广泛存在于心血管系统中，心房分布高于心室，左心室高于右心室。在心血管中存在降钙素基因相关肽受体，以心房中降钙素基因相关肽特异受体密度最高，CGRP 是目前已知的最强的扩血管活性物质，其强烈的扩张血管作用对心肌缺血具有很强的保护作用，是调节心血管活动的重要生物活性物质。研究显示，经过不同强度的耐力训练后，心房组织中降钙素基因相关肽含量增高，尤其中强度耐力训练后心房中降钙素基因相关肽的改变更为显著。而心室中降钙素基因相关肽含量虽然有所增高，但变化不显著。不同强度的耐力训练后，血浆中降钙素基因相关肽含量明显增高，依然是中强度耐力训练后血浆中降钙素基因相关肽的改变较为显著。适宜强度耐力训练有利于运动心脏组织细胞中降钙素基因相关肽的产生、分泌与释放，对于运动心脏冠状循环的改善，心肌收缩性的增强，心输出量的增加以及心肌缺氧的保护均起重要作用。高强度耐力训练后心房和血浆降钙素基因相关肽消耗增加，降钙素基因相关肽水平反而降低，其变化与心钠素的改变一致，协同调节心脏自身的收缩性，加强心肌泵功能；调节冠状血管紧张性，改善心肌营养，防止心肌缺血的发生；调节心肌自律性，维持心脏正常舒缩功能；调节心肌结构的生长、增殖，产生心肌肥大，以适应运动中能量代谢的需求，提高有氧耐力。

4. 血管紧张素（Angiotensin） 心血管组织存在局部的肾素-血管紧张素系统（RAS），可以自身合成、释放肾素和血管紧张素，起着自分泌、旁分泌的作用。一般负荷运动时，心肌血管紧张素含量由 37% 升至 60%；过度运动时，心肌局部血管紧张素含量下降 23.9%，循环血管紧张素 II（Ang II）升高 256.3%，血浆 RAS 活性升高 37.4%。心肌 Ang II 释放增加对心脏产生正性变力效应，提高心肌的收缩力，从而提高心泵功能，是机体应激状态下的一种代偿性反应。循环 Ang II 升高作用于血管壁内皮细胞及平滑肌细胞合成血管紧张素转换酶（ACE），激活 RAS，Ang II 刺激内皮细胞，与内皮细胞膜上特异受体结合，生成三磷酸肌醇（IP$_3$），使细胞内 Ca^{2+} 浓度增加，引起冠状动脉收缩，加重心肌缺血、缺氧性损伤。长期耐力训练后，心肌组织 Ang II 含量有所增加，其中大强度训练组增加较为显著。综上所述，运动训练可以导致心肌组织 Ang II 的含量增加，ACE 活性增强，改善肾素-血管紧张素系统的功能，提高机体的运动性应激能力。

5. 胰岛素样生长因子（IGF） 是单链多肽，结构与胰岛素前体有部分同源，在细胞的增殖和分化中发挥调节作用，同时还有胰岛素样代谢和营养作用。目前研究已发现，心血管调节肽 IGF-1 在运动性心脏重塑发生过程中起上调作用，且这种上调作用在运动心脏发生的早期即已启动，心房和心室组织中 IGF-1 的调节作用在时间和方式上存有差异，心房 IGF-1mRNA 在运动心脏重塑过程中发挥主要调节作用。

6. 儿茶酚胺 不仅作为神经递质释放入血，参与机体血液动力学、心脏射血功能及代谢调节，而且在心脏局部起神经内分泌作用，调节心源性激素的分泌以及心肌和血管平滑肌细胞的生长与增殖。运动开始就有交感-肾上腺系统参与心血管机能变化、氧气和营养物质的供应及代谢过程的调节。由于交感神经兴奋和肾上腺髓质分泌功能增强，循环血中儿茶酚胺水平升高，增加心率和心肌收缩力，使心输出量增高。同时，使机体血液重新分布，内脏与皮肤血管选择性收缩，大量血液分配到运动肌肉，以适应运动时能量代谢的需求。随着运动强度的增大，血浆儿茶酚胺水平也不断增高，呈正相关关系。

总之，运动训练后产生的心脏激素与生物活性物质，作为局部激素在心脏本身发挥自分泌、旁分泌及胞内分泌作用，调节产生运动性心脏肥大，增加心肌收缩力，改善冠状动脉血管紧张性，改善心肌营养及功能代谢。同时，心脏通过周身分泌作用，作为循环激素，调节自身血流动力学稳态，维持运动心脏的舒缩功能，以适应运动中能量代谢的要求。不同类型运动心脏内分泌激素的产生部位、储存形式、分泌水平及功能范围存在差异。耐力型运动心脏的内分泌功能表现在心房和心室的心血管调节肽的产生、储存及分泌水平相应改变，对增强心肌泵功能、有氧能力、机体能量节省化状态及储备能力有重要意义。力量型运动心脏的内分泌功能多表现在心室，在调节心肌结构增殖肥大、改善冠脉循环，加强心肌营养及功能代谢上起重要作用。

五、心脏病患者对运动负荷的反应

1. 心肌灌注 静息时侧支循环对严重狭窄的心外膜冠状动脉进行代偿，运动时，心输出量达最高，冠脉的侧支循环在低心输出量时已达最大程度的扩张，因而不能进一步增加血流量以适应代谢增加的需要，结果就发生心肌内膜下缺血。冠脉狭窄严重、缺血持续长者可能发生心肌梗死。最近研究发现人体心肌灌注不足首要表现是心肌舒张功能障碍，其次是收缩功能障碍（二维切面超声可见室壁局部阶段性收缩舒张功能异常），随后是左室舒张末压上升，顺应性下降，再次是心电图变化，ST 段下降，最后在缺血累积一段时间后才出现胸痛症状。胸痛症状可能与代谢产物刺激有关。研究发现左室舒张末压上升的幅度与冠脉病变严重程度间存在正相关。

2. 血压 除原有心肌梗死外，不论左室功能正常与否，冠心病患者均有外周阻力增加的倾向。冠心病患者在静息时血压可正常或轻微下降。运动时心脏不能有效增加心输出量，反射性增加外周阻力。已发现 41~46 岁的冠心病患者运动时血压增加幅度较大。收缩压上升与心肌灌注不良有关。随负荷量的增加，血压过早下降可作为识别冠脉病病变或左冠脉严重病变的指标。

3. 心率 运动时冠心病患者的心率增快受多种因素的影响。相同负荷量冠心病患者心率加快的程度比正常人高，心率与全身状况密切相关。冠脉病变严重者最大心率比预计值低。部分冠心病患者运动心率达不到预计心率，这些患者心肌梗死发生率较心率变化正常者高。正常人心率与冠脉血流同时增加。心率与心肌耗氧之间相关性良好。

4. 每搏输出量　正常人运动时左室射血量增加，如冠脉狭窄不重，运动时左室每搏输出量变化不大。冠脉病变严重或双支病变，运动时心搏量不能维持正常，心脏收缩舒张容量增加，每搏量与射血分数均下降，心输出量下降，收缩压下降。

5. 心电活动　心肌缺血严重影响其代谢，心肌高能磷酸化合物水平下降，结果钠泵失活，细胞内水钠潴留，细胞外处于高钾状态，细胞内乳酸堆积。上述原因均影响细胞膜离子通道，从而影响心肌细胞除复极，影响冲动的形成与传导。

6. 心绞痛　据临床研究，1 000 例运动试验发现运动诱发心绞痛者占37%。另有2 703例运动试验阳性者中心绞痛在运动中发作者仅占26%。

六、运动心脏的可复性

众所周知，长期运动训练可产生心脏形态结构、收缩功能及内分泌功能的适应性改变。而运动心脏的适应性改变是心力储备增强的功能结构基础。目前研究表明，完全停止训练后运动心脏的某些适应性改变消失，基本复原到正常水平。主要表现在：

（1）心脏重量下降，基本恢复到正常对照水平，运动心脏肥大的适应性反应消退。

（2）心肌细胞线粒体数量下降，线粒体功能结构的退化，运动心脏氧化代谢和能量产生的功能结构的适应性反应消退。

（3）心肌组织中毛细血管与肌纤维的比值下降，毛细血管腔的表面积密度和体积密度降低。

（4）心肌细胞中特殊分泌颗粒体密度和表面积密度下降，心钠素、降钙素基因相关肽的产生、分泌及释放水平下降。

（5）心脏每搏输出量和最大摄氧量下降。

与病理心脏不同，运动心脏结构与功能的适应性重塑并非永久性改变，是可恢复的，具有可恢复性。

第二节　心脏康复运动的作用机制

心脏康复运动对于心血管疾病的预防和治疗作用机制，涉及整体、器官、细胞和分子水平。

一、康复运动对外周和心血管的影响

1. 外周效应　运动可增加肌肉内毛细血管的密度、开放的数量和直径，相对增加运动肌肉血液、细胞液体交换的弥散面积和效率，提高骨骼肌对氧摄取能力，从而减轻心脏的做功负荷，促使肌肉发生适应性改变。运动训练后，肌细胞中线粒体数量增多、质量提高，表现为线粒体外层色素深度增高、嵴数量增加、细胞色素及氧化酶含量增多、活性增强，骨骼肌利用氧的能力提高。运动还可增加肌细胞表面被激活的胰岛素受体数量，使肌肉中细胞能量代谢的效率增强，相对减少对血流的需求。长期运动治疗可降低运动中神经活动的兴奋性，血液中儿茶酚胺含量降低，心率变慢，耗氧量降低。

2. 心脏功能的适应性改变　关于冠心病康复运动改善心脏功能的研究，已开展了大量的人体研究和动物实验，证实了康复运动产生的心血管适应性变化主要是周围或系统循环的训练效应。康复运动逆转心肌负性变速作用，是由于左心室肌球蛋白同工酶从慢型即低活性的三磷酸腺苷酶 V_2 和 V_3 型转变成快型即高活性的三磷酸腺苷酶 V_1 型，使心肌纤维缩短速度加快。有氧运动具有增加冠脉血流、降低血小板聚集、维持血管再通、预防经皮冠状动脉腔成形术（PTCA）术后再狭窄及改善心功能的作用。长期有氧运动可降低血中的儿茶酚胺水平和外周血管张力，减轻心脏负荷，使心功能得到改善。

3. 冠状动脉的影响　康复运动后冠状动脉结构变化表现在近端冠状动脉增粗、冠状动脉横切面积加大，冠状动脉侧支循环血流明显增加。血管狭窄后再进行运动，其冠状动脉侧支血管生长最明显。运动通过调节冠状动脉内皮功能，增加了血流和血管的储备能力；可使心肌毛细血管密度增加，血管向缺血部位延伸，提高心肌的血液灌注，从而改善心肌缺氧的现象，加速冠状动脉侧支循环的形成，使冠状动脉血流量增高；还可引起更多的冠脉侧支吻合、微血管的基底膜变薄；运动还可改善氧气运送能力，改善心肌缺血，促进侧支循环的形成，稳定患者情绪、改善生活质量。康复运动结合低脂饮食可延缓冠状动脉粥样硬化的发生与发展。

4. 冠状血管调节能力的适应性变化　一氧化氮（NO）、血浆内皮素-1（ET-1）、降钙素基因相关肽（CGRP）具有广泛的心血管效应，它们均有可能直接或间接参与运动耐力的调节。NO 主要由内皮细胞合成，其作用主要包括舒张血管、降低血压、抑制血管平滑肌增殖以及维持其正常的有丝分裂，抑制血小板黏附、聚集以防止血栓的形成。CGRP 是目前已知的最强的舒血管物质之一，对心血管系统起着重要的生理调节作用。冠心病患者有氧的康复运动训练，可改善血管内皮功能及 NO/ET-1 比例，改善心功能。血管内皮细胞合成、释放的前列环素（PGI_2）有抗血小板聚集和舒张血管的作用。血栓烷 A_2（TXA_2）主要是由血小板微粒合成并释放的，具有强烈促血管收缩和血小板聚集作用。冠心病患者通过循序渐进的康复运动，可改善基础和次极量运动的 PGI_2-TXA_2 比例，对冠状动脉有一定的保护作用。

5. 对内皮祖细胞作用　EPCs 是一种在维持内皮功能、血管发生、血管形成过程中起重要作用的细胞。大量研究表明，康复运动可使循环 EPCs 数量增加，使其从骨髓中进入外周血，参与血管内皮的修复、重建，从而维持正常的血管内皮功能。研究发现，因 EPCs 数量和功能下降导致的内皮功能紊乱是影响心血管疾病发生、发展的重要因素。因此，康复运动对 EPCs 的影响作为心脏康复的核心内容具有重要意义。在常见心血管疾病的患者中，康复运动能够通过动员 EPCs 至外周血修复血管内皮结构、稳定内皮功能，发挥改善心血管功能的作用。

6. 对心血管疾病患者血管紧张素的影响　研究发现，适宜的运动可以使血管紧张素Ⅱ、内皮素水平下降，降低肾素、血管紧张素、醛固酮系统及交感神经系统的兴奋性，从而减少心肌损害及延缓心室重构。

7. 降低冠心病危险因素　研究表明，有氧运动可降低血清总胆固醇、三酰甘油和低密度脂蛋白浓度，使血脂代谢平衡稳定，延缓冠脉粥样斑块形成。运动可改善老年人胰岛素反应性，提高胰岛素活性的同时伴有肌浆膜的葡萄糖转运蛋白和 mRNA 增高。有氧和无氧运动都可激活纤溶系统，提高血液纤溶蛋白活性，促进纤溶系统血管型激活剂的释放和降低纤溶抑制剂。有氧运动可使运动肌中毛细血管大量开放，从而降低外周血管的阻力，降低血压，还能提高心钠素的分泌，而心钠素有利尿、排钠的作用，从而进一步降低血压。在运动过程中，肌肉收缩还产生一些化学物质（如组胺、三磷酸腺苷等）有扩张血管作用。有助于降低血压。

8. 生活质量的影响　以体力训练为基础的心脏康复计划的实施可以改善冠心病患者的心脏储备功能，减少与运动有关的症状并且减轻患者的残疾，提高冠心病患者的生活质量。

此外，有氧运动能够通过减少红细胞聚集、降低血液黏稠度等改善血液流变性，减轻脂质过氧化反应，减轻机体炎性反应，提高心肌抗氧化能力等有效地防治动脉粥样硬化。也能通过增加血管生长因子浓度诱导新生血管形成，改善心肌血流供应，抑制心肌细胞凋亡。同时调节患者心理及精神状态，达到综合改善心脏功能、促进心脏康复的目的。

二、早期康复运动对急性心肌梗死（AMI）的影响

20 世纪 60 年代初，美国，以及西欧、北欧国家等心脏专家开始重视 AMI 患者的早期分级活动方案，并阐述这一方案的有效性和安全性。Wenger 等首先提出住院 AMI 患者 14 步康复程序，1980 年又修改为 7 步康复程序。20 世纪 80 年代后，发达国家对 AMI 无并发症患者大多实施 2 周康复方案。患者的住院时间从 14d 缩短到大约 10d。目前主张无并发症的 AMI 患者的住院日可缩短至 4~5d。随着研究的深入，心肌梗死后早期活动的时间限制已经被放宽，而且被证实是安全的。

1. 减少长期卧床的不利影响　长期卧床会给机体带来很多不利影响，出现运动不足病或失用综合征，表现为：①气体交换功能下降，排痰功能障碍，肺炎和肺栓塞发生率升高等；②运动耐力降低；③血栓机会增加；④食欲减退，胃肠蠕动减弱，引起排便困难和便秘。研究证明，7~10d 的卧床休息，循环血容量减少 700~800mL，出现直立性低血压和反射性心动过速；3 周的卧床休息体力工作能力降低 20%~25%；大约 1/3 心肌梗死患者卧床休息时，下肢静脉易形成凝血块。卧床休息 1 周，肌肉收缩力减少 10%~15%。长期卧床会产生或加重焦虑和压抑等心理反应。心肌梗死患者合并焦虑状态占 35.2%，抑郁状态 36.5%，部分心电图出现 QT 间期延长，Holter 监测可见到多种早搏、短阵室速，甚至恶性心律失常。上述不利影响互为因果，形成恶性循环。大量临床实践已证明，早期活动可有效防止这些不良反应，改善心肌供血，提高心脏的储备能力。

2. 提高运动能力，改善患者的生活质量　运动可扩张肢体血管，改善线粒体功能，提高运动储备。大量研究已经证实，通过康复训练，AMI 患者运动耐受时间延长，运动能力的提高平均达 15%~25%。

3. 减少冠脉事件的复发　研究证实，心脏康复治疗可降低 AMI 患者 QT 间期离散

度，改善心率变异性，减少心肌梗死后严重心律失常和猝死的发生。早期活动可使血流加速，促进侧支循环建立，有利于坏死心肌的修复；可以减少心肌耗氧量，提高心肌缺血阈值，增强心血管储备能力。进行康复运动后患者心绞痛阈值提高，机体儿茶酚胺水平降低，室颤阈值提高，猝死的危险降低。运动可以减轻体重、降低血压、降低低密度脂蛋白和三酰甘油，增加高密度脂蛋白，增加纤维蛋白溶酶的活性，降低全血黏度，提高机体对胰岛素的敏感性，改善糖代谢。总之，康复运动可减轻冠状动脉危险因素，延缓动脉硬化的进程甚至使之逆转。

4. 降低病死率　荟萃分析证实心脏康复可以将心肌梗死患者病死率降低 20% ~ 25%。心梗后的康复运动可以降低 28% 的病死率，但病死率降低约 50% 是得益于吸烟、高血压、高血脂等危险因素的控制，另 50% 的原因可能是由于运动使安静时心率下降、心肌耗氧量下降以及运动减少了血小板的聚集，改善了心肌的灌注。

5. 改善冠状动脉血流，增强心功能　康复运动可使冠心病患者同位素显示的心肌血液灌注改善，改善血脂异常情况。此外，康复运动还对内分泌产生影响，促使微小血管舒张，心肌灌注改善。

6. 改善患者的身心状态　早期活动可增加患者信心，保持乐观稳定情绪，降低抑郁症的发生率，明显改善生活质量。许多研究证实康复运动可改善患者的运动能力，提高最大耗氧量，并降低同等强度负荷活动时的耗氧量，改善生活质量。

三、对冠心病血运重建术后患者的影响

1. 预防再狭窄　冠心病介入术后再狭窄的发生机制主要包括血栓形成、内膜增生及血管重塑。运动可能参与了抑制血管内膜增生、一氧化氮合成酶（NOS）活性增加，使血管平滑肌抑制因子 NO 合成增加，对预防 PCI 术后血管细胞增生起重要作用。

2. 改善心脏功能　以运动为核心的康复措施，可以提高射血分数、增强心肌收缩力、降低后负荷、增加极量运动中的每搏输出量，从而明显改善心功能，提高生存质量，改善患者预后。

3. 提高生存质量　通过对冠心病介入患者康复运动有氧能力的观察，早期康复运动能获得较好的有氧运动能力，在疾病的恢复期有助于承受日常生活活动和改善生存质量。

4. 延缓动脉粥样硬化进程　运动疗法能明显提高冠心病 PTCA 患者的运动耐受力，降低其血脂水平，改善其预后。

5. 改善自主神经功能　以运动为基础的心脏康复对 PTCA 患者的最大心率和心律恢复方面都有较大的改善，能改善 PTCA 或支架术后冠心病患者心脏自主神经功能。

6. 减少心血管不良事件　康复运动可以降低冠脉血栓形成的危险，降低心血管的危险因素，提高冠脉血流的储备能力，降低儿茶酚胺的水平和肾上腺素的分泌，改善心功能，从而减少了心血管不良事件。

四、康复运动对心律失常的影响

康复运动训练可以有效地改善心律失常患者的运动能力。对心律的作用包括康复

运动对心律失常的疗效和心脏起搏、除颤器对心律失常的作用，以及康复疗法对植入心脏起搏、除颤器患者的作用。通过运动康复及起搏器的最适当心率设定，可改善运动耐量，作为实施心脏康复的目的，为了能更好地改善运动耐量，在进行运动康复外，有必要根据运动负荷进行起搏器最适当心率的设定。

康复运动对心律失常的影响：

（1）因心肌缺血的改善，心律不齐出现阈值上升。

（2）降低交感神经紧张，减少血中儿茶酚胺。

（3）提高副交感神经活性。

（4）降低 β 受体感受性。

（5）改善心脏功能。

（6）超速抑制的抑制效果。

（7）改善包含脂质的能量代谢。

（8）改善精神紧张。

五、康复运动对慢性心衰患者的影响

1. 外周效应 改善个体骨骼肌的氧摄取、利用能力，并增大机体摄氧量，从而改善机体血流动力学。

2. 改善冠状动脉侧支循环 促进冠状动脉侧支形成、舒缩，增强其冠状动脉血流量和心搏量，从而改善其心脏射血分数、电稳定性，从而延缓其动脉粥样硬化性病变的产生、发展。康复运动不但可改善机体无氧阈值、氧摄取量，还可增强其血管扩张能力，纠正其运动期间的血压反应，最终改善其通气模式，增强骨骼肌量。

3. 改善 CHF 患者血流动力学，改善心脏功能，逆转心室重构 荟萃分析表明，长期有氧运动、训练运动（≥6 个月）能改善 CHF 患者的 LVEF、心排血量、舒张末容积（EDV）和收缩末容积（ESV），长期有氧运动可轻度逆转左心室重构；高强度有氧间断训练能够更大程度地改善收缩功能（LVEF 增加 10%，舒张末容积降低 18%）。

4. 改善 CHF 患者心肺储备功能 运动训练除了改善舒张性心力衰竭患者的运动耐力和生活质量，同时可逆转心房重构和改善舒张功能。

5. 改善 CHF 患者的生活质量 CHF-ACTION 的 2 331 例 CHF 患者多中心临床研究表明，运动治疗可以明显改善患者的生活质量，这种改变主要发生在早期并持续整个过程。还发现运动训练可适度改善 CHF 患者的抑郁症状。

6. 调节 CHF 患者自主神经，降低炎性因子水平，改善其神经内分泌环境 据相关研究证明，运动疗法可提升人体副交感神经活动，改善其血管内皮功能，并提升心肌、骨骼肌有氧代谢能力，从而改善其心功能与运动耐量。运动康复对心力衰竭患者作用不仅改善血浆及组织细胞因子，包括肿瘤坏死因子 a、白介素-1b、IL-6、基质金属蛋白酶-1、MMP-9 等，还可以抑制内皮细胞凋亡。

第九章 针灸的心血管机制

第一节 针灸治疗心脏病的功效

针法和灸法是两种不同的治疗方法。针法是运用各种金属针刺入穴位，运用不同手法进行治病的方法；灸法是采用艾条、艾炷点燃后熏灼穴位治病的方法。由于两者都是通过调整经络脏腑气血的功能达到治病的目的，常配合使用，所以合称为针灸。针灸具有疏通经络、调和阴阳、扶正祛邪的作用。

一、疏通经络

经络具有联络脏腑和肢体的作用。《灵枢·海论》："夫十二经脉者，内属于脏腑，外络于肢节。"经络具有运行气血，濡养周身的作用。《灵枢·本脏》："经脉者，所以行气血而营阴阳，濡筋骨，利关节者也。"由于经络能"行气血则营阴阳，使卫气密布于皮肤之中，加强皮部的卫外作用，故六淫之邪不易侵袭"。由于经络在人体各部分布的关系，心脏病在相应的经脉循环部位出现各种不同的症状和体征。如心火上炎可致口舌生疮；肾气亏虚可使两耳失聪。在正虚邪盛时，经络又是病邪传注的途径。经脉病可以传入内脏，内脏病亦可累及经脉。如《素问·缪刺论》说"夫邪之各于形也，必先舍于皮毛，留而不去，入舍于孙脉，留而不去，入舍于络脉，留而不去，入舍于经脉，内连五脏，散于肠胃"。反之，内脏病可影响经络。针灸按摩治疗心脏病，是根据心脏病变，选取相关经脉上的腧穴进行治疗。如手少阴心经，起于心中，出属心系（心与其他脏器相连系的部位），过膈，联络小肠。"心系"向上支脉：挟咽喉上行，连系于目系（眼球连系于脑的部位）。如失眠，以安神为主。根据辨证选穴，针用补法或平补平泻法，或针灸并用。选神门、三阴交。心脾亏损加心俞、厥阴俞、脾俞；肾亏加心俞、太溪；心胆气虚加心俞、胆俞、大陵、丘墟；肝阳上扰配肝俞、间使、太冲；脾胃不和配胃俞、足三里。如头痛即可根据其发病部位，选取有关腧穴进行针刺，如阳明头痛取阳明经，两肋痛取肝经腧穴。

中医理论认为，人的经络阻塞不通是很多病痛的根源。在药物和手术难以奏效的情况下，以针灸补泻来疏通经络疗效较好。疏通经络是针灸治病最主要、最直接的作用。经络是人体气血运行的通路，它遍布于人之全身，如蜘蛛网络，无处不至，内属脏腑；外络肢节，在内部联系五脏六腑，外部联系筋肉皮肤与组织。气血在经络中周流不息，贯注无阻，从而维持和保证了人的整个机体能很好地进行各种复杂的生命活动。

以针灸之法疏通经络，《黄帝内经》称之为"解结"。解结就是疏通经脉，使脉道通利，气血流畅。《灵枢·官针》又针对不同原因推出了疏通经络的方法，即"针所不为，灸之所宜"。唐代孙思邈《备急千金要方·明堂仰侧》曰："凡病皆由血气壅滞不得宣通，针以开导之，灸以温暖之。"人体疾病可从经络反映出来，内病反映于外在的症状，外病入里都可以通过经络通导。在疾病的情况下，经络既有抗御病邪反映证候的功能，又有传导感应、调理气血的虚实作用。用针灸、按摩疗法所以能防治疾病，就是基于经络具有传导感应和调整气血虚实的功能。气血不和及阴阳偏盛的虚实证候，运用针灸治法在于扶正祛邪，使之恢复到正常的状态。经络调整虚实功能是以它正常情况下的协调阴阳作用为基础，针灸疗法是通过适当的穴位和运用适量的刺激方法激发经络本身的功能，使之"泻其有余，补其不足，阴阳平复"。当针刺入穴位之时，无论是泻其有余，还是补其不足，均是通过局部刺激产生感觉使之得气，使局部穴位兴奋活跃，经络畅通则血行气通，驱邪外出，故有"痛则不通，通则不痛"的说法。经络闭阻不通实热引起者宜用针刺，虚寒引起者宜行灸疗。疏通经络就是调理经气，由于种种原因引起的经络不通、气血失调，采用针法或灸术作用于经络、腧穴。通过经气的作用疏通经络、调理气血。经络气血虚弱，脏腑功能减退者，属虚证，治宜补虚疏经；经络气血偏盛，脏腑功能亢进者属实证，治宜活血通经；经络气血逆乱者或由于气血偏盛偏衰，或由于脏腑功能失调均可据其虚实而调之。大凡疼痛，多由经络闭阻不通，气血瘀滞不行而引起，针灸治通过刺激经络、腧穴，使经络通畅，气血调和，变"不通则痛"为"通则不痛"。故《灵枢·经脉篇》曰："经脉者，所以能决死生，处百病，调虚实，不可不通。"

二、调和阴阳

机体在正常情况下的自我稳定状态是建立在体内阴阳相对平衡的基础上，即《素问·生气通天论》的"阴平阳秘，精神乃治"。一旦内因或外因使体内阴阳平衡失调，就会呈现"阴胜则阳衰，阳胜则阴衰"的病态。《灵枢·根结篇》曰："用针之要，在于知调阴与阳，调阴与阳，精气乃光，合形与气，使神内藏。"心脏病发生的过程就是机体阴阳由平衡到失衡的过程，针灸治疗过程是从阴阳失衡到阴阳重新恢复平衡的过程。现代研究资料表明，针灸治疗的作用就是针灸穴位非特异性刺激对机体生理、病理过程的影响以及这种影响在机体内引起反应的综合，它是机体局部与整体、多系统、多水平和多因素的经时相对特异性和非特异性复合变化的过程。

三、扶正祛邪

正气是机体机能调节、内外环境调节、抗病等的概括，邪气则是导致疾病发生因素的统称，正气不足或耗损是导致邪气产生疾病的主要因素。《素问·评热病论》曰："邪之所凑，其气必虚。"《素问·刺法论》曰："正气存内，邪不可干。"正气不足会导致邪气更容易侵犯机体导致疾病的发生，正气胜则邪气退，邪气盛则病情加重。外邪是否潜伏于体内的一个重要因素是正气的强弱，是邪气能不能潜伏于体内的一个前提条件。《诸病源候论》云："若正气实者，即感大邪，其病亦轻；正气虚者，即感微邪，其病亦甚。"感受同一邪气，体质强者正气充足，可驱邪于外，邪气不易伏留。如针刺上星具有温阳固卫、宁心安神的功效。膻中属任脉也是心包经的募穴，它也是气穴，因此可以调气降逆、宽胸利膈，各个穴位配合起来能够调畅一身气机。《医学入门·脏腑条分》中曾提到心与胆相通（"心病怔忡，宜温胆为主，胆病战栗癫狂，宜补心为主"）和肾与三焦相通（"肾病宜调和三焦，三焦病宜补肾为主"），故针灸可以有效改善患者耳鸣及其他症状，提高患者生活质量。

第二节　针灸的心血管作用机制

一、针灸对循环系统功能的调节

临床观察和实验研究均表明针灸对心脏活动、血管运动及毛细血管通透性有一定的调整作用，从而实现对循环系统疾病的治疗作用。针灸对心率、心律、心功能及心脏本身营养过程具有双向良性调整作用。针刺对血管运动的调整作用与针刺传入冲动在脑干各级水平和脊髓神经节段或相近神经节段的血管舒缩中枢激起的变化有关，其中既有神经反射调节，也有体液调节参与。针刺对毛细血管通透性有双向良性调整作用。

针刺对循环系统的作用机制与心交感神经的传导、心血管中枢的参与、体液因素的介入有关。有研究采用针刺"足三里"观察对大鼠心功能的影响，结果提示针刺可使麻醉大鼠心率减慢，血压下降，左室内压、左室舒张期终末压心肌耗氧指数降低；能降低心肌耗氧量，促进心肌的血液供应和心脏的血液灌注。研究对冠心病患者做冠状动脉造影检查的同时，针刺其双侧"内关""神门""少海"穴，留15min后冠心病患者血液流变学各指标均有改善，其中血浆黏度、红细胞压积有非常显著的变化。

现有资料表明，针刺对正常人不同生理状态下的心率具有调节作用。针刺正常人内关穴，可使较快的心率（>75次/min）减慢，过慢的心率（<51次/min）加快，而心率在51~75次/min范围以内时，针刺多不起作用。当心率发生病理性改变时，针刺的调节作用更为明显。针刺对心率的调节效应与基础心率有关。动物实验观察到，在家兔静脉注射肾上腺素升高血压而反射性地引起心率减慢的模型上，针刺可使心率明显加快。针刺穴位既可以通过脊髓侧角交感神经链到达内脏器官引起心律失常，又可以在脊髓等处抑制内脏器官包括心脏的病理性传入冲动，从而纠正某些心律失常。还有研究认为针刺治疗心律失常也可能与延髓腹外侧区的活动有关。采用氧电极测氧法检测心肌耗氧量，用电磁流量计测冠脉血流量的方法发现，电针"内关"等穴后，可使其冠脉血流量增加，冠脉阻力下降，心肌血氧供应增加，最大冠状动脉、静脉血氧含量差减小，心肌耗氧量降低，有效地缓解和调整了心肌血氧供求失衡的病理状态。还有研究用复合型浮动式微氧电极测量心肌缺血区和非缺血区交界处氧分压，证实电针犬"内关"穴可降低冠脉灌注所致缺血区心肌的耗氧量，延缓氧分压下降时间及其降低程度，防止酸性代谢产物蓄积，从而有效地减轻了心肌损伤程度和心肌细胞中毒状态，有利于心肌收缩力的恢复。电镜观察表明，针刺能使因缺氧而受损的心肌细

线粒体的结构恢复，从而有利于氧化磷酸化的进行和高能磷酸键的合成，保证了心肌能量代谢的正常进行和心肌的能量供应。针刺"内关""人迎""大椎"等穴可促进缺血区心肌侧支循环，增加缺血区供血，缩小梗死范围，改善心肌功能。以心肌单相动作电位为观察指标，证实电针"内关"穴可改善心肌缺血后动作电位幅度减小、平台期与复极期缩短等异常变化，从而防止梗死后心律失常的发生。电针心包经经穴及非经穴均能显著促进心肌缺血后心电图 ST 段及平均动脉压的恢复，抑制缺血心肌边缘区心肌单相动作电位幅度的衰减。急性缺血心肌细胞静息电位、动作电位振幅、动作电位 0 相最大上升速率均明显降低，动作电位复极时间延长，电针"内关"穴对这种电变化有抑制作用。电针"内关"穴还可抑制心肌缺血引起的有效不应期的变化，明显改善不应期离散度，有益于心肌兴奋状态同步化，改善心肌电稳定性。

二、针灸对神经系统功能的调节

人体功能的调节包括神经调节、体液调节和自身调节，其中神经调节是人体内最主要的调节方式。

1. 中枢神经及递质的调节　中枢神经系统（CNS）主要通过自主神经控制末梢血管的舒缩，血压变化调节中枢主要在延髓、脑桥、下丘脑等部位的一些神经核团。如针灸可通过刺激传入神经，引发效应，而达到降压目的，其作用机制是通过神经递质的改变而实现的。内源性阿片肽在体内主要包括脑啡肽、强啡肽、β 内啡肽 3 类，它除具有强烈的镇痛效应外，还具有重要的心血管效应。内源性阿片肽系统可以激活升压（中脑）和降压（延髓）两条途径。研究发现电针足三里穴具有的降压作用，可被静脉内注射阿片肽受体拮抗剂纳洛酮阻断。李鹏用低频低强度电刺激足三里穴下的腓深神经，兴奋Ⅱ、Ⅲ类纤维可抑制刺激下丘脑或中脑"防御反应"区所致的升压反应与期前收缩，在延髓腹外侧区微量注射阿片肽受体拮抗剂纳洛酮、5-羟色胺（5-TH）或γ-氨基丁酸也可降低刺激下丘脑或中脑"防御反应"区所致的升压反应与期前收缩，说明在延髓腹外侧区是针刺足三里抑制升压反应和期前收缩的关键部位。王光义等证实，电针对蓝斑核（LC）单位放电变化的影响及纳洛酮对电针降压有阻断作用，研究结果提示电针对实验性高血压的降压作用与心输出量减少关系不大，与 LC 神经元活动抑制有关，内源性鸦片样物质的释放可能是这一降压机制的重要中间环节，以上研究说明电针降压效应与内阿片肽物质有关。5-HT 作为中枢神经系统传递递质与调节因子具有参与调控心血管系统的功能。5-HT 神经元广泛分布于前脑、下丘脑及脑干，通过影响交感神经传出冲动而调节血压。γ-氨基丁酸（GABA）存在于下丘脑、孤束核等处，脑室内注入 GABA 激动剂，均可降低血压，减缓心率，血浆肾上腺素也明显下降。GA-BA 拮抗剂注入大鼠两侧室旁核，可见血压升高，心率加快，肾上腺素增加 5 倍。报道针刺阳陵泉后脑脊液中 GABA 含量较治疗前增高，GABA 有抑制交感-肾上腺轴的作用，针刺后其在中枢的含量增加，揭示针刺降压机制的另一可能途径。

2. 周围神经的调节　神经系统对心血管活动的调节是通过各种神经反射来实现的，大多数血管平滑肌都受自主神经支配，其活动受神经调节，针灸可能通过调节其支配的神经，最终实现对血压的调节。王月兰等观察到，温针灸双侧"心俞"穴后，自发性高血压大鼠的心电 RR 间期增加，RR 间期频谱曲线总面积、低频段、低频段和高频段比值减小，颈交感神经每 10s 放电脉冲数明显减少，脑电幅值频率增加，节律性规律，表明温针灸对自发性高血压大鼠的交感神经有抑制作用，并通过抑制颈交感神经功能，改善脑血流和脑代谢。

三、针灸对心血管活动体液的调节

心血管活动的体液调节是指血液和组织液中的一些化学物质对心肌和血管平滑肌的活动发生影响，从而起调节作用。这些体液因素中，有些是通过血液携带的，可广泛作用于心血管系统；有些则在组织中形成，主要作用于局部的血管，对局部的血流起调节作用。

刘丹等发现针刺能有效地调节肾素-血管紧张素-醛固酮系统，从而降低肾血管性高血压大鼠的血管紧张性，抑制醛固酮分泌，减轻水钠潴留，减少血小板聚集，恢复血管内环境稳定，从而达到降压和抑制血压再升的目的。针刺治疗高血压降压机制除了通过经络组织对交感神经系统、肾素-血管紧张素系统等不同的神经体液调节途径，新近的研究表明，血管内皮细胞具有复杂的内分泌功能，内皮依赖性血管舒张功能障碍是高血压发病的机制之一，血管内皮细胞不仅是血管内血液和血管平滑肌之间的重要屏障，而且具有分泌功能，释放多种生物活性物质，调节血管的运动和代谢。大量的临床研究发现针刺可以减少患者血浆 ET 含量，增加 NO 含量，对血管内皮细胞功能可双向调节。针刺降压的机制之一可能是通过调节血管内皮细胞内分泌功能，拮抗 ET 的升压反应和促内皮细胞增殖效应，达到治疗目的。

四、针灸对血液成分的调节

针灸对血液成分的调节，对维持机体内环境的平衡具有非常重要的意义，它使血液中各种有形成分、化学成分、血液酶系及各种电解质等趋向生理平衡。针灸对血小板计数和凝血过程也有明显的双向调整作用。针刺合谷、内关穴可使正常人血小板数升高。针刺大椎、血海、足三里、内关、曲池等穴则可使脾切除后血小板过高症患者的血小板逐渐下降至正常范围。针灸对血小板的影响与针灸时间有一定关系。观察在巳、申、亥时辰针灸"三阴交"穴治疗脾阳虚证的疗效，虽然在三个时辰针灸均可提高脾阳虚家兔血小板计数，但疗效存在一定的差异，巳时治疗效果最佳，申时次之，亥时最差。

研究表明，针灸对血液红细胞、血红蛋白、白细胞、血小板的量和功能有明显调节作用，对血液中血浆蛋白、血氨、血脂、血糖、电解质、酶及其他生物活性物质具有良性的双向调整作用。针刺正常人的足三里、合谷穴，可见红细胞总数一过性增多，血红蛋白含量上升，但维持时间不久即恢复正常。隔蒜灸治疗可使难治性肺结核患者的红细胞数目及血红蛋白明显升高。针灸对各类贫血患者红细胞数目的调节更为显著而持久。缺铁性贫血患者，针刺膈俞、膏肓、足三里穴后，网织红细胞剧增，病理性异染红细胞色调复常。针灸还可影响红细胞沉降率。针刺或电针正常人或动物的"足三里""合谷"穴，可引起血沉增快，2~8d 方可恢复正常。电针犬的坐骨神经，更可使血沉加速 2~6 倍。而对某些血沉增快的炎症患者，针灸治疗后，除临床症状明显改善外，血沉却比治疗前明显减慢。针灸也可影响红细胞膜的流动性，并呈现相对的穴位特异性。动物实验发现，电针"内关"穴可显著提高红细胞膜的流动性，而电针"足三里"穴则无影响。但如果同时电针"足三里"和"内关"穴，则表现出非常明显的协同作用。针刺正常动物的"足三里""合谷"穴后，可使白细胞总数上升，针后 3h 达最高水平，分类计数显示中性粒细胞百分比上升，而淋巴细胞及嗜酸性粒细胞比例相应下降，24h 后复原。针刺对白细胞的调节与穴位特异性有很大关系。针刺哑门、华盖穴可引起白细胞总数和中性粒细胞比例增加，具有促进骨髓造血功能的作用。针刺脑户、哑门等穴出现嗜酸性粒细胞减少。针刺陶道、华盖穴则可观察到嗜酸性粒细胞增多。针刺"足三里"穴可使白细胞数明显上升。而针刺"丰隆"穴或非穴位对照点则无此变化或变化甚微。针灸效应与刺激方法、针刺手法及留针时间密切相关。针刺家兔"足三里"穴可使白细胞先减少后增加；改用电针则有抑制白细胞增高的趋势。

已有的研究证实针刺可提高人体血清铁含量，表明针灸有可能是通过促进铁或其他造血物质的吸收、转运、利用等代谢途径促进血红蛋白的合成而改善贫血。近年的研究认为，肾脏所分泌的促红细胞生成素（EPO）是调节和稳定红细胞的主要体液物质，针灸也可能是通过某种途径使 EPO 分泌增多刺激了骨髓造血过程，促进了红细胞与网织红细胞的生成与释放而缓解了机体的贫血状态，从而达到治疗效果。研究者认为针刺是借助于血管周围交感神经纤维传入针刺局部刺激冲动，并在垂体、肾上腺以及自主神经等系统的参与和影响下，完成对血液成分生成与分配的综合调节的。

五、镇痛机制

针刺产生的镇痛效应可分为局部镇痛和全身性镇痛。在同神经节段水平，针刺只要能兴奋穴位的 A 类纤维就有明显的镇痛效应。其机制为粗纤维的传入在脊髓对痛敏神经元起抑制作用，从而关闭了伤害性信息向高位脑中枢传递的闸门。也就是说，针刺只要激活较粗的传入纤维就能产生节段性的镇痛效应。针刺引起全身各部位的镇痛效应，是因为针刺激活了机体的抗痛系统。只有较强的针刺激，才能有效激活内源性镇痛系统的有关结构，并在临床和实验条件下已观察到了明显的广泛性镇痛作用，从而揭示了局部与全身性镇痛作用的机制。

六、针刺对神经-内分泌-免疫网络调节

人类的许多疾病如心脑血管病、高血压性心脏病、免疫功能低下、内分泌系统疾病等，都与神经-内分泌-免疫系统功能紊乱有关，而针灸对这些疾病都有较明显的治疗作用。针灸经络的作用还涉及整体非特异调节效应，这种效应可通过神经-内分泌-免疫网络系统发挥治疗作用。

1. 经穴-脏腑相关机制　心脏病患者所引起的牵涉痛、放射痛在上肢出现的部位与心经、小肠经和心包经的循行路线基本一致。这种内脏疾病在体表的反应，是以节段性神经联系为基础的。因内脏生理病理活动的改变而引起的体表穴位和经脉循行线感觉、运动功能异常，表明了体表-内脏关联与经脉-脏腑相关，存在着相似的内在联系。

经穴对内脏生理、病理活动有调节和治疗作用，这种调节是以节段性、节段间和脊髓上（全身性）作用为基础的。研究结果表明："内关"的传入神经元主要位于 $C_6 \sim T_1$，与正中神经的节段性分布（$C_5 \sim T_1$）基本相同。电针"内关"穴兴奋Ⅱ、Ⅲ类神经纤维时能明显改善急性心肌缺血的心电图，切断正中神经后这种效应几乎不再出现。形态学研究结果表明，"足三里"穴区的皮肤和肌肉分别由腓浅神经和腓深神经支配。穴位的传入冲动则是通过躯体神经和血管壁的神经丛两条途径上行，投射到 $T_6 \sim S_3$ 脊神经节。电针"足三里"穴可增强相同节段神经支配的胃肠运动，与此同时也可促进相关脑啡肽的分泌，进一步加强对胃肠功能的调节。以 0.5% 盐酸普鲁卡因局部封闭穴位后，针刺的效应即消失。分别切断坐骨神经或股神经，可使针刺的效应减弱，同时切断上述两条神经针刺效应完全消失。脊髓是神经系统的低位中枢，支配足三里的传入纤维首先到达脊髓。横断脑髓后，针刺家兔"足三里"增强小肠运动的效应在大部分实验中仍然存在。但若将腰骶完全破坏，针刺的作用即消失。说明在没有高级中枢参与的情况下，针刺对同节段神经支配的胃肠运动的影响，仍可通过脊髓反射而实现。从而揭示了针灸临床治疗的机制和规律。

2. 循经感传机制的研究　在外周神经末梢，一根神经末梢的兴奋可通过某些中介活性物质（如肥大细胞及其分泌的组织胺、5-羟色胺等）激活另一根位置毗邻的神经末梢，从而出现跨神经的感觉传递现象。实验证明循经感传可能与骨骼肌兴奋时产生的总和电流引起与之有关联的神经-骨骼肌继发性兴奋形成的跨神经节段、跨关节传递机制有关。

针灸对机体多个器官的整体调控，与激活神经-内分泌-免疫系统有关，通过对机体自稳态的调整，能够达到治疗疾病的目的。

第十章 推拿的心血管机制

第一节 推拿治疗心脏病的功效

推拿是以中医理论为指导，运用推拿手法或借助于一定的推拿工具作用于患者体表的特定部位或穴位来治疗疾病的一种方法，通过调整阴阳、补虚泻实、活血化瘀、舒筋通络、理筋整复，达到防治疾病的目的，属于中医外治法范畴。

一、调理气血

推拿对气血的调整作用主要表现在以下几方面：

1. 促进气血生成 气血来源有三，一是自然之清气，二是水谷饮食，三是肾精化血。虽然推拿不能直接为患者输入清气、水谷和精髓，但推拿通过直接对胸廓和肺的作用，通过被动的身体运动和特殊的练功方法，能明显增强肺的呼气和换气功能；通过特有的脘腹部操作、捏脊术以及对相应穴位的刺激等，能明显增进饮食、促进消化、健运脾胃；通过对腰、脊、骨、耳、发等部位的作用，能聪耳明目，有利于肾精骨髓化生为气血。所以，在内伤杂症补虚时，尤其在对虚劳、虚损、疳积、五迟五软、阳痿、肺气肿等的防治方面，如能在运用药物调补肺、脾、肾的基础上配合推拿治疗，有事半而功倍之效。

2. 调节气血运行 气血在人体，不疾不徐，沿固定方向运行。如气血运行太快，将为厥、为火、为衄、为狂、为妄，而气血运行不及则为瘀、为滞、为积、为郁、为虚。故百病皆生于气血。推拿的特点是直接运用手法作用于患者一定的部位，推拿的过程就是医生施术的动态过程。推拿调节气血运行的作用较之药物具有其特殊的机制，具有直观动态之特点。当推拿的操作方向，尤其是推、揉、运、摩等手法与气血运行的固有方向相同时，理应促进气血的运行，反之，当推拿的操作方向与其固有方向相反时，则可减缓其运行。医者之手还如闸门一般，当垂直于经络与血脉施术时，可暂时阻断气血，临床多根据具体病情灵活运用，以调节气血的运行。

瘀血是气血运行中常见的病理产物，推拿除了善治肢体因伤筋而致的瘀血，还能治疗脏腑瘀血。推拿治疗脏腑瘀血，多通过刺激相应脏腑的经络与腧穴，通过对相应脏腑的体表投影的振拍与挤压，以及对肌肉（全身小动脉与毛细血管的主要分布场所）的机械性刺激等来实现。如点按心俞、内关治疗心悸；随呼吸振按胸廓增强心肺功能，治疗真心痛；大面积的肌肉放松对眩晕（高血压）、消渴、痿证等有较好疗效。

3. 调节气血的循环 气血的另一特征是在人体如环无端，周而复始，昼出夜伏。气血的昼夜节律是生命活动的基础，正如《内经》所言"阴平阳秘，精神乃治"。临床上气血的这一循环规律被破坏，常会出现失眠、夜尿多、郁证、慢性疲劳等病症。而推拿通过对脏腑功能的调节，如搓胁肋调畅肝气、按揉脘腹调畅脾气等，都有较好的调节气血的循环作用。通过运用特殊的推拿补泻手法，则能使脏腑气血的兴奋与抑制过程趋于协调，并天人合一，这是推拿防治此类疾病具有明显优势的理论基础。

二、调整阴阳

《素问·阴阳应象大论》："阴阳者，天地之道也，万物之纲纪，变化之父母，生杀之本始，神明之府也。"人体内部的一切矛盾斗争与变化均可以阴阳概括，气血不和、营卫失调等病理变化均属于阴阳失调的范畴，阴阳的失调是疾病的内在根本，贯穿于一切疾病发生，发展的始终。《景岳全书·传忠录》曰："医道虽繁，可一言以蔽之，阴阳而已。"人体在疾病过程中，会出现各种各样的病理变化。无论外感病或内伤病，其病理变化的基本规律不外乎阴阳的偏盛或偏衰。推拿要根据证候的属性来调节阴阳的偏盛或偏衰，使机体转归于"阴平阳秘"，恢复其正常的生理功能，从而达到治愈疾病的目的，这种调整阴阳的功能，主要是通过经络、气血而起作用的，因为经络遍布全身，内属脏腑，外络于肢节，沟通和联系人体所有的脏腑、器官、孔窍皮毛、筋肉、骨骼等组织，再通过气血在经络中运行，组成了整体的联系，推拿手法作用于局部，在局部通经络、行气血，濡筋骨，并通过气血、经络影响到脏器及其他部位。推拿后往往胃的运动减弱，而在胃的运动的减弱时，推拿后往往胃的运动增强。

三、补虚泻实

《素问·通评虚实论》说："邪气盛则实，精气夺则虚"，一般说来，人体物质之不足或组织某一功能低下则为虚，邪气有余或组织某一功能亢进则为实，临床实践证实：推拿通过手法作用于人体某一部位，使人体气血津液、脏腑经络起到相应的变化，补虚泻实，达到治疗的目的。由于肝阳上亢而致的高血压病，可在桥弓穴用推、按、揉、拿等手法做重刺激，平肝潜阳，从而降低血压；由于痰湿内阻而致的高血压病，则可在腹部及背部脾俞、肾俞用推摩等手法，做较长时间的轻刺激，健脾化湿，从而降低血压。推拿虽无直接补、泻物质进入体内，但从本质上看依靠手法在体表一定的部位刺激，可起到促进机体功能或抑制其亢进的作用。当然手法的轻重，因各人的体质、接受手法的部位、接受刺激的阈值而异，在临床上则从患者的酸胀感来衡量，产生较强烈的酸胀感的为重手法，轻微的酸胀感的为轻手法。

在推拿治疗中，手法的频率和方向对补虚泻实亦起着重要的作用，手法的频率在一定范围内变化，仅是量的变化，但超过一定范围的变化，则出现了从量变到质变的飞跃，如一般频率的一指禅推法，仅具有舒通经络、调和营卫作用，但高频率的一指禅推法则具有活血消肿、托脓排毒的作用，临床上常用来治疗痈疖等疾病。因高频率的手法，能量扩散少，能有效地渗透于组织中起到"清、消、托"等作用，称之为泻，反之则为补。手法方向在特定的治疗部位有不同的补泻作用，如在腹部摩腹，手法操作方向与治疗部位移动的方向为顺时针时，有明显的泻下作用，若手法的操作方向为逆时针，而治疗部位的移动方向为顺时针时，则有增加肠胃的消化功能，起到补的作用。历代文献中，有关手法的方向跟治疗的补泻关系亦有大量记载：《幼科推拿秘书》说："左转补兮，右转泻"，《小儿推拿广意》说："运太阳往耳转为泻，往眼转为补。"在沿经络的推拿中，一般为顺经推拿的补，逆经推拿为泻。《针灸传真》说："指针无疏于金针，金针补泻，不外上下迎随。指针补泻，亦不外上下迎随……。"

四、舒筋通络

肌肉的收缩，紧张直至痉挛，经络不通，局部麻木不仁，疼痛是推拿临床的常见症状。推拿可以通过舒筋通络，消除上述症状，从而起到一定的治疗作用。

推拿手法作用于人体体表的相应经络腧穴，可以改善脏腑功能，增强抗病能力。手法对脏腑疾病的治疗有三个途径：一是在体表的相应穴位上施于手法，是通过经络的介导发生作用的；二是脏腑的器质病变，是通过功能调节来发生作用的；三是手法对脏腑功能具有双向调节作用，手法操作要辨证得当。推拿手法通过对脏腑功能的调整，使机体处于良好的功能状态，有利于激发机体内的抗病因素，扶正祛邪。

第二节　推拿的心血管作用机制

推拿治疗高血压、冠心病、心绞痛、心律失常等有效，其途径是通过对血液循环、神经内分泌、免疫等多环节调节发挥作用。深入研究揭示推拿治病机制，对于发挥推拿优势，提高疗效有着非常重要的意义。

一、推拿对循环系统功能的调节

推拿通过特有的机械刺激方式，对心脏、动静脉及毛细血管、淋巴系统和血液等都有较好的作用，从而有效地调节心律、脉搏、血压和体温等。推拿既可以通过对心血管中枢的调节作用而改善冠状动脉的血供，又可通过改变血液流动性而改善冠状动脉血供，预防和治疗冠心病心绞痛。

1. 改善心功能　研究表明，通过适当部位的推拿，可以改善患者的心功能，有人选用内关、心俞两穴进行推拿，发现推拿后心率减慢，心肌舒张期延长，血液灌注也随之增多，提高了心肌的氧供，左心室舒张末压降低，左心室收缩功能明显增强。研究还证实，推拿可使冠心病患者心率减慢、左心室收缩力增强，舒张期延长，其综合效应表现为心脏负荷减轻、氧耗减少、冠状动脉灌注量增加，从而改善心肌缺血、缺氧状态，缓解心绞痛。按揉灵台、神道、内关等穴可治疗心绞痛，通过按揉心俞、肺俞、内关、足三里等穴可以治疗心肌炎所引起的胸闷、心慌等症状，指压腕背阳池穴能治疗房室传导不完全性阻滞引起的心动过缓等。推拿通过对胸廓按压及穴位刺激能改善心肌供氧，调节心脏节律，加强心脏功能，减轻心脏负荷，从而较好地保护心脏；通过阻断（按压）与放开交替作用于动脉，改善动脉与周围组织间的关系，能改变动脉血液的流体状态，从而有防止血栓形成、防止血管硬化等作用；沿静脉方向的推摩，或由肢体远端向近端的推拿操作趋势都有利于静脉血和淋巴液的回心，从而可防治静脉炎，或具有强心作用。肌肉是毛细血管分布的最大场所，推拿通过对肌肉的机械性刺激，能扩张毛细血管，促进血管网重建，恢复血管壁的弹性功能，大量消耗和清除血管壁上的脂类物质，减缓血管的硬化。推拿通过对骨骼、内脏和经穴等作用影响血液的生成、分布、流体状态和血细胞的凋亡。推拿可作用于引发高血压病理的多个环节而实现降压作用。如推拿的镇静与舒适保健性可影响中枢神经，通过消除人之紧张与焦虑而调整血压；推桥弓作用于颈动脉窦，通过压力感受器而降低血压。

2. 促进血液流通 现代医学研究已表明微循环障碍是形成瘀血的主要原因之一。促使血液流动的一个主要因素就是动脉与静脉之间保持了一定的压力差，如果这一个压力差达不到一定的数值，血液流动就会减慢。推拿手法虽然作用于体外，但手法的压力能传递到血管壁，使血管壁有节律地被压瘪、自动复原，在压瘪时，在按压处的近侧端，由于心脏的压力和血管壁的弹性，局部压力急骤增高，急速放松压迫，则血液以短暂的较大的冲击力向远端流去，由于动脉内的压力较高，不容易压瘪，而静脉内又有静脉瓣的存在，血液不能逆流，故实际上是驱动微循环内的血液从小动脉流向小静脉。由于血液中物质的交换是在微循环过程中完成的，故推拿能促进微循环血液流通。

3. 改善血液的流变 瘀血与血液的流变有很大的关系，血液的黏稠度越高，越不容易流动，血液的黏稠度并不是固定不变的，它与血液流动速度有关，血液流速越快，黏稠度越低，流速越慢，黏稠性越高，当流速减低到一定程度时，血液就会聚集、凝固。而推拿通过手法挤压的作用，可以提高流速，改善血液的流变。现代实验研究已证明，推拿对瘀血症患者的血液流变学有一定的影响，无论是在高切速下，还是低切速下，全血比的黏稠度亦有一定程度的下降、红细胞的变形能力增强、血液流速明显提高。血液成分的改变对血液流变亦会产生一定的影响，推拿的研究表明，推拿之后，健康人白细胞总数增加，淋巴细胞比例升高，白细胞的噬菌能力有较大幅度的增强。有报道推拿能使动脉硬化和缺血性中风患者全血黏度、血浆黏度、红细胞聚积指数、红细胞压积等不同程度地降低，能缩小血栓斑块，减轻其重量，提示推拿能明显改善血液的浓、稠、黏、凝、聚状态，具有"活血化瘀、祛瘀生新"的作用。此外，推拿对肢体所施加的压力和摩擦力，可消耗和除去血管壁上的脂类物质，并提高 SOD 酶的活性，有助于使肌肤保持弹性和活力。

4. 降低血流阻力 血流阻力是血液流通的一个重要环节，与小血管管径有密切的关系，根据流体力学计算，血管的阻力与管径的四次方成反比，因此，即使血管管径的微小变化，亦可较大幅度地降低血液流通的阻力。推拿手法的直接作用，可以松弛血管的平滑肌，扩大管径。另外，研究亦表明，通过使用手法一方面降低交感神经的兴奋性，另一方面促进血液中游离肾上腺素，去甲肾上腺素的分解、排泄，从而促进小动脉管径扩张而降低血流阻力。

由于推拿手法对躯体外表施加压力和手法操作时产生的摩擦力，可大量地消耗和去除血管壁上的脂类物质，从而恢复血管壁的弹性，改善管道的通畅性，降低血流阻力起到良好的作用，研究已显示，推拿同时改善了淋巴循环。

5. 促进微循环的建立　在机体中，微细而呈网状管道的血管称为血管网，其中的血液循环称为微循环，是血液与组织进行物质交换的主要部位，在安静情况下，平均仅有 8%～16%的毛细血管是开放的。在推拿前后有人进行了对比，发现推拿局部毛细血管的开放量增加。据此又进一步对动物实验，对家兔跟腱切断再缝合，缝合后行推拿治疗，发现推拿局部毛细血管的开放量最高增加到 32%，发现治疗组跟腱断端有大量小血管生成，形成新的血管网。推拿可促使部分血管内皮细胞的蛋白质分解，产生组织胺和类组织胺物质，使毛细血管扩张与开放，渗透性增强，血流量明显增加，局部组织的供血和营养改善。如大面积推拿，则其局部血流的增加可使全身血液重新分配，有利于全身、内脏及心脏的血液调节。临床通过对健康人以及颈椎病、脑动脉硬化、手外伤等患者推拿前后甲皱微循环变化的观察，发现推拿能显著改善管襻数量减少、管襻轮廓不清、血色暗红、襻顶瘀血、血流减慢等异常的微循环状态。以上都提示推拿能促进毛细血管网的重建。

二、推拿对神经系统功能的调节

推拿对神经系统的作用非常复杂。它可以作用与影响中枢神经、外周神经和效应器官。其对神经系统的作用形式主要表现为影响其兴奋与抑制过程，影响神经的传导，影响反射弧，以及影响效应器官对信号的敏感性等。推拿信息可由神经系统的传入纤维传递到大脑皮层和各级心血管中枢，通过高级中枢的整体作用和低级中枢的直接作用而对心血管系统发挥调节作用，其中也包含由神经-内分泌环路所产生的内分泌调节，这两种调节作用的特点是持续而慢，整体性强，这也正是推拿具有的优点。

1. 手法种类对神经系统的影响　如叩击手法起兴奋作用，表面抚摸则起抑制作用，振动类手法对神经电生理有明显的影响，轻者使信号加强，重者使信号衰减。

2. 力度与频率对神经系统的影响　从神经生理学观点来看，轻缓的刺激可兴奋周围神经而抑制中枢神经；重而快的刺激可兴奋中枢神经而抑制周围神经。在临床上，据此采用轻度用力与和缓的手法，在局部产生轻松舒适之感，并通过其对中枢的作用，从而实现放松肌肉、缓解痉挛、镇静止痛的目的；而采用重手法，局部因酸麻胀重感利于止痛，其对中枢的作用却使其精神振奋，肌肉紧张，呼吸、心跳及胃肠蠕动加快，腺体分泌也增多。

3. 作用时间对神经系统的影响　在同一手法操作的情况下，操作时间的长短是决定刺激量的关键因素。力度较轻的刺激需要一定时间才能使神经兴奋，继续操作有利于保持其兴奋性；力度较重的刺激则很快达到兴奋，但兴奋持续时间很短，特别容易进入抑制状态。

4. 不同部位对神经系统的影响　各种推拿手法的刺激部位和治疗穴位，大多分布在周围神经的神经根、神经干、神经节、神经节段或神经通道上。运用推拿既可改善周围神经装置及传导路径，促使周围神经产生兴奋，加速其传导反射，也可因沿神经走行方向的按压，使神经暂时失去传导功能，起到局部镇痛和麻醉作用。

推拿手法刺激周身特殊穴位和部位，通过各种传入神经把信息传入各级心血管中并在中枢内进行整合，然后通过传出神经对心血管系统进行调节。支配心血管系统活动的中枢具有多级性和整合性。这些中枢包括大脑皮质的一定部位，如丘脑下部、中脑、延髓以及脊髓。无论是刺激躯体表面哪一穴位或部位，如手掌反射区，足掌反射区，内关、劳宫、胸前区、背部的心俞、厥阴俞等处，都可引起酸、麻、胀、痛、温热等感觉。感觉的产生是由于大脑皮层高级感觉中枢接受了外界传来的信息，信息来自于手法的作用与体表特殊反应区的结合。故能够缓慢地、持续地传递到相应大脑皮层的心血管中枢，如边缘系统的杏仁核等。这种良性刺激还能改变患者的不良情绪，如紧张、恐惧、恼怒等高级神经活动，这两种改变对下级心血管中枢以及心血管中枢的传出神经都可产生一定的影响，促使其功能活动恢复正常。

丘脑下部是较高级的整合内脏活动的中枢，它能调节体温、摄食，水平衡、睡眠与觉醒、性功能等主要生理功能过程，以及发怒、恐惧等情绪反应，这些全身性反应都包含有与之相适应的心血管机能变化。从推拿刺激的穴位的广泛性和传入途径看，由体表感受器感受的体表刺激经躯体神经传入臂后角（Ⅳ-Ⅴ板层）经脊丘脑束传至丘脑腹后外侧核，然后经内囊枕部，投射到中央后回，中央后回发出下行纤维经下丘脑到网状结构，然后从网状结构分至内脏。丘脑是上行和下行信息传导的必经之路，推拿信息连同其他与心血管活动有关的上行、下行信息在丘脑得到整合，使其功能活动调节到最好状态，然后经传出神经到达下级心血管中枢发挥其调节功能。

在中枢作用方面，有人以较强的手法刺激健康受试者的合谷和足三里穴，发现其脑电图中 α 波增强，说明强刺激经穴推拿引起大脑皮层抑制，因而有较好的镇静作用，可以解除大脑的紧张和疲劳状态；而在颈项部施用节律性轻柔手法也使受试者脑电图的 α 波增强，达到与经穴强刺激同样的效应。失眠患者接受推拿时，常常在推拿过程中入睡；而嗜睡者在推拿后却神清目明、精力充沛，说明推拿对中枢神经系统既可产生抑制，又可使之兴奋，具有双向调节作用。

推拿对中枢的影响，可能与推拿促进大脑供血和对中枢神经系统环核苷酸的影响有关。在颈椎推拿操作也得出类似效应，如有实验运用放射分析法对指压推拿前后脑脊液中 cAMP（环磷酸腺苷）和 cGMP（环磷酸鸟苷）的变化进行测定，发现指压推拿可升高 cGMP 以及降低 cAMP/cGMP 的比值。由于 cAMP、cGMP 是神经递质的第二信息物质，具有传递细胞外信息的作用。因而，人们推测这可能是推拿的现代机制之一。

在内脏自主神经研究中，人们发现在颈项部采用轻柔手法推拿后，由于交感神经兴奋性降低，血管舒张，脑血流量显著增加；用肌电图测定颈椎病患者颈部两侧肌肉的放电情况，则发现推拿后，患者紧张性肌电活动消失或明显减少，这也可能是通过降低交感神经兴奋性实现的。按压缺盆穴处的交感神经星状神经节，能使瞳孔扩大，血管舒张，同侧肢体皮肤温度升高；而按压下腹部和捏拿大腿内侧，则可引起膀胱收缩、加速排尿与代谢产物如尿酸、尿素和尿素氮等的排出。

推拿脊柱的研究是近年的热点。人们发现震颤法作用于脊髓前角炎患者，可使先前对感应电流无反应的肌肉，重新产生收缩，已消失的膝腱反射和跟腱反射重新出现。推拿整脊具有改变同一节段神经支配的内脏和组织的功能活动，从而对其功能进行调控。对脊柱颈段的刺激可治疗眩晕、高血压、头痛、失眠等；刺激脊柱胸段对胃、肠、胆囊、心脏等器官产生作用；而刺激脊柱腰段对泌尿生殖功能等产生影响。

三、镇静镇痛

推拿具有镇静、镇痛作用，缓解疼痛导致的肌紧张、痉挛，达到舒筋通络的作用，实验发现，在头面部和颈部进行节律性的柔和的手法刺激，可使脑电频率变低，出现 α 波形，表明大脑皮层的抑制过程加强，进一步研究表明有时推拿的镇静作用一方面是手法刺激对大脑皮层电活动的诱导作用，由于手法的刺激是周期性的变化，因此，使人大脑皮层的冲动也发生周期性的变化，诱导大脑皮层电活动同步化。另一方面是内啡肽的作用，内啡肽比较集中地分布在与痛觉有关的部位，特别是与慢痛有关的部位及痛的情绪反应中枢，如丘脑下部、边缘系统等。对慢性疼痛患者的研究表明：在推拿前血清中内啡肽含量比正常人低，推拿后明显增高，疼痛明显缓解，手法操作的时间越长，推拿的次数越多，血清中内啡肽的含量越接近于正常水平。推拿可以提高下丘脑内啡肽的浓度。疼痛是一种较为复杂的特殊感觉，对机体来说任何刺激只要超过了其痛阈就会产生疼痛感觉，推拿可以通过提高机体痛阈和减低刺激量从而达到止痛作用。

1. 循环障碍　当血液循环发生障碍时，组织所需的营养和氧气供应不足，酸代谢产物不能及时移去而堆积，局部组织 H^+ 浓度增高，Na^+-K^+-ATP 泵运行发生障碍，而 H^+、K^+ 都是强烈的致痛的物质，刺激神经末梢而引起剧烈疼痛。推拿治疗可以改善局部组织的微循环，使病变组织血供增加，致痛物慢慢移去或被结合，从而使疼痛消除。乙醚胆碱为致痛物质，研究表明，在推拿麻醉时，患者血液中的胆碱酯酶得到提高，而胆碱酯酶可以水解乙酰胆碱，使之成为无痛物质。

2. 机械压迫　牵拉可引起局部疼痛。机械压迫、牵拉等损伤首先引起局部炎症肿胀，使组织内压力急剧增高，局部压力一方面直接刺激神经末梢引起疼痛，另一方面可压迫小血管导致局部微循环障碍，如肌肉痉挛、椎间盘突出等引起的疼痛。通过推拿手法不仅可以减轻肌肉痉挛，解除突出物的压迫，纠正关节脱位等，从而消除机械压迫、牵拉的根本原因，还可以消除因机械压迫、牵拉而引起的组织肿胀。肿胀是局部的微循环、化学、免疫的综合反应，组织损伤后形成局部血液循环障碍，导致蛋白质降解，血小板凝集，激活凝血系统。而血小板的代谢产物和凝血因子的降解产物又使局部血管通透性增高，吸引白细胞趋向损伤区域。大分子的蛋白质分解为小分子，组织分解的增强，从细胞中释放出的磷酸根离子、钾离子增多，综合原因使局部组织渗透压提高，邻近组织的水分流向局部。由于肿胀压迫，静脉、淋巴回流受阻，形成肿胀，推拿可以改善局部微循环，从而消除因微循环障碍引起的一系列继发性发应。

3. 闸门学说　在每一瞬间，人体内外感受器所感受到的各种刺激信息成千上万，而中枢神经系统不可能同时处理这些信息，只对一些重要的、达到阈值的刺激优先考虑，这一信息筛选，犹如一道闸门。生理研究表明，脊髓后角胶状质细胞，对痛觉起闸门作用，而中枢控制系统的下传冲动以突触前抑制的形成控制闸门开关，胶状质细胞通过突触前抑制的形成对传入神经元发挥抑制性作用。因此，由粗感觉神经传入的痛觉不久就被抑制而细感觉神经抑制胶状质细胞，粗感觉神经与细感觉神经的作用相互拮抗。推拿手法的刺激激活了神经粗纤维，此信号传入脊髓后角，抑制了粗神经纤维所传导的疼痛信号的传递，好似关闭了闸门，阻止了疼痛信号的经过，从而达到了镇痛目的。

4. 炎性介质 炎性介质的刺激是引起疼痛的主要因素，由于各种原因引起的炎症反应，在病灶周围产生大量的炎症介质，如缓激肽、5-HT、前列腺素、血小板降解产物、P物质等，这些炎性介质也是强烈的致痛物质，推拿手法的局部操作加快了炎性介质与酶的接触，从而使之受到破坏，局部浓度降低而起到止痛作用。

四、推拿调节免疫系统功能的影响

通过对腰骶及其他骨骼部位的刺激，激活骨髓，促进免疫细胞的生成，增强人体的免疫能力。根据"神经-内分泌-免疫"网络学说，运用推拿手法作用于人体体表，刺激分布于皮肤、肌肉、关节、骨骼及内脏等处的神经感受器，通过神经与免疫系统之间特有的"神经内分泌胸腺轴"对免疫系统功能进行调节。现代研究表明，推拿后机体血液中白细胞总数增加，白细胞吞噬功能加强，血清中补体、免疫球蛋白含量升高，淋巴细胞数量增多，从而发挥其免疫功能。

五、推拿运动系统功能的调节

1. 促进血液循环 在损伤局部推拿，以柔和、静态的机械刺激与所产生的热效应，可以明显改善局部的血液循环，增强其代谢，增加局部供血供氧，从而有利于损伤组织的修复。

2. 解痉、消炎与镇痛 损伤发生后，出于本能的保护意识，人体骨骼肌将产生强力收缩。过度和长期的痉挛将在人体局部产生压迫和牵拉，从而产生疼痛。引起疼痛的另一原因是局部的炎症，伤科的炎症大多属无菌性。推拿能有效地解除骨骼肌的痉挛，并消除局部的炎症反应而具有良好的镇痛作用。推拿手法的拨动、按压、叩击、推拉等可改变软组织的位置；手法的扳、摇、拨伸等可改变关节的位置。整个推拿过程都在运动，推拿的各种手法都使患者的软组织或关节产生一定的被动运动。因而推拿是有效地帮助患者恢复运动功能的好方法。生理研究表明，调节肌肉张力的神经组织有位于肌腹的肌梭感受器和位于肌腱的腱梭感受器，前者兴奋时可使肌肉加强收缩，后者兴奋时可抑制肌肉收缩。运动生理研究证实，受累的肌肉充分拉长后可使腱梭感受器兴奋。推拿可通过运动关节类手法拉长受损的肌肉，从而消除肌紧张、痉挛。局部组织温度的升高，亦可使肌紧张、痉挛得到缓解。在组织损伤后，损伤部位可以发出疼痛刺激，通过人体正常的反射作用，该刺激可以使机体有关组织处于警觉状态，肌肉收缩，紧张直至痉挛是这一状态的表现，其目的是为了减少肢体的活动，防止过度的运动而牵拉受损处，从而引起疼痛或再损伤。此时如不及时治疗或治疗不彻底，肌肉紧张、痉挛不能得到缓解，痉挛的肌肉压迫穿行于其间的血管，致使肌肉的供血量明显减少，而痉挛状态的肌肉所需的血量远较松弛状态的肌肉为高，因此，代谢产物大量堆积，引起炎性疼痛，肌肉的长期的、慢性的缺血、缺氧，使损伤组织形成不同程度的结缔组织增生，以至粘连、纤维化或瘢痕化，长期发出有害刺激，从而加重疼痛和肌肉的紧张、痉挛，形成一恶性循环，推拿能打破这一恶性循环，加速损伤组织的修复。

第十一章　体外震波

体外心脏震波治疗（Cardiac shock wave therapy, CSWT）是国际上新近发展起来的前沿科技，它具有无创、安全、有效的特点，为针对缺血性心脏病，包括终末期冠心病、缺血性心力衰竭和难治性心绞痛患者的一种新的治疗方法。

一、发展历程

体外震波在临床已有 30 多年的应用历史，1980 年体外震波首次成功应用于泌尿系统结石的治疗，此后体外震波又被成功应用于骨折康复的治疗，发现体外震波具有抗炎作用，可促进骨折愈合。Park 等发现体外震波疗法可以有效减轻肩周炎患者的疼痛，对于中风患者，体外冲击波疗法能控制痉挛状态，增加背屈活动脚踝的运动范围，改善 10 m 步行测试。上述研究为体外震波应用于缺血性心脏病提供了依据。超声在医学上的应用主要分为两大类，即诊断超声和治疗超声。超声生物效应的研究发现，低强度的特定频率超声可刺激缺血心肌局部细胞因子释放，实现心肌血管再生，由此研制了新型超声治疗仪。体外心脏震波治疗在宏观形态学包括对左心室整体心功能，局部心肌运动功能和协调性等多方面改善心室重塑的发生、发展与前期分子水平促血管生成因表达上调、组织水平新生毛细血管增多等系列结果相吻合，均证实了体外心脏震波治疗在缓解心肌梗死后心室重塑的发展有重要作用。体外心脏震波治疗能够产生血管再生效应，促进局部微循环重建。此外，还具有抑制心肌重构、促进干细胞功能、抑制炎症、氧化应激和心肌凋亡等作用。

CSWT 技术由欧美和以色列研发。2000 年德国埃森大学心血管中心研究者首次报道低能量的冲击波可以上调体外培养的上皮细胞的血管内皮生长因子，拉开了 CSWT 促进血管新生、改善组织缺血研究的序幕；2003 年瑞士 STORZ MEDICAL 公司研发出全球第一台无创治疗缺血性心脏病的 CSWT 治疗仪，并于 2004 年通过 CE 认证。CSWT 是由瑞士 STORZ MEDICAL 公司在多年制造体外震波碎石设备的基础上，研发出的最具创新性的非侵入式心脏血管再生设备，2003 年 9 月在欧洲心脏病年会上首次展出样机，其配有电磁震波源、聚焦能量的抛物面反射器、机载实时同轴超声探头和心电信号同步装置；CSWT 的相关研究主要聚焦于 CSWT 促血管新生的机制及其应用于冠心病的基础及临床研究。2010 年俄罗斯学者 Jargin 发表的一篇文章推动了 CSWT 的安全性研究。相比于血运重建治疗（PCI, CABG）、药物疗法，CSWT 具有无创、方便、经济的特点，且便于在门诊开展，对于发展中国家具有重要的运用价值和意义。

二、作用机制

冠脉血流通路的形成是治疗冠心病的关键，体外震波的作用机制是采用物理学的方法，通过体外导入，对缺血心肌局部进行低能量、高压强的脉冲超声来冲击病变部位，利用其机械剪切力和空化作用，通过多种作用机制改善心肌血流灌注。体外震波系统主要包括以下几个部分：震波源换能器、触发电路系统、控制主机、B超定位、心电监护系统、水循环系统。CSWT仅需体外碎石能量的1/10，大小为2~7J，产生冲击波上升沿为0.7μs左右，半宽高为1.8μs。基于心脏搏动的周期性特点，震波治疗的冲击波周期应与心脏搏动周期相匹配，只在心肌绝对不应期释放，在人体组织中传播时衰减小、切应力小、穿透力强，能稳定地到达治疗区域。超声震波治疗是一种无创治疗方法，为达到最佳的治疗效果，同时减少对人体其他组织的损伤，必须严格控制发射的超声波的能量。改善临床预后的机制，以往的研究分为以下几个方面：①促进缺血心肌组织血管再生，改善侧支循环。②促进干细胞分化。③减轻组织炎症反应及氧化应激。④减轻心肌纤维化。⑤减轻左室重构，改善心功能。细胞分子水平研究发现，体外震波可以增强人心脏微血管内皮型一氧化氮合酶活性，促进一氧化氮生成；上调人脐静脉内皮细胞血管内皮生长因子mRNA及其受体fms样酪氨酸激酶-1、一氧化氮合酶等血管新生相关细胞因子的表达水平，并通过诱导基质细胞衍生因子（SDF1）表达，促进内皮细胞归巢；还可以拮抗血管内皮细胞局部炎症反应，降低炎症细胞因子，包括白细胞介素（IL）-1α、IL-4、IL-6、IL-12p70、IL-13、IL-17及干扰素γ（IFN-γ）等的表达，最终促进缺血部位血管形成，抑制缺血心肌局部炎症反应，改善心肌缺血状态。

CSWT利用超声定位，依靠心电图门控技术触发，对所确定的心肌缺血靶区域释放脉冲式声能量（震波）。其滴定式释放经过聚焦的脉冲声波能量，经机载同轴超声精确锁定缺血心肌靶区，依靠实时体表心电图R波，被R波触发的震波经水垫和超声耦合剂导入胸腔，聚焦于心肌靶区，在心电活动绝对不应期释放；震波在衰减过程中产生机械剪切力和空穴效应，引发微气泡形成，这些微气泡在震波作用下循环产生正负双向压缩运动，导致组织细胞超微结构改变，诱导心肌缺血区高表达血管内皮生长因子（VEGF）、一氧化氮（NO）等多种促血管新生因子，促进缺血区域的毛细血管生成和局部微循环重建，从而改善心肌供血，增加缺血心肌区血流灌注和微循环，减轻缺血性心脏病患者症状，从而达到治疗心绞痛和改善心功能减少心脏事件的目的。

1. 心室重塑　从心肌梗死后心室重塑发生的多方面机制来看，活化氧系统占了主导机制并贯穿于肾素-血管紧张素-醛固酮系统、炎症反应及基质代谢等多方机制的始终，而NO作为活化氧系统最重要的调节因子，NO表达水平是活化氧系统对心室重塑的发生、发展最重要的影响因素。NO也是机体组织修复过程中最重要的因子之一。从体外心脏震波前期的动物实验研究发现体外心脏震波有调节血管内皮功能，通过促成NO生成而抑制炎症，维持基质代谢平衡及促血管新生等多项机制而达到防止心室重塑的发生发展的目的。因此，有学者应用"震波治疗通过产生NO实现了从粉碎结石到抗炎、抗组织重塑的作用"这句话精确地总结了体外心脏震波治疗改善组织重塑的潜在机制，也正因为如此，震波治疗适应证从单纯震波碎石治疗拓展到促血管新生治疗领域。自体外心脏震波面世以来，一系列的动物实验和临床研究均证实了心脏震波治疗的多项有益的生物效应，这可能是体外心脏震波治疗改善缺血后心脏重塑的潜在机制。心室重塑始于心肌梗死发生的早期，同时是一个连续的过程，及时有效地在早期进行干预治疗可防止心肌梗死后可逆的早期重塑向不可逆的晚期重塑阶段发展。

2. 促进新生血管形成　目前研究认为 CSWT 是无创的治疗缺血性心脏病的有效方法之一。该治疗系统可释放类似聚焦超声波的低能量机械震荡波，在心肌组织细胞间产生"空穴效应"并形成大量微气泡，微气泡膨胀继而发生非球面性破裂，对周围的心肌细胞形成快速而短暂的剪切力，诱导 VEGF 及其受体 Flt-1、NO、IGF、IL-8 等表达上调，在冠脉原有微血管床基础上促进新生血管形成，从而改善缺血心肌的微循环及代谢，减轻心室重构。在慢性心肌缺血动物实验中，观察到 CSWT 可完全恢复左心室射血分数（LVEF）和室壁增厚率（WT）、局部心肌血流。而在猪急性心肌梗死模型中，CSWT 组较对照组明显改善其左心室射血分数。临床研究也显示，CSWT 可改善冠心病患者心肌灌注和心肌代谢，减轻心绞痛症状、减少硝酸甘油用量、改善心功能、提高运动耐量，并且具有良好安全性，但 CSWT 对缺血缺氧心肌细胞凋亡的影响作用的研究尚少。

3. 细胞凋亡　研究显示，细胞凋亡在冠心病的生理病理过程中起着重要的作用，心肌细胞凋亡是引起心肌梗死后心功能不全、心室重塑及心律失常的重要原因。减轻和抑制心肌细胞凋亡的发生，可以改善心肌梗死患者的预后。有证据表明，缺血、缺氧、再灌注损伤、氧化应激等因素均可引起心肌及内皮细胞凋亡。多种因素如氧化应激、缺氧、化学及物理毒性损伤等可通过线粒体及内质网途径的激活而启动细胞凋亡。存活心肌数量逐渐减少而出现左心室扩张、收缩功能减退以及左室重构，最终导致心力衰竭。缺血缺氧等影响心肌细胞凋亡的因素主要通过死亡受体通路和线体通路传递促凋亡信号，激活凋亡相关基因的表达，包括促进细胞凋亡基因（Bax、wp53 和 APO-1/Fas 等）和抑制细胞凋亡基因（Bcl-2、mpl 和 ras 等）。Bcl-2 和 Bax 分别是 Bcl-2 家族中最有代表性的抑制凋亡和促进凋亡基因。其中，线粒体通路是从线粒体释放细胞色素 C 开始的，受 Bcl-2 基因家族调控，包括凋亡抑制基因 Bcl-2 和凋亡促进基因 Bax。在急性心肌梗死患者的人体心肌组织样本中可观察到大量凋亡小体，并且伴有 Caspase-3 高表达和 Bcl-2 低表达。Bax 是低氧应激诱导凋亡的上游调控因子，低氧可促进 Bax 蛋白构象发生改变而被激活，进一步促进细胞色素 C 从线粒体释放；JNK 与 p38MAPK 是 MAPK 家族重要的促进细胞炎症和凋亡的信号通路蛋白，活化的 JNK 与 p38MAPK 蛋白促使线粒体细胞色素 C 释放；而 Bcl-2 则对 Bax 诱导线粒体释放细胞色素 C 这一过程起抑制作用。而当细胞色素 C 从线粒体膜空隙释放至细胞质后可进一步激活下游 Caspase-3。Caspase-3 是细胞凋亡过程中的关键酶，也是凋亡途径中处于中心地位的执行者，被激活后可通过激活脱氧核糖核酸酶引起 DNA 降解、细胞凋亡。Bcl-2 是 Akt 信号通路的重要效应分子，与凋亡的负性调控密切相关。Akt 蛋白活化后，可促使 Bcl-2 与磷酸化的 Bad 解离，游离的 Bcl-2 进而发挥抗凋亡作用。研究结果显示，震波治疗后 JNK 及 p38MAPK 蛋白磷酸化水平较对照组无明显增加，Akt 蛋白的磷酸化水平无明显降低，表明震波治疗未激活正常心肌细胞的凋亡、炎症及生存相关信号通路。同时 TUNEL 检测结果显示治疗组与对照组心肌细胞凋亡率无明显差别。治疗组 HE 染色未观察到心肌细胞变性、坏死及炎症细胞浸润等组织病理学改变。震波治疗前后标准 Ⅱ 导联心电图未观察到传导阻滞以及室性心律失常等。同时，与对照组相比，震波治疗后大鼠的血压、心率无明显变化。也有研究以大鼠心肌细胞来源的细胞系 H9C2 为研究对象建立缺血缺氧损伤模型，以震波（shock wave, SW）剂量的不同作为治疗措施，结果显示，缺血缺氧可诱导 H9C2 细胞发生凋亡，表现为细胞活力下降、细胞凋亡率升高，凋亡相关蛋白 Bax 及活化 Caspase-3 的表达升高，抗凋亡蛋白 Bcl-2 的表达降低，并可促进细胞内的活性氧产生增多。而震波可减轻缺血缺氧诱导的细胞的凋亡，并且细胞内的活性氧产生也明显减少。与单纯缺血缺氧组相比，震波处理组 Bax 蛋白表达下降，Cleaved-Caspase-3 蛋白表达降低，Bcl-2 蛋白表达升高，提示震波可能通过降低凋亡相关蛋白表达，升高抗凋亡蛋白表达，减少细胞内活性氧的产生，起到减轻心肌细胞凋亡的作用，提示可能是 PI3K-AKT 通路参与了对震波减轻心脏心肌细胞凋亡的调控。

4. 心肌细胞凋亡　尚有研究采用急性心肌梗死（AMI）大鼠模型模拟人体急性心肌梗死的病理过程，观察震波对 AMI 后心肌细胞凋亡的影响。心肌梗死发生后，梗死区及其边缘区的心肌细胞由于缺血缺氧的刺激发生坏死和凋亡。另外，由于心功能降低，左室舒张末压升高，室壁张力增高，心脏舒张期机械负荷加重，神经内分泌系统激活，可引起慢性、持续性氧化代谢上调，致氧化负荷增高，激活应激活化蛋白激酶，引起梗死边缘区和非梗死区的心肌细胞凋亡。梗死区心肌细胞凋亡是引起左心室收缩功能降低和早期重构的重要因素，而梗死边缘区以及非梗死区的心肌细胞凋亡则主要导致晚期心功能不全和左心室重构。本研究中 CSWT 组心肌梗死边缘区心肌细胞凋亡指数较 MI 组明显降低，提示 CSWT 治疗可通过调控凋亡相关基因的表达而抑制细胞凋亡，挽救梗死边缘区缺血缺氧的心肌细胞，从而能减轻左心室收缩功能下降和左心室重构，改善患者远期预后。经 CSWT 治疗 4 周后，CSWT 组心肌凋亡指数及心肌纤维化程度较 MI 组明显降低；蛋白水平检测凋亡相关基因的表达变化情况发现 Bcl-2 表达明显上调，而 Bax 和 Caspase-3 表达明显下调。结果提示，AMI 死后，梗死边缘区心肌细胞线粒体 CytC 向胞质释放，凋亡蛋白 Bax 的表达增高，Caspase-3 剪切活化，抗凋亡蛋白 Bcl-2 的表达减少，促进大鼠梗死边缘区心肌细胞凋亡，造成心梗后心肌细胞的持续损失和功能降低。CSWT 可以减少线粒体 CytC 向胞质释放，降低凋亡蛋白 Bax 的表达及 Caspase-3 的剪切活化，升高抗凋亡蛋白 Bcl-2 的表达，减轻梗死边缘区心肌细胞的凋亡。进一步调控机制的探索提示，CSWT 可能通过抑制 JNK 信号通路，并抑制凋亡相关基因的激活，从而减轻缺血缺氧后心肌细胞凋亡及纤维化程度，达到心肌保护的目的。这与 CSWT 相关临床研究结果相符。目前 CSWT 尚未应用于 AMI 患者的临床治疗，此研究结果为 CSWT 在临床上的应用提供了新的思路和基础依据。

5. 心肌细胞自噬　在自噬方面的研究中，同样条件对细胞进行缺氧处理后，发现 H9C2 细胞活力和 ATP 水平随着缺氧时间延长逐渐降低，LC3B-Ⅱ/LC3B-Ⅰ 比值自缺氧 6h 开始增强，24h 达高峰，之后逐渐呈下降趋势。当给予一定能量的震波（SW）治疗后，LC3B-Ⅱ／Ⅰ比值和自噬小泡数量明显提高，原本降低的细胞活性和细胞内 ATP 水平较前有所回升；缺氧后，细胞内磷酸化 AMPK、Beclin-1 和 HIF-α 表达上调，而磷酸化 mTOR 和 Sirt1 下调。震波（SW）治疗可进一步增强磷酸化 AMPK 的上调和磷酸化 mTOR 的下调，降低 HIF-α 的表达。据此推测，心肌细胞缺氧时自噬活动上调，震波（SW）治疗能够通过 AMPK/mTOR 信号通路进一步增强心肌细胞自噬并改善细胞活力和细胞内 ATP 水平；SW 治疗可能通过 Sirt1 和 HIF-α 通路促进细胞存活，发挥心脏保护作用。

6. 血管内皮细胞 EPCs 亦称为血管母细胞，是血管内皮细胞的前体细胞，是一群具有游走特征的、能够自我更新和增殖分化的细胞，在参与血管新生和内皮损伤后修复中起着重要作用。研究证明 EPCs 与心血管疾病存在密切关系，心血管疾转如冠心病、高血压、心肌梗死等均伴有不同程度的 EPCs 数量和功能的改变，冠心病患者循环血中的 EPCs 数量下降，功能受损。恢复 EPCs 数量和功能是缓解或逆转心血管疾病进展的关键，因此推测，CSWT 能够提高冠心病患者 EPCs 数量，促进功能恢复，参与促进血管新生，改善心功能。进一步探讨 CSWT 促进 EPCs 功能的原因将有助于揭示其在治疗冠心病的疗效机制。EPCs 的增殖、分化、趋化以及血管形成能力等功能与 VEGF 和其他细胞因子密切相关。VEGF 可促进多种血管生长因子的分泌以及 EPCs 动员入血，增殖分化为成熟的血管内皮细胞，参与形成新的血管。IL-8 是一种趋化性细胞因子，与细胞上的 CXCR 受体具有高度亲和力，能通过激活 CXCR2 受体、Ras 和 MAPK 信号途径引起下游靶蛋白磷酸化，从而介导内皮祖细胞的增殖、迁移、黏附及分泌功能。为证实 CSWT 对 EPCs 功能的促进作用与这些细胞因子是否相关，昆明医学院第一附属医院采用 ELISA 法检测冠心病患者外周血 VEGF、IL-8 的表达情况。研究发现 CSWT 治疗冠心病患者后，外周血 VEGF、IL-8 的表达明显提高，参与促进外周血 EPC 的增殖、分化和趋化等功能。总之，冠心病患者经过 CSWT 治疗后，外周血中 VEGF、IL-8 的表达明显增加，促进了 EPCs 的增殖、分化、迁移和趋化等功能，动员 EPCs 更好地迁移、定位到心肌缺血组织，原为分化为血管内皮细胞，促进血管形成，改善心肌缺血，从而缓解患者心绞痛症状，改善心功能，提高运动耐量。

因此，通过 CSWT 体外无创物理治疗方法阻断凋亡信号转导途径减少细胞凋亡及迟发性细胞坏死，可能是减少缺血区心肌细胞死亡的一条有效途径，以及通过提高相关细胞因子表达促进 EPCs 功能恢复，从而参与改善心肌功能的相关细胞信号传导通路。然而，CSWT 如何调控凋亡相关基因的表达及促进 EPCs 功能恢复的信号转导通路尚未完全明确，仍需进一步深入探究。

三、CSWT 的适应证和禁忌证

1. 适应证 冠状动脉造影或多层螺旋 CT 冠状动脉造影提示冠状动脉中、重度狭窄、经正规药物（伴或不伴支架置入或旁路移植）治疗后，仍有胸闷、气促发作，运动耐力差，并且满足以下条件：①超声心动图/SPECT 可定位到确切的心肌缺血区，负荷试验证实有存活心肌存在（冬眠或顿抑心肌）；②CCS 心绞痛分级Ⅱ级以上，NYHA 心功能分级Ⅰ～Ⅲ级；③LVEF>30%，血流动力学稳定者；④心率在 40～120 次/min 之间。

2. 禁忌证 ①心脏移植术后（震波的生物机制或会增加移植心脏的排斥反应）。②金属瓣膜置换术后（干扰震波源聚焦和释放）。③心腔内血栓（虽低能量震波对冠状动脉内血栓无作用，但迄今尚不能证实是否会击碎心腔内血栓引起栓塞）。④LVEF 低于 30% 的血流动力学不稳定者（不能长时间平卧）。⑤心率低于 40 次/min 或高于 120 次/min 的药物难以控制的心律失常。⑥治疗区域皮肤破溃或感染；主动脉瘤（瘤壁破裂风险）。⑦严重的阻塞性肺病（肺气干扰影响超声定位）。⑧假乳置入术后（硅胶影响超声定位）。⑨严重凝血功能障碍或血小板减少（治疗部位皮下毛细血管出血倾向）。

四、CSWT 的治疗方案和流程

CSWT 的治疗方案可采用日本东北大学和德国埃森大学推荐方法：每个月治疗 1 周，休息 3 周，每个治疗周内使用心脏震波 3 次，分别在治疗周的第 1、3 和 5 日，共持续 3 个月，累计 9 次为 1 个疗程。国内中心将治疗周期缩短为 1 个月密集治疗法，即在 1 个月内完成 9 次治疗，每周治疗 3 次，该方案已经证实与 3 个月治疗方案同样有效。随防期间，若患者仍感觉胸闷，相关检查提示缺血存在，则重复 1~4 个疗程。

CSWT 的治疗流程：患者安静平卧，连接实时心电、血压及氧饱和度监测。首先用机载超声探头寻找并锁定缺血靶心肌，之后降低水囊与胸壁接触，按下震波发放按钮，震波经心电图 R 波触发，从小至大调节震波能量，若患者无胸痛等不适，可增加震波能量至 0.09mJ/mm^2。调节震波仪上的上、下 2 个微调按钮对缺血区进行点对点组合治疗，每点发放 200 次脉冲。治疗过程密切监测并记录患者生命体征，询问有无心悸、胸痛、呼吸困难和眩晕等症状。

体外心脏震波治疗是治疗冠心病的一种有效且无创的全新疗法，它作用于缺血损伤的心肌组织，加速心脏侧支血管新生，改善心肌供血，挽救受损心肌细胞，从而缓解心力衰竭症状、改善心功能及预后，为治疗冠心病提供了新的思路和方法。

体外心脏震波技术主要适用于缺血性心脏病患者的治疗，包括顽固性心绞痛患者，心绞痛加拿大评分（CCS）Ⅲ 或Ⅳ级（瞬间），服用 2 种或 3 种最大承受剂量的心绞痛药物至少 8 周无效，经皮冠状动脉介入治疗（PCI）或冠状动脉旁路移植术（CABG）后仍反复发作的心绞痛患者，或者冠脉血管病变重，无法进行或不愿意接受手术再血管化治疗的患者。

2009 年欧洲心脏病年会发布德国 5 年临床研究结果提示：接受 CSWT 治疗的 23 例患者 5 年后 CCS 分级、最大运动耐量、每周服用硝酸酯类药物、每月住院次数、SPECT 心肌灌注水平均比治疗前有统计学意义的改善，而且证实体外心脏震波是一项无创、安全、有效的新型血管再生疗法，可以长时期缓解患者心绞痛、提高运动耐量、改善临床预后。2012 年我国研究报道 CSWT 用于治疗缺血性心脏病的临床研究，揭示 CSWT 能有效改善缺血性心脏病患者的临床症状、提高患者生活质量及运动耐力，且无心力衰竭恶化、恶性心律失常、心肌损伤等并发症；同时证实其显效机制与促进血管内皮生长因子及其受体高表达密切相关，从而诱导缺血性心肌毛细血管新生，改善心肌缺血及心功能。

体外心脏震波技术为无创、无痛、安全、有效的新技术；治疗过程中无须麻醉，不影响正常生活，不影响心率、血管；无剂量依赖性；可以增加内源性血管内皮生长因子，明显减少心绞痛症状，明显增加运动承受能力，明显增加心肌灌流量。

五、安全性

目前，该项技术在欧洲多国如瑞士、德国、意大利、俄罗斯和亚洲的中国、日本已获得应用。震波技术在我国的应用病例不断增多，经验也不断积累。观察性研究发现，心脏震波治疗能够改善顽固性心绞痛患者的心肌缺血情况，心肌核素显像结果提示治疗后静息状态心肌缺血的改善率为 46.2%，负荷状态心肌缺血的改善率为 57.1%；随访 1 年后，患者的加拿大心血管病学会（Canadian Cardiovascular Society，CCS）心绞痛分级、纽约心脏病协会（New York Heart Association，NYHA）心功能分级、6min 步行距离和硝酸甘油用量均较治疗前显著改善。

但是多个中心的临床观察均显示，震波对组织、细胞的作用具有非选择性，直接影响细胞膜、细胞骨架及微血管，是否会对处于缺血状态的肌肉组织产生不良影响？治疗强度的震波在发挥治疗作用的同时，其机械剪切力、空穴效应是否会导致额外的组织损伤？大鼠动物实验研究提示，震波并未引起其血流动力学的改变，并且治疗前后其心电图、肌钙蛋白及心肌组织病理形态学特征并无明显异常变化。心肌组织 HE 染色提示对照组和震波组类似，心肌纤维排列规律，胞质均匀，细胞核无异常，未见心肌细胞变性、坏死，心肌间质未见炎症细胞浸润；心肌组织 Masson 染色显示对照组和震波组均未发现胶原纤维染色异常，提示震波治疗未引起心肌组织炎性反应及纤维化表现，心肌细胞凋亡率无明显增加。心肌细胞线粒体胞质中 CytC 的分布无明显变化，心肌细胞凋亡相关蛋白（Bcl-2、Bax 和 Cleaved-Caspase-3）的表达也无明显变化。还采用扫描电镜对震波后的心肌细胞进行超微结构的观察，结果分析发现，震波治疗后 AMI 大鼠心肌梗死边缘区血管新生现象明确，且较单纯 AMI 大鼠血管新生现象明显。CSWT 对于心肌细胞的作用在微观结构上（光镜水平）不明显，但采用扫描电镜技术，可观察到经震波治疗后心肌细胞超微结构存在一定的损伤。但根据超微结构损伤程度的半定量评估体系，凋亡对照组和震波组心肌超微结构损伤评分无差异，心肌损伤程度未见显著增加，提示 CSWT 对心肌组织病理学无明显变化。由此可见，治疗剂量的 CSWT 对大鼠来说是一项安全有效的治疗措施，具有很高的有效性和安全性。CSWT 能够有效改善严重冠心病患者的心绞痛症状，明显缓解心肌缺血症状并提高心室局部的收缩功能，对于心绞痛和缺血的治疗效果可持续 1 年。对心肌灌注的改善最为明显，对活动耐量有中等程度的提高，部分研究显示对患者的心功能也有一定程度的改善。CSWT 从基因及细胞水平改善了缺血心肌局部血管新生代谢活动，并在一定程度上影响心室重塑发生及发展。2012 年意大利学者 Meglio 等通过对 Fisher344 大鼠震波后长期观察发现，震波治疗未引起正常心肌组织纤维化，心肌间质无炎性渗出，血管内膜无增厚，从而在组织学水平证实了震波治疗的远期安全性。但震波能量短期内是否会损伤正常心肌细胞并进而诱导细胞凋亡、坏死尚缺少依据。在安全性方面，国内外研究均表明 CSWT 不干扰患者心率、血压和呼吸等，未见明显与治疗相关的不良反应。

震波释放的能量还能下调肿瘤坏死因子及其他炎性细胞因子，发挥抗炎、抑制心室重构等作用。且未发现心脏震波对人体组织造成损伤，体外试验显示，CSWT 能够显著对抗缺血、缺氧介导的细胞凋亡，提高缺氧诱导的心肌细胞自噬水平，减轻心肌细胞损伤，保护心肌细胞功能，在前期动物实验和初步临床观察及疗效评价中，CSWT 也显示出了良好的有效性与安全性。

总之，CSWT 是一项无创、便捷、安全、有效的治疗新方法，其机制研究仅仅揭开冰山一角。同时，目前临床研究仍缺乏多中心、大样本及长期随访的循证医学依据，从而为进一步确定不同冠心病分型患者震波治疗的最佳时机及治疗方案提供指导与意见。

第十二章 体外反搏

第一节 体外反搏的机制和临床应用

体外反搏（external counter pulsation，ECP）是一种无创的辅助循环疗法，从 2002 年的 ACC/AHA 治疗指南开始，各国把体外反搏疗法纳入冠心病、心绞痛治疗指南。

一、体外反搏的起源与发展

体外反搏技术始自 20 世纪 60 年代初，由美国哈佛大学 Soroff 教授等设计及研制，目的是在心脏供血的舒张期把肢体血液驱回心脏，增加心脏舒张期灌注，改善心肌缺血。但由于采用液压非序贯驱动模式，体积庞大，其舒张期反搏波振幅不高，疗效不满意很快被淘汰。20 世纪 70 年代初，由中山大学（原中山医科大学）郑振声教授领衔的课题组成功研制出具有我国自主知识产权的四肢气囊序贯加压式体外反搏器，取得满意疗效。后又在装置设计上加以改进，取消上肢气囊，增加臀部气囊，形成下肢由远及近的序贯加压模式，称为增强型体外反搏（enhanced external counter pulsation，EECP），于 1982 年正式普及到临床应用于冠心病、心绞痛的治疗。目前国内外不同生产厂家研制开发的体外反搏装置，多基于增强型体外反搏（EECP）的技术原理，故 EECP 可泛指"体外反搏"。30 多年来，EECP 的发展经历了曲折发展的历程，特别是近 10 多年的探索，体外反搏的作用新机制不断被发现，又不断被论证；基于体外反搏治疗新理论的新型治疗设备，如智能化、便携式或移动式的新型体外反搏装置也在积极的开发研制之中。

二、工作原理

EECP 装置的工作原理是：在患者的小腿、大腿及臀部分段包裹特制的气囊套，由电子控制系统检出患者的心电图 R 波，通过电子计算机实时推算心脏的收缩期和舒张期，据此指令气源系统对各段气囊进行充气、排气。在心脏舒张期，各段气囊由远而近地以大约 50ms 的时差序贯充气，提高舒张压；当心脏进入收缩期，电脑指令全部气囊迅速同步排气，下肢减压后，动脉舒张，接纳来自主动脉的血液，因而心脏的后负荷得以减轻。血流动力学研究证实，体外反搏治疗中，舒张期的反搏波压力升高可达 150~170mmHg（$1mmHg = 0.133\ 3kPa$），能显著改善冠心病患者的心肌缺血，缓解心绞痛症状。

EECP 发挥作用的基本原理与主动脉内球囊反搏（intra-aortic balloon pump, IABP）非常相似，其最大的区别在于 EECP 同时挤压双下肢静脉，使静脉回心血流量增加，提高心输出量，而 IABP 则无此作用。此外，体外反搏治疗产生的双脉动血流以及血流切应力的提高是其独特的血流动力学特征。

EECP 发挥作用的基本原理与 IABP 非常相似，但最大的区别在于 EECP 同时挤压双下肢静脉，使静脉回心血流量增加，提高心输出量，而 IABP 则无此作用。两者即时血流动力学效应的差异如下所述。

1. 动脉血压的改变　IABP 工作时，心脏舒张期主动脉内球囊的快速充盈可使主动脉舒张压升高，平均舒张压也升高。IABP 可使主动脉舒张压提高 30%～70%（与未使用辅助装置的主动脉舒张末压力比较）。球囊在心室收缩时被抽瘪（放气），此时主动脉收缩压会降低，左心室后负荷（即舒张末期主动脉压）也会降低。应用 IABP 时，主动脉收缩压的峰值会降低 5%～15%，平均收缩压也会下降，使左心室收缩时做功进一步下降。

EECP 能否充分提高主动脉舒张期血压，是衡量体外反搏能否发挥有效作用的关键性指标之一，一般要求治疗过程中舒张期增压波（D）和收缩波（S）的比值（D/S）>1.2。另外，EECP 搏动性血流在动脉中传导良好，EECP 有增强血压脉动性的作用。EECP 降低收缩压的作用机制包括：降低后负荷；增加肾血流量，减少肾素-血管紧张素-醛固酮的分泌；除增加冠状动脉侧支开放外，其他器官侧支开放也增加，因而外周血管总截面积增大，总外周阻力降低，导致血压下降；回心血流量增加，刺激右心房分泌和释放心钠素增加，同时右心房压力增加兴奋心肺感受器，使迷走张力升高，导致血压下降；反搏使舒张压升高，刺激颈动脉窦压力感受器，使交感神经抑制、迷走神经兴奋；前列环素分泌增加，导致血管明显扩张，血压下降。

EECP 装置是在心脏舒张期加压于人体下半身（臀部、大腿和小腿），使其中的血液被驱动返回心脏，在原有收缩期脉搏的基础上产生一种舒张期增压波（亦称为反搏波）。由于从下半身反流的血液容量很大，这种反搏波的幅度是原来心脏收缩所产生的脉搏波的 1.2 倍以上，从而使器官、组织供血得以改善，特别是心脏的冠状动脉供血得到显著增加。在心肌供血获得改善的同时，由于反搏气囊对下半身的序贯加压，静脉回心血量也相应增多。静脉床的压力较低、壁薄，容易受 EECP 的影响，使血液、淋巴液流回中央静脉，增加回心血量；静脉有向心静脉瓣，能阻止血液反流入周围静脉，防止了产生大的静脉血流波。EECP 时静脉回心血量明显增加，同时左心室射血阻力下降，将导致心输出量增加 5%～50%，平均增加 25%，这有益于心源性休克，尤其是心内直视术后低排量休克的纠正。心搏量、心脏指数增加，表明在增加回心血量的同时，也相应增加心输出量，符合回心血量与心输出量基本一致的原则。因此，EECP 能增加心输出量，降低外周阻力，增强心肌收缩性能，增加心肌血氧供给。

2. 对冠状动脉血流的作用　EECP 同 IABP 相似，理论上也会增加冠状动脉血流。EECP 期间冠状动脉血流有明显增加。

三、作用机制

体外反搏治疗冠心病作用机制包括以下几方面。

1. 调节血管紧张性增加局部血流 血清—氧化氮（NO）是一种重要的内源性抗动脉粥样硬化（atherosclerosis，AS）介质，具有舒张血管、抑制血小板的黏附和聚集、抑制白细胞的黏附和迁移、减少氧自由基和氧化型低密度脂蛋白以及抑制血管平滑肌细胞等作用；而内皮素-1（ET-1）则有相反的作用。目前已知血管壁中含有较高浓度的血管紧张素转化酶（angiotensin converting enzyme，ACE）。局部的 ACE 可使血管紧张素 I（Ang I）转化为血管紧张素 II（Ang II）。Ang II 不仅可以直接影响血管平滑肌细胞的增生，而且可以促进局部超氧阴离子的形成（后者使 NO 灭活），介导 ET-1 的生成以及通过血小板 Ang II 受体促进血栓烷素 A_2（TXA_2）等的产生，在 AS 内皮损伤以及血管收缩方面起重要作用。由体外反搏引起的血流切应力增加可明显提高 NO 水平及前列环素（PGI_2）等血管舒张因子，降低 ET-1 及 TXA_2 等血管收缩因子，提高 NO/ET-1 及 PGI_2/TXA_2 比例，舒张冠脉，改善心肌灌注、心脏功能，提高运动耐量。而 NO/ET-1 及 PGI_2/TXA_2 比例下降是 AS 发生发展的机制之一。研究表明血流切应力能促进磷酸化，从而激活内皮型—氧化氮合酶（eNOS），促进 NO 生成和分泌增加，引起内皮源性血管舒张，改善内皮功能。在动物实验及人体试验均证实 EECP 可提高 eNOS mRNA 及其蛋白表达。在接受 EECP 治疗后的人体观察到 Ang II 明显降低。动物试验亦证实 EECP 治疗后 Ang II 明显降低，并发现心脏局部 ACE 活性降低，这些改变可能是 EECP 获益并持续的原因。

2. 促进血管新生及侧支循环开放和形成 研究表明在冠脉血管增殖中，EECP 引起的冠脉切应力增加是重要的有效激活因素。临床试验证实 EECP 可使血管内皮生长因子（vascular endothelial growth factor，VEGF）、肝细胞生长因子（hepatocyte growth factor，HGF）、碱性成纤维细胞生长因子（basic fibroblast growth factor，bFGF）及单核细胞趋化蛋白-1（MCP-1）水平明显提高。VEGF 是迄今为止发现的唯一血管内皮细胞特异性有丝分裂原，促进血管内皮细胞增殖作用具有高度特异性。可影响心肌组织中内皮分裂、增殖和迁移，从而增加侧支循环的发生。此外 VEGF 还可通过刺激 NO 和 PGI_2 产生从而保持内皮完整性，促进血管舒张、抑制血管平滑肌细胞增殖，增加内皮抗血栓等血管保护作用。HGF 等亦可能在血管新生及侧支循环开放和形成中发挥作用，但其机制目前尚不明了。梁宏等综合冠脉造影、免疫组化染色分析及心肌血流灌注显像的方法，证实 EECP 有助于增加心肌的侧支循环和缩小心肌梗死范围。血管新生及侧支循环形成进一步使心脏灌注得到持续的提高，可能是 EECP 持续获益的另一个原因。

3. 调节血小板功能、保持凝血及纤溶状态之间的平衡 组织型纤溶酶原激活物（t-PA）是纤溶系统中主要的生理激活剂，特异性地结合在纤维蛋白上并激活纤溶酶原，从而水解纤维蛋白。而纤溶酶原激活物抑制剂（plasminogen activator inhibitor，PAI）则是特异性纤溶抑制剂。t-PA 与 PAI 的平衡在凝血、血栓形成及溶解血管壁上纤维蛋白沉积等方面起重要作用。在冠脉粥样硬化发生过程中，动脉壁血栓形成与 AS 斑块的产生有关。冠心病患者的血浆 t-PA 水平与血管壁释放 t-PA 能力均降低，PAI

活性增高。EECP 可显著提高 t-PA、减低 PAI，提高 t-PA/PAI，保持凝血及纤溶状态之间的平衡，抑制冠脉血栓形成。此外，EECP 引起的 NO/ET-1 及 PGI$_2$/TXA$_2$ 比例的提高，强烈地抑制血管收缩、血小板黏附聚集、血栓形成。

4. 调节血管平滑肌生长、增殖　PCI 后再狭窄发生过程中，尤其是中后期，血管平滑肌细胞的迁移、过度增殖是导致细胞内皮增厚、管腔狭窄的主要原因之一，相关的细胞因子在此过程发挥了极其重要的作用。而 EECP 可抑制 ACE、降低 Ang II 及 ET-1 和提高 NO 及 PGI$_2$ 水平，从而抑制血管平滑肌生长、增殖，同时还抑制血栓形成，从而逆转 AS 的发生发展。

5. 调节炎性细胞在血管壁的聚集与分布　血管内皮功能障碍时，内皮细胞黏附分子表达增多，如血管细胞黏附分子（VCAM-1）、细胞间黏附分子-1（ICAM-1）及 E-选择素表达增多，可使血流中的粒细胞、单核细胞与内皮细胞发生黏附，并进入内皮下间隙；同时活化的内皮细胞还能合成 MCP-1，加速单核细胞迁移至内皮下，从而发生 AS。而 EECP 可显著改善、逆转内皮功能，减少黏附分子的表达，发挥抗 AS 作用。研究观察到 EECP 可使血浆 ICAM-1 呈下降趋势。但 EECP 对黏附分子水平的确切影响及相关机制尚不清楚，还有待深入研究。

四、适应证和禁忌证

2003 年 3 月，美国 FDA 批准 EECP 用于治疗以下疾病：①稳定型心绞痛；②不稳定型心绞痛；③急性心肌梗死；④充血性心力衰竭；⑤心源性休克。

1. EECP 适应证

（1）慢性心绞痛，左心室功能尚可，有 1~2 支冠脉病变，而左主干及前降支近端无阻塞，估计血管重建不可能提高存活率，EECP 可以作为重建术以外的另一项选择。

（2）单支或多支冠脉有严重、弥漫病变，搭桥难以找到适当的部位；用多个小支架做血管腔内成形术亦困难者，可考虑 EECP 治疗。

（3）估计搭桥术不能降低其病死率，PCI 成功率也不高者，可考虑 EECP 治疗。

（4）血管病变不严重，血管重建似无必要或不可能，而单纯药物又不能满意控制症状者，宜行 EECP 治疗。

（5）有慢性心绞痛，但造影显示冠脉病变不严重，无大面积心肌缺血，可以先试做 EECP 治疗。

（6）历经 1 次或多次血管重建术，但心绞痛仍反复发作，这类患者采用 EECP 治疗为数最多。据统计占全美接受 EECP 患者的 85% 以上。

（7）为预防 PTCA/CABG 后再狭窄，重建术后可采用 EECP 预防。

（8）医生和患者的意见：医生发现 EECP 能有效地改善缺血负荷，用以推迟或避免做血管重建术；患者想减少药物的使用，或想避免做血管重建术，或为了改善心功能，提高生活质量，而选择 EECP 治疗。

（9）脑动脉硬化、脑血栓形成、脑动脉栓塞、震颤麻痹、椎-基底动脉供血不足、脑血管意外后遗症。

（10）眼底动脉栓塞、中心性浆液性视网膜、脉络膜病变、视神经萎缩。

（11）突发性耳聋。

（12）胰动脉硬化供血不足所致糖尿病。

（13）肢体动脉栓塞。

（14）因其他动脉硬化及血液循环障碍所引起的缺血性病变后遗症。

（15）体育运动性疲劳、肝炎、康复与保健。

2. EECP 禁忌证

（1）中至重度的主动脉瓣关闭不全。

（2）夹层动脉瘤。

（3）显著的肺动脉高压。

（4）各种出血性疾病或出血倾向，或用抗凝剂，INR>2.0。

（5）瓣膜病、先天性心脏病、心肌病。

（6）活动性静脉炎、静脉血栓形成。

（7）反搏肢体有感染灶。

（8）未控制的过高血压（>170/110mmHg）。

（9）未控制的心律失常，包括频发过早搏动，但房颤患者仍可获益；严重的左心衰竭。

（10）活动性脑出血、腹水。

（11）肺栓塞及中程度以上的肺心病，特别是右心衰竭时，反搏可能增加回心血量，加重右心负荷。

（12）有血管或其他部位不便受压的疾病患者。

（13）严重的下肢动脉闭塞性病变。

（14）妊娠。

3. 注意事项

（1）血压时 170/110mmHg，应预先将其控制在 140/90mmHg 以下。

（2）伴充血性心力衰竭者行反搏治疗前，病情应得到基本控制，体重稳定，下肢无明显水肿，反搏治疗期间应密切监护心率、心律、血氧饱和度（SpO_2）等生理指标。

（3）心率 120 次／min，应控制在理想范围内（不超过 100 次／min）。

五、临床应用

EECP 是老年、有症状冠状动脉性心脏病患者的一种低风险、无创的辅助治疗。糖尿病患者容易出现皮肤坏损。治疗过程中可通过在治疗裤内穿袜子来减少皮肤坏损。一旦发生皮肤坏损，可在随后的治疗中将坏损部位的袖套打开。肥胖或低体重者应该选择合适的袖套，适当地包裹，在骨骼突出部位放置衬垫可减少皮肤损坏。对心力衰竭者，EECP 改善运动耐量、心力衰竭症状和生活质量，但不能改善最大氧耗量。稳定的 Ⅱ～Ⅲ级缺血性心肌病心力衰竭患者，在接受适宜的药物治疗基础上，应考虑 EECP 治疗。有明确的失代偿、容量负荷增加的患者需在病情稳定后才开始 EECP 治疗。在接受抗凝治疗的心绞痛患者中，只要国际化标准比值（INR）<3.0，患者还是可以从 EECP 治疗中获益的。房颤患者若心室率控制在 50～90 次／min，大多数患者能耐受 EECP

治疗。不规则充气可能会导致部分患者轻度焦虑，但不会影响治疗效果。

每天 1 次，每次 1h，每周 6d，共 36h 的治疗方案对绝大多数患者有效。因为目前我国也采用每周 5 天工作制，故可将方案调整为与美国一致，即总共 35h 的体外反搏治疗。有些患者偶尔每天治疗 2 次，每次 1h，总治疗时间缩短至 4 周，但其有效性尚有待论证。

第二节　经穴体外反搏疗法

经穴体外反搏疗法是以中医经络理论为指导，将中药颗粒（或替代品）置于丰隆、足三里等穴位，借助体外反搏袖套气囊，通过心电反馈，对穴位进行有效刺激和机械舒缩，以达到舒通气血、化瘀通络目的的一种内病外治疗法。研究表明，经穴体外反搏应用于冠心病稳定型心绞痛显示进一步的效益。

一、作用机制

1. 对经穴的影响　体外反搏主要作用于下肢，下肢是足三阴经和足三阳经循行的地方，它分布着全身相应组织、器官的穴位，刺激后易于激发经气，可通过经络的循行和传感，而达到治疗脏腑相关疾病的目的。另外，对穴位等特定部位的刺激，通过"穴位-经络-脏腑"调节轴的放大作用，可增强其针对某一特定疾病的治疗作用。研究表明，刺激特定穴位可使该处神经支配的靶细胞群细胞膜产生大量膜电容放电，释放到细胞间质中，经过不断叠加效应，形成可观的生物电能量，即"穴位-经络-脏腑"调节轴的放大作用。刺激特定穴位能主治所属经脉循行部位及其深部组织、器官的疾病，该远治作用的机制是生物电沿着本经线路传导，对经络所过的组织器官进行生物电的调节，起到双向调节的作用。

2. 对气血的影响　《素问·调经论》谓："五藏之道，皆出于经隧，以行血气，血气不和，百病乃变化而生。"疾病发生的基本病机是"气血不和。"由此，以通补法为治疗原则，通补相辅相成，纠正失调、不和之气血，使之恢复调达，即"气血流通即是补"。经穴体外反搏对气血的影响体现在其"行气活血，益气养血"之功效。"行气活血"是其短期作用，在进行经穴体外反搏时，通过节律性穴位刺激，激发经气，助心行血，达到行气活血之效。研究表明，经穴体外反搏"双脉动血流"的血流动力学特征可加快血液的流动速度，增加各脏器血流灌注；同时通过血流切应力效应减缓动脉粥样硬化病程进展。血流增速改善循环可归于"活血"范畴，而血流切应力变化则归于"行气"功效。"益气"为经穴体外反搏通过激发机体自身经气，疏通经气作用改善气血津液输布，脏腑之精得以充养及化生，冲和畅达，运行有序，各自发挥其应有功能，其推动、调控、固摄、防御功能得以增强。"养血"为其抗炎和抗氧化作用，有利于恢复具有正常生理功能的血，避免造成生理功能的紊乱及组织结构的损伤，其内涵在此可囊括缩血管、炎性介质、黏附分子的下调等机制，延缓动脉粥样硬化发展，减少血管事件的发生。

3. 对血脉的影响 经穴体外反搏对血脉的影响可以概括为"通脉"和"复脉"，即疏通血脉，复其通行、贮存气血之功，起到"血脉同治"的作用。其现代内涵包括促进新生血管形成，增加侧支循环，改善血管顺应性。体外反搏对于以血管内皮损伤、动脉粥样硬化、血管异常收缩等为表现的"脉病"具有通脉之功，短期表现为血流速度的提升、血流切应力的增加，通过改善内皮细胞功能、炎性介质分泌等，长期表现为血管顺应性的提升。在通脉的同时兼具复脉功效，表现为对于损害可逆的血管能恢复血管弹性，提升其血流储备分数，而失代偿的血管可产生新生血管，恢复血脉正常的行血功能。同时因心脑血脉相连，心脑血管疾病同源于动脉硬化，体外反搏从治"血"和治"脉"入手抗动脉硬化，就可达到"血脉共治、心脑同治"，减少心脑血管事件的目的。

经穴体外反搏疗法是将经络理论应用于体外反搏，集运动和血流动力学效应、穴位刺激、经络感传作用为一体的综合治疗。其非单纯经络刺激和体外反搏功能的简单叠加，而是通过心电反馈，产生与心脏跳动、经络循行和气血津液循行相一致的穴位刺激和机械舒缩，起到舒通气血、化瘀通络的作用。通过改善血管内皮功能，阻抑动脉粥样硬化，减轻心肌缺血达到治疗冠心病心绞痛的目的。

二、操作方法

将中药颗粒（或利用橡胶球、电极片、电磁产品等替代品）固定在所选穴位上，然后外缚体外反搏袖套气囊行体外反搏治疗，气囊压力大小根据患者耐受程度因人而异，既不影响体外反搏治疗效果，又起到穴位刺激作用。1 次/d，30 min/次，疗程 10d。常用丰隆、足三里等穴位。

三、临床应用

体外反搏的作用机制与运动训练有相似之处，且其适应证较有氧运动更为宽泛，除了发挥辅助循环，增加冠状动脉血流、促进侧支循环形成的作用外，还可改善血管内皮功能及降低血管僵硬度，改善左室功能，提高运动耐量。可用于冠心病、慢性心力衰竭等。也可作为运动训练的替代方式，对于存在运动禁忌的患者，如不稳定性心绞痛、体位性低血压、静息心电图显示严重心肌缺血改变，合并肢体活动障碍（偏瘫等），可先行此法治疗，待情况好转无运动禁忌时再开始运动训练。急性心肌梗死、中至重度的主动脉瓣关闭不全禁用，血压 170/110mmHg 以上者，应预先将血压控制在 140/90mmHg 以下；伴充血性心力衰竭者行反搏治疗前，病情应得到基本控制，体重稳定，下肢无明显水肿，反搏治疗期间应密切监护心率、心律和血氧饱和度（SpO_2）等生理指标；心率>120 次/min 者，应控制其在理想范围内（<100 次/ min）。

第十三章　心脏康复运动疗法

心脏康复运动是指导心脏病患者有目的、有计划和科学地运动锻炼的一种方法。根据患者检查资料（包括运动试验和体力测验），按其健康、体力以及心血管功能状况，用处方的形式规定运动种类、运动强度、运动时间及运动频率，提出运动中的注意事项。个体最佳的运动处方可由被评价患者对运动试验的客观反应来确定。包括心率（HR）、血压（BP）、主观感觉疲劳程度（RPE）、对运动的主观反应、递增负荷试验（GXT）测定的功能能力、心电图（ECG）等。运动处方的最终目标是针对每一具体个体制订特殊的运动方案。

一、运动处方的特点

1. 目的性强　运动处方有明确的远期目标和近期目标，运动处方的制定和实施都是围绕运动处方的目的进行的。

2. 计划性强　运动处方中运动的安排有较强的计划性，在实施运动处方的过程中容易坚持。

3. 科学性强　运动处方的制定和实施过程是严格按照康复体育、临床医学、运动学等学科的要求进行的，有较强的科学性。按运动处方进行运动能在较短的时间内，取得较明显的康复效果。

4. 针对性强　运动处方是根据患者的具体情况来进行制定和实施的，有很强的针对性，康复效果较好。

5. 普及面广　运动处方简明易懂，容易被大众所接受，收效快，是进行康复的理想方法。

二、运动处方的基本原则

1. 因人而异的原则　运动处方必须因人而异，切忌千篇一律。要根据每一患者的具体情况制定出符合个人身体客观条件及要求的运动处方。在心脏病不同的病期，运动处方不同；同一时期在不同的功能状态下，运动处方也应有所不同。

2. 有效的原则　运动处方的制定和实施应使心脏病患者的功能状态有所改善。在制定运动处方时，要科学、合理地安排各项内容；在运动处方的实施过程中，要按质、按量认真完成训练。

3. 安全的原则　在制定和实施运动处方时，应严格遵循各项规定和要求，以确保安全。

4. 全面的原则 运动处方应遵循全面身心健康的原则，在运动处方的制定和实施中，应注意维持人体生理和心理的平衡，以达到"全面身心健康"的目的。

三、运动分类

1. 被动运动 由外力作用于人体某一部分所引起的动作称为被动运动。一般用于维持正常或增大已受限的关节活动范围、防止肌肉萎缩和关节挛缩。

2. 主动运动 依靠患者自身的肌力进行运动的方法称为主动运动，患者肌力在3级以上者，均可进行主动运动，单纯的主动运动一般不给予辅助，也不施加阻力，主要用于维持关节的活动范围，进行增强肌力和持久力的训练和增强肌肉之间的协调性的训练。属于主动运动的尚有下列形式：

（1）主动运动：肌力达不到3级以上时，可由物理治疗师（PT），健侧肢体或运动器械，帮助患者进行活动。

（2）抗阻运动：在肌力达到3级以上时，为增强患者的肌力，可以进行抗阻运动锻炼。这种运动对增强肌力和耐久力有效，但是应在医师的正确指导下进行。抗阻运动的方式有徒手抵抗和器械抵抗两种形式。

按肌肉收缩的方式分类有等长运动、等张运动、等动运动。

（1）等长运动：等长运动时关节不发生活动，肌肉长度不变，等长阻力训练（isometric resistance exercise，IRE）是增加肌力最迅速的方法。目前常用的还有短暂的等长最大收缩训练（brief isometric maximal exercise，BIME）和短暂重复等长最大收缩（brief repetition isometric maximal exercise，BRIME）训练。

（2）等张运动：等张运动是运动时肌肉缩短，关节角度发生变化的训练，如屈肘关节举哑铃的动作，即为等张收缩的运动，肌肉的等长收缩与等张收缩不同。

（3）等动运动：又称等速训练（isokinetic exercise），是借助特定的仪器，确立一定的收缩速度后，使肌肉进行收缩，仪器内部的自动机构保证肌肉收缩力越大时，阻力也越大；收缩力下降时阻力也减小，从而保证在收缩过程中速度恒定，故译为等速收缩。另外，又因肌肉收缩时，阻力变化与阻力成正比，使肌肉运动在活动范围的每一点上，都得到与之相适应的阻力，故又译为等动收缩。

四、运动处方

运动处方的内容应包括运动种类、运动强度、运动时间、运动频率、运动进度及注意事项等。

1. 运动种类 运动处方的运动种类可分为耐力性（有氧）运动、力量性运动及伸展运动和健身操。

耐力性（有氧）运动是运动处方最主要和最基本的运动手段。有氧运动的项目有步行、慢跑、走跑交替、上下楼梯、游泳、骑自行车、骑功率自行车、骑步行车、跑台运动、跳绳、划船、滑水、滑雪、球类运动等。

力量性运动根据其特点可分为：电刺激疗法（通过电刺激，增强肌力，改善肌肉的神经控制）、被动运动、助力运动、免负荷运动（即在减除肢体重力负荷的情况下进行主动运动，如在水中运动）、主动运动、抗阻运动等。抗阻运动包括：等张练习、等长练习、等动练习和短促最大练习（即等长练习与等张练习结合的训练方法）等。

伸展运动及健身操的作用有放松精神、消除疲劳，改善体形，防治高血压、神经衰弱等疾病。伸展运动及健身操的项目主要有：太极拳、保健气功、五禽戏、广播体操、医疗体操、矫正体操等。

心脏康复运动方式应将改善心肺功能和增进心血管健康的有氧运动，如心肺和局部肌肉的耐力运动、力量和阻力运动、灵活性运动和协调运动等有机结合起来。既往对心脏病患者进行紧张有节律的有氧运动研究较成熟，近年来对过去曾认为是心脏病患者禁忌的运动如力量、阻力运动也被有选择地编入康复方案中去，并与等张运动有机结合，循环进行，称为循环训练，这不仅能提高心血管功能，还能增强肌力和局部的耐力，对今后从事职业和进行较高强度的活动是有利的。研究指出这种康复运动应在心肌梗死 7~8 周后进行，首先通过症状限制性运动试验排除禁忌证。运动应是低水平的力量训练，适用于临床稳定的低危心脏病患者。力量运动在康复方案中占的比例小，宜用心率、心率血压乘积（RPP），监测力量训练中的心肌耗氧量。力量运动方案在医学监测下进行是安全的，而且经过训练后在一定肌力和静态用力时心脏病患者能安全完成职业和业余活动。

初始运动处方制定，可先以第一组运动开始，然后通过个体对运动适应程度和临床症状而定，抗阻练习如举重训练不被认为是可以提高 VO_{2max} 的运动，但可作为适宜运动计划中的重要部分，循环力量训练，指在力量练习中 15~30s 的间歇 10~15 次的重复运动，这可使 VO_{2max} 平均提高 5%，因此不能作为提高心肺耐力的一般常规方法。康复计划的早期阶段，进行轻松、个体能量消耗相对较低的运动，如走步、骑车，特别是跑台与功率自行车。运动强度以简便易控为理想。训练的早期阶段，充分考虑技术水平前提下，也可应用能量消耗率与运动技术有较高相关性、个体可保持一定强度的运动，如游泳与越野滑雪。

2. 运动强度　运动强度是指单位时间内的运动量，即运动强度＝运动量/运动时间。而运动量是运动强度和运动时间的乘积，即运动量＝运动强度×运动时间。运动强度可根据最大摄氧量的百分数、代谢当量、心率、自觉疲劳程度等来确定。

运动强度是设计心脏病患者运动处方中最重要和困难的部分，所采取的各种定量测定和估计运动强度的方法，取决于康复临床的需要，因人而异，应定期调整和修订。①临床常用的估计方法有 Borg 的自觉运动强度分级表（RPE），研究证明 RPE 与心率、摄氧量、肺通气量和乳酸水平呈线性相关，12~13 级相当最大心率的 60%，16 级相当于 90%，应在 2~16 级范围内运动，参加者在训练过程中掌握了心率与 RPE 之间的关系后，可用 RPE 来调节运动强度。②小于 70% 最大氧摄量的持续运动时，血中乳酸不增高，肾上腺素和去甲肾上腺素保持在较低水平，是安全取得训练效应的运动强度。但临床研究发现由最大摄氧量的百分数测得运动强度不适宜于使用 β 受体阻滞剂的冠心病患者，因其心率与运动强度以及心率与氧摄量不呈线性关系，传统用心率估测运动强度往往过高，并不能得出理想的运动强度。③无氧阈（AT）是较安全、标准化和取得运动效应的可靠指标，它是不受主观影响的指标，AT 与耐力运动有关，可作为耐力能力和生活质量有用的指标。冠心病患者在接近 AT 值时的运动训练可确保训练是有氧的，并能明显改善心肺功能，而不出现高强度的不适感。冠心病患者的无氧阈值大约为 60% 最大摄氧量或 60%~70% 最大心率。④在制定运动处方时，如已测出某人的适宜运动强度相当于多少代谢当量（METs），即可找出相同 MET 的活动项目，写入运动处方。⑤在运动处方实践中，一般来说达最大运动强度时的心率称为最大心率，达最大心率的 60%~70% 时的心率称为"靶心率"或称为"运动中的适宜心率"，也称"目标心率"，是指能获得最佳效果并能确保安全的运动心率。为精确地确定各个患者的适宜心率，须做运动负荷试验，测定运动中可以达到的最大心率或做症状限制性运动试验以确定最大心率，该心率的 70%~85% 为运动的适宜心率。

靶心率也可用公式推算法和耗氧量推算法。

（1）公式推算法：以最大心率的 65%~85% 为靶心率，即靶心率＝（220 − 年龄）× 65%（或 85%）。年龄在 50 岁以上，有慢性病史的，可用：靶心率＝170 − 年龄；经常参加体育锻炼的人可用：靶心率＝180 − 年龄。

例如：年龄为 40 岁的健康人，其最大运动心率为：220 − 40 ＝ 180 次/min，适宜运动心率为：下限为 180 × 65% ＝ 117 次/min，上限为 180 × 85% ＝153 次/min，即锻炼时心率在 117~153 次/min，表明运动强度适宜。

（2）耗氧量推算法：人体运动时的耗氧量、运动强度及心率之间有着密切的关系，可用耗氧量推算靶心率，以控制运动强度。大强度运动时相当于最大摄氧量的 70%~80%（即 70%~80%VO_{2max}），运动时的心率为 125~165 次/min；中等强度运动相当于最大摄氧量的 50%~60%（即 50%~60%VO_{2max}），运动时的心率为 110~135 次/min；小强度运动相当于最大摄氧量的 40% 以下（即小于 40%VO_{2max}），运动时的心率为100~110 次/min。在实践中可采用按年龄预计的适宜心率，结合锻炼者的实践情况来规定适宜的运动强度。

在等张练习或等动练习中，运动量由所抗阻力的大小和运动次数来决定。在等长练习中，运动量由所抗阻力和持续时间来决定。在增强肌肉力量时，宜逐步增加阻力而不是增加重复次数或持续时间（即大负荷、少重复次数的练习）；在增强肌肉耐力时，宜逐步增加运动次数或持续时间（即中等负荷、多次重复的练习）。

有固定套路的伸展运动和健身操，如太极拳、广播操等，其运动量相对固定。太极拳的运动强度一般在 4~5METs 或相当于 40%~50% 的最大摄氧量，运动量较小。增加运动量可通过增加套路的重复次数或动作的幅度、架子的高低等来完成。一般的伸展运动和健身操的运动量可分为大、中、小三种。小运动量是指做四肢个别关节的简单运动、轻松的腹背肌运动等，运动间隙较多，一般为 8~12 节；中等运动量可做数个关节或肢体的联合动作，一般为 14~20 节；大运动量是以四肢及躯干大肌肉群的联合动作为主，可加负荷，有适当的间歇，一般在 20 节以上。

3. 运动时间 运动处方中的运动时间是指每次持续运动的时间。美国运动医学会建议运动持续时间在 15~60min，其中达到靶心率时间应有 5~15min，持续时间 20~30min 效果更好。在计算间歇性运动的持续时间时，应扣除间歇时间。间歇运动的运动密度应视体力而定，体力差者运动密度应低；体力好者运动密度可较高。冠心病患者身体机能不同，每次运动时间要根据自身耐受程度来定，最好以运动处方结合主观运动强度来决定运动时间，以"稍感费力"（11~13）为度，每周 3 次，20~40 次/min 为佳。对于身体素质差者进行间歇性运动，少量多次。

运动量由运动强度和运动时间共同决定（运动量＝运动强度×运动时间），在总运动量确定时，运动强度较大则运动时间较短，运动强度较小则运动时间较长。前者适宜于年轻及体力较好者，后者适宜于老年及体力较弱者。年轻及体力较好者可由较高的运动强度开始锻炼，老年及体力较弱者由低的运动强度开始锻炼。运动量由小到大，增加运动量时，先延长运动时间，再提高运动强度。

4. 运动频率 在运动处方中，运动频率常用每周的锻炼次数来表示。运动频率取决于运动强度和每次运动持续的时间。美国运动医学会建议每周行 3~5 次的运动频率。最低的运动频率为每周锻炼 2 次。运动频率更高时，锻炼的效率增加并不多，而有增加运动损伤的倾向。

频率与运动的强度和持续时间均有关联，因此确定时要依靠这两个变量。但是，心脏功能能力是最重要的。心脏功能能力（FC）小于 3METs 的患者能从日常的短时间的多次运动受益；每天 1~2 次对于 FC 在 3~5METs 之间的个体是最适宜的；对于 FC>5 的个体，我们推荐每周进行 3~5METs 次的运动。每周运动的次数明显地受能量消耗的希望程度、参加者的个人喜好和参加者生活方式所影响。

小运动量的耐力运动可每天进行，力量练习的频率一般为：每日或隔日练习 1 次，伸展运动和健身操的运动频率一般为每日 1 次或每日 2 次。

5. 运动进度 在运动处方中，运动的形式、强度和时间可有多种变化，如耐力和力量性运动。一次运动可分为准备、练习、结束三部分。准备部分用小强度的活动调节生理功能以适应练习部分，避免大强度运动后发生运动损伤；练习部分为治疗的主要部分，运动心率需达到靶心率且至少维持在 20min；结束部分属放松活动，防止血液积聚肢体，导致回心血量减少而出现临床症状。

一般根据运动处方进行适量运动的患者，经过一段时间的运动练习后（6~8 周），心肺功能应有所改善。这时，无论在运动强度和运动时间方面均应逐渐加强，所以运动处方应根据个人的进度而修改。运动处方的耐力运动可划分为 3 个阶段：初级阶段、进展阶段和保持阶段。

（1）初级阶段：指刚刚开始实行定时及有规律的运动的时候。在这个阶段并不适宜进行长时间、多次数和程度大的运动。以大部分人来说，最适宜采取强度较低、时间较短和次数较少的运动处方。

（2）进展阶段：指经过初级阶段的运动练习后，心肺功能已有明显的改善，而改善的进度则因人而异。在这个阶段，一般人的运动强度都可以达到最大摄氧量的 40%~85%，运动时间亦可每 2~3 周便加长一些。

（3）保持阶段：在训练计划大约进行了 6 个月之后出现。当达到这一阶段，应该重新审视训练计划的目标，并建立新目标。

6. 注意事项 耐力性（有氧）运动的注意事项包括以下几个方面：①在耐力性（有氧）运动处方中，应有针对性地提出运动禁忌证。如心脏病患者运动的禁忌证有：

病情不稳定的心力衰竭、急性心包炎、心肌炎、心内膜炎、严重的心律失常、急性冠脉综合征、严重的高血压、不稳定的血管栓塞性疾病等。②在耐力性（有氧）运动处方中应指出须立即停止运动的指征，如心脏病患者在运动中出现以下指征时应停止运动：运动时上身不适，运动中无力、头晕、气短，运动中或运动后关节疼痛或背痛等。③在耐力性（有氧）运动处方中，须对运动量的监控提出具体的要求，以保证运动处方的有效和安全。④要求做充分的准备活动。⑤明确运动疗法与其他临床治疗的配合。如糖尿病患者的运动疗法须与药物治疗饮食治疗相结合，以获得最佳的治疗效果。运动的时间应避开降糖药物血浓度达到高峰的时间，在运动前、中或后，可适当增加饮食，以避免出现低血糖等。

力量性运动的注意事项：①力量练习不应引起明显疼痛。②力量练习前、后应做充分的准备活动及放松整理活动。③运动时保持正确的身体姿势。④注意肌肉等长收缩引起的血压升高反应及闭气用力时心血管的负荷增加。有轻度高血压、冠心病或其他心血管系统疾病的患者，应慎做力量练习；有较严重的心血管系统疾病的患者忌做力量练习。⑤经常检修器械、设备，确保安全。

伸展运动和健身操的注意事项：①应根据动作的难度、幅度等，循序渐进、量力而行。②指出某些疾病应慎采用的动作。如高血压病患者、老年人等应不做或少做过分用力的动作及幅度较大的弯腰、低头等动作。③运动中注意正确的呼吸方式和节奏。

五、运动处方制定程序

冠心病运动处方的制定程序包括：一般调查、临床检查和功能检查、运动试验及体力测验、制定运动处方、实施运动处方、运动中的医务监督、运动处方的修改步骤。前3个程序参见冠心病康复功能评估章节。

制定科学的运动处方和实施合理的运动治疗，才能保障运动治疗对冠心病患者安全并且有效。因为运动量过低时，起不到对心血管中心效应和周围效应的良性作用；而运动量过大，可能会使心血管超负荷，引发运动带来的心血管风险。

在制定运动处方时，需要考虑患者的以下情况：①年龄、性别：年龄预计的最大心率（220-年龄）随年龄增长而降低，女性的运动强度可能比男性稍低。②病情和功能储备：每一个患者的病情都有所差异，尤其需要考虑心功能、冠脉供血情况、缺血心肌的范围、药物对心率及血压的影响，以及功能储备，等等。③康复治疗目标：巩固康复成果，控制危险因素，改善或提高体力活动能力和心血管功能，恢复发病前的生活和工作。④生活习惯和爱好：制定运动的类型需要考虑患者的生活环境、社区的运动条件，而且尽可能地满足患者的运动爱好，增强运动乐趣。⑤运动试验提供的参数：相对于静息状态下的其他心血管检查，心电图运动负荷试验更能反映患者运动耐量、运动时血流动力学参数（心率、收缩压/舒张压以及冠脉功能等）、心电图ST段改变（缺血范围、程度、时间）和发现潜在的心律失常、限制运动能力的临床指征或症状、药物对心率和血压的影响，排除运动潜在风险。正确评估冠心病患者的上述情况对指导运动处方尤为重要。

康复运动患者的临床监护内容包括：①患者的病史，目前的病情；②目前服用的药物（尤其是 β 受体阻滞剂）；③监测心率、血压、心电图、体重；④监测患者运动中的反应；⑤了解自我感觉劳累强度及患者的自我监测（心绞痛、呼吸症状、眩晕、恶心、无力等）。

运动处方的制定应随患者病情及康复进程进行重新评估，据评估结果修改运动处方内容。

六、运动处方的制定

运动处方的内容应包括运动种类、运动强度、运动时间、运动频率、运动进度及注意事项等。

（一）有氧运动

1. 运动种类　有氧运动的项目有步行、慢跑、走跑交替、上下楼梯、游泳、骑自行车、使用功率自行车、使用步行车、使用跑台、跳绳、划船、滑水、滑雪、球类运动等。力量性运动根据其特点可分为：电刺激疗法（通过电刺激，增强肌力，改善肌肉的神经控制）、被动运动、助力运动、免负荷运动（即在减除肢体重力负荷的情况下进行主动运动，如在水中运动）、主动运动、抗阻运动等。抗阻运动包括：等张练习、等长练习、等动练习和短促最大练习（即等长练习与等张练习结合的训练方法）等。伸展运动及健身操的项目主要有：太极拳、保健气功、五禽戏、广播体操、医疗体操、矫正体操等。

2. 运动强度　运动强度是指单位时间内的运动量，即运动强度=运动量/运动时间。常用的确定运动强度的方法有：无氧阈法、代谢当量、心率储备法、目标心率法、主观用力分级法等。

（1）无氧阈法：无氧阈水平相当于最大摄氧量的 60% 左右，是冠心病患者最佳运动强度，此参数需通过心肺运动试验获得。

（2）心率储备法：该方法需要掌握心率计算公式，即（运动最大心率－静息心率）×（0.3~0.6）+静息心率为患者合适运动强度。

（3）靶心率法：该方法不需计算公式，在静息心率的基础上增加 20~30 次/min 即可认为是患者合适运动强度；靶心率也可用公式推算法和耗氧量推算法。靶心率＝（220－年龄）×65%（或 85%）。年龄在 50 岁以上，有慢性病史的，可用：靶心率＝170－年龄；经常参加体育锻炼的人可用：靶心率＝180－年龄。

（4）自我感知劳累程度分级法：多采用 Borg 评分表（6~20 分），通常建议患者在 12~16 分范围内运动（即轻松至稍有疲劳感）。后两种方法虽然简单方便，但欠精确，不作为首选方法，在患者体力不能耐受运动测试或没有运动测试设备时采用。

6MWD 测试的结果可作为心血管病患者步行有氧训练的强度依据。一般情况下，对危险程度较高的患者，可建议步行训练开始的强度为 6min 步行测试平均速度的60%，而危险程度较低的患者训练的开始强度为 6min 步行测试平均速度的 80%。

3. 运动时间　美国运动医学会建议运动持续时间应为 15~60min，其中达到靶心率时间应有 5~15min，持续时间 20~30min 效果更好。在计算间歇性运动的持续时间时，应扣除间歇时间。运动处方结合主观运动强度来决定运动时间，以"稍感费力"（11~

13）为度，每周 3 次，20~40min/次为佳。对于身体素质差者进行间歇性运动，少量多次。力量性运动的运动时间主要是指每个练习动作的持续时间。如等长练习中肌肉收缩的维持时间一般认为 6s 以上较好。促最大练习是负重伸膝后再维持 5~10s。成套的伸展运动和健身操的运动时间一般较固定，而不成套的伸展运动和健身操的运动时间有较大差异。如 24 式太极拳的运动时间约为 4min；42 式太极拳的运动时间约为 6min；伸展运动或健身操的总运动时间由一套或一段伸展运动或健身操的运动时间、伸展运动或健身操的套数或节数来决定。

4. 运动频率　美国运动医学会建议每周行 3~5 次的运动频率。最低的运动频率为每周锻炼 2 次。运动频率更高时，锻炼的效率增加并不多，而有增加运动损伤的倾向。心脏功能能力（FC）小于 3METs 的患者能从日常的短时间的多次运动受益；每天 1~2 次对于 FC 在 3~5 之间的个体是最适宜的；对于 FC>5 的个体，我们推荐每周进行 3~5 次的运动。

5. 运动进度　在运动处方中，运动的形式、强度和时间可有多种变化，如耐力和力量性运动。一次运动可分为准备、练习、结束三部分。准备部分用小强度的活动调节生理功能以适应练习部分，避免大强度运动后发生运动损伤；练习部分为治疗的主要部分，运动心率需达到靶心率，维持时间在 20~30min；结束部分属放松活动，防止血液积聚肢体，导致回心血量减少而出现临床症状。运动处方的耐力运动可划分为 3 个阶段：初级阶段、进展阶段和保持阶段。经典的运动程序包括三个步骤：第一步：准备活动，即热身运动。多采用低水平有氧运动，持续 5~10min。第二步：训练阶段，包含有氧运动、阻抗运动、柔韧性运动、平衡功能等各种运动方式训练。其中有氧运动是基础，抗阻运动和柔韧性运动是补充。第三步：放松运动，据病情轻重持续 5~10min，病情越重时间宜越长。

（二）抗阻运动处方

每组肌肉群的训练负荷不尽相同，需通过测定后量化。阻抗运动的形式多为循环阻抗力量训练，即一系列中等负荷、持续、缓慢、大肌群、多次重复的抗阻力量训练，常用方法有利用自身体质量（如俯卧撑）、哑铃或杠铃、弹力带，以及其他运动器械。其中弹力带具有易于携带、不受场地及天气的影响、能模仿日常动作等优点，特别适合基层应用。每次训练 8~16 组肌群，躯体上部和下部肌群可交替训练，每周 2~3 次或隔天 1 次，初始推荐强度为：上肢为 IRM 的 30%~40%，下肢为 50%~60%，Borg 评分 11~13 分。

（三）柔韧性训练处方

柔韧性训练宜每天进行，训练前应进行不少于 5min 的有氧热身训练。训练原则应以缓慢、可控方式进行，并逐渐加大活动范围，每次训练 8~10 个主要肌群。训练方法：每一部位拉伸时间 6~15s，逐渐增加到 30s，如可耐受可增加到 90s，期间正常呼吸，强度为有牵拉感觉同时不感觉疼痛，每个动作重复 3~5 次，总时间 10min 左右，每周重复 3~5 次。

平衡功能与协调性训练处方原则：双足至单足、睁眼至闭眼、静态至动态，强度由易至难，运动频率为 5~10min/次、3~5 组/d、2~3 次/周。

（四）注意事项

（1）运动前充分评估与危险分层。

（2）注意运动三部曲：热身期、运动期和放松期。

（3）运动过程中严密观察。

（4）避免运动损伤。

（5）循序渐进，逐渐增量。

第十四章 中医导引技术

第一节 中医导引技术的内涵与源流

中医导引术是建立在中国传统文化哲学和生命科学理论基础之上，以主动性肢体运动、呼吸调节、心理调养为基本手段，旨在改善身心协调程度、激发人体自身抗病能力、维护和提升健康状态的养生技法体系。其内容包括了传统气功、健身气功，以及以太极拳为代表的有养生作用的传统武术项目，等等。

对于"导引"内涵的理解，我国第一部病因症候学专著《诸病源候论》中记载了隋太医令巢元方的观点："……令身囊之中满其气，引之者，引此归身内恶邪伏气，随引而出，故名导引。"将"导引"解释为具有引邪气外出功效的呼吸运动。唐代名医王冰在注解《黄帝内经·素问》时说："导引，谓摇筋骨，动支（通'肢'）节。"把"导引"界定为动摇筋骨、活利关节的肢体运动。在呼吸调节和肢体活动两个主要方面的基础上，历代医家、养生家将更多的内容纳入"导引"的范畴，极大丰富了其内涵。唐代高僧释慧琳认为"导引"除了肢体的屈伸活动之外，还包括了自我的摩运推拿，他在《一切经音义》中写道："凡人自摩自捏，伸缩手足，除劳去烦，名为导引。"东晋葛洪在《抱朴子·别旨》："夫导引不在于立名，象物粉绘，表形著图，但无名状也，或屈伸、或俯仰、或行卧、或倚立、或蹒蹰、或徐步、或吟、或息，皆导引也。不必每晨为之，但觉身有不理则行之，皆当闭气。闭气，节其气冲以通也。亦不待立息数，待气似极，则先以鼻少引入，然后口吐出也。缘气闭既久则冲喉，若不更引而便以口吐，则气不一，粗而伤肺矣。如此但疾愈则已，不可使身汗，有汗则受风，以摇动故也。凡人导引，官（通'关'）节有声，如不引则声大，小引则声小，则筋缓气通也。"认为"导引"可以不囿于特定的名称、形状等形式，它其实渗透到了生活之中，日常的行走坐卧呼吸等皆为"导引"，是人们日用而不觉的保健祛疾之法。晋代李颐为《庄子·刻意》作注时提炼了八个字："导气令和，引体令柔"。这个阐释高度概括了导引术的本质特点，将"导引"定义为调整呼吸，使脏腑经络之气和顺条达，引伸肢体，使身体灵活柔和地运动，明确了其两个基本要素：其一，疏通宣导气机，即调整呼吸；其二，拉伸舒展身体，即引伸肢体。唐代成玄英《南华真经注疏》曰："吹，冷呼而吐故，呴，暖吸而纳新，如熊攀树而自经，类鸟飞空而伸脚。斯皆导引神气以养形魂，延年之道，驻形之术。"可见，从先秦至当代，关于"导引"观点的记载丰富多样，综合归纳起来可以表述为：第一，"导引"的本质属性是一种主动性的锻炼手段、养生方法；第二，"导引"的运动形式包含了三大要素——呼吸控制（即导气）、肢体运动（即引体）、心神调养（即养魂）；第三，"导引"的功能价值是通过伸展形骸、宣导气血，从而祛病健体、益寿延年。

从严格意义上讲，中华导引术有广义和狭义之分。在广义的层面上，只要是符合"内导外引，内外合一"的中国的主动锻炼理论和方法皆应被涵盖于内，其外延就包括了吐纳、引体、按摩、丹道、坐禅、存想等。这些内容按照从古代沿袭下来的习惯分类方法，可以归为"导引"和"行气"两大类别。虽然"导引"和"行气"均以精、气、神的炼养为核心精髓，但对三个要素的要求程度却各有侧重。行气术，以呼吸锻炼为主，辅以形体和意念的训练，是后世所谓"静功"之肇基；而导引术，则以形体锻炼为主，辅以呼吸和意念的训练，是后世所谓"动功"的先导，也就是狭义的中华导引术。

导引术是中华民族养生文化的重要组成部分，早在先秦时期就已经产生，是行气、养生文化的源头，后发展分化出许多流派，形成了今天我们所能了解到的源远流长的导引文化。东汉名医华佗所创的仿生导引术五禽戏，经过历代养生家的传承和改进，到了明清时期表现出新的特点。由明代著名医家周履靖所编撰的《夷门广牍·赤凤髓》中收录了"五禽图"，使五禽戏首次以图像的形式得以生动呈现；明代罗洪先和清代曹无极编纂的《万寿仙书》中，亦对五禽戏进行了记载，与周氏《夷门广牍·赤凤髓》中所录内容基本相同，被称为"明本五禽戏"。与陶弘景《养性延命录》所记载的"旧本五禽戏"相对比，"明本五禽戏"有了较大的改变：一方面，从术式外形上看，动作更加简单化，方便人们记忆掌握，且全部采用站立姿势；另一方面，从术式内涵上看，在肢体运动的基础上加入了呼吸调节和意念调节，从而加强了锻炼的功效，并且在对动物的模仿上从对"形似"的追求上升到了对"神似"的追求。八段锦，作为中华导引术的一个重要组成部分，在宋元时期就形成了"文""武"两个流派，"文八段"采取坐势，以集神、叩齿、漱津配合上半身的简单肢体动作，动静结合；"武八段"采取立势，以全身各部分的肢体运动为主，即狭义的八段锦。两个流派在明清时期都极为流行，分别在宋元成就的基础上有所发展和改进，逐渐走向成熟、定型。明代高濂的《遵生八笺》是记载"文八段"最早的著作。高濂不但记录了"文八段"的歌诀，还以图文并茂的形式，结合图像，对每个术式进行了详细的注解。据此，学界普遍认为"文八段"由此基本定型。"武八段"在宋代已形成了较为完备的体系，在明清时期广为传习，并在此过程中得到了一定程度的改进，最终于清代光绪年间基本定型，1898年出版的《新出保身图说·八段锦图》中刊载了这种导引术的歌诀和图像。八段锦（特指"武八段"）在明清时期已经相当成熟，到清代光绪年间以《新出保身图说·八段锦图》为标志基本定型。

六字诀，是明清时期非常盛行的一种侧重于呼吸吐纳锻炼的导引方法。其名字与八段锦一样，来源于晋代葛洪的《神仙传》，被称为"六字气"，在中国历史发展的长河中，深为历朝历代医家、养生家们所重视，如陶弘景的《养性延命录》、孙思邈的《千金要方》、胡愔的《黄庭内景五脏六腑补泻图》、曾慥的《道枢》均对其进行了记载，并结合当时的医疗发展情况进行了补充发挥。然而宋代及其之前的六字气、六字诀仅是单纯的呼吸吐纳方法，几乎没有肢体的动作。这一情况在明清时期发生了重大的改变，肢体导引的动作被加入其中，与呼吸运动有机配合，使锻炼效果大为改善，六字诀体系更加完备。这个时期的六字诀已不是单纯的吐纳练习，同时加入了擎手、叉手、抱膝等肢体的运动，将"导气"与"引体"有机结合，形成了六字诀沿袭至今的基本模式：在一定肢体动作的配合下，以鼻深吸，根据治疗和保养的需要，选择嘘、呬、呵、吹、呼、嘻的口型，以细、均、深、长的方式由口缓慢吐气。该时期的医家、养生家对六字诀极为推崇，纷纷将其辑入著作，除高濂的《遵生八笺》之外，还有龚居中的《红炉点雪》、周履靖的《夷门广牍》、胡文焕的《类修要诀》、罗洪先和曹无极的《万寿仙书》、徐文弼的《寿世传真》等，足见其流行之广。六字诀在明清时期逐渐在丰富、完善中走向了定型，不但被人们作为一种单独的导引功法习练，还被作为一种练气的有效手段纳入其他健身锻炼和武术训练之中，其影响范围进一步扩大。

易筋经十二式，是于明清时期出现的一种重要导引锻炼方法，来源于一部名为《易筋经》的著作。这部专著最初以手抄本的形式出现于明代，至于清代道光年间乃有刻印本。易筋经十二式是《易筋经》中流传最为广泛的一种导引术，顾名思义，是一套改变筋骨肌肉的锻炼方法。整个套路由十二个术式组成，在每一术式的图示后都附有歌诀加以解释，动作以抻筋拔骨、脊柱拧转为主，特点鲜明，在导引养生领域独树一帜。

五禽戏，通过模仿动物的动作，以期获得动物长于人类的某些特质和技能，从而提高人体对外界的适应能力，作用以强身健体、养生延年为主，代表了"仿生"类导引；八段锦，每一势动作都有明确针对性，具有治疗某种疾病或调理某一脏腑的功能，作用以调身扶正、防病治病为主，代表了"疗病"类导引；六字诀，通过呼吸吐纳发音，调理相应脏腑的气机，作用以调理呼吸、行气理气为主，代表了"吐纳"类导引；易筋经，动作多抻筋拔骨、活利关节，既是强身保健的养生导引术，又可用于武术内功训练，作用以强壮体魄、增长劲力为主，代表了"壮力"类导引。四种导引功法的成形，使得中华导引术技术发展的脉络清晰地显现出来。中华导引术作为中医学、中医养生学在疗病和养生方面的具体实践，其动作编创和习练要领同样要注重整体观的指导作用。背离这一主旨，便不能很好地达到其养生保健的疗效。

中医导引术以"形气神"三位一体生命观为基础，在具体的实践中最重要的表现为："调身、调息、调心"之间的三调合一。"三调合一"是导引术的本质属性，是导引术区别于其他运动的根本特点。"调身""调息"和"调心"，从外部表现上，看似三个相互独立的状态，但实际上讲究的恰恰是三者的融合与统一，是一个统一的整体，而这一点恰恰是导引术区别于一般体育运动的根本。其根源在于东西方在对人自身的认识上，西方哲学对人体有明确的"灵魂"与"肉体"的二元区分，而中国的哲学、中医学、中医养生学则体现为人体的整体合一，是一个统一的整体。东方文化对人体有着独特的理解，它首先打破了"人"与"物"的分割和对立，是"身心一元"的理念，表现为：人的身体并不仅仅是物理意义上的身体或肉体，而且还和人的精神意志以及自然等密切相关，所以中国古代便有"天人合一""身心一统""内外兼修"等感悟和理解。正是在这样的认识基础上，中华导引术的修炼过程首先便体现在"三调合一"的探索和实践上。所谓"调身"，外部表现为调节人体的肢体活动，但本质上却和"调息""调心"活动密切相关。"调身"，表现为练功时的姿势，在习练功法时具有重要的作用，尤其表现在对"意"与"气"的相互作用上。所谓导引术炼养的三个要点：一是"形正"，二是"气顺"，三是"意宁"，息息相关，"牵一发而动全身"。在导引术习练过程中，最基本的要求首先是"呼吸平稳""精神放松""意识平静"，要求意念随形体动作的变化而变化，在功法练习中，通过肢体动作的变化，来引导气的运行，做到意随形走，意气相随，从而起到健体养生的作用。在新编健身气功·五禽戏的整套技术动作中，"虎、鹿、熊、猿、鸟"每一式动作的练功结束都伴有肢体动作的运行来达到调息的功用。在练功过程中，则通过模仿动物的姿势，根据升降开合的肢体动作，以形导气，以内在的"意""神"为主宰，指导形显示于外，外形中既要仿效五种动物的动作，又要体现出它们的神韵，做到意气相随，形神兼备，内外合一。例如，五禽戏"熊运"的功法作用是通过练习过程中腰腹的连绵不断的转动，来引导内气的运行，从而可以达到加强脾胃之运化的功效，为了达到锻炼效果和目的，要求在练习中既要注重憨态可掬的外部动作形态，又要讲究以意领气的气息运行，从而达到养生功效。倘若在习练中，仅仅是注重"调身"而忽视"调息"和"调心"的环节，则会失去其功效，甚至适得其反。"调息"，是指调节呼吸活动，或者是对呼吸的锻炼，就是有意识地通过运用身体调节和动作变化进行调整和掌握的呼吸方法。呼吸活动包括呼气和吸气，是生物机体和外界进行气体交换的活动。人的呼吸过程包括三个互相联系的环节：外呼吸（包括肺通气和肺换气）；气体在血液中的运输；内呼吸（指组织细胞与血液间的气体交换）。人在各种不同条件下的呼吸运动形式可以不同，以肋骨运动为主者称为"胸式呼吸"；以膈和腹壁肌肉运动为主者称为"腹式呼吸"。

中医学对于呼吸的理解，与"气"密切相关。气，在古代哲学中，指存在于宇宙之中的不断运动且无形可见的极细微物质，是宇宙万物的共同构成本源。中医学和传统体育养生认为，人体的气是一种充养人体并维持人体生命活动的精微物质。所谓"气者，人之根本也"。人体内的各种生命信息，皆可通过体内升降出入运行的气来感应和传递，从而形成人体之内各脏腑经络组织器官之间的联系，外在信息的感应传递于内在的脏腑，内在脏腑的各种信息反映于体表。如"心气通于舌""肝气通于目""脾气通于口""肺气通于鼻""肾气通于耳"。传统体育养生自古就重视人体气的炼养，古代的养生方法则通过导引、行气等方法来进行激发和培育人体的气化功能。导引术非常重视养生炼气，通过导引行气，使全身之气充沛，流行于全身，机体则健旺。正是由于对"气"的独特理解和阐释，才使得导引术独具特色，调息也成为导引术习练中不容忽视的重要环节。在导引术的习练中，通常通过肢体动作的运动来达到调息的目的，换言之，调息也并非孤立的，而是和调身、调心相互结合的。导引术调息的意义在于通过调控呼吸而孕育和引导内气。呼吸和内气直接相关，尤其以呼气与内气更为密切，所以许多功法都注重调控呼气，如内丹术。目前，现代科学研究已经证明，调息可以调节自主神经系统中交感神经和副交感神经的张力，从而调整相应的内脏组织器官的功能。调息的内容既包括呼吸形式的调控，也包括出入气息的调控。"调心"，是调节心理活动，也称为炼神、炼己。调心的目的和意义在于改变日常意识活动的内容和方式，使机体进入练功所需要的意识状态。调心的状态包括意念调控和境界调整两个方面，意念调控是有意的、主动性操作；境界调控是无意的、伴随性操作。二者之间的关系是稳定的意念有助于形成境界，而特定的境界往往会产生其相应的意念。意念调控是指"练功中有意引导、形成或消除特定意识内容的操作"，其中包括意守、存想和入静。意守，是主观上将意识移置于某一现实事物的心理操作活动，意守的目的在于排除杂念，一念代万念。如意守丹田，即要求感觉到意识自身移位；存想是想象特定的景物至身临其境的状态。如八段锦中的"双手托天理三焦"、易筋经中的"倒拽九牛尾"、五禽戏虎举下拉中的"手拉重物""手按浮球"等都属于存想的范畴；入静便是逐渐消除一切思维活动的心理过程。入静并不意味着意识的空白，而是要求达到恬淡虚无的境界，体现"如动不动""寂而常照"的状态。境界调控则是伴随性的，不是主动引导的过程，而是顺其自然的过程，如水到渠成。三调（调身、调息、调心）是导引术的本质特征和基本操作内容，习练者从"学练三调"到"三调合一"虽然是一个不断感悟和体会的过程，在学练的初级阶段会产生"三调分离"抑或是"三调协同"的状态，即学练之初首先逐一学习三调的内容，通常是先调身、再调息、最后把握特定的意念和境界。按照从外到内、逐渐深化的训练过程，但本质上导引术在修炼过程中调心、调息、调身是一个统一的有机整体，三调中的每一调都与其他两调相联系，每一调都并非独立存在。调身可以影响调心，练功时身体缓慢柔和节律性的运动与平静的意念活动相适应，而剧烈的运动往往伴随着精神的紧张，因此导引术习练力求"寓静于动"。调心与调息更为显而易见，心平方能气和。由此可见，调身、调息和调心是一个有机的统一整体。三调合一的整体观是习练导引养生功法的关键所在，是导引术疗病养生的难点和重要，更是导引术发展的本质特征。

第二节　中医导引技术在心脏康复的作用

易筋经、五禽戏、八段锦、太极拳等对心脏的益处已有较多的研究证实。八段锦在提高冠心病患者生活质量尤其是在缓解心绞痛症状方面，似有一定的优势，但尚需要更多的试验数据佐证。与西医单纯运动处方相比，八段锦又兼具调神、调心的特点，在一定程度上可以改善睡眠、缓解不良情绪，这一系列特征决定了八段锦适合作为冠心病患者心脏康复的一种方式。五禽戏是一种外动内静、动中求静的功法，分别对应五脏。太极拳动作强度低，轻微柔和，是适合冠心病患者心脏康复的有氧运动。易筋经功法是推拿导引技术中的基本功法之一，是一种静中求动、改变筋肉、强身健体的功法。推拿导引技术所练习的易筋经包括十二式。根据具体情况，可以选用其中一式或几式，并应注意顺其自然、循序渐进。这些功法可以单独或组合运用，也可以选用属于导引技术的其他功法以及根据现代运动医学原理创造的医疗体操，比如放松功、内养功等，视具体情况辨证施功。体质过度虚弱者禁忌。

一、五禽戏

五禽戏是华佗根据古代导引、吐纳之术，研究了虎、鹿、熊、猿、鸟的活动特点，并结合人体脏腑、经络和气血的功能所编成的健身气功功法。健身气功五禽戏功法的调心、调气、调形的原理符合藏象学说，表现在手型的多变性上，虎爪、鹿角、熊掌、猿钩、鸟翅、握固等的运用，能不同程度地加强手三阴阳经的气血运行。五禽戏通过运动各个关节肌肉，达到疏通全身经脉气血的目的；通过动作的升降开合，配合特定的呼吸方式，加之意念天阳和地阴的运用，达到平衡人体阴阳的目的；通过模仿五禽的动作变化，意会各禽的神韵内涵，起到调整脏腑机能的功效。

根据中医学的脏腑学说分析：虎戏主肝，能疏肝理气，舒筋活络，使周身肌腱、骨骼、腰髋关节功能加强，精力旺盛。熊戏主脾，能调理脾胃，充实两肢。鹿戏主肾，能益气补肾，引伸筋脉，益腰肾，增进行走能力。猿戏主心，能养心补脑，开窍益智与中医脏腑学说观点相符。鸟戏主肺，能补肺宽胸，调畅气机，加强呼吸功能，提高平衡能力。

五禽戏是在挖掘和整理、继承和发扬的基础上，根据五禽的活动特点，结合中医理论阴阳学说、经络理论等中国传统文化理论为指导思想编创的，锻炼时要调心、调身、调息，最终达到祛病强身、延年益寿的目的。

1. 对人体心血管系统的影响　有关研究证实，五禽戏的运动量属于中等运动强度，练习者平均心率在 131 次/min，非常适宜于中老年人练习，对异常心电图的 ST-T 改变和 P-R 间期延长、窦性心动过缓的影响较明显；五禽戏锻炼对安静时心率和每搏输出量的影响达到显著性水平（$P<0.05$），对最大吸氧量（VO_{2max}）也有一定程度改善。说明健身气功五禽戏属中等强度有氧运动项目，长期的五禽戏锻炼改善血脂水平；对 2 型糖尿病患者血液的流变性具有良好的影响，对提高机体胰岛素敏感性有较好的辅助治疗作用。

2. 对人体免疫系统的影响　研究方面，研究者围绕对身体免疫力起重要作用的免疫细胞如 NK 细胞、T 淋巴细胞等展开。提示五禽戏锻炼对中老年人免疫机能有良好改善作用，能调节机体免疫平衡。

3. 对人体肌肉骨骼系统的影响　长期进行华佗五禽戏锻炼能够有效地提高人体的骨密度水平。五禽戏锻炼后可以提高骨的机械应力效应，加强骨的血液循环，促进骨代谢效应，又可使肌肉力量增大，肌肉收缩所产生的应力可以有效地防止骨量的损失，从而增强骨密度。

4. 对人体中枢神经系统的影响　研究认为，能够提高患儿肢体力量，平衡协调能力，降低肌张力，使其控制能力加强，减轻异常姿势和运动模式，促进中枢神经系统的修复和正常运动功能的形成。

5. 对人体呼吸系统的影响　五禽戏能有效改善稳定期慢性阻塞性肺疾病（COPD）患者的肺功能和呼吸困难症状，增强运动能力，调整高 BMI 患者的营养状况，缓解或阻止肺功能下降，提高患者生活质量，达到 COPD 稳定期的防治目标。

6. 对心理健康的影响　心理健康研究方面，五禽戏功法具有提高练习者注意力，改善心理健康水平作用。能良好促进人的心境变化，改善人的抑郁和焦虑，增强人的社会交往能力。

二、八段锦

八段锦是我国经典的健身导引术，起源于北宋，其"八"字，不光单指段、节和八个动作，更是表示其功法有多种要素，相互制约、相互联系和循环运转，因其功法术式编排精致，动作如丝锦般连绵不断、柔和优美，是一套独立且完整的健身功法，故称为"锦"。其运动强度和动作编排次序符合运动学和生理等规律，属于有氧运动，简单易学，安全可靠；且锻炼不受环境、场地限制，特别适合现代生活节奏快、无暇专门抽出锻炼时间的人群。

八段锦术势柔和缓慢，圆活连贯；松紧结合，动静相兼；神与形合，气寓其中。其术势名称为：两手托天理三焦、左右开弓似射雕、调理脾胃须单举、五劳七伤往后瞧、摇头摆尾去心火、两手攀足固肾腰、攒拳怒目增气力、背后七颠百病消。可见八段锦每一式都与预防疾病，调理脏腑相联系。

八段锦通过"调身""调息"和"调心"，在生理上疏通人体经络，保证人体气血畅通，具有保精、养气、存神的作用；精、气、神是人体生命中的三宝，也是免疫活动的物质基础；同时，在心理上还调节改善人们的不良心理状态。由于以上作用，使神经、内分泌、免疫三大系统间相互作用、相互制约，对防病治病、延年益寿起到积极的效果。

对心理方面的影响：许多研究表明有规律的运动有助于心理健康，主要表现为能够减少消极反应（如焦虑和抑郁等）和增加积极反应（如自我效能、精力充沛和身心健康等），而且锻炼活动具有平衡效益，可产生"情绪改善"现象。

八段锦属于中小强度的有氧运动，以躯体四肢的运动，与调心、调息相结合，具有调理经络脏腑气血的作用，有利于提高人体的柔韧性，疏泄肝气，从而改善练习者的柔韧性，达到引体令柔的目的。八段锦可使心脏血管机能得到改善，具体表现为以下几个方面：①使肢端皮肤温度升高；②迟延时间缩短；③血氧含量增加；④心肌的舒缩增强，心脏泵血能力增强；⑤血管弹性顺应性增强，工作节律得到优化。实验结果表明八段锦可以改善心脏的应激能力和顺应性。可以有效防治高脂血症及预防冠心病的发生，是适合中老年的有氧运动健身方式。

三、太极拳

太极拳运动对冠心病患者的心脏康复有其独特优势，不仅可以调节情志、呼吸，疏通经络气血，改善脏腑功能，其作为低强度的有氧运动，正适合冠心病患者的预后康复。

太极拳在其发展及流传的过程中，演变出许多流派，以陈氏、杨氏、吴氏、孙氏、武式为太极拳五大派系，其中陈式太极拳最为古老。陈式太极拳刚柔相济，快慢相兼；杨式太极拳匀缓柔和，舒展大方；吴氏太极拳小巧灵活，柔和紧凑；孙氏太极拳小巧圆活，柔和舒缓；武式太极拳身法严谨，步法轻灵。

太极拳以阴阳学说为基础，拳式动作中"刚柔并济""变化虚实""静中触动""屈伸开合"等，正是阴阳运动变化的体现。太极拳可以通过阴阳变化调节人体的阴阳运动，达到阴平阳秘的状态。因此，在疾病的治疗中，可以通过改变太极拳的动作组合方式来针对人体不同的阳阳失衡状态，制定出个性化的运动处方，调节人体阴阳平衡。经络内属于脏腑，外络于肢节，是运行气血、沟通人体上下内外的通道。太极拳为内功拳，其本质是练气，以意领气，以气导行，使气运于周身而循环不息。其松静柔和的运动方式，有利于经络畅通，气血充盈，营养脏腑，维持人体机能。其次，太极拳运动中身体的扭转、四肢的屈伸等动作，可以对全身经络的各个穴位进行按摩刺激，促进人体经气的感应传导，起到调节脏腑机能状态、调整疾病虚实的作用。

1. 太极拳对情志的作用　太极拳十三式行功心解："以心行气，务令沉着……以气运身，务令顺随……发劲须沉着松静，专注一方。立身须中正安舒，支撑八面。"即要求习练者心境平和，松静自然，做到心中一无所着，进入一种无念的沉静状态。

2. 对心肺功能的影响　长期太极拳运动可以降低心率，增加每搏输出量，增强心脏射血功能，改善肺通气功能和肺换气功能，提高心肺功能。

3. 对生存质量的影响　研究认为太极拳运动能降低 NT-proBNP 浓度，减缓心室重构，改善生存质量。长期从事太极拳运动可以改善老年人肺活量水平、力量及平衡素质，提高老年人日常体力活动水平，从而改善生存质量。

4. 对冠心病主要危险因素的影响　长期坚持太极拳运动可以通过降低肾上腺素及去甲肾上腺素水平、提高血清中 NO 水平、降低血内皮素水平、抑制血清 TNF-α 和 IL-6 水平，改善血液流变性、控制血压；通过调节脂类及脂蛋白代谢降低血脂水平；通过抑制炎症因子改善胰岛素抵抗、提高胰岛素的敏感性，延缓糖尿病疾病进展。太极拳运动对血压、血脂、血糖水平有明显的改善作用。

第三节　常用的中医导引技术

导引技术是以少林内功、易筋经、五禽戏、八段锦、太极拳、六字诀等传统功法为主要手段指导患者进行主动训练的推拿医疗技术，以指导患者进行功法训练为主，也可以在功法训练的同时进行手法治疗。

一、八段锦

八段锦 8 节正功，其中每一个动作均重复做 6~8 次。完整练习一遍八段锦的时间应该不少于 15min。

1. 第一节　两手托天理三焦

（1）调身：

1）两足分开与肩同宽，舌抵上颚，气沉丹田，两手由小腹向前伸臂，手心向下向外划弧，顺势转手向上，双手十指交叉于小腹前（图 14-1A）。

2）缓缓曲肘沿任脉上拖，当两臂抬至肩、肘、腕相平时，翻掌上拖于头顶，双臂伸直，仰头目视手背，稍停片刻（图 14-1B）。

3）松开交叉的双手，自体侧向下划弧慢慢落于小腹前，仍十指交叉，掌心向上，恢复如起势（图14-1C）。稍停片刻，再如前反复6~8次。

（2）调息：

两手上托时采用逆腹式呼吸法。

1）动作1）~2）吸气。

2）动作2）~3）间屏息。

3）动作3）呼气。

（3）调心：动作B想象清气从丹田沿任脉向上贯通上、中、下三焦，脑清目明。

（4）操作提示：当两臂沿任脉上托至与肩相平时不要耸肩，手臂至头顶上方时稍用力上托，使三焦得以牵拉。

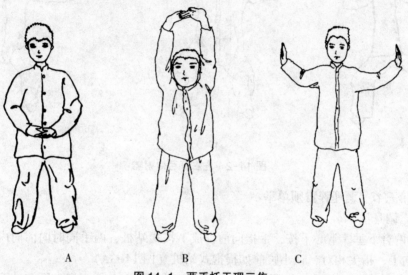

图14-1　两手托天理三焦

2. 第二节　左右开弓似射雕

（1）调身：

1）两足分开与肩同宽，左足向左横跨一步，双腿屈膝下蹲成马步站桩，两膝内扣，两足下蹬，臀髋呈下坐位，如骑马背上，两手空握拳，屈肘放于两侧髋部，距髋约一拳许（图14-2A）。

2）两手向前抬起平胸，左臂弯曲为弓手，向左拉至极点，开弓如满月，同时，右手向右伸出为"箭手"，手指做剑诀，顺势转头向右，通过剑指凝视远方，意如弓箭伺机待发，稍停片刻（图14-2B）。

3）将两腿伸直，顺势将两手向下划弧，收回于胸前，再向上向两侧划弧缓缓下落两髋外侧，同时收回左腿，还原为站式（图14-2C）；再换右足向右横跨，重复如上动作，如此左右交替6~8次。

（2）调息：

1）动作1）~2）吸气。

2）动作2）~3）间屏息。

3）动作3）呼气。

（3）调心：动作 B 想象气机沿督脉上行至颠顶，转从前向下，向头转同侧的手臂运行，颈椎、胸椎和腰椎牵拉转动；头转向方的肩臂、颈部和胸肋部的肌肉、骨骼、韧带牵拉，同时对心肺进行有节律的按摩。

（4）操作提示：两臂自体侧抬起平胸时身体易出现前后晃动和耸肩，纠正方法是两足抓地，气沉丹田，沉肩坠肘。

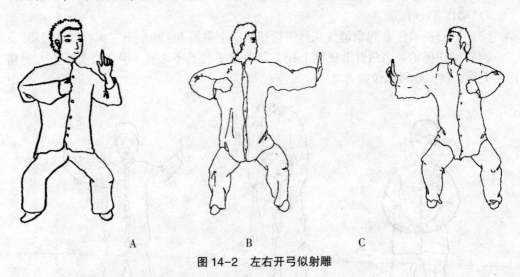

图 14-2　左右开弓似射雕

3. 第三节　调理脾胃须单举

（1）调身：

1）两臂下垂，掌心下按，手指向前，成下按式站桩，两手同时向前向内划弧，顺势翻掌向上，指尖相对，在小腹前如提抱式站桩（图 14-3A）。

2）翻掌，掌心向下，左手自左前方缓缓上举，手心上托，指尖同右，至头上左方将臂伸直，同时右手下按，手心向下，指尖向前，上下两手做争力劲（图 14-3B）。

3）还原如起势（图 14-3A）。

4）左手自左上方缓缓下落，右手顺势向上，双手翻掌，手心向上，相接于小腹前（图 14-3C）。

5）还原如起势（图 14-3A），如此左右交换，反复做 6~8 次。

（2）调息：

1）动作 1）屏息。

2）动作 2）吸气。

3）动作 3）呼气。

4）动作 4）吸气。

5）动作 5）呼气。

（3）调心：

动作 2）、4）想象气机以中焦为中心两臂上下对拔争力，贯通两侧的肝经、胆经、脾经、胃经，并使其受到牵引。

（4）操作提示：两臂上下争力时易出现上下用力不均、躯干倾斜等现象，所以操作时尽量用力均匀，保持立身中正。

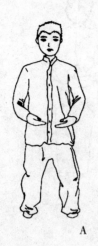 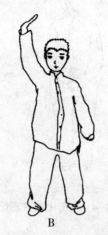 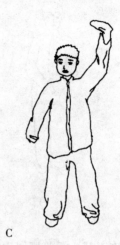

A   B   C

图 14-3 调理脾胃须单举

4. 第四节　五劳七伤往后瞧

（1）调身：

1）松静站立，两足分开与肩同宽，先将左手劳宫穴贴在小腹下丹田处，右手贴左手背上（图 14-4A）。

2）转头向右肩背后望去（图 14-4B）。

3）稍停片刻，同时将头转向正面（图 14-4A）。

4）再转头向左肩背后望去（图 14-4C）。

5）还原如起势（图 14-4A），此交替 6~8 次。

（2）调息：

1）动作 1）配合顺腹式呼吸，吸气使小腹充满。

2）动作 2）吸气。

3）动作 3）呼气。

4）动作 4）吸气。

5）动作 5）呼气。

（3）调心：

1）动作 2）想象内视左足心涌泉穴，以意领气至左足心。

2）动作 3）以意领气，从足心经大腿后面上升到尾闾，再到命门穴。

（4）操作提示：头向左右转动时幅度要一致，与肩齐平，避免脊柱跟着转动。

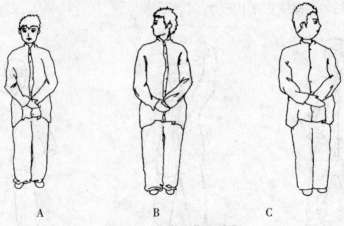

图 14-4　五劳七伤往后瞧

5. 第五节　摇头摆尾去心火

（1）调身：

1）松静站立同前，左足向左横开一步成马步，两手反按膝上部，手指向内，臂肘做外撑（图 14-5A）。

2）意领气由下丹田至足心。

3）同时腰为轴，将躯干摇转至左前方，头与左膝呈一垂线，臀部向右下方做撑劲，目视右足尖，右臂绷直，左臂弯曲，以助腰摆（图 14-5B）。

4）稍停片刻，如此左右腰摆 6~8 次（图 14-5C）。

（2）调息：

1）动作1）吸气使小腹充满。

2）动作2）屏息。

3）动作3）呼气。

4）动作4）屏息。

（3）调心：动作2）以意领气由下丹田至足心。

（4）操作提示：此式操作时易出现躬腰低头太过，转身角度太过或不及。纠正方法为转动角度使头与左右足尖垂直，屈膝左右转动幅度大约90°，腰部要伸展。

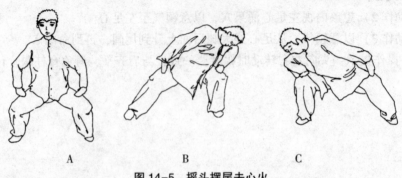

图 14-5　摇头摆尾去心火

6. 第六节　两手攀足固肾腰

（1）调身：

1）松静站立同前，两腿绷直，两手叉腰，四指向后拖肾俞穴（图14-6A）。

2）上身后仰（图14-6B）。

3）上体前俯，两手顺势沿膀胱经下至足跟，再向前攀足尖（图14-6C）。

4）稍停后，缓缓直腰，手提至腰两侧叉腰，如此反复6~8次（图14-6A）。

（2）调息：

1）动作1）~2）吸气。

2）动作3）呼气。

3）动作4）屏息后吸气。

（3）调心：

1）动作3）意守涌泉穴。

2）动作4）以意引气至腰，意守命门穴。

（4）操作提示：操作此式时易出现身体后仰太过，弯腰屈膝现象。纠正方法：身体后仰以保持平衡稳固为度，上体前俯时两膝要伸直，向下弯腰的力度可量力而行。

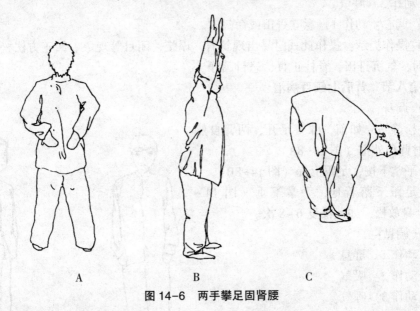

图14-6　两手攀足固肾腰

7. 第七节　攒拳怒目增气力

（1）调身：

1）松静站立如前，左足横出变马步，两手提至腰间半握拳，拳心向上，两拳相距三拳左右，两手环抱如半月状（图14-7A）。

2）将左拳向左前击出，顺势头稍向左转，过左拳瞪虎时目视远方，右拳同时向后拉，使左右臂争力（图14-7B）。

3）稍停片刻，两拳同时收回原位，松开虚拳，向上划弧经两侧缓缓下落，收回左足还原为站式（图14-7C）。如此左右交替6~8次。

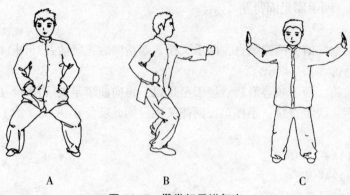

A   B   C

图 14-7　攒拳怒目增气力

（2）调息：

1）动作 1）吸气。

2）动作 2）呼气后屏息。

3）动作 2）～3）间屏息后吸气。

4）动作 3）呼气。

（3）调心：动作 1）意守丹田或命门穴。

（4）操作提示：操作此式时易出现耸肩、塌腰、闭目等现象。纠正方法松腰沉胯，沉肩坠肘，气沉丹田，脊柱正直，怒目圆睁。

8. 第八节　背后七颠百病消

（1）调身：

1）松静站立如前，膝直足开，两臂自然下垂，肘臂稍外撑（图 14-8A）。

2）平掌下按，足跟上提（图 14-8B）。

3）足跟下落着地，手掌下垂（图 14-8A），全身放松，如此反复 6～8 次。

（2）调息：

1）动作 1）屏息。

2）动作 2）吸气。

3）动作 3）呼气。

（3）调心：

1）动作 1）意守丹田。

2）动作 2）意念头向上虚顶，气贴于背。

（4）操作提示：足跟提起时注意保持身体平衡，十个脚趾稍分开着地。百会上顶，两手下按，使脊柱尽量得以拔伸。患有脊柱病变者足跟下落要轻，不可用力过重。

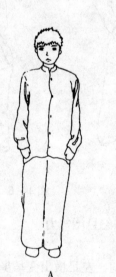
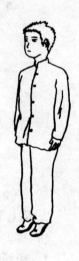

A   B

图 14-8　背后七颠百病消

二、五禽戏

五禽戏是一套动功保健疗法，通过模仿动物的动作和神态，达到强身防病的目的。

1. 虎戏　手足着地，身躯前纵后退各 3 次，接着上肢向前下肢向后引腰。然后面部仰天，恢复起始动作，再如虎行般前进后退各 7 次。锻炼法如图示：做虎戏时，手脚均着地，模仿老虎的形象（图 14-9A）；身体前后振荡，向前 3 次，向后 3 次，即前后、前后、前后（图 14-9B）；做毕，两手向前移，伸展腰部，同时抬头仰脸（图 14-9C）；面部仰天后，立即缩回，还原（图 14-9D）。按照以上方法继续做 7 遍。

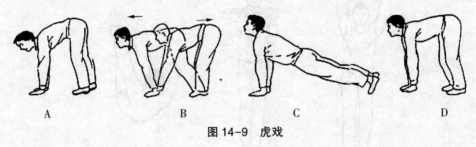

图 14-9　虎戏

2. 鹿戏　手足着地，头向两侧后视，左三右二。然后伸左脚 3 次，伸右脚 2 次。

锻炼法如图示：做鹿戏时，手脚仍着地，伸着脖子往后看，向左后方看 3 次，向右后方看 2 次，即左后右后、左后右后、左后（图 14-10A）；继而脚左右交替伸缩，也是左 3 次、右 2 次（图 14-10B）。

3. 熊戏　仰卧，两手抱膝下，举头，左右侧分别着地各 7 次。然后蹲地，双手交替按地。

锻炼法如图示：做熊戏时，身体仰卧，两手抱着小腿（图 14-11A）抬头，身体先向左侧滚着地，再向右侧滚着地，左右滚转各 7 次（图 14-11B）。然后屈膝深

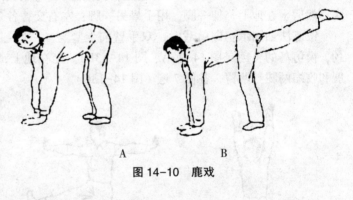

图 14-10　鹿戏

蹲在地上，两手在身体两侧按地，上体晃动，左右各 7 次（图 14-11C）。

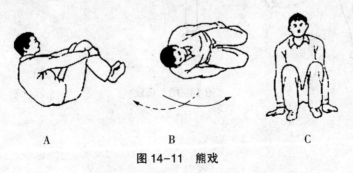

图 14-11　熊戏

4. 猿戏 如猿攀物，使双脚悬空，上下伸缩身体7次，接着以双脚钩住物体，使身体倒悬，左右脚交替做7次。然后以手钩住物体，引体倒悬，头部向下各7次。

锻炼法如图示：做猿戏时，身体直立，两手攀物（最好是高单杠），把身体悬吊起来（图14-12A），上下伸缩7次，如同"引体向上"（图14-12B）。在两手握杠、两脚钩杠的基础上，做一手握杠、一脚钩杠，另一手屈肘按摩头颈的动作，左右各7次（图14-12C）。手脚动作要相互配合协调。

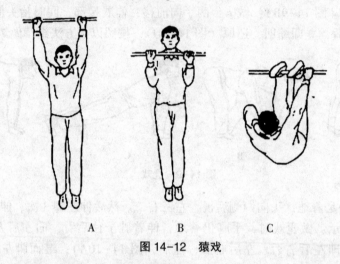

A   B   C

图 14-12 猿戏

5. 鸟戏 一足立地，另一足翘起，扬眉鼓力，两臂张开如欲飞状，两足交替各7次。然后坐在地上，伸一脚，用手攀另一脚，左右交替各7次，再伸缩两臂各7次。

锻炼法如图示：做鸟戏时，双手臂向上竖直，一脚翘起，同时伸展两臂，扬眉鼓劲，模仿鸟的飞翔（图14-13A、图14-13B）。坐在地上，伸直两腿，两手攀足底，伸展和收缩两腿与两臂，各做7遍（图14-13C）。

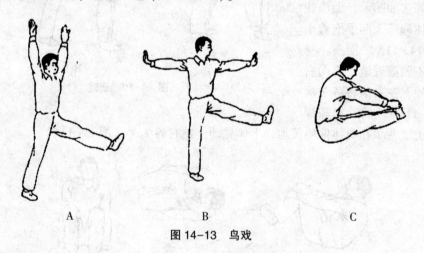

A   B   C

图 14-13 鸟戏

三、卧式六字诀

1. 嘘字功养肝　发音嘘（xū），两手由急脉穴起，手背相对向上提，经章门、期门上升入肺经之中府、云门，向上翼两臂如鸟张、向左右展开，手心向上；同时足跟下蹬，足尖翘起，两足跟随呼气之势尽力蹬圆，呼气尽吸气时，两臂划弧徐徐下落，两手重叠于丹田之上，气沉丹田，小腹逐渐隆起，两足放松，恢复原状。

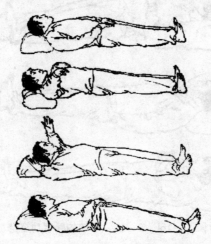

图 14-14　坐卧式六字诀的嘘字功姿势

2. 呵字功养心　发音"呵"（kē 音平）。两手由体侧经腹前提至胸前，掌心向上，呼气念呵字，两手如捧物状由冲门穴处起。经腹胸渐向上抬，至膻中穴处两掌向内翻转至手心向下，大拇指对准腋下之极泉穴，翻掌向上托至目外眦，同时足跟下蹬，足尖翘起。呼气尽吸气时，两手翻转掌心向里，经面前、胸前、腹前徐徐下落于身侧，气沉丹田，小腹隆起，两足放松，恢复原状。

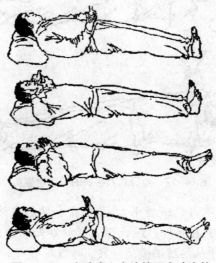

图 14-15　坐卧式六字诀的呵字功姿势

3. 呼字功健脾 发音呼（hū）。足跟下蹬，足尖上翘，两手如捧物状，由身侧经腹胸上抬至膻中穴处，左手外旋上托至头顶，右手内旋下按至冲门穴处。呼气尽吸气时，两足放松，左右手同时翻转手心向里，左手向下，右手向上，在胸前膻中穴处相交，翻掌下按，恢复原状。

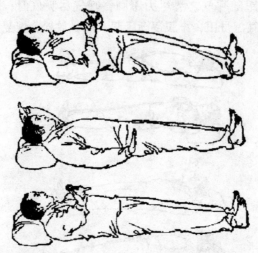

图 14-16 坐卧式六字诀的呼字功姿势

4. 呬字功润肺 发音呬（sī），两手如捧物状由身侧向上抬至膻中穴处，两手外旋变立掌，沉肩坠肘，念呬字，随呼气之势，两臂向左右展开，掌心向外，足跟下蹬。足尖翘起。呼气尽吸气时，两臂由体侧徐徐下落，小腹隆起，气沉丹田，两足放松，恢复原状。

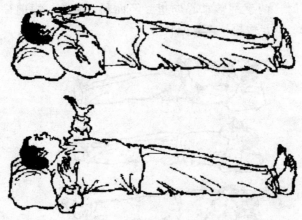

图 14-17 坐卧式六字诀的呬字功姿势

5. 吹字功强肾 发音吹（chuī 音平），坐床上，两腿自然弯屈，两手置于风市穴处。念吹字，两臂后拉，手心向外，经长强、肾俞划弧向前经胸前俞府，两臂撑圆，俯身前屈，腿渐伸直，双手从足趾端摸涌泉穴。呼气尽吸气时，徐徐直身，脚腿放松，恢复原状。

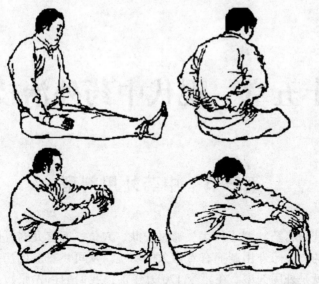

图 14-18　坐卧式六字诀的吹字功姿势

6. 嘻字功理三焦　发音嘻（xī），呼气念嘻字，两手如捧物状由体侧抬起，经腹至胸部膻中穴处，外旋上托至头部；同时足跟下蹬，足尖翘起。呼气尽吸气时，两手心转向面部，沿胆经之路线抚摩下落，气沉丹田，小腹隆起，两足放松，恢复原状。

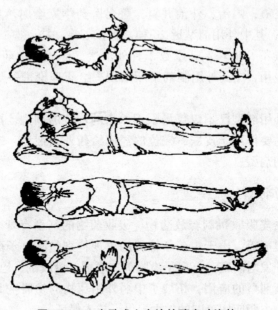

图 14-19　坐卧式六字诀的嘻字功姿势

第十五章　现代中药外治技术

第一节　中药外用剂型

中药外用给药是将药物置于体表，通过皮肤、穴位、五官九窍黏膜透入吸收而达到治疗疾病的目的。中药外用制剂有着悠久的历史。从可供查验的历史资料看，中医应用最早的剂型就是外用剂型。在距今170万年前，我们的祖先原始人过着"茹毛饮血"的生活，在寻觅食物、与野兽搏斗或部落之间发生战争时，常常发生外伤。开始，人们用树叶、草茎、泥灰涂敷或裹扎伤口，久而久之，人们便发现了一些外用药，形成了原始的涂敷法。我国现存的最早的医方书《五十二病方》中，共载方300个，其中外治方达一半以上，所出现的剂型有洗浴剂、熏蒸剂、热熨剂、敷涂剂等。外用膏剂到明、清两代更有发展，内治、外治并重，著名医药学家李时珍编著的《本草纲目》中已有40多种剂型，其中外用剂型近20种，收载了涂、扑、擦、吹、熏、熨、含漱、含咽、贴、沐浴、导下、坐药、鼻塞数十种外治法。伴随着中药制剂现代化的发展，新技术、新辅料的应用，中药外用制剂不断出现，给药理论进一步完善，外用制剂越来越受到广泛重视。

现代化的中药外用剂型已不仅仅局限于原来的传统的剂型，按主要吸收途径，大致分为两类，一是主要作用于皮肤、穴位的经皮给药外用剂型，二是主要作用于五官九窍黏膜给药的外用剂型。

一、经皮给药剂型

传统的剂型以透皮吸收机制释放药物、吸收药物的剂型有膏药、糊剂、浴剂、搽剂、酊剂、油剂、熨剂等。由于中药新辅料的出现特别是高分子药用辅料的发展，促进了中药透皮剂型开发与研究，出现了涂膜剂、膜剂、凝胶剂、巴布剂、穴位贴敷剂、贴片等新剂型，而新剂型的应用，拓展了中药外用药物的发展空间，体现了中医内病外治的治疗原则，为中药应用范围的扩大提供了技术保证。

涂膜剂、膜剂是20世纪80年代发展的新剂型。涂膜剂是将中药提取物加到高分子成膜材料的有机溶剂，使用时由于溶剂挥发药物与高分子材料在皮肤表面形成一层膜，膜的形成减少了皮肤表面水分的蒸发，促进了水合作用和溶解角质作用，使药物透过角质层，逐渐释放药物，更好地发挥治疗作用。

巴布剂可分为泥状巴布剂和定型巴布剂两类。泥状巴布剂属于软膏类剂型，而定型巴布剂是将药物与水溶性高分子物质的基质混合，涂布于无纺布的背衬上，表面覆盖聚乙烯或聚丙烯薄膜，按使用要求裁成不同规格，装入塑料袋中，密闭保存。定型巴布剂由于使用方便，不粘皮肤，无橡胶硬膏的皮肤过敏反应，以及有较好的保湿性，易使皮肤角质层软化，从而有利于药物的透皮吸收，因此现在多采用定型巴布剂。北京同仁堂将传统制剂狗皮膏改变剂型制成巴布剂，应用高效液相法观察了其体外经皮渗透性，采用两室扩散膜型对脱毛小鼠皮进行了实验观察。结果表明狗皮膏巴布剂透皮吸收透过量随药物浓度的增加和时间的延长而增多，在 180min 时的累积透皮量已不再增加。此结果为狗皮膏巴布剂的临床应用提供了实验基础。

中药处理新工艺、新技术的应用，将中药经适当的方法提取纯化精制后再制成经皮给药制剂，减少了用药剂量，外观有了明显的改善，质量有了可控的保障和标准，使疗效更趋于稳定和可靠，减少了不良反应。如治疗风湿性关节炎及心律失常的青藤碱 PAV 贴剂将中药青风藤中所含的有效成分青藤碱采用提取、柱层析等方法纯化后加入经皮吸收促进剂制成贴剂，不仅减少了使用剂量，建立了质量标准，提高了生物利用度，而且克服了口服剂型半衰期短、需频繁给药的弊端。东莨菪碱被认为是防治晕动病的最有效药物，然而其常规口服及注射剂存在较大的副作用，如疲劳、口干、视力模糊，剂量大时会产生中枢神经系统副作用。经研制成贴片既可保持其原有的疗效又可克服其副作用，达到了满意的效果。仿照国外"透皮治疗系统"研制的复方洋金花止咳平喘膏，具有扩散层、活性物质胶体、微孔膜和含药黏附层，开创了现代中药经皮给药制剂的新篇章。

二、黏膜给药剂型

黏膜给药是指与生物黏膜表面紧密接触，通过该处上皮细胞进入循环系统的给药方式。黏膜给药的部位可以是口腔、鼻腔、眼、阴道、直肠等，剂型根据需要可以是固体剂型如片剂、膜剂、棒剂，可以是半固体剂型如软膏，也可以是液体剂型如灌肠液等。口腔黏膜血管比较发达，口腔的黏膜薄、面积大，药物可以在黏膜表面溶解、扩散，经毛细血管吸收进入血液，因而口腔吸收较快，有时仅次于静脉注射及吸入。1879 年，Murrell 用硝酸甘油滴剂舌下给药缓解心绞痛，1 个多世纪以来硝酸甘油舌下给药成功的临床应用，引起了人们对这一给药形式的极大重视。口腔黏膜吸收还可利用黏膜黏附剂，黏附于用药部位，加强药物与黏膜接触的紧密性和持续性，控制药物吸收速率和吸收量，因而有利于药物的吸收。传统的中药常以口腔含法和漱法等形式给药，如用于治疗胸痹心痛，冠心病患者将速效救心丸含于舌下做急救。

中医学认为药物纳鼻而传十二经。药物通过鼻黏膜吸收，作用于经络、血脉及脏腑。鼻为清窍，其气上通于脑，下行于肺，鼻疗有通窍祛闭、宣畅气机、益气固脱的功效，从而发挥全身的作用。从现代医学来看，鼻腔黏膜表面仅有一层假复层柱纤毛上皮组织，不仅有效体表面积相当大而且由于纤毛的不断运动，有利于药物的渗透和进入血液循环。鼻腔黏膜下毛细血管和淋巴网非常丰富，有利于药物的吸收。药物经毛细血管吸收后，直接进入体循环发挥全身治疗作用。喷雾剂是经呼吸道给药的一种给药形式。目前经呼吸道给药的中药制剂有治疗急性呼吸道感染的双黄连气雾剂、川芎茶调气雾剂等。

眼部给药剂型常采用滴眼剂和软膏，消眼剂容易配方和生产，患者容易接受，但生物利用度相对较低。眼膏是眼科常用的一种剂型，眼膏通常以凡士林、羊毛脂和矿物油作为基质，又称油膏。由于这些基质均为脂溶性的，因此可以明显增加脂溶性药物在眼部的吸收。克服眼部给药生物利用度低的主要方法是增加黏度，延长药物在眼部的滞留时间，如加入可溶性高分子物质，以增加其黏度。

直肠给药剂型主要包括直肠栓剂和直肠保留灌肠液。栓剂的种类繁多，除了常用的普通栓剂外，尚有以速释为目的的中空栓剂和泡腾栓剂，以缓释为目的的渗透泵栓剂、微囊栓剂和凝胶栓剂等。药物在直肠内的吸收主要有两条途径，一条是通过直肠上静脉，经过肝脏进入大循环。在直肠中部及下部区给药时，药物可不受或很少受到首过作用的影响而到达全身发挥作用。此外，直肠黏膜具有环状特殊结构，其表面积大，能使药物充分吸收。淋巴系统对直肠药物的吸收，几乎与血液处于相同的地位。

中药外用制剂的研究，充实了中药外治"切于皮肤，御于内理，摄于吸气，融于渗液"的理论。表明了施用外治药物能迅速经皮肤、黏膜等处的渗透扩散，吸收入血的可靠性，为进一步研究中药外治之机制奠定了基础。中药外用制剂同西药外用制剂相比，还存在着剂型少、透皮吸收机制研究少的不足。这与中药中有效成分不明确，中药中化学成分复杂，相互干扰大，分析测试困难等问题有关。

第二节　中药外治技术的机制

中药外治技术的主要机制有以下四方面：

一、对机体的局部刺激

中药外用制剂使局部血管扩张，促进血液循环，并通过神经反射，激发机体的调节作用。现代研究表明，当药物作用于人体穴位后，使该穴位的组织结构、皮肤、神经、血管、淋巴均发生一定的变化，某些中药能刺激穴位使局部的温度增高，毛细血管扩张，有利于药物成分通过皮肤穿过毛孔不断地进入淋巴液、血液，从而发挥其药理作用。穴位敷贴还可能通过刺激局部组织以及药物的吸收、代谢对机体的有关物理和化学感受器产生影响，直接反射性地调整大脑皮层和自主神经系统的功能，通过细胞免疫和体液免疫增强抗病能力，从而达到防病治病的目的。

二、穴位刺激及经络传导

研究表明经络和穴位不同于血管和血液，它可以使药物直接到达相关脏腑发挥作用，而不是像血管和血液将药物广泛分布到全身。各种病邪侵犯人体，脏腑功能受损，导致经络涩滞，郁而不通，气血运行不畅，引起各种疾病，此时可能在经络循行部位尤其在其所属腧穴部位出现麻木、疼痛、红肿、结节或特定敏感区及与经络相关脏腑的疾病等异常情况。用中药贴敷相关穴位，激发经气，既有穴位刺激作用又通过经络传导，使药物充分发挥其功效。改善经络气血的运行，纠正脏腑的阴阳失衡，对五脏六腑的生理功能和病理状态具有良好的治疗和调整作用，从而起到抗御病邪、保卫机体的作用。腧穴作为脏腑气血汇聚之所，有其独特的生理功能，现代医学研究还认为，经穴对药物具有外敏感性和放大效应，经络系统是低电阻的运行通道，因此，药物贴敷于特殊经穴，能迅速在相应组织器官产生较强的药理效应，起到单相或双相调节作用。

三、透皮吸收机制

药物贴敷于相应穴位后，经皮肤渗透吸收，进而通过血液循环最终到达脏腑经气失调的病所，从而产生治疗疾病的作用。

中药经皮给药系统（TDS）是将中药或中药提取物与适当基质和（或）透皮吸收促进剂混合后，敷贴于皮肤表面或相应穴位以起到治疗作用。穴位贴敷与 TDS 概念不谋而合，因此对 TDS 和中药体外透皮吸收的研究对揭示中药穴位给药机制具有重要意义。穴位敷贴具有经皮给药的优点，不仅可以避免因口服给药导致胃肠内消化酶对药物的分解作用和肝脏的首过效应，还可以通过控制药剂输送的速率，产生持续稳定的血药浓度，降低药物的毒副作用，减少给药次数，经济安全，简便易行。故将中药经皮给药与穴位功能结合起来研究其作用机制可以发挥更大的优势。传统的穴位敷贴给药局限于丸、散、膏、糊等制剂，药物的溶解率不高，且有效成分难以迅速充分透皮透穴吸收利用，限制了药效发挥和进一步研究应用。国内外研究者从物理促渗剂、化学促渗剂和剂型因素等进行了中药经皮给药促渗技术的研究，取得了很好的效果。

四、传递信息和能量

现代物理学研究表明，组成世界的各种要素，主要有物质、能量、信息三大类，物质与能量可以互化，信息依靠一定的物质传导，又不同于物质的物理化学功能。因此，物质、能量、信息互相关联，但是又不相同。中医外治方法很多，探索其发挥作用的原理，过去常说"外治之理，即内治之理"。但是，即使是外用中药膏药、熏洗，其原理也和方药内服不一样。尽管外用中药可以透皮吸收，血液里也有"化学物质作用"，但是外治药用药量一般都很小，吸收之后血药浓度远远达不到内服药的标准，因此，不能仅仅从化学药物对人体的影响进行研究，而是要从外来能量、信息对人体的影响，揭示外治法的作用原理。每一个细胞膜上都分布着很多受体，只有水分可以通过水通道自由出入，其他的化学物质，无论分子大小，是有机的还是无机的，都必须经过载体蛋白的受体进入细胞。但是，能量和信息的传递，则不是这样的。放射线、磁力线、电磁波、声波、热力对于人体的影响方式与内服药物不一样。情绪变化的影响，与化学物质的直接作用的途径、能量的传递都不一样。因此，针灸、按摩、拔罐、气功导引、音乐疗法、穴位刺激、心理调节治疗等丰富的外治疗法，难以用"物质相互直接作用"进行解释，这是生命整体与外界环境之间互相作用的问题，其体内的具体过程，是机体参与的物质、能量、信息的互相转化，其机制是非常复杂的。实验证明，通过针刺的不同手法，可以使人体脑部的内啡肽、强啡肽、类啡肽等"类吗啡样物质"分泌增多，达到镇痛和针刺麻醉的效果。针刺和艾灸，都可以增强白细胞的吞噬作用，提高机体的免疫力。

系统生物学在目前中医药方法学创新研究中最受关注，系统生物学以整体性研究为特征，以整合多种组学信息为手段，力图实现从基因到细胞、组织、个体的各个层次的整合，是当前复杂生命体系研究中比较公认的思维方式和研究手段，中医药同样是一个复杂的系统，其理论中最具特色的"整体观""辨证观""动态观"，与系统生物学的研究思路十分一致。因此，积极引入系统生物学的新思路、新方法，将可能成为推动中医药的现代化探索的一个突破口，也开辟了系统生物学研究的一个新兴领域——中医药系统生物学。因此，以中医药理论为指导，结合现代科学分析与生物信息学技术，基于中医药系统生物学模式进行探索，加强基础研究，从药效物质组学、代谢组学等方面研究中药穴位敷贴疗法治疗疾病的药效物质基础及作用机制，将可能发现穴位敷贴药物药效作用的活性分子群、作用机制及可能作用靶点，实现药效物质基础与作用机制研究的一体化。对传统敷贴进行剂型和制作工艺的改革，借鉴现代透皮给药的新技术、新方法，研制高效、新型的外用敷贴药物，将有更广阔的市场前景。

第三节　促进药物渗透的方法

经皮给药的最大屏障是皮肤，所以药物要穿透皮肤起到预防或治疗作用，都要求药物有一定的透皮速率。一般情况下仅有极少数药物才能够奏效，大部分药物的透皮速率都满足不了治疗要求。因此，提高药物的透皮速率是开发经皮给药系统的关键。

一、促渗剂技术

1. 化学促渗法　主要是选择各种渗透促进剂改善皮肤的渗透性。渗透促进剂（penetration enhancer）是指所有能增加药物透皮速度或药物透皮量而对皮肤不造成严重刺激和损害的物质。透皮促进剂必须具有良好的生物相容性，即对皮肤及人体无毒、无刺激性、无过敏反应及无药理作用；与药物及其他附加剂的相容性，包括不产生物理化学作用、不影响药物活性并与药物性质相匹配；应用时能很快起作用，但去除后不影响皮肤的正常生理功能；不引起体内营养物质和水分的损失；无色、无臭；在促渗效果上，应具有起效快，作用时间可预测，适合于多种药物，但在具体某一制剂中又有专一性等特点。目前，较为常用的促透剂主要有以下几种类型：

（1）吸水保湿类：如角质保湿剂尿素、吡咯酮类衍生物。其作用机制是增加皮肤角质层的水化作用和细胞间双层膜的流动或无序性，因此能增加亲水性和亲脂性化合物的渗透。

（2）有机溶剂类：如乙醇、丙二醇（PG）、二甲基亚砜、酯类等。有机溶剂促透剂的促透机制各异，而且分别对某些药物具有促透作用。醇类促透剂能增强药物经磷脂途径的渗透，因其一方面可作为药物的溶剂，增加药物的溶解性，另一方面能够萃取部分磷脂。丙二醇对亲脂性药物的促透作用较好。二甲基亚砜（DMSO）是应用较早的一种促渗剂，有较强的渗透促进作用，与角质层脂质相互作用和对药物的增溶性质是其主要促渗机制，它能与水、有机溶剂相混溶，具有较强的渗透性和运载能力。二甲基亚砜属于强非质子极性化合物，可与水、乙醇、丙酮、三氯甲烷、乙醚等任意混溶，俗称"万能溶媒"。它可以取代角质层中的水分，同时伴有脂质的提取和改变蛋白质构型作用，故可提高药物在局部的透过性。二甲基亚砜需要高浓度才能产生显著的促透作用，一些文献记载浓度高达60%。并且二甲基亚砜可被皮肤吸收，对皮肤有较严重的刺激性，引起皮肤红斑和水肿。长时间和大量使用可导致皮肤严重刺激，甚至引起肝损害和神经毒性等。美国 FDA 已经不允许在药品中使用 DMSO，目前，DMSO 仅用于渗透促进机制的试验研究或作为新促进剂的参照品。一种新的促进剂癸基甲基亚砜（DCMS）得到 FDA 批准，DCMS 在低浓度时就有促进作用，对极性药物的促渗能力大于非极性药物。丙二醇能渗入角质层并在其中形成蓄积，增加药物在角质层中的溶解性和分配性质。但单独应用的效果往往不佳，如果与其他的促进剂合用则可在增加药物及促进剂溶解度的同时发挥协同作用。曾爱国等研究了集中提高促进剂对盐酸小檗碱体外经皮渗透的影响，结果不同透皮吸收促进剂促渗作用的大小顺序为氮酮<丙二醇<氮酮+丙二醇<油酸+丙二醇，证明了丙二醇与其他促进剂合用效果好。有机酸、脂肪醇类（如油酸、亚油酸、月桂醇）等，主要通过增加细胞间磷脂的流动性来实现促透作用。

（3）有机醇类、醋酸乙酯：低级醇类在外用制剂中做溶剂，可以增加药物的溶解度，并能促进药物的经皮吸收。常用的有乙醇、丙二醇等，且其促透作用随碳链增长而增大。乙醇能提高一些药物经皮渗透率。主要是膨胀和软化角质层，可使汗腺、毛囊的开口变大从而有利于药物离子通过皮肤附属器的转运。乙醇又可与其他促渗剂相伍配成复合促渗剂。另外我国生产的白酒、米酒、黄酒中除乙醇外，尚含一些氨基酸、糖化物等，对皮肤起软化、柔和的作用，也协助渗透。醋酸乙酯对某些药物的促透作用大于乙醇。醋酸乙酯和乙醇混合使用时，也可达到较强的促透效果。如研究显示氢化可的松在乙醇、醋酸乙酯/乙醇（25：75）、醋酸乙酯中的透皮速率分别是水中的20倍、330倍和650倍。一般来讲，与氮酮相比，有机醇类需要较高的浓度才能发挥促透作用，且根据药物不同所需的量也不一致。如30%的丙二醇对氟轻松、70%的乙醇对雌二醇有最大的促透作用。现代科学研究证实醋中的醋酸、乳酸、氨基酸、甘油和醛等化合物，对皮肤有柔和的刺激作用，使小血管扩张，增加皮肤的血液循环。酸性环境有助于药物穿透皮肤可能与人体皮肤的生理特性有关，有实验结果显示，酸性条件有助于大黄中有效成分（有机酸及其苷）的透皮吸收。醋对主要成分还起化学修饰作用，能改变药物理化性质，与植物中的生物碱类形成盐类，水溶性增大，从而改变药物分子的皮肤分配行为。如有实验报道酸性条件下有利于川乌中有效成分生物碱透皮吸收就是如此。

（4）表面活性剂：如聚氧乙烯烷基酚、十二烷基三甲基溴化胺、十二烷基磺酸钠等。表面活性剂具有维持药物释放和促进渗透的作用，通常的作用是增加药物的溶解性及赋予胶黏剂水可洗去性，使用后能够保持皮肤的清洁。离子型的表面活性剂的促透作用好于非离子型表面活性剂，但对皮肤刺激性和损伤较大，不易被人接受。

（5）香精油及萜烯类：如薄荷醇、樟脑、柠檬烯、桉树脑等。萜类的促透作用主要来源于对角质层细胞间的磷脂排列的扰乱，但所造成的磷脂排列的扰乱是可恢复性的。由于萜烯具有低的系统毒性、高促透性和低用量（1%~5%）以及对皮肤的刺激性小的特点，是一类很有前途的透皮给药促进剂，对大量的亲水性和亲脂性药物都具有促透作用，其中应用最普遍的是薄荷醇，已被美国 FDA 批准为通用的安全促渗剂。

（6）氮酮（Azone）及其同系物：该类物质的促透机制被认为是氮酮能够协同进入细胞间的磷脂层中，通过氢键影响磷脂的头基排列，从而形成通道。而且，氮酮和丙二醇的适当组合能够促进亲脂性药物的渗透。月桂氮䓬酮：简称氮酮，化学名：1-正十二烷基氮杂环庚-2-酮，是 20 世纪 80 年代国际上新开发的一种新型高效皮肤渗透促进剂，以高效、低毒、无味、无刺激性等优点成为各种药物透皮吸收的实验研究和临床应用中广泛使用的一种促渗剂。其促进药物透皮吸收的机制为：①作用于表皮角质层细胞间脂质，使角质层细胞疏松，细胞间距增大，从而引起角质层外层细胞易于脱落，皮肤角质层变薄，大大降低了皮肤对药物的屏障作用，从而促进药物的经皮渗透；②与细胞内基质相作用，引起基底角质层肿胀，增加了角质细胞的水化程度和药物的储存空间；③作用于毛囊，使毛囊口附近的角质疏松，随着作用时间的延长，疏松的角质脱落，导致毛囊口孔径拓宽，使药物经毛囊途径渗透。氮酮可以单独使用，也可以和其他的渗透促进剂合用。故在使用时一定要对其用量做详细的筛选，以最好地发挥其作用。此外还要关注辅料对月桂氮䓬酮促透作用的影响。如丙二醇和乙醇能大大提高其促透作用，而 PEG、液状石蜡和凡士林等因与月桂氮䓬酮有较强的亲和力，会降低它向角质层的分配，从而影响它的促透作用。

（7）聚合物类：如聚乙二醇和聚二甲基硅氧烷的嵌段共聚物。由于其分子量大，除角质层以外，几乎不能渗透到其他的皮肤组织中，因此，使用聚合物作为促渗剂可以避免一些不必要的副作用。

（8）脂质体：如大豆或蛋黄磷脂酰胆碱。脂质体作为有效的载体已得到共识，并得到了大力的开发和应用。现已有几种不同的脂质体的经皮吸收制剂被开发出来。药物的传递能力与磷脂渗入皮肤的能力有关。透皮制剂中的磷脂能够渗透到皮肤的深层，并与皮肤中的磷脂相互作用促进药物的吸收。

2. 对大分子药物进行化学修饰或制成前体药物　药物的经皮渗透性在很大程度上受到药物理化性质，如分子量、溶点、脂/水分配系数及热力学活度等的影响。通过对药物的结构进行化学修饰制备前药，可以改变这些药物的某些理化性质，如引入极性基团可以提高药物在水中的溶解度；引入疏水基团可以提高药物的脂溶性。由于皮肤内存在许多非特异性酶，这些酶可以对进入皮肤的前药进行代谢，因此可以通过前药设计，改变原药的某些理化性质，使药物能够顺利地通过角质层，同时前药部分被皮肤内的酶降解，使其恢复具有生理活性的原药结构，经毛细血管吸收后进入体循环。从目前的研究情况来看，在前药设计中常用的修饰有烷酰氧基、烷基、胺、醇、羟酸的酰化等，对于一些极性和低脂溶性的药物，在大多数情况下，随着烷链长度的增加，脂溶性增强。皮肤角质层的脂质蛋白质双分子层结构对前体药物的亲水性和亲脂性都有特殊的要求，因此，除脂溶性外前药的水溶性也是重要的影响因素。

3. 大分子载体 透皮给药体系药物载体材料主要分为三大类：无机物、有机物及天然产物。通常药物载体都是天然或合成的有机聚合物高分子材料。新型的脂质体不仅具有一般脂质体的特性，还具有高效性、安全性和对皮肤的靶向作用。高分子智能型水凝胶是一类自身对外界环境的细微变化产生相应的物理结构和化学性质变化的材料。利用这一特性可以设计出多种类型的智能化药物。水溶性环糊精可以提高亲水性药物在水相中的溶解度，促进药物的释放。因为对于水溶性药物而言，角质层是影响药物吸收的主要因素。如采用具有表面活性剂的烷基化环糊精可以促进水溶性药物的透皮吸收。而且以环糊精及其衍生物作为药物包裹材料制成的纳米药粒具有长效、控释、靶向、提高药物稳定性等优点。

目前，促透剂的研究不仅仅局限于化学品，正逐渐转向天然产物和生物合成产品。研究还发现木瓜蛋白酶（papain）、壳聚糖（chitosan）等在不同的条件下也有不同的促渗效果。近年研究认为氮酮促渗作用强，有效浓度低，性质稳定，毒性低，无副作用，可广泛用于透皮吸收制剂中。萜类、生物碱、内酯中都发现了很多中药透皮吸收促进剂。

二、物理促渗技术

1. 离子导入法 离子导入法是利用直流电（通常>500mA/cm）将带电或中性药物粒子经电极导入皮肤，从而进入血液循环。该法特别适合肽和蛋白质的透皮给药和那些用透皮促进剂难以奏效的药物。它能解决被动扩散机制下难以透过皮肤的一些药物的经皮给药问题，如水溶性药物、离子型药物、肽类及蛋白质大分子药物等，并具有较被动扩散促渗能力强、可控释、可与生物传感器配合使用等优点。Manebe等研究发现离子导入能使皮肤屏障上的孔道扩大或生成新的孔道，从而对非离子型亲水性药物起到促渗作用。

2. 电穿孔法 电穿孔法是采用瞬时的高电压脉冲电场在细胞膜等脂质双分子层中形成暂时的、可逆的亲水性孔道而增加细胞及组织膜的渗透性的过程，此技术可以显著促进亲水性大分子药物的经皮促透。目前电穿孔技术在研制或应用的主要药物有促黄体生成释放激素（LHRH）、芬太尼、肝素、钙黄绿素、低聚核苷酸等，证实了大分子药物电穿孔经皮给药的可行性。

3. 超声导入法 超声导入法是在超声波的作用下，通过空化效应、对流转运、机械作用和热效应等机制将药物分子透过皮肤或进入软组织的过程。影响超声导入的因素主要是超声波本身，包括其频率、强度、应用时间和程序等。

4. 激光技术 一定强度的激光照射在靶材料表面，随之产生高振幅的压力波。它的属性取决于激光的特性（波长、脉冲时间、光强度）和靶材料的光机械特性。其作用于药库中的药物分子，促使其高效地透过皮肤。

5. 针透皮释药技术 这是一种可靶向皮肤特定层的微观注射释药方法，是结合皮下注射器与透皮贴片优点的新颖双释药方法，在药物传递过程中不会产生疼痛。此种释药方法最主要的优点是随时可以调节或终止给药，尤其对调节胰岛素或镇痛药剂量大小特别有效。如何确保包有药物层的微针在插入皮肤时不会被蹭掉，如何保证空心微针不会被堵塞，如何加强微针阵列的可重复利用性等问题，尚需进一步解决。

6. 穴位给药 穴位透皮给药是将药物制成一定剂型，作用于某些穴位，利用药物对穴位的刺激作用和药理作用，从而达到调整机体和治疗疾病的方法。穴位透皮给药是以中医经络学说为依据的一种古老的治病方法，具有简、便、廉、验的特点。神阙为穴位透皮给药中常用的穴位，表皮层非常薄，且脐下无脂肪组织，脐周围静脉网与神经分布丰富，因此渗透强、快，药物易于穿透、弥散而被吸收。脐疗的适应证相当广泛，涉及儿科、内科、妇科、五官科、急诊科等。刘建平等研究了不同穴位氨茶碱贴剂经皮吸收的作用差异，试验结果表明肺俞和膻中穴给药有利于氨茶碱经皮吸收。

第四节　中药透皮吸收促进剂技术

把现代新技术用于中药透皮吸收制剂的开发，将使中药及中医学得到更广阔的发展。现代透皮制剂新技术及新辅料在开发中药新型透皮制剂方面具有很大的应用前景，尤其是适合中药类具有自主知识产权的透皮吸收新技术及新辅料的大力开发。中药透皮吸收的关键是要有良好的透皮吸收促进剂，用于化学药物透皮吸收的促进剂对中药制剂也适用，如上述的氮酮、二甲基亚砜、油酸等。中药穴位敷贴透皮疗法在临床上应用日益广泛，在治疗心血管、呼吸和胃肠道系统等疾病中均取得了良好疗效。

1. 薄荷 薄荷类包括薄荷脑、薄荷醇、薄荷油等，是从中药薄荷植物中提取、精制而成的芳香物，易溶于水、醇、醚等溶剂中。众多的实验研究证实，薄荷类对许多种类的药物都有促渗作用。现报道的有双氯灭痛、氯霉素、吲哚美辛、氟尿嘧啶、曲安西龙、达克罗宁等。张德平等实验证明，薄荷脑具有显著促进扑热息痛透皮吸收作用，并在扫描镜下观察到，用薄荷脑实验组的胎儿皮肤皱褶增多，多质层局部断裂脱屑，翻卷呈破棉絮状，表皮细胞间隙加宽，毛囊口扩展，毛干变细。提示薄荷脑促扑热息痛的透皮吸收机制与改变表皮结构密切相关。这也可能是薄荷类促进药物透皮的机制。薄荷类药物与其他促渗剂共同使用配成复合型促渗剂，其作用明显加速加强。薄荷醇和薄荷油是中药薄荷经蒸馏提取的单萜类化合物。薄荷醇有较好的促进药物渗透的作用，其作用机制是通过改变皮肤角质层的结构来促进药物的吸收。

2. 桉叶油 桉叶油也称桉油，有人用大鼠皮肤进行渗透试验，证明桉叶油能有效地促进马来酸噻吗洛尔的渗透。有人用桉叶油对尼群地平做大鼠透皮试验证实：加桉叶油渗透作用是未加的34倍，并证明桉叶油的促渗作用主要在角质层。

3. 肉桂 有人从肉桂中提取一种物质，加入另一种芳香提取物按2:1比例混合制成中药促渗剂，用扑热息痛做透皮试验，证实有良好的促渗作用，其起效时间比氮草酮快，用后3h即有明显差别，氮草酮则有10h滞后期。

4. 甘草 从甘草中分离出的甘草皂苷、甘草甜素、甘草次酸钠、甘草次酸二钾和琥珀酸甘草次酸二钠，均有促进药物黏膜吸收的作用，其中以皂苷为最强，用量1%以下。用甘草次酸二钠配制的胰岛素制剂，小鼠鼻腔黏膜给药，15min后血中胰岛素免疫活性就可达最大水平，血糖水平降到1.4mol/L。且甘草类促渗剂的溶血性，均比癸酸钠、月桂酸钠小，并且不刺激鼻黏膜，不使药物降解。也有报道用其配制的眼制剂，也有好的促渗作用。

5. 冰片　冰片又称龙脑，为中医内、外科常用的药物，冰片为龙脑、异龙脑的混合消旋体，几乎不溶于水，易溶于醇，具有芳香开窍、止痛消炎的功效，能引药直达腠理。冰片本身可作为透皮药物，又是一种很好的透皮吸收促进剂。朱建平等通过改良的 Franze 扩散装置以家兔在体试验和人体皮肤苍白试验进行药物活体透皮试验证明，在整体兔试验中，龙脑能使水杨酸经皮吸收增加，在志愿者前臂内侧试验中，能提高醋酸曲安奈德的生物利用度。许碧莲等研究了冰片对盐酸川芎嗪透皮吸收的影响。结果表明，冰片能够促进盐酸川芎嗪的透皮吸收，促进作用主要在角质层，并能增加盐酸川芎嗪的贮库效应。孙亦群等在将传统中药制剂九分散改制成喷雾剂的过程中，通过透皮吸收实验发现，3%的冰片对样品溶液的促渗效果最好。其最佳处方为 20%样品乙醇溶液 + 3%冰片 + 5%甘油，再次证明冰片是有效的透皮促进剂。

6. 丁香　国外有报道丁香油酚具有透皮促进作用，并作为透皮促进剂使用。国内有人对提取的丁香油、丁香油酚、丁香醇提取物与氮酮对 5-氟尿嘧啶做了稳态渗透速率、加促渗剂后药物渗透系数、增渗倍数的实验和统计，结果表明丁香挥发油的增渗倍数是不含促进剂的 110 倍，丁香油酚是 107 倍，氮酮为 97 倍，丁香醇提取物是 18 倍，前两者分别高于氮酮。此外丁香尚含一些止痛、温里、散寒的成分，发挥着促渗、治疗双重功能，有望成为一类很有前途的中药促渗剂。

7. 小豆蔻提取物　国外有人取小豆蔻提取物，用小鼠腹部皮肤做试验，以日本药局方中的亲肌软膏做基底液，做脱氢皮醇的透皮影响试验。结果表明小豆蔻丙酮提取物能促进脱氢皮醇的吸收，其中活性成分是松油醇。

8. 川芎提取物　国外有人在研究中发现川芎醚提取物中的藁本内酯、蛇床内酯、丁烯基呋内酯等均有渗透皮肤的作用，川芎醚提取物、川芎挥发油、川芎的甲醇提取物苦内酯均能促进安息香酸的透皮作用，并呈温疗药效关系，40℃时效果最佳。但川芎的水提物对安息香酸没有促渗作用，提示川芎中促渗成分主要为挥发油。这也说明中医常用川芎细末敷患处治疗骨刺、关节疼痛等是有道理的。

9. 胆及分离物　动物的胆容物是一种生物类天然活性剂，可有效地增加分子量为 7 000～300 000 的疫苗、胰岛素、生物激素等药物的鼻腔吸收、眼黏膜吸收及阴道黏膜吸收。常用胆汁及其分离物去氧胆酸钠、鹅去氧胆酸钠、甘氨胆酸钠及牛磺胆酸钠等。据报道在苯巴比妥栓、干扰素栓中加入胆的分离物均可促进药物的吸收。在胰岛素经眼黏膜吸收的研究中甘氨胆酸钠的促进吸收作用大于十烃季铵和聚山梨醇酯 20 倍。

10. 樟脑　人体皮肤、黏膜、肌肉皆易吸收。曲安西龙加入樟脑后，在健康志愿者皮肤试验中证明能增大药物的透皮利用率，可明显增加水杨酸和氟尿嘧啶等皮肤外用药的透皮百分率，对烟酰胺和双氯芬酸钠均有促透作用。

11. 当归　当归根部含挥发油约 0.3%，是当归的重要成分之一，油中主含藁本内酯、当归酮等成分，具有特殊香气。上海中医药大学采用离体裸鼠皮肤以阿魏酸为指标成分，并与 2%冰片对照，做透皮吸收试验，证实当归挥发油对其水溶性成分阿魏酸具有显著的促透作用，且强于同浓度的冰片。

多种促进剂按一定比例合用，多数可以达到单一促进剂无法达到的效果，但也有合用后效果较单用差的报道，目前尚未找到相关规律，具体效果要根据试验结果确定。报道的中药 PE 和化学 PE 的联合应用主要有以下几种。

（1）桉油+丙二醇：李娟等研究了挥发油类促进剂对噻吗洛尔贴剂的透皮吸收促进作用。结果表明：桉油、松节油、薄荷素油及与丙二醇的复合物均能有效地促进噻吗洛尔的渗透。并首次发现2%桉油与丙二醇（1∶1）混合物为最佳 PE，其促渗作用比3%氮酮与丙二醇（1∶3）混合物要强。

（2）薄荷醇+氮酮：崔燎等用体外透皮试验考察了薄荷醇对氯霉素经皮吸收的影响。结果表明：薄荷醇均能显著促进氯霉素的经皮吸收，其作用与氮酮相似，且在给药 36h 后，其作用似比氮酮更强；而1%薄荷酸与1%氮酮合用时，比两者单独应用更强，提示两者合用具有协同作用。王晖等研究发现，薄荷醇和氮酮联用比单独用任一种对吲哚美辛和双氯芬酸钠的促透效果更明显，但时滞比单独用薄荷醇要长。徐伟等研究发现薄荷醇与乙醇合用对水杨酸的透皮吸收有促进作用，其中 0.5%的薄荷醇、70%的乙醇溶液在 pH 为 4.5 时，对水杨酸的促渗效果最好。但是薄荷醇促进水杨酸的透皮吸收是作用于角质层还是作用于真皮层，还有待进一步的研究。

（3）薄荷醇+氮酮+丙二醇：王晖等用含薄荷醇的复合促透剂对盐酸氯丙嗪透皮吸收作用进行研究，发现2%薄荷醇+4%氮酮+5%丙二醇+60%乙醇（浓度为75%）组成的复合促透剂，对盐酸氯丙嗪的体外透皮吸收具有显著的促进作用。氮酮和丙二醇是经常一同使用的促渗剂，少量丙二醇的加入可影响皮肤多层亲油层和连续性通道，从而增加药物的渗透性。但加入薄荷醇后其促渗机制如何，尚待进一步研究。许卫铭等在研究促进剂对双氯芬酸钠的促透作用时发现，单独使用薄荷醇和氮酮虽有明显的促透作用，但显效较慢，而薄荷醇和氮酮、丙二醇联合使用时，促渗效果更加明显，显效速度也明显加快，2h 后就出现显著差异。提示薄荷醇–氮酮、薄荷醇–丙二醇系统为一种促透作用很强的二组分系统。

（4）氮酮+薄荷油+辅助促进剂：马晓微等为探讨不同的软膏基质对阿昔洛韦（ACV）透皮性能的影响，设计了 4 种不同基质的处方，实验证明，4 种不同基质软膏中 ACV 的释放速率与透皮速率均大于商品 ACV 软膏，提示由卡巴浦、丙二醇、薄荷油、氮酮及辅助促进剂组成的基质是性能较好的 ACV 促进剂。

（5）桉树脑+乙醇：Magnusson 等研究了促透剂对促甲状腺激素释放激素（TRH）的透皮吸收的影响。50% 乙醇的加入可增加 TRH 的透皮量，以 3%桉树脑、香芹醇或薄荷醇加上 47%乙醇都能更快使药物达到稳态透皮通量，其中桉树脑+乙醇的效果最为显著。

第十六章　慢性稳定性冠心病

慢性稳定性冠心病包括慢性稳定性心绞痛和无心绞痛的慢性稳定性冠心病，是临床常见的疾病，但许多患者发病隐匿，当出现明显的临床症状时，病情已经较为棘手。临床上，以慢性稳定性心绞痛为多见，无心绞痛的慢性稳定性冠心病患者偶尔在查体时发现。治疗方法主要分为药物治疗、手术治疗和介入治疗，需遵循严格的适应证，在详细评估后进行。

一、诊断标准

（一）西医诊断标准

1. 无症状性心肌缺血

（1）病史：有或无心绞痛或心肌梗死病史。

（2）心电图检查：

1）静息心电图出现 ST 段水平型或下斜型下移≥0.1mV，伴有或不伴 T 波倒置。此变化对心肌梗死后和有心绞痛史的患者诊断无症状心肌缺血帮助大，但对仅有冠心病危险因素的患者，尚需进行其他检查以助诊断。

2）动态心电图诊断无症状心肌缺血的标准：①R 波为主的导联，J 点后 0.08s 处 ST 段水平或下斜型下移≥0.1mV，持续时间≥1min；②原有 ST 段压低者应在原有基础上再压低≥0.1mV，持续时间≥1min；③若为 ST 段抬高则应≥0.15mV，持续时间 ≥ 1min。Holter 心电图可观察 24h，以便发现日常生活中的心肌缺血（无症状）发作频度、时间等，但该项检查对诊断无症状心肌缺血的灵敏度不如负荷心电图和负荷心肌显像高。

3）运动负荷心电图平板或踏车运动试验，根据极量或次极量或症状限制性运动终点时心电图改变，如 ST 段 J 点后 0.08s 处 ST 段水平型或下斜型下移≥0.1mV；ST 段 J 点后 0.06s 处水平型或弓背向上型抬高≥0.1mV。

（3）超声心动图：静息或静息加药物或运动负荷试验，如二维超声心动图检出有室壁节段性运动障碍，整体或局部心功能减退，对诊断心肌缺血有较高灵敏度和特异性。

（4）负荷核素心肌显像：示负荷核素心肌灌注显像对诊断无症状心肌缺血有较大帮助。

（5）冠状动脉造影：能提供冠心病确诊依据。

2. 稳定性心绞痛 稳定性心绞痛需要满足以下标准：近 60d 内心绞痛发作的频率、持续时间、诱因或缓解方式没有变化；无近期心肌损伤的证据。明确诊断的冠心病指有明确的心肌梗死病史、经皮冠状动脉介入治疗（PCI）和冠状动脉旁路移植（CABG）术后患者及冠状动脉造影或无创检查证实有冠状动脉粥样硬化或有确切心肌缺血证据的患者。

（1）典型心绞痛发作为突然发生的胸骨后或心前区压榨性、闷胀性或窒息性疼痛，可放射到左肩、左上肢前内侧及无名指等部位，疼痛历时 1~5min，很少超过 15min，休息或舌下含化硝酸甘油多在 1~2min 内缓解。不典型发作者疼痛可出现在上腹部、颈部、下颌、左肩胛部或右前胸，疼痛可很轻微或仅有胸部不适。心绞痛范围如手掌大小，界限不清，如能明确指出疼痛部位且范围局限，多不是心绞痛。

（2）体格检查：稳定性心绞痛体检常无明显异常，心绞痛发作时可有心率增快、血压升高、焦虑、出汗，有时可闻及第四心音、第三心音或奔马律，或出现心尖部收缩期杂音，第二心音逆分裂，偶闻及双肺底啰音。胸痛时可有心率加快、血压增高，可伴有增强的第四心音和心尖部收缩期杂音等。

（3）心肌缺血的客观证据：①发作时心电图 ST-T 缺血性改变，即 ST 段压低，T 波低平或倒置，变异型心绞痛者 ST 段可抬高，动态心电图发现 ST 段缺血性下移或 ST 段抬高；②心电图运动试验阳性；③铊^{201}或锝^{99}mTc-MIBI 心肌灌注显像运动试验或潘生丁试验阳性。

（二）中医辨证标准

1. 心气亏虚，血脉瘀滞 胸部刺痛，多因劳累诱发，乏力气短，时或心悸不宁，舌体胖大，或有齿痕，舌质紫暗，舌苔腻，脉沉细。

2. 气阴两虚，心血瘀阻 胸闷隐痛，时作时止，口干，心悸气短，倦怠懒言，面色少华，头晕目眩，遇劳则甚，舌偏红，脉沉弱或结代。

3. 肝气郁结，心血瘀阻 胸部胀痛，多因情绪变化发作，善叹息，舌质紫暗，脉弦。

4. 痰浊壅盛，心脉痹阻 胸闷如窒而痛，或痛引肩背，形体肥胖，动则气短喘促，或见咳嗽痰多，大便不实。舌苔厚腻，脉滑。

5. 胸阳不振，痰瘀互结 胸闷气短，甚则胸痛彻背，遇寒易发作，心悸汗出，畏寒，肢冷，腰酸乏力，唇淡白或青紫，舌淡白或紫暗，脉沉细。

二、诊断流程

胸痛患者应根据年龄、性别、心血管危险因素、疼痛的特点来估计冠心病的可能性，并依据病史、体格检查、相关的无创检查及有创检查结果做出诊断及分层危险的评价。

（一）病史及体格检查

对胸痛患者的评估，病史是最重要的第一步，医生需详细了解胸痛的特征，包括如下几个方面：①部位：典型的心绞痛部位是在胸骨后或左前胸，范围常不局限，可以放射到颈部、咽部、颌部、上腹部、肩背部、左臂及左手指侧，也可以放射至其他部位，心绞痛还可以发生在胸部以外如上腹部、咽部、颈部等。每次心绞痛发作部位往往是相似的。②性质：常呈紧缩感、绞榨感、压迫感、烧灼感、胸憋、胸闷或有窒息感、沉重感，有的患者只述为胸部不适，主观感觉个体差异较大，但一般不会是针刺样疼痛，有的表现为乏力、气短。③持续时间：呈阵发性发作，持续数分钟，一般不会超过 10min，也不会转瞬即逝或持续数小时。④诱发因素及缓解方式：慢性稳定性心绞痛的发作与劳力或情绪激动有关，如走快路、爬坡时诱发，停下休息即可缓解，多发生在劳力当时而不是之后。舌下含服硝酸甘油可在 2~5min 内迅速缓解症状。

在收集与胸痛相关的病史后，还应了解冠心病相关的危险因素：如吸烟、高脂血症、高血压、糖尿病、肥胖、早发冠心病家族史等。

（二）基本实验室检查

（1）了解冠心病危险因素：空腹血糖、血脂检查，包括 TC、HDL-C、LDL-C 及 TG。必要时做糖耐量试验。

（2）了解有无贫血（可能诱发心绞痛）：血红蛋白。

（3）甲状腺：必要时检查甲状腺功能。

（4）行尿常规、肝肾功能、电解质、肝炎相关抗原、人类免疫缺陷病毒（HIV）检查及梅毒血清试验，需在冠状动脉造影前进行。

（5）胸痛较明显患者，需查血心肌肌钙蛋白（CTnT 或 CTnI）、肌酸激酶（CK）及其同工酶（CK-MB），以与急性冠状动脉综合征相鉴别。

（三）心电图检查

（1）所有胸痛患者均应行静息心电图检查。

（2）在胸痛发作时争取心电图检查，缓解后立即复查。24h 动态心电图表现如有与症状相一致 ST-T 的变化，则对诊断有参考价值。

（四）负荷试验

1. 心电图运动试验

（1）适应证：

1）有心绞痛症状怀疑冠心病，但静息心电图无明显异常者。

2）确定稳定性冠心病的患者心绞痛症状明显改变者。

3）确诊的稳定性冠心病患者用于危险分层。

（2）运动试验禁忌证：急性心肌梗死早期、未经治疗稳定的急性冠状动脉综合征、未控制的严重心律失常或高度房室传导阻滞、未控制的心力衰竭、急性肺动脉栓塞或肺梗死、主动脉夹层、已知左冠状动脉主干狭窄、重度主动脉瓣狭窄、肥厚型梗阻性心肌病、严重高血压、活动性心肌炎、心包炎、电解质异常等。

（3）方案：采用 Burce 方案，运动试验的阳性标准为运动中出现典型心绞痛，运动中或运动后出现 ST 段水平或下斜型下降≥1mm（J 点后 60~80ms），或运动中出现血压下降者。

（4）需终止运动试验的情况：有下列情况一项者需终止运动试验：①出现明显症状（如胸痛、乏力、气短、跛行）；症状伴有意义的 ST 段变化。②ST 段明显压低（压低）>2mm 为终止运动相对指征；≥4mm 为终止运动绝对指征。③ST 段抬高≥1mm。

④出现有意义的心律失常；收缩压持续降低>10mmHg（1mmHg=0.133kPa）或血压明显升高（收缩压>250mmHg或舒张压>115mmHg）。⑤已达目标心率者。

（5）危险分层：运动试验不仅可检出心肌缺血，提供诊断信息，而且可以检测缺血阈值，估测缺血范围及严重程度。

Duke活动平板评分是经过验证的根据运动时间、ST段压低和运动中心绞痛程度来进行危险分层的指标。Duke评分=运动时间（min）-5×ST段下降（mm）-（4×心绞痛指数）。

心绞痛指数：0：运动中无绞痛；1：运动中有心绞痛；2：因心绞痛需终止运动试验。

Duke评分：≥5分低危，1年病死率0.25%；-10~4分中危，1年病死率1.25%；≤-11高危，1年病死率5.25%。75岁以上老年人，Duke计分可能会受影响。

（6）不宜行心电图运动试验或运动试验：静息心电图ST段下降>1mm、完全性左束支传导阻滞（LBBB）、预激综合征、室性起搏心律及正在服用地高辛的患者。

2. 负荷超声心动图、核素负荷试验（心肌负荷显像）

（1）运动负荷超声心动图或核素负荷试验。

（2）药物负荷试验：包括双嘧达莫、腺苷或多巴酚丁胺药物负荷试验，用于不能运动的患者。

（五）多层CT或电子束CT

多层CT或电子束CT平扫可检出冠状动脉钙化并进行积分。CT造影为显示冠状动脉病变及形态的无创检查方法。有较高阴性预测价值，若CT冠状动脉造影未见狭窄病变，一般可不进行有创检查。

（六）有创性检查

冠状动脉造影的适应证如下：

（1）严重稳定性心绞痛（CCS分级3级或以上者），特别是药物治疗不能很好缓解症状者。

（2）无创方法评价为高危的患者，不论心绞痛严重程度如何。

（3）心脏停搏存活者。

（4）患者有严重的室性心律失常。

（5）血管重建（PCI、CABG）的患者有早期中等或严重的心绞痛复发。

（6）伴有慢性心力衰竭或左室射血分数（LVEF）明显减低的心绞痛患者。

（7）无创评价属中-高危的心绞痛患者需考虑大的非心脏手术时，尤其是血管手术时（如主动脉瘤修复、颈动脉内膜剥脱术、股动脉搭桥等）。

（8）无创检查不能下结论，或冠心病中-高危者，但不同的无创检查结论不一致。

（9）对预后有重要意义的部位PCI后有再狭窄高危的患者。

（10）特殊职业人群必须确诊者，如飞行员、运动员等。

对无心绞痛的慢性稳定性冠心病患者使用无创方法进行诊断与危险分层的建议同慢性稳定性心绞痛。对无创检查提示心肌缺血达到高危标准者，如Duke活动平板评分达到高危、负荷试验显示大面积心肌灌注缺损、心率不高时超声心动图出现广泛室壁运动障碍等应考虑冠状动脉造影。分型：①临床完全无症状的心肌缺血（Ⅰ型）；②心肌梗死后的无症状心肌缺血（Ⅱ型）；③心绞痛同时伴有的无症状心肌缺血（Ⅲ型）。

三、康复运动

康复运动应按个体化的有氧运动处方进行，运动强度控制在无氧阈值范围内；运动时间上应逐渐达到15~20min；运动频率应逐步达到3~5次/周。在这个阶段中，心脏储备功能逐步改善。

对于低危患者，可以通过自我监护稳步提高运动量；但对于中、高危患者或在运动中出现较明显异常者，则应在监护下进行康复运动训练。如果患者可以达到6~7METs，或预期的靶心率，则可以恢复一般的体力活动和职业活动，也可以恢复性生活。中期继续进行耐力训练和危险因素的修正，此期心电监护仅在康复治疗出现症状时进行。维持期康复时患者的运动耐力已进入平台期，其危险因素的管理已基本达标或稳定，维持期康复是否实施可根据个体结果和医疗需要来决定。

制定康复运动计划以锻炼者可以坚持的较高强度康复训练计划为基础，在改善的AT基础上进行有氧运动训练。目前的研究表明：低于极限量甚至次极限量的中等强度的康复训练（达到最大耗氧量50%~80%或最大年龄预期心率的60%~85%，持续时间15~20min），只要长期坚持，也可以取得较好的功能恢复效果。经过较长时间高水平的康复，大部分患者的心脏功能可望超过病前水平。这是因为大多数患者病前没有进行系统训练，甚至很少参加体力或运动性活动。系统的康复训练不仅改善了心脏和冠状动脉本身的状态，而且提高了整个身体的健康水平。该期要求患者及其家属终生控制危险因素，改变不良生活习惯，保持良好的生活方式，积极地预防心脏危险因素的再出现。运动治疗需根据患者个体化的心肺储备功能结果，制定运动处方。参见第一节。

运动要严格按运动处方进行，既不"保守"也不"激进"。同时，要循序渐进，持之以恒。活动前要做好准备活动。活动后应通过整理活动充分放松，避免运动突然开始或突然停止。如果在运动中出现胸闷、胸痛、憋气、头晕等不适症状，应立即停止活动，并及时到医院就诊。应随身携带硝酸甘油等急救药品，出现心绞痛等症状时可及时服用。不要进行爆发性或过于剧烈的运动，尤其是不要参加竞争性强的比赛或运动。饭前、饭后不要立即运动。阴天、闷热或寒冷天气时，应减少活动量或暂停活动。运动后不要立即洗热水浴，应休息20min后进行温水淋浴。体育运动不能完全取代药物治疗，因此不要自行变更心脏病药物的使用剂量或方法。要改变不良的生活方式，养成有益于心脏病康复的生活方式，包括戒烟酒、饮食清淡、生活规律、情绪稳定等。病情严重的冠心病患者，在住院期间，除了做一些必要的检查和药物治疗外，即可开始适当的康复运动。由于此时患者病情较重，康复运动应在专科医生的监督下进行。病情相对稳定出院后，在继续治疗同时，康复运动也不应中断。刚出院时，患者应维持住院时的运动水平。不可盲目增加活动量。如果病情有变化，应随时到医院就诊。即使病情没有变化，前3个月内也应每隔1~2周找专科医生复诊。如果在住院期间没有进行康复运动，出院后想要进行活动，必须由专科医生制定运动处方。

严重的冠心病患者应选择较为缓和的运动方式，运动强度宜小，进度要相对慢些。

每次活动持续时间宜短，可在 1 天内分几次活动。若患者因病情需要使用了抗凝血的药物，在运动中更应该小心，避免磕碰伤，以防出血。

相比年轻冠心病患者，老年冠心病患者在生理、生化、组织、形态等方面都发生退行性变化，心肺机能系统的功能储备能力下降，适应能力减弱，抵抗力降低，身体素质和运动能力下降。老年患者关节及肌腱韧带等软组织协调配合能力下降，跌跤摔伤的危险随之增加。同时，肌肉功能衰退，支撑能力、平衡能力和稳定性下降。因生理年龄增加而疏于运动，身体能力下降，易出现抑郁、压力和孤独感，对事物兴趣低落，最终不能坚持心脏康复。因此，老年心血管疾病心脏康复运动应注意以下几个方面：

（1）从较低的运动强度（40%～60% 的最大年龄预期心率）开始，慢慢增加，循序渐进，并用自感疲劳（RPE）评分、心率和身体的症状来评估。

（2）注意利尿剂和血管扩张剂会增加运动后低血压的风险。

（3）有氧运动采用较短的活动节拍（每次运动 3～6 节，每节 3～5min）、适合的强度，并注意受伤的可能性较大。

（4）阻力运动在老年患者的心脏康复中极其重要，可以借此提高其日常生活、工作能力。

（5）对老年患者的运动处方的调整应该强调增加运动时间而并非增加强度。

（6）合并有认知功能障碍或痴呆的老年患者可能需要重复进行运动指导，如有需要，应在熟悉的环境中进行康复运动。

（7）老年心血管疾病患者有其自身的特点，在实施心脏康复程序时必须对每个老年患者做好详尽的评估，切实体现心脏康复的个体化康复原则。

慢性稳定型冠心病康复流程见表 16-1。

表 16-1　慢性稳定型冠心病中西医结合康复流程

	康复运动	中医外治	心理、康复教育	辨证施膳
零阶段 第 1 日	心脏康复的危险分层、功能评估（运动负荷试验、内皮功能测定）生活质量评估、徒手柔韧性、平衡性测评。制定运动处方	中医体质测评。中医外治疗法（推拿疗法、穴位敷贴、冠心病超声治疗、经穴体外反搏疗法、沐足疗法等）	心理咨询评估，制定生活方式指导处方、心理处方、戒烟处方。康复教育教程 1	制定 1 周辨证施膳处方
一阶段 第 2 日	热身运动和放松运动（包括柔韧性运动）各 5min，运动训练 30min/次，上肢肌群抗阻运动训练	中医外治疗法 1.2	心理干预情志疗法	辨证施膳处方 1
第 3 日	热身运动和放松运动（包括柔韧性运动）各 5min，运动器械（或步行）进行有氧运动 30min	中医外治疗法 1.2	康复教育教程 2	辨证施膳处方 2

	康复运动	中医外治	心理、康复教育	辨证施膳
一阶段 第4日	热身运动和放松运动（包括柔韧性运动）各5min，运动器械（或步行）进行有氧运动30min，核心肌群抗阻运动训练	中医外治疗法1.2	情志疗法	辨证施膳处方3
第5日	热身运动和放松运动（包括柔韧性运动）各5min，运动器械（或步行）进行有氧运动30min	中医外治疗法1.2	康复教育教程3	辨证施膳处方4
第6日	热身运动和放松运动（包括柔韧性运动）各5min，运动器械（或步行）进行有氧运动30min。下肢肌群抗阻运动训练	中医外治疗法1.2	情志疗法	辨证施膳处方5
第7日	效果评估	中医外治法1.2调整中医外治法	康复教育教程4	辨证施膳处方6。调整第2周施膳处方
二阶段 第8日	热身运动和放松运动（包括柔韧性运动）各5min，运动器械（或步行）进行有氧运动35min，上肢肌群抗阻运动训练	中医外治法3.4	康复教育教程6	第2周施膳处方1
第9日	热身运动和放松运动（包括柔韧性运动）各5min，运动器械（或步行）进行有氧运动35min	中医外治法3.4		第2周施膳处方2
第10日	热身运动和放松运动（包括柔韧性运动）各5min，运动器械（或步行）进行有氧运动35min，核心肢肌群抗阻运动训练	中医外治法3.4	康复教育教程7	
三阶段 第11日		中医外治法3.4		第2周施膳处方3
第12日	热身运动和放松运动（包括柔韧性运动）各5min，运动器械（或步行）进行有氧运动40min，下肌群抗阻运动训练	中医外治法3.4	康复教育教程8	第2周施膳处方4

续表

	康复运动	中医外治	心理、康复教育	辨证施膳
第13日	热身运动和放松运动（包括柔韧性运动）各5min，运动器械（或步行）进行有氧运动40min	中医外治法3.4		第2周施膳处方5
第14日	功能评估（分级心电运动试验、气体代谢运动试验、简易运动能力评估、代谢当量评估、生活质量评估和职业评估等）	中医外治法3.4	随访计划	第2周施膳处方6

在经皮冠状动脉介入治疗后至少3周，且应在连续2周有医学监护的有氧训练之后进行；心肌梗死或冠状动脉旁路移植术后至少5周，且应在连续4周有医学监护的有氧训练之后进行；冠状动脉旁路移植术后3个月内不应进行中到高强度上肢力量训练，以免影响胸骨的稳定性和胸骨伤口的愈合。

四、药氧雾化吸入

1. 宽胸雾化吸入 由檀香6g、细辛3g、荜茇6g、高良姜10g煎汁100mL，充分过滤，加入冰片0.5g，采用药氧雾化法，每次加药液50mL。每次持续15min，3周1个疗程，心绞痛发作频繁者每天雾化2次，轻者发作时临时用药，功能理气止痛，适用于胸痹各型的治疗。

2. 寒性心痛雾化吸入 由肉桂6g、香附10g煎汁100mL，充分过滤，采用药氧雾化法，每次加药液50mL。每次持续15min，3周1个疗程。心绞痛发作频繁者每天雾化2次，轻者发作时临时用药，功能温经散寒、理气止痛。适用于胸痹偏寒者。

3. 热性心痛雾化吸入 由丹皮10g、川芎10g煎汁100mL，充分过滤，采用药氧雾化法，每次加药液50mL。每次持续15min，3周1个疗程。心绞痛发作频繁者每天雾化2次，轻者发作时临时用药，功能清热凉血、活血止痛。适用于胸痹偏热者。

药氧雾化吸入法，需根据不同患者的个体差异，因人而异地进行治疗。若个别患者使用此法，感觉呼吸不畅、憋闷加重，要立即停止。

五、针灸治疗

1. 取穴 内关、膻中、郄门、神门、心俞、厥阴俞、巨阙、足三里。随症配穴：心血瘀阻配膈俞、血海；气阴不足配太溪、三阴交；心阳不足配命门（灸）、关元（灸）；痰浊壅塞配中脘、丰隆；阳气暴脱配关元（重灸）、气海（重灸）。

2. 取穴 心俞、厥阴俞。每次取穴一对或一侧，不留针，每日1次，12~15d为1个疗程，疗程间休息3~5d。手法：针刺向脊柱方向与皮肤成45°角，迅速刺入皮肤，然后慢慢进针，深度为1.5~2寸。在抵脊柱横突根部时，可提插，寻找敏感点，然后进行中度刺激或轻捻针柄1~3min，根据患者的耐受程度予以增减。注意切勿直角进针，以防气胸。

3. 取穴 ①痰浊胸痹证：取巨阙、膻中、郄门、太渊、丰隆。针用泻法以通阳化浊。背痛时加肺俞、心俞；气短可灸气海俞、肾俞。②心脉瘀阻证：取膻中、巨阙、膈俞、阴郄、心俞。针用泻法以活血化瘀。唇舌发绀可取少商、少冲、中冲点刺放血。③寒凝心脉证：取心俞、厥阴俞、内关、通里、阴郄。采用针后加灸法以助阳散寒。寒重时加灸肺俞、风门；肢冷重时加灸气海或关元。④气阴两虚证：取心俞、厥阴俞、内关、气海、太溪。针用补法益气养阴。⑤心肾阴虚证：取心俞、厥阴俞、内关、太溪。针用补法补心肾阴。⑥阳气虚衰证：取心俞、厥阴俞、内关、关元（灸），针用补法温阳固脱。

4. 取穴 主穴为心俞，巨阙，心平；厥阴俞，膻中，内关。两组穴交替使用。配穴：阴虚型，可配三阴交穴；阳虚型可配关元或大椎；气虚型配气海或足三里；痰阻型配丰隆或肺俞；血瘀型配膈俞或血海。方法：主配穴均分两组，交替使用，得气后留针 20min，每日针灸 1 次。

5. 取穴 心俞、厥阴俞。每次取穴一对或一侧，不留针，每日 1 次，10~15d 为 1 个疗程，疗程间休息 3~5d。手法：针刺向脊柱方向与皮肤成 45°角，迅速刺入皮肤，然后慢慢进针，深度为 1.5~2 寸。在抵脊柱横突根部时，可提插，寻找敏感点，然后进行轻中度刺激或轻捻针柄 1~3min，根据患者的耐受程度予以增减。注意切勿直角进针，以防气胸。

6. 取穴 常用穴分两组：①心俞、内关；②厥阴俞、膻中。备用穴：间使、足三里、神门。操作：常用穴，每次取一组，两组交替。背俞穴，斜向脊柱方向，进针 1.5 寸，以针尖碰到椎体，提插捻转至有酸麻感窜至前胸为宜，向下刮针柄 2min。内关、间使，针尖向上，刺入 1~1.2 寸，用提插探寻法，使针感向肩胸传导，膻中穴向上平刺，采用常规针法。均留针 15~20min，每隔 5min 运针 1 次。每日 1 次，心绞痛发作频繁者日可 2~3 次。

7. 取穴 心俞、厥阴俞为主穴，配合内关、膻中、通里、间使、足三里等穴。

8. 取穴 内关透外关、华佗夹脊、膻中、心俞。针刺得气后，留针 15min。期间强化手法 1~2 次，或艾灸 5~10min。

9. 主穴 内关、通里、心俞、膻中、厥阴俞、巨阙等。寒凝气滞配关元、气海；痰浊内阻配丰隆、太渊；气滞血瘀配膈俞等。灸法：采用药艾条做灸料，选穴：内关（双）、膻中、心俞（双）、至阳。采用温和悬灸法使患者局部皮肤呈红晕为度。每天灸治 1 次，6 次为 1 个疗程，对冠心病（心绞痛）患者有辅助治疗作用。

六、穴位贴敷

1. 心痛 1 号 红花 30g、丹参 30g、元胡 30g、冰片 6g 粉碎成末，以醋调成糊状加入载体药物，贴敷心前区，24h 更换一次。适用于胸痹心痛各型的治疗。

2. 心痛 2 号 细辛 10g、高良姜 10g、肉桂 10g、黄芪 10g 粉碎成末，以姜汁调成糊状加入载体药物，贴敷心前区，24h 更换一次。适用于胸痹心痛偏寒者。

3. 心痛 3 号 丹皮 40g、川芎 40g、冰片 10g 粉碎成末，以醋调成糊状加入载体药物，贴敷心前区，24h 更换一次。适用于胸痹心痛偏热者。

4. 温阳通脉贴膏　穴位贴敷，3d 更换一次，共贴 3 次，为一个疗程。于出院后贴一个疗程，每年三伏天贴一个疗程，立冬前贴一个疗程。取穴：膻中，虚里，心俞（双侧），内关（双侧），厥阴俞（双侧），肾俞（双侧）。温阳通脉贴膏处方：桂枝15g，细辛 6g，白芥子 4g，红花 10g，降香 10g，荜茇 10g，麝香 0.5g。共为细末，姜汁调匀，用贴膏外敷。

5. 祛瘀散　分别贴在神阙、至阳、虚里 3 个穴位上，阴寒凝滞证者可加穴位热敷。

七、耳穴治疗

（1）选择心、皮质下、交感区等穴埋针或埋王不留行籽，每日按压 3 次，每次5min，疼痛发作时随时按压。

（2）取穴：心、肾、小肠、交感、神门、皮质下、肾上腺等穴。方法：任取其中3~4 穴，两耳交替针刺，一般留针 1h 左右，每日 1 次。

（3）取穴：常用穴分两组：①心；②小肠、交感、内分泌。配穴：皮质下、肾、胸、神门、缘中。一般取主穴，可两组穴位同时取，也可单取第一组。必要时酌加配穴。每次取 3~5 穴。病情较重时，心、小肠等主穴可刺两根针。在穴区探得敏感点，毫针刺入做中等强度反复捻转，留针 1h，隔 5~10min 行针一次。亦可接通电脉冲治疗仪，刺激 1h，用疏密波或密波，强度以患者能耐受为宜。

（4）主穴为心、皮质下、神门、交感。配合内分泌、肾、胃。埋针或埋王不留行籽。发作时按压刺激，可达到缓解疼痛的效果。

（5）常用穴位有心、神门、交感、肺，用王不留行籽按压穴位，每次 3~5 穴，每日 3~4 次。

（6）耳穴：心、皮质下、交感区埋豆。自行按压刺激。

（7）耳针疗法取穴：双侧"心脏点"，针刺并加以微弱电针刺激，刺激强度以患者感到微痛为度，可在 2~5min 内缓解疼痛。

八、经皮给药导入治疗

取适当体位，暴露治疗部位，注意保暖，将药液衬垫垫在患处，选用丹参、红花注射液加入载体药物，药物衬垫在电极板下，再放塑料薄膜在电极板上，用沙包、绷带固定适宜，接通电源，调节电流量，并及时调节，治疗时间 20~30min。贴敷所取穴位，每 24h 更换一次。治疗主穴：膻中、内关、心俞、支沟。

九、中药穴位超声治疗

穴位：内关、神门、鸠尾、心俞、膈俞、厥阴俞。药物：丹参注射液或黄芪注射液。方法：每次选用 2 个穴位，穴位及电极上涂抹相应药物治疗，每日 1 次，10d 为一个疗程，间隔 5d 进行下 1 个疗程。

十、穴位注射

（1）主穴：心俞、厥阴俞。配穴：内关、间使。每日交替取两穴。每穴注射复方当归注射液 0.5mL 加盐酸普鲁卡因 0.5mL，15~20 次为 1 个疗程。

（2）对心绞痛缓解期患者选足三里、丰隆穴。依照辨证属气虚或血瘀给予黄芪注射液 2mL 或丹参注射液 2mL 穴位注射，以补益强壮。一周 3 次，2 周为 1 个疗程。

十一、推拿按摩

（1）心俞、膈俞、厥阴俞、内关、间使、三阴交、心前区阿是穴，用拇指或手掌掐按轻揉。每穴 10min。

（2）以拇指或手掌按揉心俞、膈俞、厥阴俞、内关、三阴交、心前区阿是穴。

按摩疗法：揉按左背心俞穴，双侧肺俞、膈俞、内关，可缓解症状。

推拿疗法　取穴：上脘、中脘、下脘、神阙、关元、足三里、阳陵穴等，重点下肢穴位。

（3）按压至阳穴可以缓解心痛。患者取坐位或侧卧位，由肩胛骨下角下缘画一垂直于脊柱的直线，直线交于脊背正中线处即为至阳穴，将五分硬币边缘横放于穴位上，适当用力按压 3~5min。亦可按摩上脘、中脘、下脘、神阙、关元、心俞、厥阴俞或华佗夹脊压痛点等。适用于本病各种类型心痛。

十二、刮痧疗法

头部：全息穴区-额中带、额旁一带（右侧）。背部：督脉-大椎至至阳。膀胱经-双侧厥阴俞至心俞、神堂。胸部：任脉-天突至膻中，巨阙。上肢：心包经-双侧郄门至间使、内关。下肢：肾经-双侧太溪。心绞痛发作时：重点刮拭至阳、双侧心俞、膻中、双侧内关。

第十七章 不稳定性心绞痛

不稳定性心绞痛（UA）是介于稳定性心绞痛（SA）和急性心肌梗死（AMI）之间的不稳定的心肌缺血综合征，发病率高，病情变化快，可逆转为稳定性心绞痛，也可能迅速发展为急性心肌梗死，甚或猝死。

一、诊断标准

（一）西医诊断标准

1. 静息性心绞痛 心绞痛发作在休息时，并且持续时间通常在 20min 以上。

2. 初发心绞痛 1 个月内新发心绞痛，可表现为自发性发作与劳力性发作并存，疼痛分级在Ⅲ级以上。

3. 恶化劳力型心绞痛 既往有心绞痛病史，近 1 个月内心绞痛恶化加重，发作次数频繁、时间延长或痛阈降低（心绞痛分级至少增加 1 级，或至少达到Ⅲ级）。

4. 变异性心绞痛 是 UA 的一种，通常是自发性。其特点是一过性 ST 段抬高，多数自行缓解，不演变为心肌梗死，但少数可演变成心肌梗死。非 ST 段升高心肌梗死（NSTEMI）的临床表现与 UA 相似，但是比 UA 更严重，持续时间更长。UA 可发展为 NSTEMI 或 ST 段抬高的心肌梗死。

表 17-1　加拿大心血管病学会（CCS）的心绞痛分级

级别	心绞痛临床表现
Ⅰ级	一般体力活动不引起心绞痛，如行走和上楼，但紧张、快速或持续用力可引起心绞痛发作
Ⅱ级	日常体力活动稍受限，快步行走或上楼、登高、饭后行走或上楼、寒冷或风中行走、情绪激动可发作心绞痛，或仅在睡醒后数小时内发作。在正常情况下以一般速度平地步行 200m 以上或登一层以上楼梯受限
Ⅲ级	日常体力活动明显受限，在正常情况下以一般速度平地步行 100~200m 或登一层楼梯时可发作心绞痛
Ⅳ级	轻微活动或休息时即可出现心绞痛症状

（二）中医诊断标准

1. 寒凝心脉 心前区剧痛难忍，濒死感，四肢凉，额出冷汗；心悸，气短，口唇甲青紫。舌质淡青或紫暗，舌体胖大，苔白滑，脉沉迟或沉紧。

2. 痰浊壅滞 心区痞痛不缓解，胀痛彻背，如物之塞，恶心，重则呕吐，脘腹胀满，纳呆，烦闷，头晕。舌体肥大有齿痕，舌质淡或隐青，苔白腻，脉弦滑或沉濡而滑。

3. 心血瘀阻 心前区刺痛难忍，胸痛彻背，气促，口唇爪甲青暗；心悸，胸闷，脘胀，易怒。舌紫暗或有瘀斑，苔少或淡灰而腻，脉多沉涩，或结、代、促或有雀之象。

4. 气阴两虚 心前区闷痛，头晕，口干，心烦，五心烦热，少寐，多梦，腰膝酸软。舌质红绛，少苔或无苔，脉细数或促、代。

5. 气虚血瘀 胸部闷痛，多因劳累诱发，乏力气短，时或心悸不宁。舌体胖大，或有齿痕，舌质紫暗，舌苔腻，脉沉细。

6. 心阳不振 心悸而痛，胸闷气短，自汗，动则更甚，神倦怯寒，面色㿠白，四肢欠温或肿胀。舌质淡胖，苔白或腻，脉沉细迟。

（三）危险性分层

表 17-2　不稳定性心绞痛患者死亡或非致死性心肌梗死的短期危险

项目	高度危险性 （至少具备下列一条）	中度危险性 （无高度危险特征但 具备下列任何一条）	低度危险性 （无高度、中度危险特征 但具备下列任何一条）
病史	缺血性症状在 48h 内恶化	既往心肌梗死，或脑血管疾病，或冠状动脉旁路移植术，或使用阿司匹林	
疼痛特点	长时间（>20min）静息性胸痛	长时间（>20min）静息胸痛目前缓解，并有高度或中度冠心病可能。静息胸痛（<20min）或因休息或舌下含服硝酸甘油缓解	过去 2 周内新发 CCS 分级Ⅲ级或Ⅳ级心绞痛，但无长时间（>20min）静息性胸痛，有中度或高度冠心病可能
临床表现	缺血引起的肺水肿，新出现二尖瓣关闭不全杂音或原杂音加重，S_3 或新出现啰音或原啰音加重，低血压、心动过缓、心动过速，年龄>75 岁	年龄>70 岁	
心电图	静息性心绞痛伴一过性 ST 段改变（>0.05mV），新出现束支传导阻滞或新出现的持续性心动过速	T 波倒置>0.2mV，病理性 Q 波	胸痛期间心电图正常或无变化
心脏标记物	明显增高（即 cTnT>0.1μg/L）	轻度增高（即 cTnT>0.01μg/L，但<0.1μg/L）	正常

注：评估 UA 短期死亡和非致死性心脏缺血事件的危险是一个复杂的多变量问题，在此表中不能完全阐明。因此，该表只是提供了一个总的原则和解释，并不是僵硬的教条，标准不一致时以最高为准。

（四）中医辨证标准

1. 寒凝心脉　心前区剧痛难忍，濒死感，四肢凉，额出冷汗；心悸，气短，口唇爪甲青紫。舌质淡青或紫暗，舌体胖大，苔白滑，脉沉迟或沉紧。

2. 痰浊壅滞　心区痞痛不缓解，胀痛彻背，如物之塞，恶心，重则呕吐，脘腹胀满，纳呆，烦闷，头晕。舌体肥大有齿痕，舌质淡或隐青，苔白腻，脉弦滑或沉濡而滑。

3. 心血瘀阻　心前区刺痛难忍，胸痛彻背，气促，口唇爪甲青暗。心悸，胸闷，脘胀，易怒。舌紫暗或有瘀斑，苔少或淡灰而腻，脉多沉涩，或结、代、促或有雀啄之象。

4. 气阴两虚　心前区闷痛，头晕，口干，心烦，五心烦热，少寐，多梦，腰膝酸软，舌质红绛，少苔或无苔，脉细数或促、代。

5. 气虚血瘀　胸部闷痛，多因劳累诱发，乏力气短，时或心悸不宁，舌体胖大，或有齿痕，舌质紫暗，舌苔腻，脉沉细。

6. 心阳不振　心悸而痛，胸闷气短，自汗，动则更甚，神倦怯寒，面色㿠白，四肢欠温或肿胀，舌质淡胖，苔白或腻，脉沉细迟。

二、诊断流程

1. 问病史

（1）主要症状：心前区疼痛，注意疼痛的部位、性质、发生时间和持续时间、缓解方式、诱发因素及程度。

（2）其他症状：注意有无心悸、气短、胸闷、头晕。

（3）既往有无冠心病、心梗、介入治疗、搭桥治疗史及相应治疗情况。

（4）冠心病危险因素的询问、高血压病史及治疗情况、吸烟量及时间长短、糖尿病、血脂情况、家族遗传史、个人生活特点等。

2. 体格检查　常规体格检查：主要注意血压、心律、第一心音强弱，有无第三、第四心音及奔马律、肺内啰音。

3. 辅助检查

（1）入院常规实验室检查：血象，尿、便常规，血型，凝血功能，血离子，血糖，血脂，CRP，ESR，肝肾功能，心肌酶学，肌钙蛋白，肝炎病毒系列等检查。出院前应复查血常规、血糖、血脂四项、肝功能，根据病情适当增加其他的实验室检查。

（2）常规心电图检查：前 3d 每天 1 次，病情有变化随时检查，心绞痛发作及缓解时，出院前 1 次。

（3）常规动态心电图，有异常要复查。

（4）测定 C 反应蛋白（CRP）和其他炎性标记物。必要时做运动负荷试验。

（5）病情允许时，应做心脏彩超（心功能），必要时行心脏核素检查、冠状动脉 CT。

（6）冠状动脉造影检查：①病情稳定后 24～48h。②病情加重可行紧急冠脉造影检查。

根据病史典型的心绞痛症状、典型的缺血性心电图改变（新发或一过性 ST 段压低≥0.1mV，或 T 波倒置≥0.2mV）以及心肌损伤标记物（cTnT、cTnI 或 CK-MB）测定，可以做出 UA/NSTEMI 诊断。诊断未明确的不典型的患者而病情稳定者，可以在出院前做负荷心电图，或负荷超声心动图、核素心肌灌注显像、冠状动脉造影等检查。冠状动脉造影仍是诊断冠心病的金指标，可以直接显示冠状动脉狭窄程度，对决定治疗策略有重要意义。

三、康复运动

（一）住院期（Ⅰ期）康复运动

本期为早期心脏康复，分为 3 个阶段。此期的康复目标是早下床、早出院、回归家庭。①监护室阶段为低强度运动。一般 1~2METs，包括被动的关节活动（Range of Motion，ROM），上肢的 ROM 约 1.7METs，下肢的 ROM 约 2METs。心率不超过安静心率（15~20 次/min），无症状及心律失常出现，血压轻度增加，血压降低小于 10~15mmHg，ST 段无变化。应避免等长收缩运动（可增加心率）、Valsalva 运动（促进心律失常）、抬高下肢的动作（可增加心脏前负荷）。②病房阶段运动强度渐增至 2~3METs，有节律的低强度运动，除步行和上下楼梯外，还可进行按 METs 值设计的运动强度递增的体操运动方案和踏车运动。③出院前阶段为出院后在家中进行日常生活活动做准备，并根据患者康复运动水平选择出院前的评定方法。

1. 开始运动的指征　患者必须病情稳定后方能开始康复活动。病情"稳定"的指征是：①在 8h 内无新的/反复的胸痛。②无非代偿心力衰竭的新征象（休息时的呼吸困难，伴有啰音）。③在过去的 8h 内无新的严重的心律失常。

2. 适应证　①无严重先天缺陷和身体残疾。②无严重心律失常、心力衰竭、梗死后心绞痛发作及心源性休克等心脏并发症。③左心室射血分数（EF）> 35%。④虽有以上心脏并发症，经常规治疗后并发症可得到控制且病情稳定。⑤不合并严重高血压（血压≥ 180/105mmHg），严重肺部疾病、神经及运动系统疾病。⑥年龄≤70 岁。近年 AMI 康复对象已由无并发症发展到有并发症，同样获得满意的疗效而危险性并没有增加，只是要强调并发症的控制，加强康复过程中监测以及康复程序的个体化原则。

3. 康复运动　以循序渐进地增加活动量为原则，生命体征一旦稳定，无合并症时即可开始。基本原则是根据患者的自我感觉，尽量进行可以耐受的日常活动。

4. 康复方案调整与监护　如果患者在训练过程中没有不良反应，运动或活动时心率增加<10 次/min，次日训练可以进入下一阶段。运动中心率增加 20 次/min 左右，则需要继续同一级别的运动。心率增加超过 20 次/min，或出现任何不良反应，则应该退回到前一阶段运动，甚至暂时停止运动训练。为了保证活动的安全性，可以在医学或心电监护下开始所有的新活动。在无任何异常的情况下，重复性的活动不一定要连续监护。

5. 暂停康复活动指征　①活动引起心前区不适、疼痛、气短，或心悸。②心率>休息心率（30 次/min），或>130 次/min。③活动后收缩压较休息水平上升>30mmHg（一般步行上升<10mmHg）或下降>10mmHg 或血压明显上升（>200/110mmHg）。④活动后出现眩晕、头昏等脑缺血症状，或胸痛、呼吸困难等运动不能耐受的征象。⑤心电图 ST 段缺血性下移>0.2mV，或较安静时下移>0.1mV 或 ST 段上移>0.2mV。⑥出现严重房、室性心律失常，Ⅰ、Ⅱ度房室传导阻滞。⑦运动后 6~8min 呼吸、心率不能恢复到运动前的状态，或引起失眠、长时间疲劳、体重迅速增加（水肿），说明运动强度过大，应降低运动强度，或暂时停止运动。

6. 出院前评估及治疗策略 当患者顺利达到训练目标后，可以进行症状限制性或亚极量心电运动试验，或在心电监护下进行步行。如果确认患者可连续步行 200m 无症状和无心电图异常，可以安排出院。患者出现合并症或运动试验异常者则需要进一步检查，并适当延长住院时间。

（二）恢复期（Ⅱ期）

本期开始于出院后 2 周以内，一般持续至病程的第 12 周，特点是要对患者进行密切的监护。出院后开始几周是教育、监护、心理调整的最重要时期。患者仍存在焦虑、抑郁、悲观等情绪，需要加强教育，进行心理调整。这一期康复训练通常在医院的设施内进行。该设施配有医疗监护设备，有医师、专业人员指导。此期的康复目的是通过教育增进患者对疾病、危险因素的了解，调整心理平衡，逐渐改变不合理的生活方式；通过运动训练，增加功能贮量，提高生活质量。有运动禁忌证者不应参加运动训练。中止运动指征同住院期（第一期）。

1. 运动类型 进行关节运动、体操、活动平板、踏车、臂功率计等运动。运动类型可以是单一的，也可以是综合的，即在一次运动中，采取 2 种以上的运动。走路是心脏康复最简单、最广泛、最主要应用的运动类型。

2. 运动强度 出院时确定的靶心率（通常为立位休息心率＋30 次/min）通常可用于出院后的前 3~6 周，和功能贮量≤5METs 者。以后根据患者的病情及对运动的适应情况逐渐、缓慢地增加运动量，以不出现胸痛、呼吸困难等症状，监护指标无异常和心率于 6min 内恢复为原则。在出院后 3~6 周进行运动试验以后，按照运动试验结果制定或修改先前的运动强度。不管确定靶心率的方法如何，心率仅是运动强度的一种指标，运动强度的衡量还需要结合其他运动强度指标，如自感劳累分级法（RPE）等。在第二周的早期（出院后 3~6 周），推荐的 RPE 范围是 11~13 级（或 10 级法的 4~6 级）。在出院 3~6 周以后，或进行运动试验以后，推荐的 RPE 是 11（稍累）~15（累）级。如果以耗氧量为运动强度指标，这时期应以 40%~60% VO_{2max}，或更低水平为宜。

3. 运动频率和持续时间 第二期的运动频率一般是一周 3 次有监护的运动和 4 次（无监护的）家庭运动（每周共有 7 次）。如果患者病情不稳定，用药尚在调整过程中，或危险等级未确定时，不要进行家庭运动，因为没有医护人员监护，容易发生意外。

第二期的早期（出院后 3~6 周）运动的持续时间 15~20min。经过锻炼后，可每周增加持续时间 5min，直至达到 45min。在达到运动持续时间 45min 以后，运动频率减少，或维持在每周 3 次。

4. 热身和恢复期运动 此期的热身、恢复期运动时间为 10~15min。心肌梗死患者大多为老年前期或老年人，所以热身期、恢复期运动特别重要。运动刚结束时，血浆儿茶酚胺浓度明显上升。这在高危患者可引起严重的心律失常。许多心血管事件发生在运动结束后的前几分钟，因此，运动后的前 15min 还要严密监护。

5. 运动进展的速度　第二期的早期患者运动强度仍然是低水平的（＜40%VO$_{2max}$）。此时增加运动量，首先是通过增加运动频率和维持时间，然后才增加运动强度。在第 6 周或完成运动试验以后，根据运动试验的结果确定运动强度，低、中度危险的患者，运动强度可逐渐增加至 60%VO$_{2max}$（相当于 70%HR$_{max}$）。每一次运动的热量消耗逐渐增加到或接近改善功能贮量所需要的最少量（250~300kcal）。

6. 日常生活　为增加体力（运动贮量），除进行一定的运动外，还要尽可能改变坐位生活方式。从事一定的体力活动也有助于巩固和增强体力。几种日常活动的耗氧量如下：①沐浴需 3~4METs 的耗氧量，对心脏负担不大，但洗发、擦澡时要注意。②乘车和乘有气压调节的飞机仅需 1~2METs。只是旅行乘车不要拥挤，活动日程不要紧张，要保持心情松弛、愉快。一般讲，AMI 后 2 个月旅行没有问题。③性生活高潮时耗氧量为 5~6METs。活动平板运动试验 Bruce 2 级没有胸痛和呼吸困难者就可过性生活。AMI 后 2 周内属于性活动的高危期，不宜进行性活动。AMI 6~8 周后如果没有缺血征象（心绞痛、心电图 ST 段改变）为性活动的低危期，如果运动贮量达到 5~6METs 可以恢复性活动。

（三）持续发展维持期（监护阶段Ⅲ期）

将患者依临床情况分低危、中危、高危 3 个组别，其中，中、高度危险组列为必须监护和防止在康复过程中发生意外的重点对象，本期为持续病程的 8~12 个月。

1. 运动类型　以动态运动为主。有走路、慢跑（原地或移动）、骑脚踏车、游泳等。静态运动，或称为等长运动，如重量训练（实际上是等张、等长运动的结合），传统上不用于心脏病患者的体力训练。过去，认为它可引起血压升高，对患者不利。近年研究认为适当的重量训练对于有选择的患者是安全的。它能改善肌肉的力量和耐久性，对于适应日常生活和社会活动有意义。

2. 运动强度　起始水平宜低，应用较低的运动强度，延长运动时间以满足运动量的需要。自感劳累分级法为 12~16 级。

3. 运动时间　热身期 5~20min。病重、体力差者热身期时间 15~20min，体力好者时间 5~15min。运动持续时间：以 20~40min 为宜，病情较重者可多采取间歇运动方法。间歇运动是在一次运动课的锻炼中，将运动锻炼和休息时间交替，两者的比例，开始大约为 1∶1，每一次运动/休息时间要长于 2min。院外恢复初期（第二期）结束时患者运动热量消耗目标是达到每次 250~300kcal，本期热量消耗达到 300~400kcal 时，就不必再增大运动量。运动量可以热卡计算。热量消耗（kcal）＝［（METs×3.5×体重（kg）×时间（min）÷1 000］×5。

4. 运动频率　每周 3~5 次。运动频率和运动量大小成反比。如运动持续时间短（每次 20min 以下），或运动强度低（60%HR$_{max}$）则运动频率以 5 次/周为宜。

5. 阻力训练（resistance training）　日常生活中总是存在抗阻力运动，譬如携重、持物就是抗阻力运动。抗阻力运动可增强肌力和运动耐力，是患者回归家庭、职业运动程序的一个重要组成部分。阻力训练的能量效应和改善危险因素的效果不如有氧运动训练，但阻力训练可以增强骨骼肌力量和耐受力，对安全地重返日常生活和职业性活动极其重要，尤其对身体虚弱者和老年患者，可以通过阻力训练减少跌倒，改善独立生活能力。

（1）阻力训练的评估：心脏康复阻力训练开始前，应对患者进行适当评估。心肌梗死患者应等待2~3周后，开始阻力训练；胸骨手术后的患者4周内禁忌阻力训练；4周后应听从手术医生的建议，是否开始阻力训练，其基本目标是确保患者不会影响胸骨的愈合。心脏手术患者，将延迟2~3个月的时间恢复到传统的上肢阻力训练。而且阻力训练应从最小的梯度开始，建议心脏康复最初的重点在耐力训练方面（重量更轻和更多的重复）。

（2）阻力训练禁忌证：不稳定性心绞痛、急性心肌梗死1周内、未控制的心力衰竭、未控制的心律失常（包括窦性心动过速）、严重肺动脉高压、重度主动脉瓣狭窄和有症状的主动脉瓣狭窄、急性心肌炎、心内膜炎或心包炎、急性全身性疾病或发热、未控制的高血压（180/110mmHg）、体位性低血压、主动脉夹层、马凡综合征、近期血栓发生史、血栓性静脉炎等。

（3）特殊情况：①无并发症心脏搭桥术后的患者可1~2周后开始有氧训练，4周后开始阻力训练，但胸骨处接受负荷应在术后2~3个月内避免。②术后伤口感染的患者不宜参加阻力训练，直到抗生素治疗1周，包括伤口的活动应在伤口完全愈合后开始。③术后血栓性静脉炎的患者应有效抗凝至少2周后开始运动训练。④血管损伤的血管成形术或支架的患者应避免运动训练，直到手术切口愈合，期间应避免伤口活动。⑤植入设备除颤器或起搏器的患者，如举重，可能会导致起搏导线断裂和移位，开始上身阻力训练前应取得医生的同意。

（4）阻力训练处方：对所有参加阻力训练的患者均需完成肌力测试，并据此制定阻力训练处方、辅助评价主客观反应。阻力训练处方包括训练强度、频率、持续时间和方式。

1）阻力训练强度：阻力训练强度主要由肌力评定，包括：①一次最大反复（one repetition maximum，1RM）：在保持正确手法且没有疲劳感的情况下，一个人一次能举起（仅一次重复）的最大重量；②修正的1RM（最大反复的90%）：逐渐增加负荷，每次间隔2min，找到保持正确的手法且没有疲劳感的情况下，个体恰能举起2次（不是3次）的最大负荷重量；③等速测试：确定在不同肌肉收缩速度下肌肉产生的力量，使用等速测力。

阻力训练强度评定具体方法：初始负重量应能舒适地重复12~15次且无不适后，增加5%的负荷量；1组6~8次（主要肌群）训练，每周训练2~3d。要求患者缓慢、有控制地举起重物；抬举时强调充分伸展肢体；避免过度用力导致损伤；举重过程中在用力时呼气；避免持续、用力紧握，因为这样有可能激起血压对抬举的过度反应；尽量缩短两组练习间的休息期，以获得最大的肌肉耐力；如出现头晕眼花、心律失常、明显气促或心绞痛时应停止训练，一般以RPE分级11~13级作为运动强度的主观指导；如果使用1RM负荷预试验，初始上肢负荷应为1RM的30%~40%，腿和臀部应为1RM的50%~60%。分层属低危、良好培训的患者可以根据项目目标逐步提到相对较高的负荷量。

使用患者的 1RM 来判定适当的重量，每次训练患者举起一定比例的 1RM。起初，重量应该是约 30%上肢的 1RM 和 50%~60%下肢的 1RM 的重量，以确保每次训练的正确实施，以避免肌肉骨骼伤害的可能性；如果执行不恰当的 1RM 的比例，少于 12 周胸骨术后的患者可能会出现多种合并症，应选择患者可以轻松提升 8~10 次的重量给予患者的训练强度，当患者可以舒适地以 Borg 指数 12~15 级重复做 2~3 组训练后，再逐渐增加重量，并随访患者的完成情况。

2）阻力训练的频率：每周提供 2~3 组阻力训练，每组训练之间休息最少 48h 以便让肌肉恢复。

3）阻力训练方式：阻力训练可以使用各种设备包括自由举重、哑铃、踝部重量袋、松紧带、滑轮和力量训练机。应教育患者正确的方法（即通过全方位的移动缓慢控制运动），不屏气或无 Valsalva 动作，一次训练一个主要肌肉群：主要有推胸练习、肩上推举、三头肌伸展、肱二头肌屈曲、下背部伸展训练、背阔肌下拉、腹部紧缩、股四头肌伸展、腿（腿筋）屈曲、小腿提高。初次每组训练重复 8~10 次，让患者适应训练并减少关节和肌肉的压力，以便患者下一次训练可重复 8~15 次所需的练习。

4）阻力训练的持续时间：起初，每次训练仅推荐 1~2 组，建议每组休息 30~120s。如果阻力不大，每组重复的实际肌肉收缩的时间短，对心血管系统的压力负荷可维持在一个安全水平。完成一组训练包括 8~10 次练习，通常需要 20~25min。

5）阻力训练的进展：患者增加阻力或重量前，应增加每一组完成的重复数量，和每次完成的肌肉群的组数（最多 3 组）进行重复。当患者能够轻松地完成 3 组并重复 10~15 次，重量可以增加约 5%，重复次数可以相应减少。最终增加到强度为 80%的 1RM。

与有氧训练一样，主观运动强度量表，可以用来监测阻力训练的劳累程度。患者的劳累程度应在 11~14 之间。患者还应进行症状的监测，如头晕、心悸或呼吸急促是否出现，如果发生，应停止运动。

6）注意事项：①举重时呼气，降下时吸气，避免 Valsalva 动作，血压否则会使过度升高。②举重时，动作要缓慢，有控制地进行，要求举重时肢体完全伸直。③先运动锻炼大肌肉群，然后运动小肌肉群。④握拳时尽可能轻松，握拳太紧可引起举重时血压过度升高。⑤运动间只休息片刻（如 0.5~2min），以获得最大肌肉耐力和有氧训练效益。⑥尽可能监护每个心血管病患者的运动（心率、症状等），并予以记录、指导。⑦出现警告性症状体征如眩晕、呼吸短促、心绞痛、心律失常时停止运动。

（四）维持期（第四期）心脏康复

当患者恢复期训练取得稳定效果，不需要监护时，患者已掌握冠心病的有关知识，冠心病患者合理生活方式的特点，自测运动强度、自我监护的必要知识，即进入维持期。一般在运动程序的 8~12 个月进入维持期。维持期康复训练的目标是维持已达到的功能贮量、负荷水平。运动强度、运动频率及持续时间和第三期的后期相同。运动锻炼一般在公共体育设施进行，不做监护。只需定期对运动效果、运动反应进行包括运动试验在内的检查。这个时期的运动应该是患者感兴趣的，并能持之以恒的运动。此餐，还要矫正冠心病危险因素，形成合理的生活方式，维持终生。

（五）冠状动脉介入术后康复运动

冠状动脉介入治疗术后康复运动可显著增加运动贮量、降低血脂水平、显著改善心功能、减少心肌耗氧量和冠脉再狭窄。

康复运动分院内期和院外期，应根据患者的心率、心脏分级运动试验、心脏承受能力、年龄、手术效果等区别对待，制定运动处方并进行有序的训练。该期根据穿刺部位不同，患者手术部位的制动相应发生变化。经桡动脉介入的患者，拔除鞘管后即刻局部加压包扎，每 2h 逐步松解压力，观察出血情况，如无出血，6h 后解除压迫带，不限制肢体活动。经股动脉介入的患者，拔除鞘管后局部压迫止血，加压包扎，术侧下肢制动 4~12h（根据是否使用缝合器决定）。

常见运动方式包括有氧训练、力量练习、平衡和柔韧度练习、作业练习等。在开运动处方的过程中首先要确定患者的心脏功能，为其进行一定量的心脏分级运动试验。运动训练肢体活动的原则是：被动到主动、远端到近端、肢体到躯干、平卧坐位到站位、省力到费力以及保持省力的姿势到费力的身体姿势，逐步增加活动时间等。运动类型有走路、跑步、坐位踏车、登梯、阻力训练等。最初训练时要在专人指导下监测其运动强度、频率、持续时间等。后期要强调冠心病危险因素的矫正和耐力训练。要坚持康复运动原则：个体化、循序渐进、长期坚持、兴趣性、全面性。

（六）冠脉搭桥术后运动康复

（1）术前与患者沟通康复流程，评估患者既往活动水平、社会支持及相关个人因素，可帮助患者快速建立术后康复的主动性。

（2）CABG 术前即可启动康复治疗。对存在中度及以上肺通气功能障碍和（或）伴有 COPD、长期吸烟史、脑卒中后遗症的患者更需加强术前呼吸功能训练。但是心梗急性期、不稳定心绞痛、左主干病变患者不宜进行康复锻炼。

（3）CABG 术后应早期开始康复治疗。在 ICU 内即可帮助患者床上或床边坐起，同时进行呼吸、咳嗽、排痰等训练，帮助患者廓清气道、复张肺部。出 ICU 后，鼓励患者尽早坐起、站立及短距离行走，同时强调深呼吸及咳嗽的重要性。根据患者日常活动所需和主客观表现给予个体化指导。

（4）针对 CABG 术后出现的切口疼痛及并发症，如肺部、神经系统、下肢肿胀等，可通过不同的康复治疗手段减轻症状、改善功能、提高生活质量。必要者转入康复专科继续治疗。

（5）CABG 术后的运动康复非常重要。术后 ICU 和普通病房的住院期为心脏康复的第一阶段，称为急性阶段，时间为 10~14d，甚至更短。患者出院或转入康复机构后，需评估其心肺功能状况，制定个体化的运动处方。出院时患者以平地行走和上下一层楼梯，运动能力达 3~5METs。出院后继续进行运动训练，以提高体力和活动能力，直到恢复工作，此为第二阶段，称恢复期，时间为 8~12 周，运动能力达 4~8METs；对于大多数术后患者，建议每周 3~5 次中等强度运动，每次持续 30~90min，运动的形式包括：有氧运动、抗阻运动及柔韧性运动等。低危患者可无须医学监护；中危患者可间断医学监护；高危患者则需严格连续心电、心率监护。同时警惕不适宜而应暂缓运动康复的情形，如不稳定性心绞痛、心功能Ⅳ级、未控制的严重心律失常和严重高血压。第三阶段称为巩固期，持续终身，继续各项康复措施。

此外，患者的营养状态对 CABG 的预后起重要作用。围手术期的营养不良可预测术后的不良转归。但过高能量的饮食（每日 >92.05kJ/kg）也会增加术后并发症。同时，根据患者个体情况，推荐采取低盐、低脂、低嘌呤或糖尿病饮食。CABG 术后最常见的精神心理健康问题是认知功能障碍和精神抑郁。认知功能障碍通常是轻微的，并于术后 3 个月内恢复。精神抑郁严重影响患者预后，建议与精神心理专科合作，主动筛选并加以干预。目前被广泛认可的有效治疗方法包括：认知行为治疗、药物治疗（如依他普仑等）以及压力管理等。

四、体针

（1）心俞、厥阴俞为主穴，配穴为内关、膻中、通里、间使、足三里等。心血瘀阻加膈俞、阴郄；痰瘀痹阻加膻中、丰隆；心阴虚加三阴交、神门、太溪；心阳虚加关元、气海。

（2）取膻中透鸠尾、内关透外关、三阴交、间使、神门、足三里、阴陵泉诸穴，针刺得气后留针 30min，中强刺激，其间可强化手法 1~2 次。

（3）胸痛穴定位：前臂背侧尺、桡骨之间，腕关节与肘关节连线的下 1/3 处。手法：上下提插针刺手法，快速进针、出针，3s 内完成。方向：斜刺，进针 1.5~2 寸。

（4）心俞、厥阴俞为主穴，配合内关、膻中、通里、间使、足三里等穴。针刺内关、膻中、足三里，得气后留针 20min。

（5）常用穴：内关。备用穴：分两组。①巨阙、足三里；②膻中、三阴交。
治法：内关每次必用，备用穴两组交替，在内关疗效不明显时配用，或者同用，将针刺入内关后，快速提插捻转，频率每分钟 120 次左右，运针 2min，留针 15min，刺激不宜过强，务使针感向前胸传导，余穴亦用中强刺激，留针 20min，留针期间，宜间断运针，每日 1 次，15 次为 1 个疗程。

（6）针刺膻中、内关，留针 20~30min，捻转 3~5 次。

（7）心包经及心经两经腧穴（厥阴俞透心俞）及募穴（膻中透巨阙）为主穴，心包经的经穴内关为配穴。

（8）主穴：华佗夹脊第四、五胸椎，内关；配穴：膻中、三阴交。

（9）主穴：膻中透鸠尾，内关、足三里；配穴：通里、神门、曲池、间使、乳根、命门。

（10）主穴：心俞、厥阴俞；配穴：内关、足三里、间使。

（11）针刺心俞、厥阴俞配神门、后溪、大陵、风池。

五、灸法

适用于心阳不振，寒凝心脉者。可选关元、气海、心俞、厥阴俞。

六、耳针

（1）主穴为心、皮质下、神门、交感。配穴选用内分泌、肾、胃。埋针或埋王不留行籽。发作时按压刺激以缓解疼痛。

（2）耳穴压籽疗法：①气虚血瘀取穴：心、交感、神门、内分泌、皮质下、肾。用法：每次取一侧耳穴，双耳交替施治。耳郭常规消毒后，按操作常规，将王不留行籽贴压在所选的穴位上，边贴边按摩，直至出现胀痛感和耳郭灼热感为止。贴后嘱患者每日自行按压3~5次。隔2~3d换贴1次，10次为1个疗程。②痰浊血瘀取穴：心、交感、神门、内分泌、皮质下、肾。用法：每次取一侧耳穴，双耳交替施治。耳郭常规消毒后，按操作常规，将王不留行籽贴压在所选的穴位上，边贴边按摩，直至出现胀痛感和耳郭灼热感为止。贴后嘱患者每日自行按压3~5次。隔2~3d换贴1次，10次为1个疗程。

（3）主穴为心、皮质下、神门、交感。配合内分泌、肾、胃。埋针或埋王不留行籽。发作时按压刺激，可达到缓解疼痛的效果。

（4）取穴：心、交感、神门、内分泌、皮质下、肾。用法：每次取一侧耳穴，双耳交替施治。耳郭常规消毒后，按操作常规，将王不留行籽贴压在所选的穴位上，边贴边按摩，直至出现胀痛感和耳郭灼热感为止。贴后嘱患者每日自行按压3~5次。隔2~3d换贴1次，10次为1个疗程。

（5）主穴：心、神门、皮质下；配穴：交感、内分泌、肾、胃。

（6）主穴：心、皮质下、神门、肾；配穴：枕、额、肾上腺等。

（7）主穴：心、小肠、皮质下、交感。配穴：胸闷、胸痛加胸、神门；心律失常加心脏点。心穴有改善心肌缺血缺氧状态，提高心肌功能的作用，心与小肠相表里，取小肠与心穴相配贴压，能益气养心，活血通脉，有助于心血循环的改善；皮质下、交感可调节血管的舒缩功能，能改善冠状动脉供血；取胸、神门以宽胸理气，镇静止痛；心脏点调整心律。

七、穴位注射

选用具有活血化瘀作用的注射液进行穴位注射，取双侧内关穴。

八、穴位贴敷

（1）以黄芪、苏合香、冰片、丹参等制成贴膏，贴敷于心俞、膻中、气海、足三里等穴位。

（2）贴膏疗法：气虚血瘀：取穴膻中、心俞、气海、足三里，每穴一贴，外敷4~6h，每日一贴，7d为1个疗程。痰浊血瘀：取穴膻中、心俞、气海、足三里，每穴一贴，外敷4~6h，每日一贴，7d为1个疗程。

（3）心血不足，脾胃虚弱型：宁心安神剂（柏枣仁、当归、砂仁、白芍、苍术等）；取穴：膻中、中脘、内关或心俞。气滞血瘀型：理气止痛剂（乳香、没药、郁金、红花、川芎等）；取穴：膻中、渊液、心俞、屋翳、膺窗，其他可根据病情选穴。心肾阳虚型：温阳利水剂（肉桂、附子、良姜、乌药等）；取穴膻中、中脘、内关或心俞。把以上药物粉碎，加上艾绒，做成小布袋，放入电磁热疗器中，置于相应穴位，每次30~40min，每袋药用10次。

（4）心绞痛贴膏（由黄芪、苏合香、冰片、丹参等组成）。取膻中、心俞、气海、足三里穴。每穴一贴，外敷 4~6h。

九、推拿按摩

（1）以拇指或手掌按揉心俞、膈俞、厥阴俞、内关、间使、三阴交、心前区阿是穴。取心俞、膈俞、厥阴俞、内关、间使、三阴交、心前区阿是穴，以拇指或手掌掐按，每次 10min。

（2）按摩腹部的上脘、中脘、下脘、神阙、关元、心俞、厥阴俞或华佗夹脊压痛点等。

（3）心痛发作时按摩腹部上脘、中脘、下脘、神阙、关元、背部心俞、厥阴俞或华佗夹脊压痛点可缓解疼痛。

十、气功疗法

每日做 2~4 次内养功（坐功及卧功），可减少心痛发作，心痛发作时练功也可以减轻疼痛。

十一、中药浴足疗法

1. **心血瘀阻证**　丹参、川芎、红花、赤芍、降香、豨莶草。
2. **痰浊闭阻证**　陈皮、薤白、瓜蒌、半夏、茯苓。
3. **阴寒凝滞证**　附子、干姜、桂枝、薤白。
4. **心肾阴虚证**　熟地、玄参、生百合、麦冬。
5. **心肾阳虚证**　附子、党参、桂枝、薤白。
6. **气阴两虚血瘀证**　太子参、麦冬、五味子、丹参、川芎、红花、豨莶草。
7. **气虚血瘀证**　黄芪、党参、白术、丹参、川芎、红花。
8. **气滞血瘀证**　柴胡、元胡、丹参、红花、川芎。
9. **痰浊血瘀证**　陈皮、半夏、茯苓、薤白、红花、丹参、川芎。

以上药物加水 3 000mL，煎煮 30~40min，浴足 30min，每日 1 次。

第十八章　急性心肌梗死

急性心肌梗死（acute myocardial infarction，AMI）是在冠状动脉病变的基础上，发生冠状动脉血供急剧减少或中断，使相应的心肌严重而持久的急性缺血导致心肌坏死。临床表现有持久的胸骨后剧烈疼痛、发热、白细胞计数和血清心肌坏死标记物增高以及心电图进行性改变；可发生心律失常、休克或心力衰竭，属冠心病的严重类型。

一、诊断标准

（一）西医诊断标准

必须至少具备下列三条标准中的两条：

1. 缺血性胸痛的临床病史　AMI 疼痛通常在胸骨后或左胸部，可向左上臂、颔部、背部或肩部放射；有时疼痛部位不典型，可在上腹部、颈部、下颌等部位。疼痛常持续 20min 以上，通常呈剧烈的压榨性疼痛或紧迫、烧灼感，常伴有呼吸困难、出汗、恶心、呕吐或眩晕等。

心梗的非典型症状包括：

（1）缺乏心肌梗死的先兆症状，即无心肌梗死前心绞痛出现。

（2）胸痛的部位和性质不典型，常发生于上腹部，并同时伴有恶心、呕吐等消化道症状。有些人还可表现为下颌痛、颈部痛、牙痛、肩背痛甚至小腿疼痛等。

（3）无疼痛：有 15%～30% 的心梗老年人，发病的整个过程都无疼痛或其他症状出现，而事后无意中发现曾患过心肌梗死。

（4）首发症状不典型：以休克、心力衰竭、心律失常、晕厥、呼吸困难或急性胃肠道症状如恶心、呕吐等为首发症状。

2. 心电图的动态演变　长期以来，新出现的病理性 Q 波和 2 个相邻的导联出现 ST 段抬高被认为是诊断的可靠指标，但对病理性 Q 波和 ST 段抬高的具体程度要求不尽一致。

（1）进展性 AMI：①ST 段抬高 ≥ 0.2mV（$V_1 \sim V_3$ 导联），ST 段抬高 ≥ 0.1mV（aVR 以外的其他导联）；②出现于 2 个或 2 个以上导联。

（2）确立的 AMI：①Q 波时间 ≥ 30ms，深度 ≥ 0.1mV；②出现于 2 个或 2 个以上导联。

（3）等位（同）性 Q 波：

1）V_1、V_2 导联 rS 波之前出现的小 q 波，如能排除右室肥厚、左前分支阻滞，多提示前间壁心梗。

2）$V_3 \sim V_6$ 导联出现 Q 波，未达到病理性 Q 波诊断标准，但出现以下特点：$QV_3 > QV_4$ 或 $QV_4 > QV_5 > QV_6$，多提示前壁心梗。

（4）进展性 Q 波：发病开始 Q 波微小，但逐渐加宽和（或）逐渐加深，称为进展性 Q 波，高度提示心梗（但必须将电极位置固定）。

（5）病理性 Q 波区：

1）Q 波虽未能达到病理性 Q 波的标准，但上下一个肋间或左右轻度偏移均能描记出 Q 波，反映病理性 Q 波区的存在，提示心梗。

2）胸前导联 R 波逆向递增：如 $RV_3 > RV_4$ 或 $RV_4 > RV_5$，提示前壁心梗。

3）急性胸痛患者 R 波振幅进行性降低，提示心梗存在（应排除操作影响）。

4）$V_4 \sim V_6$ 导联 R 波起始部位出现 >0.5mm 的负向波，其与病理性 Q 波有同等诊断价值。

（6）左束支阻滞合并 AMI：

1）I、aVL、V_5、V_6 出现 q 波或 Q 波。

2）右侧和中胸导联 R 波逐渐降低即 $RV_2 > RV_3 > RV_4$。

3）RV_3、RV_4 导联 QRS 的 S 波早期切迹或晚期宽切迹。

4）$V_1 \sim V_3$ 导联 ST 段压低 ≥0.1mV。

5）QRS 综合波主波为负时 ST 段抬高 ≥0.5mV。

6）在 QRS 综合波主波为正时 ST 段抬高 ≥0.1mV。

（7）右室梗死：

1）下壁心肌梗死的 ECG 改变。

2）$V_3R \sim V_6R$ ST 段抬高 ≥0.05mV：这是右室梗死最重要的征象，其中以 V_4R 最有意义，敏感性约 90%，特异性约 80%。但应注意 ST 段抬高的时间短，约半数患者在胸痛发作 10h 后抬高的 ST 段不再存在，因此对下壁心肌梗死的患者及时加做右胸导联，在 AMI 较长时间后 $V_3R \sim V_6R$ ST 段不抬高并不能除外右室梗死，应结合其他指标如 ST-T 的动态演变、R 波的改变等进行判断。

3）V_3R、V_4R 导联 R 波的消失：其中以 V_3R 更有意义，因为 V_3R 在正常情况下总是呈 rS 型，而 V_4R 有约 10（10%）的正常人无起始的 R 波。

4）V_1 导联可能有 ST 段抬高，有时 $V_2 \sim V_3$ 亦可出现 ST 段的抬高。

（8）心房梗死：

1）P-R 段的移位：I 导联 P-R 段抬高或压低 >0.05mV，II、III 导联 P-R 段压低 >0.12mV 应考虑心房梗死，其中以 I 导联 P-R 段抬高最有价值。

2）P 波形态的动态改变：P 波增宽及形态畸形，表现为 M 形、W 形、不规则形或切迹。

3）伴发持续时间较长的房性心律失常：房早、房速、房扑、房颤。

4）相对应的心室梗死的 ECG：右房对应右室梗死，左房对应左室侧壁梗死。

（9）后壁 AMI：

1）V_1、V_2 导联上 R 波逐渐增高、增宽，从 rS 型演变为 RS 或 Rs 型，R>0.04s，R/S>1。

2）V_2、V_3 导联 ST 段压低 ≥0.2mV。

3）$V_7 \sim V_9$ 导联出现 ST 段弓背向上的抬高和病理性 Q 波。病理性 Q 波以时间增宽意义更大。

3. 心肌坏死的血清心肌标记物浓度的动态改变 血清心肌标记物的测定：血清心肌标记物及其检测时间见表 18-1。

表 18-1 AMI 的血清心肌标记物及其检测时间

项目	肌红蛋白	心脏肌钙蛋白		CK	CK-MB	AST
		cTnT	cTnI			
出现时间（h）	1~2	2~4	2~4	6	3~4	6~12
100%敏感时间（h）	4~8	8~12	8~12	8~12		
峰值时间（h）	4~8	10~24	10~24	24	10~24	24~8
持续时间（d）	0.5~1	5~10	5~14	3~4	2~4	3~5

注：应同时测定丙氨酸转氨酶（ALT），AST >ALT 方有意义；CK：肌酸激酶；CK-MB：肌酸激酶同工酶；AST：天冬氨酸转氨酶。

CK-MB 和总 CK 作为诊断依据时，其诊断标准值至少应是正常上限值的 2 倍。

入院即刻、2~4h、6~9h、12~24h 采血，要求尽早报告结果，或采用快速床旁测定，以迅速得到结果。如临床疑有再发心肌梗死，则应连续测定存在时间短的血清心肌标记物，如肌红蛋白、CK-MB 及其他心肌标记物，以确定再梗死的诊断和发生时间。

由欧洲心脏病学会（ESC）、美国心脏病学会（ACC）、美国心脏学会（AHA）和世界心脏病联盟（WHF）对全球心肌梗死的统一定义，将急性心肌梗死定义为由于心肌缺血导致心肌细胞死亡。定义的心肌梗死标准为：血清心肌标志物（主要是肌钙蛋白）升高（至少超过 99%参考值上限），并至少伴有以下一项临床指标：

（1）缺血症状。

（2）新发生的缺血性 ECG 改变［新的 ST-T 改变或左束支传导阻滞（LBBB）］。

（3）ECG 病理性 Q 波形成。

（4）影像学证据显示有新的心肌活性丧失或新发的局部室壁运动异常。

（5）冠脉造影或尸检证实冠状动脉内有血栓。

（二）心肌梗死的临床分型

1 型：由冠状动脉斑块破裂、裂隙或夹层引起冠脉内血栓形成，从而导致自发性心肌梗死。

2 型：继发于心肌氧供需失衡（如冠脉痉挛、心律失常、贫血、呼吸衰竭、高血压或低血压）导致缺血的心肌梗死。

3 型：疑似为心肌缺血的突发心源性死亡，或怀疑为新发生的 ECG 缺血变化或新的 LBBB 的心源性死亡。由于死亡已经发生，患者来不及采集血样进行心肌标志测定。

4 型（4a 和 4b）：与 PCI 相关的心肌梗死，其中将 4 型心肌梗死分为 4a 型和 4b 型。

5 型：与 CABG 相关的心肌梗死。

1 型和 2 型心肌梗死的区别在于：1 型心梗患者的冠脉内膜是不稳定的，血栓形成是心梗发生的主要原因，需要进行溶栓、抗栓和抗血小板等积极治疗；2 型心梗则没有血栓形成，扩张冠状动脉和改善心肌供氧是治疗的主要措施。对于 1 型心肌梗死，强调斑块破损（破裂或侵蚀）与动脉粥样硬化血栓形成的因果关系。自发冠状动脉夹层（伴或不伴有壁内血肿）为 2 型心肌梗死范畴。对于 2 型心肌梗死患者，冠状动脉疾病（CAD）的存在与否与预后和治疗相关，存在 CAD 提示预后不良。

4 型心肌梗死与 PCI 相关，4a 型心梗定义为 PCI 过程所致的心肌梗死，包括球囊扩张和支架植入过程，标准是：术后患者血清肌钙蛋白水平升高超过 99% 参考值上限的 5 倍，并且有其中之一：心肌缺血症状、新的 ECG 缺血变化、造影所见血管缺失、有新的心肌活力丧失或新的室壁运动异常的影像学证据。4b 型心梗定义为支架血栓形成的心肌梗死，标准是：冠脉造影或尸检所见有缺血相关血管、有血栓形成，血清心肌标志物升高至少超过 99% 参考值上限。

5 型心肌梗死定义为：心肌梗死与 CABG 有关，患者的肌钙蛋白要超过 99% 参考值上限 10 倍，并伴有以下之一：ECG 新出现的病理性 Q 波或 LBBB、造影证实新的桥（静脉桥或动脉桥）内堵塞、新的心肌活性丧失或新发的局部室壁运动异常。

4 型和 5 型心肌梗死，术前 cTn 正常患者术后 cTn 升高或术前 cTn 升高患者术后升高超过 20% 即可诊断为围术期心肌损伤，而围术期心肌梗死需术前 cTn 正常患者超过第 99 百分位数的参考值上限的 5 倍（PCI 患者）或 10 倍（CABG 患者）以上，或术前 cTn 升高患者术后升高超过 20% 且绝对值达到上述标准，并且存在心肌缺血证据。

（三）中医辨证标准

1. 气阴两虚型 心慌、乏力、气短、胸闷、汗出、咽干烦躁、舌质红、苔少、脉细数无力、胸痛时间较长，频发，休息可缓解。

2. 气滞血瘀型 胸痛剧烈，呈刺痛、绞痛，胸背彻痛，痛处固定或走窜，胁痛胀满，遇生气加剧，口唇发绀，舌暗红或有瘀斑，脉弦或沉涩或结代等。

3. 痰湿阻滞型 胸闷气短，神疲倦怠，痰多白黏，纳差便溏，胸部隐痛，舌质暗淡，舌苔厚腻，脉滑数。

4. 阳气虚脱型 心慌，胸闷，气短，甚至不能卧，面色苍白或晦暗，冷汗肢厥，神志淡漠，虚烦，舌质淡或暗淡、苔薄白，脉细微欲绝或疾数结代。

二、诊断流程

对疑诊 AMI 的患者应争取在 10min 内完成临床检查，描记 18 导联心电图并进行分析，对有适应证的患者在就诊后 30min 内开始溶栓治疗或 90min 内开始直接急诊经皮冠状动脉腔内成形术。

1. 询问病史

（1）主要症状：心前区疼痛，注意疼痛的部位、性质、发生和持续时间、缓解方式、诱发因素及程度。

（2）发病前的先兆症状。

（3）其他症状：注意有无心悸、胸闷、气短、晕厥、恶心呕吐、发热、尿量。

（4）既往有无冠心病、心梗介入治疗、搭桥治疗病史及相应治疗情况。

（5）冠心病的危险因素的询问同心绞痛。

2. 体格检查

（1）常规体格检查。

（2）特别注意血压，脉搏，心脏体征，如心界、心率、节律、第一心音、奔马律、心尖收缩期杂音、心包摩擦音。

（3）肺部（有无）水泡音、颈静脉（有无）怒张、肝大小。

3. 辅助检查

（1）常规实验室检查：血、尿常规、血型、凝血功能、血离子、血糖、血脂、肝肾功能、CRP、ESR。出院前复查血常规、血糖、血脂、肝功。

（2）心肌血清标志物（动态观察）：CK、CK-MB、GOT、LDH1、肌钙蛋白、肌红蛋白等。一般患者每日 1 次，连续 5d。溶栓治疗者按溶栓方案，每半小时 1 次直至发病后 18h，以后每日 1 次，连续 5d。

（3）心电监测 5~7d，每日记录全导联心电图 2 次（早晚各 1 次），连续 1 周；溶栓治疗者从溶栓开始起，每 0.5h 1 次，共 2h；心源性休克、心功能不全者应做血流动力学监测。

（4）冠状动脉造影：可选择急诊或择期冠状动脉造影，以指导确定冠状动脉血运重建方案。

三、康复运动

康复目标是早下床、早出院、回归家庭。①监护室阶段为低强度运动。一般 1~2METs，包括被动的关节活动（Range of Motion，ROM），上肢的 ROM 约 1.7METs，下肢的 ROM 约 2METs。心率不超过安静心率（15~20 次/min），无症状及心律失常出现，血压轻度增加，血压降低小于 10~15mmHg，ST 段无变化。应避免等长收缩运动（可增加心率）、Valsalva 运动（促进心律失常）、抬高下肢的动作（可增加心脏前负荷）。②病房阶段运动强度渐增至 2~3 MTEs，有节律的低强度运动，除步行和上下楼梯外，还可进行按 MTEs 值设计的运动强度递增的体操运动方案和踏车运动。③出院前阶段为出院后在家中进行日常生活活动做准备，并根据患者康复运动水平选择出院前的评定方法。

1. 开始运动的指征　患者必须在病情稳定后方能开始康复活动。病情"稳定"的指征是：①在 8h 内无新的/反复的胸痛；②无非代偿心力衰竭的新征象（休息时的呼吸困难，伴有啰音）；③在过去的 8h 内无新的严重的心律失常。

2. 适应证　①无严重先天缺陷和身体残疾。②无严重心律失常、心力衰竭、梗死后心绞痛发作及心源性休克等心脏并发症。③左心室射血分数（EF）> 35%。④虽有以上心脏并发症，经常规治疗后并发症可得到控制且病情稳定。⑤不合并严重高血压（血压 ≥ 180/105mmHg），严重肺部疾病，神经及运动系统疾病。⑥年龄 ≤70 岁。近年 AMI 康复对象已由无并发症发展到有并发症，同样获得满意的疗效而危险性并没有增加，只是要强调并发症的控制，加强康复过程中监测以及康复程序的个体化原则。对老年心肌梗死患者早期康复治疗也有了较多的研究，结果证明是安全有效而且可行的，对急性心肌梗死静脉溶栓后 24h 开始活动，可以获得比非溶栓组更好的疗效，并发症少，体力恢复快，比非溶栓组的平均住院日少 7~14d。因此如有条件应在溶栓后即进行康复治疗。

3. 康复运动 以循序渐进地增加活动量为原则，生命体征一旦稳定，无合并症时即可开始。基本原则是根据患者的自我感觉，尽量进行可以耐受的日常活动。

住院期 4 步早期运动计划见表 18-2。

（1）床上活动：活动一般从床上的肢体活动开始，包括呼吸训练。肢体活动一般从远端肢体的小关节活动开始，从不抗地心引力的活动开始，强调活动时呼吸自然、平稳。没有任何憋气和用力的现象。然后可以逐步开始抗阻活动。抗阻活动可以采用捏气球、皮球，或拉皮筋等，一般不需要专用器械。徒手体操十分有效。吃饭、洗脸、刷牙、穿衣等日常生活活动可以早期进行。

表 18-2 住院期 4 步早期运动及日常生活指导计划表

步骤	代谢当量（METs）	活动类型	心率反应适合水平（与静息心论比较）
第 1 步	1.0~	被动运动 缓慢翻身、坐起 床边椅子坐立 床边坐便	增加 5~15 次/min
第 2 步	2.0~	床边坐位热身 床旁行走	增加 10~15 次/min
第 3 步	3.0~	床边站立热身 大厅走动 5~10min，2~3 次/d	增加 10~20 次/min
第 4 步	3.0~4.0	站立热身 大厅走动 5~10min，3~4 次/d 上一层楼梯或固定踏车训练 坐位淋浴	增加 15~25 次/min

（2）呼吸训练：主要指腹式呼吸。腹式呼吸的要点是在吸气时腹部浮起，让膈肌尽量下降；呼气时腹部收缩，把肺的气体尽量排出。呼气与吸气之间要均匀连贯，可以比较缓慢，但是不可憋气。

（3）坐位训练：坐位是重要的康复起始点，应该从第一天就开始。开始坐时可以有依托，如把枕头或被子放在背后，或将床头抬高。有依托坐位的能量消耗与卧位相同，但是上身直立体位使回心血量减少，同时射血阻力降低，心脏负荷实际上低于卧位。在有依托坐适应之后，患者可以逐步过渡到无依托独立坐。

（4）步行训练：从床边站开始，先克服体位性低血压。在站立无问题之后，开始床边步行（1.5~2.0METs），以便在疲劳或不适时能够及时上床休息。此阶段开始时最好进行若干次心电监护活动。此阶段患者的活动范围明显增大，因此监护需要加强。要特别注意避免上肢高于心脏水平的活动，如患者自己手举盐水瓶上厕所。此类活动的心脏负荷增加很大，常是诱发意外的原因。卧位大便时由于臀部位置提高，回心血量增加，使心脏负荷增加，同时由于排便时必须克服体位所造成的重力，所以需要额外的用力（4METs）。因此卧位大便对患者不利。而在床边放置简易的坐便器，让患者坐位大便，其心脏负荷和能量消耗均小于卧床大便（3.6METs），也比较容易排便。因此应该尽早让患者坐位大便。

（5）上下楼的活动是保证患者出院后在家庭活动安全的重要环节。下楼的运动负荷不大，而上楼的运动负荷主要取决于上楼的速度，必须保持非常缓慢的上楼速度。一般每上一级台阶可以稍休息，以保证没有任何症状。

康复流程见表18-3。

表18-3　急性心肌梗死2周康复流程

	康复运动（溶栓和择期PTCA）	康复运动（急诊PTCA）	中医外治	康复教育	辨证施膳
一阶段 第1日	卧床休息。被动肢体活动5min，2次（1~2METs）	卧床休息。穿刺部位加压包扎6h，被动活动关节、大肌群（1~2METs）	中医体质测评。选择中医外治疗法1种（推拿疗法、穴位敷贴、冠心病超声治疗等）	心理咨询评估，制定生活方式、指导处方、心理处方。康复教育教程1	制定1周辨证施膳处方
第2日	被动肢体活动5min，2次（1~2METs）	床上坐起，活动肢体10min/次，2次/d（1~2METs）。对于股动脉穿刺者要代之以上肢运动，1周内应避免穿刺部位关节下肢的大幅度运动	选择中医外治疗法2种（推拿疗法、穴位敷贴、冠心病超声治疗等）	心理干预情志疗法	辨证施膳处方1
二阶段 第3日	取仰卧位，双腿分别做直腿抬高运动，抬腿高度为30°；双臂向头侧抬高深吸气，放下慢呼气；5组/次。下午床边静坐，10min	可在床上坐1~3h。可下床站立，病房内走动25~50m（2~3METs）	中医外治疗法1.2	康复教育教程2	辨证施膳处方2

续表

	康复运动（溶栓和择期 PTCA）	康复运动（急诊 PTCA）	中医外治	康复教育	辨证施膳
第4日	床上坐起，活动肢体 10min；下午取床旁坐位和站立 5min	允许在走廊内慢行 75～100m（3～4METs）	中医外治疗法 1.2	情志疗法	辨证施膳处方 3
三阶段 第5日	床上坐起，活动肢体 10min；下午取床旁坐位和站立 5min	慢走 200～350m，下午可上下一层楼（4～5METs）	中医外治疗法 1.2	康复教育教程 3	辨证施膳处方 4
四阶段 第6日	上午在床旁站立 5min；下午在床旁行走 5min	步行 400～500m，每日 2 次，可上、下二层楼	中医外治疗法 1.2	情志疗法	辨证施膳处方 5
第7日	在床旁行走 10min/次，2 次/d	步行 400～500m，每日 2 次。可上下二层楼（5～7METs）	中医外治疗法 1.2。调整下周中医外治法	康复教育教程 4	辨证施膳处方 6。调整第二周施膳处方
第8日	在病室内活动，10min/次，2 次/d	功能评估、运动风险评估	中医外治法 3.4		第二周施膳处方 1
第9日	在病室内活动，10min/次，2 次/d	步行 400～500m，每日 2 次。可上下二层楼（5～7METs）或踏车	中医外治法 3.4	康复教育教程 5	第二周施膳处方 2
第10日	冠脉造影并据情行相关处理，桡动脉穿刺者术后即时可以下床站立及慢步行走	步行 400～500m，每日 2 次。可上下二层楼（5～7METs）	中医外治法 3.4		第二周施膳处方 3
第11日	步行 50～200m，2 次/d,上、下一层楼	步行 400～500m，每日 2 次。可上下二层楼（5～7METs）	中医外治法 3.4	康复教育教程 6	第二周施膳处方 4
五阶段 第12日	步行 500m，2 次/d。可上、下二、三层楼	步行 400～500m，每日 2 次。可上下 3 层楼（5～7METs）	中医外治法 3.4		第二周施膳处方 5

续表

	康复运动（溶栓和择期 PTCA）	康复运动（急诊 PTCA）	中医外治	康复教育	辨证施膳
五阶段 第 13 日	步行 500m，每日 2 次。可上下 3 层楼（5~7METs）	步行 500m，每日 2 次。可上下 3 层楼（5~7METs）	中医外治法 3.4	康复教育教程 7	第二周施膳处方 6
第 14 日	功能评估（分级心电运动试验、气体代谢运动试验、简易运动能力评估、代谢当量评估、生活质量评估和职业评估等）	功能评估（分级心电运动试验、气体代谢运动试验、简易运动能力评估、代谢当量评估、生活质量评估和职业评估等）	中医外治法 3.4	随访计划	第二周施膳处方 6

本流程应个体化，根据患者对程序活动的反映决定下一步的程序安排，本程序的步行距离适用于桡动脉穿刺者，而对于股动脉穿刺者要代之以上肢运动，因 1 周内应避免穿刺部位关节（下肢）的大幅度运动。

四、足部反射区推拿疗法

1. 重点反射区　心脏、小肠、肾上腺、肾、输尿管、膀胱、尿道。辅助反射区：肝脏、胃、十二指肠、脾、脑干、胸部。

2. 重点反射区　心脏、小肠、肾上腺、胆、脑垂体。辅助反射区：脾脏、肝脏、胸部、胃、十二指肠、肾、输尿管、膀胱、尿道。

五、穴位推拿治疗

以按摩手少阴心经、手厥阴心包经及手太阴肺经为主。按摩胸部之膻中、乳根、气户等，背部如心俞、膈俞、至阳等穴。主要手法：震颤法、一指禅、按法、揉法、擦法、弹拨法等。处方：任脉、督脉、足太阳经、手少阴经、手太阳经、手厥阴经等经络的部分穴位。操作：令患者仰卧位，先用一指禅依次推下脘、建里、上脘、气海、章门、膻中，后用按揉法施于上穴，力量稍重，以患者能忍受为限。再于心前区接触患者体表行平掌式震颤法，同时顺时针方向转动。之后顺手太阳经自左肩至左小指弹拨，放松上肢肌肉，弹拨时力量稍重且反复 3~5 次。最后用较快速的擦法施于左前胸部，按揉内关，力量亦稍重。再让患者取坐位，先依次按揉大椎、两肩井、大杼、肺俞、厥阴俞、心俞、肝俞、肾俞、天宗、小海、神门、后溪，力量由轻至重，尤以肺俞、心俞、肝俞、肾俞为主，每穴应超过 3min。然后直擦督脉，再横擦左肩脚内侧，以透热为度。再与左肩胛部行平掌式震颤法，同时顺时针方向转动。最后用较重手法顺手太阳经自肩至腕部弹拨之，以放松左上肢肌肉，反复 3 次后抖臂结束。以上治疗每日 1 次，12 次为 1 个疗程，休息 3d 后再行下一个疗程。

六、其他

穴位贴敷、耳穴等外治疗法参照第十七章。

第十九章　慢性心力衰竭

心力衰竭是各种心脏疾病导致心功能不全的一种综合征，绝大多数情况下是指心肌收缩力下降使心排血量不能满足机体代谢的需要，器官、组织血液灌注不足，同时出现肺循环和（或）体循环瘀血的表现。少数情况下心肌收缩力尚可使心排血量维持正常，但由于异常增高的左心室充盈压，使肺静脉回流受阻，而导致肺循环瘀血（舒张期心力衰竭）。

一、诊断标准

（一）西医诊断标准（修改的 Framingham 标准）

1. 主要条件　①阵发性夜间呼吸困难和（或）睡眠中憋醒；②颈静脉怒张或搏动增强；③肺部啰音和（或）呼吸音减弱，尤其双肺底；④心脏扩大、肝颈反流征阳性；⑤急性肺水肿；⑥第三心音奔马律；⑦非洋地黄所致交替脉；⑧颈静脉压升高>15mmH$_2$O；⑨循环时间>25s；⑩X 线胸片中、上肺野纹理增粗，或出现 Kerley B 线。

2. 次要条件　①踝部水肿和（或）尿量减少而体重增加；②无上呼吸道感染的夜间咳嗽；③劳力性呼吸困难；④瘀血性肝大，有时表现肝区疼痛或不适；⑤胸腔积液；⑥肺活量降低至最大肺活量的 1/3；⑦心动过速（心率≥120 次/min）；⑧按心力衰竭治疗 5d 内体重减少>4.5kg。

具有两项主要条件或具有一项主要条件及两项次要条件即可诊断。

（二）中医辨证标准

1. 心肺气虚、心血瘀阻　心悸气短，乏力，活动后加重，神疲，咳喘，面色苍白，或面色晦暗，唇甲青紫，舌质淡或边有齿痕，或紫暗，有瘀点、瘀斑，脉沉细、虚数或涩、结代。

2. 气阴两虚、心血瘀阻　心悸，气喘，动则加重，气短乏力，自汗，两颧泛红，口燥咽干，五心烦热，失眠多梦，或面色晦暗，唇甲青紫。舌红少苔，或紫暗，有瘀点、瘀斑，脉沉细、虚数或涩、结代。

3. 肺脾两虚、痰饮阻肺证　咳嗽喘促，心慌气短，动则加重，痰多，下肢水肿，舌质淡、苔腻，脉沉细。

4. 心脾阳虚、血瘀水停　心悸，气短，下肢水肿明显，恶寒肢冷，乏力，腹胀，纳少，胁下痞块，唇发绀，尿少，大便溏，舌淡胖或淡暗瘀斑、苔白滑，脉沉弱结代。

5. 心脾肾阳虚、水气凌心　心悸怔忡，气短喘息，甚至端坐呼吸，或咯粉红色泡沫样痰，形寒肢厥，面色苍白，下肢水肿或重度水肿，腰酸膝冷，尿少或无尿，面色苍白或青紫，腹部膨胀，纳少脘闷，恶心欲吐，唇舌紫暗，舌体淡胖有齿痕，舌苔白滑，脉沉无力，或结代，或微细欲绝。

6. 正虚喘脱 喘逆剧甚，张口抬肩，鼻翼翕动，端坐不能平卧，稍动则喘剧欲绝，心慌动悸，烦躁不安，面青唇紫，多汗或汗出如油或冷汗淋漓，四肢厥冷，咯吐痰涎或粉红痰，尿少，水肿，甚至神志昏乱，舌质紫暗、苔少或无，脉微细欲绝。

二、诊断程序

1. 详细询问病史

（1）呼吸困难的特点及程度，判定有无左心衰竭。

（2）体液潴留的症状，如水肿、尿少、肝区疼痛，判定有无右心衰竭。

（3）判定心功能级别。

（4）寻找诱发慢性心力衰竭急性发作的可能因素。常见诱因包括：① 感染：呼吸道感染是最重要的诱因；②心律失常：以心房颤动及完全性左束支传导阻滞最重要；③血容量增加；④过度体力劳累或情绪激动；⑤治疗不当：如不适当停用洋地黄类药物等。

（5）询问基础心脏病的病史及诊断治疗过程。

2. 体格检查

（1）全面常规体格检查。

（2）重要的左心衰竭、右心衰竭体征。

每次随诊时应记录患者的体重，体重测量是有用的判断液体潴留的方法。观察颈静脉充盈的程度及肝颈静脉回流征，并注意肺和肝充血的程度（肺部啰音、肝大）。

3. 辅助检查

（1）常规检查：血象、尿常规、血型、血糖、肾功、血离子、肝功、血脂、凝血三项、肝炎病毒系列等。

（2）功能检查：胸部X线、心电图、超声心动图（心功能测定）。通过心肌灌注扫描，测定局部射血分数；左心室造影，测定射血分数；有创性血流动力学监测；心-肺吸氧运动试验。目前应用于临床判断存活心肌的方法有：①刺激心肌收缩力储备的小剂量多巴酚丁胺超声心动图负荷试验（DSE）。②核素心肌灌注显像（^{201}TL 和^{99}Tc^m-MIBI SPECT）及代谢示踪剂氟脱氧葡萄糖（FDG）判断心肌活性的正电子发射断层摄影（PET）。

三、动静结合康复运动

根据复合评价结果，进行康复运动和以易筋经、五禽戏、八段锦、太极拳、六字诀等传统功法为主要手段指导患者进行主动训练的导引技术。运动处方：根据CHF患者的实际情况制定个体化的运动处方。运动处方的要素包括运动种类、运动强度、运动时间和频率，其中运动强度是制定运动处方的重要内容，直接关系到运动的安全性和效果。有氧运动是CHF患者运动康复的主要形式。有氧运动种类：走路，踏车，游泳，骑自行车，爬楼梯，太极拳、易筋经、五禽戏、八段锦、六字诀等。运动时间：30～60min，包括热身运动、真正运动时间及整理运动时间，针对体力衰弱的CHF患者，建议延长热身运动时间，通常为 10~15min，真正运动时间为 20~30min。运动频率：每周 3~5 次。运动强度以 AT 为标准的运动强度，$peakVO_2$ 可选择 60%~65%$peakVO_2$，从 50%$peakVO_2$ 开始，逐步递增。还可参照心率、Borg Scale 自感劳累分级评分等确定。①心率：运动目标心率为最大预测心率（HR_{max}）（$HR_{max}=220-$年龄）的 65%~75%HR_{max}。从 50%~60% HR_{max} 开始。运动时目标心率=静息心率+（最大运动心率-静息心率）×0.6，从 40% HR_{max} 开始，逐步递增。②Borg Scale 自感劳累分级评分：RPE 10~14（20 级表）。

抗阻运动训练心力衰竭患者经过 3~4 周有氧运动后建议进行抗阻运动，几周至数月内逐渐增加运动训练强度，上肢从 40%单次运动完成的最大重量（one repetition maximum，1RM）至 70%1RM，下肢从 50%1RM 至 70%1RM。建议分三阶段对慢性心力衰竭患者进行抗阻训练。第 1 阶段，为指导阶段，主要是掌握正确方法，提高肌肉间协调性。第 2 阶段，为抗阻/耐力训练阶段，提高局部有氧耐力和肌肉间的协调性。第 3 阶段，为力量训练阶段，提高肌肉的体积和肌肉间的协调性。

运动康复方案的实施分三阶段，第一阶段在心电图、血压等监护下进行。多在医院完成，也可以远程监护。第二阶段须在医务人员指导下进行。包括对运动康复知识的培训、营养指导、疾病知识的培训及让患者了解依从性的重要性。可以在医院里进行。第三阶段为家庭运动计划。如果成功地完成了前两阶段的运动训练，而不出现任何负面事件，这时安全性已经建立，则可给予其继续的家庭运动计划。医生给予电话随访或患者进行门诊随访。

运动分耐力运动、弹力运动、阻力运动。CHF 患者多倾向于选择可以改善心肺功能的有氧运动。有氧运动模式有：连续有氧运动和间歇有氧运动。连续有氧运动步骤：热身运动—运动—整理运动。运动阶段平稳。间歇有氧运动步骤：热身运动—运动—整理运动（减慢速度至慢步）。运动阶段呈运动—间歇—运动—间歇交替。因间歇有氧运动具有更安全的特点，多在运动训练早期采纳。间歇有氧运动运动强度分高强度与低强度，根据患者的运动能力选择不同强度。心功能水平与活动强度关系见表 19-1。

表 19-1　心功能水平与活动强度关系

心功能分级	活动强度
Ⅰ 级	最大活动水平；持续活动 5.0kcal。间断活动 6.6kcal，最大代谢当量为 6.5METs，主观劳累计分在 13~15。活动强度可以较大
Ⅱ 级	最大持续活动水平为 2.5kcal，间歇活动时为 4.0kcal，最大代谢当量为 4.5METs，主观劳累计分为 9~11 分。活动强度应明显较小，活动时间不宜过长，活动时的心率增加一般不超过 20 次/min
Ⅲ 级	最大持续活动水平为 2.0kcal，间歇活动时为 2.7kcal，最大代谢当量为 3.0METs，主观劳累计分为 7 分。以腹式呼吸、放松训练为宜，可做非抗阻的简单四肢活动，活动时间一般为数分钟。活动时心率增加不超过 10~15 次/min。每次运动时间可达到 30min
Ⅳ 级	最大持续活动水平 1.5kcal，间歇活动时为 2.0kcal，最大代谢当量为 1.5METs。只做腹式呼吸和放松训练等不增加心脏负荷的活动。可做四肢被动活动。活动时心率和血压一般应无明显增加，甚至有所下降。世界卫生组织提出可以进行缓慢的步行，每次 10~15min，1~2 次/d，但必须无症状

应用指导：①运动处方的制定特别强调个体化原则。②在考虑采用运动训练之前应该进行详尽的心肺功能和药物治疗的评定。③活动时应强调循序渐进、动静结合、量力而行，不可引起不适或症状加重，禁忌剧烈运动，并要有恰当的准备和结束活动。④治疗时应有恰当的医学监护，出现疲劳、心悸、呼吸困难以及其他症状时应暂停活动，并查明原因。严格掌握运动治疗的适应证，特别注意排除不稳定的心脏病患者。⑤心功能Ⅳ级者，体力活动应予限制，过多的体力活动会加重心脏负担，加剧病情。此期的重点以静为主，以动为辅。病情稳定后立即开始被动运动，活动肩肘、膝关节，每次 5~10min，1~2 次/d，不应有疲劳感。活动必须循序渐进，开始可以在床上伸展四肢，再缓慢下床，在床边、室内漫步；经过一段时间后再逐渐缓慢增加活动量；病情好转后，可到室外活动。如活动不引起胸闷、气喘，则表明活动适度。要以轻体力、小活动量、长期坚持为原则。⑥康复运动应有临床监护、心电图监测和急救安排。

四、针灸治疗

（1）主穴取心俞、百会、关元、神阙、足三里、人中、内关。呼吸困难配膻中、肺俞、肾俞、足三里，呕吐配中脘、建里、肝俞、脾俞，水肿配水道、水分、三焦俞、阴陵泉。用艾条或艾炷灸，每日 1~2 次，每穴艾条悬灸 15~20min，或艾炷 3~5 壮，10~15 次为 1 个疗程。

（2）灸神阙、气海、关元，以回阳固脱。

（3）心俞、百会、神阙、关元、人中、内关、足三里。喘憋加肺俞、肾俞、膻中；水肿加水道、三焦俞、阴陵泉。艾条灸 15~20min，或艾炷灸 3~5 壮，每日 1 次，15 次为 1 个疗程。

（4）主穴取心俞、百会、关元、神阙、足三里、人中、内关。呼吸困难配膻中、肺俞、肾俞、足三里，呕吐配中脘、建里、肝俞、脾俞，水肿配水道、水分、三焦俞、阴陵泉。用艾条或艾炷灸，每日 1~2 次，每穴艾条悬灸 15~20min，或艾炷灸 3~5 壮，10~15 次为 1 个疗程。

（5）气阴两虚：可针刺内关、心俞、三阴交、大陵等穴，采用补法。心肾阳虚：艾灸肾俞、心俞、足三里、关元、气海以助阳气。瘀血内阻（气虚血瘀证、心肝血瘀证等）：针刺血海、合谷、足三里、三阴交等穴。心脾亏虚（包括痰浊壅肺证）：针刺足三里、丰隆、中脘、气海、脾俞、大肠俞以健脾化痰。阳虚水泛：针刺水分、气海、三焦俞、脾俞、肾俞穴位以调节和加强水液气化。

（6）取穴：心俞、厥阴俞、内关、三阴交、足三里。方法：补法。隔日 1 次，1 个月为 1 个疗程；灸法取用温针灸或艾炷灸，或隔姜灸，取穴与针刺法相同。

灸法：阳虚者加灸关元、气海。

（7）温灸法：主穴取心俞、百会、关元、神阙、足三里、人中、内关。呼吸困难配膻中、肺俞、肾俞、足三里，呕吐配中脘、建里、肝俞、脾俞，水肿配水道、水分、三焦俞、阴陵泉。用艾条或艾炷灸，每日 1~2 次，每穴艾条悬灸 15~20min，或艾炷灸 3~5 壮，10~15 次为 1 个疗程。

（8）主穴取心俞、厥阴俞、膻中、内关、足三里、素髎、郄门、神门。呼吸困难，四肢厥冷配气海、太渊、神阙，乏力配中脘、阳陵泉、水分、肾俞、阴谷、气海、复溜。采用平补平泻法，1日1次，留针15~20min，15~20次为1个疗程，每一疗程间隔5~7d。

（9）主穴取选内关、间使、通里、少府、心俞、神门、足三里。配穴：若水肿者，取水分、水道、阳陵泉、中枢透曲骨，或三阴交、水泉、肾俞。咳嗽痰多，加取尺泽、丰隆；嗳气腹胀者，加取中脘；心悸不眠者，加曲池；喘不能平卧者，加取肺俞、合谷、膻中、天突。每次取主穴3~4个，配穴1~2个，1日1次，7~10d为1个疗程，休息2~7d再行下一个疗程。

（10）主穴取心俞、厥阴俞、内关。配穴：神门、通里、三阴交、期门、膻中、胃俞、脾俞、肺俞、足三里、侠白。

（11）取穴神门、三阴交等。喘促、痰多者，可配合针刺肺俞、肾俞、膻中、定喘。灸法用于伴阳脱表现者，急灸神阙、足三里、关元、气海穴。

（12）主穴：心俞、厥阴俞、内关、三阴交、关元、气海、太溪。每日针1次，每次留针20min，10d为1个疗程，休息2d后续针。

五、耳针

（1）取穴神门、心、交感、皮质下、小肠等2~3穴，中等刺激，每次留针15~20min，隔日1次，10~15d为1个疗程，或者按压、埋针等。

（2）取穴肾上腺、皮质下、心、肺、内分泌，两耳交替取穴，方法：每穴用王不留行籽按压，每次选2~3穴，可埋压1~2d，10d为1个疗程。

（3）取穴心、神门、交感、肺、肾、内分泌等穴，可用针刺、压药（王不留行籽）、埋针等方法，每次4穴。

（4）取穴肾上腺、皮质下、心、肺、内分泌，两耳交替取穴，适当刺激后间歇留针，留针2~4h。

（5）取穴神门、心、脾、肾。取中药王不留行籽1粒，找准耳部穴位，用胶布固定，用手按压轻揉穴位，局部产生酸、麻、胀、痛的感觉，每个穴位5~10min，每日2~3次。

（6）主穴取心、肺、内分泌、肾上腺。配穴：脑干、皮质下、脾、肾、小肠、神门。埋针：取右耳甲腔心穴，捻针15min，继之埋针。

（7）取穴心、肺、肾、神门、定喘、内分泌。每次选取3~5穴，以王不留行籽贴压，5日1次，7次为1个疗程。贴敷后每日自行按压3次，每穴每次1min。

（8）取穴心、肾、交感、皮质下、神门、肾上腺。取3~4穴，王不留行籽耳压，每日按压4~5次，两耳交替。10d为1个疗程。

六、穴位敷贴

（1）伴缺血性心脏病可予止痛冰香散（院内制剂）分别贴在神阙、至阳、虚里3个穴位上。

（2）细辛、白芥子等份研末，少许药末置入清膏药中。第一天贴定喘穴，2d后揭去，换贴风门，依次再贴肺俞、膏肓、心俞6穴（双侧），10d贴完5对穴位。

（3）选穴膻中、心俞、厥阴俞。制附子、肉桂、红参、黄芪、丁香、葶苈子、红花、冰片等研粉穴位贴敷，每日1次，10d为1个疗程。

七、穴位注射

（1）以丹参注射液，取穴内关、间使、定喘、肺俞、心俞，每穴注入0.5mL，隔日1次，10d为1个疗程。气虚明显者可用黄芪注射液2mL，足三里穴位注射，隔日1次，10d为1个疗程。

（2）以当归注射液，取穴内关、间使、定喘、肺俞、心俞，每穴注射0.5mL，每日1次，10d为1个疗程。

八、沐足疗法

（1）制附子10g、桂枝20g、红花20g、鸡血藤20g、食盐20g。市售足浴理疗盆，加入足疗药，洗按足部，足反射区电动按摩，每日1次，每次30min。足浴疗法是药物作用与物理作用相结合的治疗方法，足部的经穴对调节人体阴阳平衡、气血的运行有很好的作用，可减少末梢血管阻力，增加心排血量，从而改善血运状态。

（2）中药花椒15g、细辛10g、路路通30g、益母草15g、桑枝30g、肉桂10g、茜草15g。水煎500mL分早晚洗足。

九、中药超声治疗

取穴：内关、神门、鸠尾、心俞、膈俞、厥阴俞。应用丹参注射液或黄芪注射液和超声心脑血管病治疗仪。每次选用2个穴位，穴位及电极上涂抹药物治疗，每日1次，10d为1个疗程，间隔5d进行下一个疗程。中药超声穴位导入疗法，采用经络穴位局部中药超声导入的方法，用于慢性心力衰竭的治疗，可以改善患者运动耐量，提高疗效。

十、无创性机械通气湿化瓶内中药疗法

1. 湿化瓶内中药　选用颗粒剂川芎、桂枝、石菖蒲等。

2. 无创性机械通气　模式：常用SIMV+PSV+Auto-fiow track，并根据具体情况加用适当的呼气末正压（PEEP）。通气参数按照患者的具体情况来调节。为了提高舒适性和依从性，辅助通气的压力必须从较低的PSV压力水平或CPAP开始。通常吸气相压力从4~8cmH_2O、呼气相压力从2~3cmH_2O开始，经过5~20min逐渐增加到合适的治疗通气参数。

3. 潮气量的设定　通常依据体重选择5~12mL/kg。并结合呼吸系统的顺应性、阻力抗进行调整。

4. 呼吸频率的设定　成人通常设定为12~20次/min。

5. 吸气时间设置　通常设置吸气时间为0.8~1.2s或吸呼比为1：（1.5~2）；控制通气患者，为抬高平均气道压改善氧合可适当延长吸气时间及吸呼比，但应注意患

者的舒适度、监测 PEEPi 及对心血管系统的影响。

6. 触发灵敏度调节 压力触发常为 $-1.5 \sim -0.5 cmH_2O$。流速触发常为 $2 \sim 5L/min$。

7. 吸入氧浓度（FiO_2） 初始阶段，可给高 FiO_2（100%）以迅速纠正严重缺氧，后依据目标 PaO_2、PEEP 水平、MAP 水平和血流动力学状态，酌情降低设定 FiO_2 至 50% 以下，并设法维持 $SaO_2 > 90\%$。

第二十章 心律失常

心律失常是指心脏冲动的频率、节律、起源部位、传导速度或激动次序的异常。

一、诊断标准

(一) 西医诊断标准

1. 快速室性心律失常

(1) 室性早搏:

1) 诊断要点: ①提前 QRS-T 波。②QRS 波宽大畸形。③QRS 波前无相关 P 波。④代偿间歇完全。

2) 病理性室性早搏的心电图表现: ①QRS 低电压, ≤5mm 或小于同导联 R 波 (窦性) 电压。②ST 段水平压低。③QRS≥0.16s。④ST 段抬高。⑤ 有 Q 波。⑥ 连发室早。⑦ J 点压低伴倒置 T 波。⑧ R 波与 T 波同一方向。⑨ 室早后窦性激动 T 波改变。

3) 室早类型: ① 偶发室早: 室早<5 次/min。② 频发室早: 室早>5 次/min。③ 多形性室早: 室早 QRS 形态不同, 联律时间相等。④ 多源性室早: 室早 QRS 形态不同, 联律时间不相等。⑤ 连发室早: 连续出现 2 个室早。⑥ RonT 室早: 早搏与前一窦性 T 波重叠。⑦RonP 室早: 早搏与窦性 P 波重叠。危险性室早: 发生在急性心肌梗死、心绞痛、洋地黄中毒、电解质紊乱、严重心衰等, 特别是 Lown Ⅲ级以上的室性早搏, 具有危险性。

(2) 阵发性室性心动过速 (PVT) (简称阵发性室速):

1) 诊断要点: ①连续 3 次以上的快速室性异位搏动。②QRS 波宽大畸形, 时间≥0.12s。③频率 150~200 次/min。④可出现室性融合波或心室夺获。

2) 分型: 根据 QRS 波形分 6 型: ① 单一型 VT: 阵发性室速 (VT) 的 QRS 波形呈单一形态。②多形性 VT: VT 的 QRS 波形呈连续性变化, 电压短阵增高, 短阵降低, 形态不一, Q-T 时间不延长。③交替性双重双向性 VT: 有两个室性异位灶引起 2 种 QRS 波相反交替出现, Q-T 间期不延长。④尖端扭转型 VT: QRS 波极性和振幅不断改变, 每隔 3~20 个心搏围绕基线扭转其方向, 频率 160~280 次/min, 发作间期 Q-T 间期延长。⑤双向性 VT: QRS 主波方向上下交替, QRS 电轴交替左偏 (-60°~-90°) 和右偏 (120°~130°)。⑥束支型 VT: QRS 呈 RBBB 型, 电轴左偏, QRS<0.14s。阵发性室速在 30~60s 内自行停止为短阵性室速, 30~60s 以上不能自行停止者为持续性室速。

（3）室扑、室颤：

诊断要点：室扑：QRS-T 无法分清，呈正弦曲线样，规则出现。室颤：P-QRS-T 消失，代之为快速不规则的颤动波。

2. 快速室上性心律失常

（1）房性早搏：

诊断要点：① 提前出现 P-QRS-T。②P 波与窦性 P 波不同。③ P-R≥0.12s。

④P 波后 QRS 波多正常，极少数增宽（室内差异性传导）或 P 波后无 QRS-T（未下传）。

（2）交界性早搏：

诊断要点：① 提前出现 QRS 波，呈室上性。②P 波可位于 QRS 波之前（P-R<0.12s）、之中、之后（R-P<0.20s）。

（3）阵发性室上性心动过速：

诊断要点：① 连续出现 3 个以上室上性异位搏动。②QRS 波与窦性激动相同或相似，少数可增宽（如伴室内差异性传导、束支传导阻滞、预激综合征）。③ 心室率 160～220 次／min。

阵发性室上速房室结折返性心动过速（AVNRT）、旁路折返性心动过速（AVRT）、窦房结内折返性心动过速（SART）、房内折返性心返性心动过速（IART）、自律性房性心动过速等，鉴别见有关内容。

（4）心房扑动：

诊断要点：① P 波消失，代之为规则、锯齿状 F 波，频率 250～350 次／min。② 房室传导比例固定或不固定。

心房扑动分两型，Ⅰ 型的 F 波在 Ⅱ、Ⅲ、aVF 呈负向波，频率 240～340 次／min；Ⅱ 型的 F 波在 Ⅱ、Ⅲ、aVF 为正向波，频率 340～430 次／min。

（5）心房纤颤：

诊断要点：① P 波消失，代之为不规则 F 波，频率 350～600 次／min。② R-R 间期绝对不等。

心室率超过 100 次／min 为快速房颤，小于 60 次／min 为缓慢型房颤。

房颤如出现下列情况之一提示合并 Ⅱ 度房室传导阻滞：①3 个长间歇>1.5s。②连续 3 个长 R-R 间期>1.2s。③ 最大 R-R 间期>2.0s。④平均心室率<50 次／min。

3. 缓慢性心律失常

（1）窦性停搏：在室性心律的基础上出现有显著延长的 P-P 间期，与基本的 P-P 间期不成倍数。

（2）房室传导阻滞：Ⅰ 度房室传导阻滞为单纯 P-R 间期延长；Ⅱ 度房室传导阻滞 P-R 间期逐渐延长，直至 QRS 波脱漏，呈周期性变化。Ⅱ 度 Ⅱ 型房室传导阻滞 P-R 间期固定，QRS 按比例脱漏。Ⅲ 度房室传导阻滞 P 波与 QRS 波无时间关系，各按自己的频率出现，P-P<R-R。

（3）室内传导阻滞：

1）右束支传导阻滞：①V₁ 呈 rsR 型。②各导联 QRS 终末波增宽。③QRS≥0.12s

（完全性）或<0.12s（不完全性）。

2）左束支传导阻滞：①V_1、V_2呈 rS 型，S 宽钝有切迹。②V_5、V_6、I 呈 R 型，R 宽钝、切迹。③QRS≥0.12s。

（4）室性自搏心律：室性异位波形，QRS 宽大畸形，心室率<40 次/min。

（二）中医诊断标准

1. 气阴两虚，心神失养　心悸，气短，体倦乏力，少寐多梦，心烦，自汗盗汗，口干，舌质红少苔，脉细数无力。

2. 肝肾阴虚，心神失养　心悸不宁，胸胁隐痛，心烦少寐，头晕耳鸣，手足心热，腰酸。舌质暗红，脉细或沉细。

3. 心脾两虚，心神失养　心悸气短，头晕乏力，面色不华，腹胀纳呆，舌淡、苔薄白，脉细弱结代。

4. 痰热内扰，心神不宁　心悸，呕恶，口苦尿赤，痰多气短，舌暗红、苔黄腻，脉滑数。

5. 气滞血瘀，心神失养　心悸、胸闷，胸痛阵发，痛无定处，时欲太息，遇情志不遂时容易诱发或加重，或兼有脘胀闷，得嗳气或矢气则舒，苔薄或薄腻，脉细弦。

6. 心阳虚弱，心神失养　心悸不安，胸闷气短，动则尤甚，面色㿠白，形寒肢冷，舌淡苔白，脉虚弱，或沉细无力。

7. 水饮凌心，心神不宁　心慌，气短，喘促不能平卧，或见咳嗽，痰涎清稀而白，尿少、水肿，舌质淡、苔白滑，脉沉细。

二、诊断程序

1. 询问病史

（1）主要询问失常病史，了解其发生和终止情况、发作的频率和诱发因素。

（2）询问心律失常引起的其他症状，如心悸、眩晕、晕厥、胸痛、乏力和气急。

（3）询问各种器质性心脏病史，如冠心病、急性心肌梗死、心肌病、心力衰竭、二尖瓣脱垂、心瓣膜病等和其他病史，包括代谢障碍、电解质紊乱、长 QT 综合征等及诊治经过。

（4）患者家族中是否有类似的发病史以及心电图资料，对由于长 QT 综合征引发的室性心动过速的诊断有帮助。

2. 体格检查

（1）常规全面体检。

（2）特别注意：发作时的心率、节律、第一心音、奔马律和第一、第二心音分裂。有无颈静脉搏动。

（3）原心脏病各种体征。

3. 辅助检查

（1）常规化验：血、尿、便常规和血型、肝肾功能、电解质、出凝血时间、血糖、血脂、肝炎病毒系列、HIV、梅毒。

（2）常规心电图：发作和缓解后必须做 12 导联心电图。

（3）动态心电图：对于常规心电图未能记录到心动过速图形或心动过速发作频率较低或持续时间较短时，需要动态心电图检查。

（4）超声心动图+心功能。

（5）心内电生理检查：对于常规心电图和动态心电图未能记录到心动过速心电图者，或者虽已记录到心电图但不能明确诊断者，需行心内电生理检查，进一步明确诊断。

4. 心律失常性质的判断　根据 2 个方面：①心律失常类型：如阵发性室速（少数系良性经过）、尖端扭转型室速、室扑、室颤、预激综合征并发房颤、心室率极慢的室性自搏心律为致命性心律失常。②心脏病基础：心脏各项检查阴性的心律失常多为无害性、功能性心律失常，急性心肌梗死、急性心肌缺血、电解质紊乱、洋地黄中毒、心衰等情况出现的心律失常具有危险性。有些心律失常本身并非为致命性的，然而由于心肌严重损伤及（或）电解质紊乱，也可变为致命性的心律失常。

5. 宽 QRS 心动过速的鉴别　支持室速的特征：①原有束支传导阻滞（BBB），心动过速时 QRS 形态发生变异。②心电图证实急性心肌梗死基础上发生的宽 QRS 心动过速。③V_1 呈右束支传导阻滞（RBBB）时，QRS 间期>140ms，V_5 呈 LBBB 时，QRS 间期>160ms。④房室分离、心室夺获或室性融合波。⑤QRS 电轴在 $-90° \sim 180°$ 之间。⑥多形性心动过速。⑦心前导联为 LBBB 型，伴 QRS 电轴右偏。⑧胸前导联 QRS 波形一致向上或一致向下。

支持室上速伴室内差异性传导的特征：①V_1 呈 RBBB 时，QRS<0.14s，V_5 呈 LBBB 时，QRS<0.16s。②QRS 电轴在正常范围。③V_1 多呈 rR 型，V_5 呈 QRS 型。④胸前导联 QRS 波无一致向上或向下。⑤发作时第一个 QRS 波之前有提早的 P 波。⑥迷走神经刺激使心室率减慢或心动过速终止者。

6. 阵发性室上速各类型的鉴别　阵发性室上速时不见 P 波者，应考虑为 AVRT；有 P 波且 Ⅱ、Ⅲ、aVF 导联 P 波倒置者，R-P>P-R，且 QRS≥0.12s 者，为正路逆传型 AVRT；R-P>P-R，且 PRS<0.12s 者，则为快慢型 AVNRT；反之，R-P<P-R，且 R-P<70ms 者，则为慢快型 AVNRT，R-P≥115ms 者，则为正路前传型 AVRT。阵发性室上速时 Ⅱ、Ⅲ、aVF 导联 P 波直立，则观察对刺激迷走神经反应，有效则为 SNRT，如无效且经食道心脏调搏术不能诱发者，则为自律性房性心动过速，反之，可诱发者，则为房内折返性心动过速。

7. 心房扑动与阵发性房性心动过速　①心房率：后者常低于 220 次/min，前者常高于 250 次/min。②P 波与 F 波：P 波较窄，F 波较宽。③等电位线：前者在 Ⅱ、Ⅲ、aVF 经常看不到等电位线，后者存在。④迷走神经张力的增加：前者可使心室率成倍减少（房室传导可从 2:1 变为 4:1），而后者常恢复窦性心律或无效。

8. 房颤伴室内差异性传导或伴室性早搏的鉴别　支持房颤伴室内差异性传导的依据：①心室率较快。②配对时间不固定。③无类代偿间歇。④在前一较长 R-R 间期后出现。⑤起始向量与正常 QRS 一致。⑥V_1 多呈 rsR 波，形态多变。

支持房颤伴室性早搏的依据：①心室率较慢。②配对时间固定。③有类代偿间歇。④起始向量与正常 QRS 不同。⑤单向波或双向波多见。⑥各 QRS 相对变化不大。

房颤伴室内差异性传导为洋地黄用量不足，而房颤伴室性早搏常为洋地黄中毒表现。

三、康复运动

心律失常康复必须个体化，根据患者体质、患病种类、心律失常的严重程度及运动对病情的影响如何等，再决定是否进行体育锻炼以及采用何种锻炼方式最为合适。

对于心率较慢的患者，如窦性心动过缓，运动后可使心率加快，增加心排血量；3相束支阻滞的患者，当心率慢时出现束支阻滞，当心率快时束支阻滞就消失，说明运动对患者有一定好处。类似情况可以考虑进行体育锻炼。对于心率较快的患者，特别是心动过速者，心率本来比较快，若跑步运动后心率更快了，严重降低心排血量而引起合并症。因此心率偏快的患者不宜做剧烈运动，但可根据病情考虑做一些比较柔和的运动，如散步、打太极拳、做气功等。对患有早搏的患者，无论是患有房早或室早，一般应根据运动后早搏的变化而定。运动后早搏减少，则考虑适当运动；如运动后早搏加重了，原来是偶发性室早，运动后变成多发、多源性室早，说明心肌条件比较差，不能进行剧烈运动。运动中应保证自我感觉良好，不伴有胸闷、胸痛、气慌、气短和咳嗽、疲劳等，若有上述不适出现，则应立即停止运动。

心房颤动患者在运动康复开始前，能够达到目标的患者较少，所以，在心功能不全可控且安静时心率小于 110bpm 时，可考虑运动负荷试验。通过运动负荷时的脉搏上升的程度、自觉症状、运动时间、最大代谢当量（METs 数）等，判断能否进行运动康复。此外，可以将心率变异指数（HR variation index）是否在 10bpm/min（bpm/min：最大心率减去安静时心率，再除以运动时间）以下，作为评判是否能够控制心率的标准。心房颤动患者，很难根据心率来设定运动强度。在心肺功能运动负荷试验（CPX）的情况，根据 AT 时的负荷量及 METs 数值计算步行速度，来制定处方和设定运动强度。此外，根据室内跑步测能器检查，在中度负荷的情况下，根据最大运动负荷下的 METs 数值的 40% ~ 60%；轻度负荷的情况，根据 METs 数值的 20% ~ 40% 计算运动速度，来制定运动处方。运动负荷困难时，运用自觉性运动强度（Borg 指数）来进行运动处方。心脏功能不下降的情况下，从中度负荷的运动强度开始进行康复治疗。心房颤动患者在 AT 水平下的摄氧量及脉搏数有可能会高于最大运动负荷的 40% ~ 60%。在中度负荷的运动强度下，有可能会达不到 AT 水平，所以，在运动康复导入后，观察血压、脉搏、自觉症状，判断出负荷不够时，要考虑向高强度负荷转变。运动康复开始后，安静状态心率持续超过 110bpm 时，要考虑是否中止当日的运动康复，或者是选择降低运动强度、减少运动时间的模式。此外，在运动康复导入后，如果出现心功能不全的自觉症状（呼吸困难、水肿、食欲不振等）、其他症状（1 周内体重增加 2kg 以上，与运动康复前相比，安静时及运动过后的 SpO_2 下降，X 线片上显示瘀血、胸水恶化等）时，有必要降低运动强度，并针对心率及心功能不全进行治疗。

起搏器植入术后患者运动负荷试验运动康复前的运动负荷试验，不只是为了评价运动耐量和设定运动强度，对于评估起搏器的心率应答及评价起搏器设定的适用性也是很有必要的。

起搏器植入人体后，可应用运动负荷试验、动态心电图、遥控监测、电话传递心电图等方式进行动态监测，测定传感器、起搏器的工作状况，根据这些检测的结果，对起搏器进行体外程控，以保证能满足患者运动康复的需要和安全性。制定运动处方时，对于依赖起搏器的病态窦房结综合征患者，为生理性传感器时，可根据室内跑步测能器及心肺功能运动负荷试验（CPX）计算出运动强度，但是非生理性传感器时，有必要根据室内跑步测能器算出 METs 数值，根据 Karvonen 公式及 Borg 指数算出运动强度。心脏功能不存在问题时，运动强度为中度负荷。将设定心率设定过高时，可能会导致心功能不全恶化及心肌缺血，因此需要多加注意。

　　运动康复开始后通过心电图监视器，进行心率应答反应的评价。对于因心率上升诱发的心肌缺血及心功能不全恶化，需多加注意。

　　术后早期（1~7d），患者就可以开始做患侧上肢所有肌肉的等长收缩训练，如肱二头肌、肱三头肌收缩运动，对掌运动，前臂旋内旋外运动等；中期（8~14d），可做床边训练行走；后期（3周至3个月），可做患肢缓慢上举训练，并可参加适度的体育活动，如散步、打太极拳、骑自行车等，但要避免中体力劳动和剧烈的运动。患者术后除不能做过量的体力活动外，还要保持良好的生活规律，包括合理的膳食、戒烟、限酒、心理平衡、睡眠充足等（如心理因素就对心律失常的发生和患者的康复有很大的影响），还要注意避免接近高压电器及进入强磁场等，并学会起搏器故障的自我监测（如自测脉搏）等。

　　在给植入起搏器的患者确定运动处方（运动类型、强度、持续时间等）时，必须充分考虑起搏器的类型、传感器类型和起搏方式等，并及时对患者进行相关的必要的个人或集体健康教育，使起搏器在保证使用安全、有效的同时，也能让患者最大限度地回归家庭及社会的正常生活。

　　术后出院前进行一次常规测试，术后1、3、6个月分别来院进行例行起搏器程控，一旦达到理想的工作参数标准，则会具有较长期稳定的性能，可每年进行一次常规随访即可，在随访中可依据患者的具体病情和状况调整起搏器的相关参数；临近担保期结束前则每1~3个月应进行1次随访，以便及早发现问题，确定更换日期。当评估起搏器患者的生存质量时，建议包括健康状况和症状评估两个方面，并根据起搏器患者的需要进行调整和随访程控。术后早期（1~7d），患者就可以开始做患侧上肢所有肌肉的等长收缩训练，如肱二头肌、肱三头肌收缩运动，对掌运动，前臂旋内旋外运动等；中期（8~14d），可做床边训练行走；后期（3周至3个月），可做患肢缓慢上举训练，并可参加适度的体育活动，如散步、打太极拳、骑自行车等，但要避免中体力劳动和剧烈的运动。

　　安置ICD的患者是康复医疗的重要治疗对象，因为康复医疗可为患者提供良好的及时专业的教育、监测及评价、康复指导、支持与急救服务等。对于植入ICD患者的术后监测及评价方法也较多，如可通过分级运动试验、动态心电图、电话传输心电图等方式，评价患者的功能贮量、对运动的反应和除颤器程序（除颤阈等）的匹配性，并进行相应的程控和调整。依据动态心电图、遥测心电图、电话传送心电图等检查结果对患者的日常活动、运动量、工作强度等，按照运动处方给予相应的康复指导。如建议患者选择散步、慢跑、练气功等一般强度的活动，对原发病坚持必要的药物治疗，避免外界因素对起搏器功能的干扰，矫正不当的心理行为等。对原发病坚持必要的药物治疗；避免外界因素对起搏器功能的干扰；矫正不当的心理行为等。参加康复医疗可获得急救安全的保障，避免患者发生意外，消除患者的疑虑、恐惧等心理。

对安装了 ICD 的患者，应设立定期的门诊随访制度，依据 ACC/AHA 指南建议，应在 ICD 植入后 1~4 个月进行随访，具体取决于患者和所植入的 ICD 类型。按惯例应该在植入后 3 个月进行随访，以后可 6 个月随访一次。随访时根据患者的病情程控调节 ICD 的工作参数，确保 ICD 的工作安全有效，配合药物治疗，使患者保持和改善心功能状态，提高生存质量，并最大限度地恢复工作能力。

四、耳穴疗法

（1）心虚胆怯证选穴：交感、神门、心、脾、肝、胆、肾。气阴两虚证选穴：交感、神门、心、脾、肝、胆、肾。心脾两虚证选穴：交感、神门、心、脾、肝、胆、肾。心阳不振证选穴：交感、神门、心、脾、肝、胆、肾。痰火扰心证选穴：交感、神门、心、脾、肝、胆、肾。气滞血瘀证选穴：交感、神门、心、脾、肝、胆、肾。方法：每次选 4~5 穴，轻刺激。或用揿针或王不留行籽贴耳穴。适用于室性早搏。

（2）取穴心、神门、交感、皮质下。每次选 2~3 个穴位，留针 20min，每日一次，或用王不留行籽 1 粒，找准上述耳部穴位，用胶布固定，用手按压轻揉穴位，局部产生酸、麻、胀、痛的感觉，每个穴位 5~10min，每日 2~3 次。适用于室性早搏。

（3）主穴：心、小肠、神门、皮质下。配穴：心动过缓、各种传导阻滞加交感、肾上腺；房颤、心动过速加心脏点、耳迷根。心藏神，主血脉，取心穴以养血生脉，宁心安神。现代研究证明，刺激耳穴心区对心率有双向调整作用，并可改善心功能；心与小肠相表里，取小肠穴与心穴同用，可增强心穴调整心律，加强心功能；神门、皮质下可镇静宁心安神。如心动过缓、各种传导阻滞配交感、肾上腺可调整提高心率；如房颤、心动过速时配心脏点、耳迷根有降低心率之效。

（4）取穴心、交感、神门、皮质下，王不留行籽贴耳穴。每日 1 次，12d 为 1 个疗程。适用于室性早搏。

（5）取心、神门、皮质下、胸区、交感等穴，每次选 2~3 穴，留针 20min，每日 1 次，10d 为 1 个疗程，适用于阵发性房颤。

（6）取心、神门、皮质下、肾、交感等穴，用胶布固定王不留行籽，每天按 4~6 次，以有酸胀感为度，每次 3~5min，保留 7~10d。适用于早搏、房颤。

（7）取穴：心、脾、交感、皮质下。方法：耳贴王不留行籽或磁珠压穴。两耳交替，3d 换药 1 次，5 次为 1 个疗程，共 1~4 个疗程。适用于房室传导阻滞。

五、中药泡洗技术

（1）心虚胆怯证选用镇惊定志，养心安神中药或随症加减；气阴两虚证选用益气养阴，安神定志中药或随症加减；心脾两虚证选用健脾养心，安神定志中药或随症加减；心阳不振证选用温补心阳，安神定悸中药或随症加减；痰火扰心证根据患者证候特点选用清热化痰，宁心安神中药或随症加减；气滞血瘀证选用理气活血，解郁安神中药或随症加减。煎煮后洗按足部，每日 1～2 次，每次 15～30min，水温宜小于 42℃，浸泡几分钟后，再逐渐加水至踝关节以上，水温不宜过高，以免烫伤皮肤。煎煮后洗按足部，每日 1～2 次，每次 15～30min。适用于早搏、房颤。

（2）房室传导阻滞选用温阳、补肾、活血等的中药辨证随症加减，煎汤泡洗双足，1 次／d，每次 30min，保持水温在 40℃左右。10d 为 1 个疗程。

六、针刺治疗

1. 室性早搏

（1）心虚胆怯证选穴：内关、神门、郄门、厥阴俞、膻中、心俞、胆俞。气阴两虚证选穴：内关、神门、郄门、厥阴俞、膻中、足三里、关元、三阴交。心脾两虚证选穴：内关、神门、郄门、厥阴俞、膻中、心俞、脾俞。心阳不振证选穴：内关、神门、郄门、厥阴俞、膻中、肾俞、太溪、大陵。痰火扰心证选穴：内关、神门、郄门、厥阴俞、膻中。气滞血瘀证选穴：内关、神门、郄门、厥阴俞、膻中、气海、血海、膈俞、心俞。操作：毫针刺，平补平泻。1 次，10 次为 1 个疗程。

（2）主穴可选内关、神门、夹脊胸 4～5（或心俞、厥阴俞），每次选用 1～2 穴；气虚加膻中、足三里、气阴两虚加三阴交或安眠或肾俞；心血瘀阻加膻中或膈俞或三阴交。患者取卧位，用 30～34 号 1.5 寸不锈钢针，用捻转法合提插的平补平泻手法为主，得气后有中等感应，留针 10～20min。脉促、胸痛明显者，须间歇运针，泻法。每日或隔日 1 次，8～10 次为 1 个疗程。

2. 快速室上性或室性心律失常　以手厥阴与手少阴经穴为主。取穴：内关、郄门、神门、厥阴俞、巨阙、心俞。方法：平补平泻法，留针 15～20min，每日 1 次，连用 1 周后，改为隔日 1 次，再行针 2 周。

3. 阵发性心房颤动

（1）选心俞、内关、三阴交、通里、太冲等穴；心血不足加神门、脾俞、膈俞；不寐加厉兑；眩晕加百会、风池穴。平补平泻，留针 20～30min，每日 1 次。可酌情加灸法，10d 为 1 个疗程。

（2）选足三里、三阴交、条口、承山、中都等穴，并配合辨证取穴，平补平泻，留针 20～30min，每日 1 次，10d 为 1 个疗程。

（3）内关、通里为主穴，酌配神门、心俞等穴，交替针刺，每日 1 次。

（4）腹针取中脘、下脘、气海、关元、阴都（左）、商曲（左）。肾虚加气旁（双）、气海下；火热偏盛加水道（双）；痰湿偏盛及心悸易惊、心脾两虚加大横（双）。常规消毒后，采用薄氏腹针专用套管针进行针刺，取穴严格按腹针穴位定位，进针后不行补泻手法。每次留针 20min，隔天治疗 1 次。

4. 病态窦房结综合征　阳气亏虚证：内关、关元、郄门、神门、厥阴俞、膻中。气阴两虚证：内关、郄门、神门、厥阴俞、膻中、肾俞、太溪。心气不足证：内关、郄门、神门、厥阴俞、膻中、气海、心俞。操作：毫针刺，平补平泻。1 次，10 次为 1 个疗程。发作心悸者：当慢快综合征患者发作快速型心律失常时，取穴内关、足三里，强刺激，可以终止发作。

5. 房室传导阻滞

（1）心肾阳虚证取穴：心俞、内关、神门、厥阴俞、关元、肾俞等。阴阳两虚证取穴：心俞、内关、神门、厥阴俞、关元、三阴交。气虚血瘀证取穴：心俞、内关、神门、厥阴俞、脾俞、足三里。痰瘀痹阻证取穴：心俞、内关、神门、厥阴俞、膈俞、血海、阴陵泉、丰隆。

（2）主穴：内关、神门、心俞、膻中、厥阴俞，每次选用 2~3 个穴位。配穴：气虚加脾俞、足三里、气海；阴虚加三阴交、肾俞；心脉痹阻加膈俞、列缺；阳虚加关元、大椎；痰湿内蕴加丰隆、脾俞；阴虚火旺加厥阴俞、太冲、太溪穴。患者取卧位，用平补平泻法，得气为度，留针 20~30min。

七、穴位注射疗法

1. 室性早搏 取穴：内关（双）、神门（双）。药物：用维生素 B_1 或维生素 B_{12} 注射液，每穴注射 0.5mL。方法：穴位常规消毒，选用 5mL 或 1mL 注射器，针尖垂直刺入内关（双）、神门（双）穴，上下提插 2~3 次，有酸胀感后，每穴注入维生素 B_1 或维生素 B_{12} 注射液，每穴注射 0.5mL。隔日 1 次，3 次为 1 个疗程。

2. 房室传导阻滞 根据证型辨证选用温阳中药注射液在足三里等穴位注射 1~2mL，左右交替，每周 2 次，2 周为 1 个疗程。

八、药物敷贴治疗

（1）以醋调吴茱萸粉 30g，敷神阙，温经助阳。

（2）房室传导阻滞贴心俞、神门、膻中、内关等穴位，24h 更换一次，10d 为 1 个疗程。

九、推拿疗法

1. 取穴 上脘、中脘、下脘、神阙、关元、足三里、阳陵泉等穴。每日 1 次，12d 为 1 个疗程。

2. 室性早搏 足底重点反射区：肾上腺、心脏、胸部、大脑、脾、甲状腺、甲状旁腺、胆囊。辅助反射区：肾、输尿管、膀胱、尿道、胃、肝、甲状腺、腹腔神经丛。

3. 阵发性心房颤动 ①取心俞、厥阴俞、神道、至阳、内关、三阴交等，每穴按摩 1min，内关、三阴交按摩时间可稍长。②揉摩两乳间膻中穴，力量由轻渐重，以胸部舒畅为度。

十、艾灸治疗

以艾条灸百会、内关、神阙、涌泉等穴位，以温补心肾。适用于病态窦房结综合征。禁忌证：凡属实热证或阴虚发热者，不宜施灸；颜面部、大血管处、孕妇腹部及腰骶部不宜施灸。

十一、鼻吸疗法

方法：经过吸氧湿化瓶的氧气经过输运管道（测温 37℃ 左右），接普通鼻导管（单侧）持续供氧。湿化瓶中加入中药颗粒剂（菖蒲 15g、檀香 6g），每天 2 次，每次 0.5h，12d 为 1 个疗程。

十二、哈慈五行针

迟脉选合谷、足三里、太冲。数脉取内关、神门、少府、郄门等。结代脉取内关、神门、间使、合谷、足三里、心俞等。

十三、其他

首先用十一味甘露丸 2g，八味沉香丸 2g，安神丸 1g，三十五味沉香丸 1.8g 以及珍珠二十五味 1g 等的同时，用油脂涂擦法（油脂根据病情而定，油脂加热后实施）在相应穴位涂擦，也可在百会、膻中，第一、五、六胸椎处行火灸法，也可用入睡前安神散香熏，以便达到安神镇静效果，与此同时，要懂得患者情志致病的原因，鼓励患者心胸开阔，摆脱一切不利于疾病的因素，保持心情开朗。

第二十一章　高血压病

原发性高血压（primary hypertension）是以血压升高为主要临床表现的综合征，是多种心、脑血管疾病的重要病因和危险因素，影响重要脏器如心、脑、肾的结构与功能，最终导致这些器官的功能衰竭，迄今仍是心血管疾病死亡的主要原因之一。

一、诊断标准

（一）西医诊断标准

WHO/ISH 高血压治疗指南中高血压定义为在未用抗高血压药情况下，收缩压≥140mmHg 和（或）舒张压≥90mmHg，按血压水平将高血压分为 1、2、3 级。收缩压≥140mmHg 和舒张压<90mmHg 单列为单纯性收缩期高血压。患者既往有高血压史，目前正在用抗高血压药，血压虽然低于 140/90mmHg，亦应该诊断为高血压。

表 21-1　血压水平的定义和分类

类别	收缩压（mmHg）	舒张压（mmHg）
正常血压	<120	<80
正常高值	120~139	80~89
高血压	≥1~40	≥90
1 级高血压（轻度）	140~159	90~99
2 级高血压（中度）	160~179	100~109
3 级高血压（重度）	≥180	≥110
单纯收缩期高血压	≥140	<90

若患者的收缩压与舒张压分属不同的级别时，则以较高的分级为准。单纯收缩期高血压也可按照收缩压水平分为 1、2、3 级。

（二）中医诊断标准

高血压病属中医"眩晕""头痛""肝风""肝阳"等病症的范畴。病症见：头痛、头晕、面红、目赤、急躁易怒、肢体麻木，甚则出现口眼喎斜，半身不遂。

1. 肝阳上亢型　头晕，头痛，面红，目赤，烦躁，易怒，口干苦，尿赤，便秘，舌红、苔黄，脉弦。

2. 阴虚阳亢型　头晕、头痛，视物模糊，耳鸣，心悸，健忘，睡眠不实，腰膝酸软，手足心热，甚则四肢麻木。舌红苔少，脉细弦数。

3. 阴阳两虚型 眩晕，头痛，耳鸣，心悸，气短，腰腿酸软，失眠，多梦，面色淡白，肢冷麻木，阳痿，早泄，夜尿频多。舌淡或红，苔少，脉弦细。

4. 痰湿壅盛型 眩晕，头痛，头重如裹，心烦，胸闷，食少，呕恶痰涎。舌苔白腻，脉滑。

二、诊断流程

1. 病史采集 应包括：①家族史：询问患者有无高血压、糖尿病、血脂异常、冠心病、脑卒中或肾脏病的家族史。②病程：患高血压的时间、血压水平、是否接受过抗高血压治疗及其疗效和副作用。③症状及既往史：目前及既往有无冠心病、心力衰竭、脑血管病、外周血管病、糖尿病、痛风、血脂异常、支气管痉挛、睡眠呼吸暂停综合征、性功能异常和肾脏疾病等的症状或病史及其治疗情况。④有无提示继发性高血压的症状。⑤生活方式：仔细了解膳食中的脂肪、盐、酒摄入量，吸烟支数、体力活动量；询问成年后体重增加情况。⑥药物致高血压：详细询问曾否服用可能升高血压的药物，如口服避孕药、非甾体类抗炎药、甘草等。⑦心理社会因素：详细了解可能影响高血压病程及疗效的个人心理、社会和环境因素，包括家庭情况、工作环境及文化程度。

2. 体格检查 仔细的体格检查有助于发现继发性高血压的线索及靶器官损害的情况。包括正确测量四肢血压，测量身体质量指数（BMI），测量腰围及臀围，检查眼底，观察有无 Cushing 面容、神经纤维瘤性皮肤斑、甲状腺功能亢进性突眼征、下肢水肿，听诊颈动脉、胸主动脉、腹部动脉及股动脉有无杂音，甲状腺触诊，全面的心肺检查，检查腹部有无肾脏扩大、肿块，四肢动脉搏动，神经系统检查。

3. 实验室检查 血生化（钾、空腹血糖、血清总胆固醇、三酰甘油、高密度脂蛋白胆固醇、低密度脂蛋白胆固醇和尿酸、肌酐）、全血细胞计数，血红蛋白和血细胞比容、尿液分析（尿蛋白、糖和尿沉渣镜检）、心电图颈动脉和股动脉超声、餐后血糖（当空腹血糖≥6.1mmol/或 110mg/d 时测量）、C 反应蛋白（高敏感）、微量白蛋白尿（糖尿病患者必查项目）、尿蛋白定量（若纤维素试纸检查为阳性者检查此项目）、眼底检查和胸片、睡眠呼吸监测（睡眠呼吸暂停综合征）。对疑为继发性高血压者，根据需要分别进行以下检查：血浆肾素活性、血及尿醛固酮、血及尿儿茶酚胺、动脉造影、肾和肾上腺超声、CT 或 MRI。动态血压测量应使用符合国际标准（BHS 和 AAMI）的监测仪。动态血压的正常值推荐以下国内参考标准：24h 平均值<130/80mmHg，白昼平均值<135/85mmHg，夜间平均值<125/75mmHg。

4. 判断高血压的原因（明确有无继发性高血压）

（1）肾实质性高血压：肾实质性高血压是最常见的继发性高血压。以慢性肾小球肾炎最为常见，其他包括结构性肾病和梗阻性肾病等。应对所有高血压患者初诊时进行尿常规检查以筛查除外肾实质性高血压。体检时双侧上腹部如触及块状物，应疑为多囊肾，并做腹部超声检查，有助于明确诊断。测尿蛋白、红细胞和白细胞及血肌酐浓度等，有助于了解肾小球及肾小管功能。

（2）肾血管性高血压：肾动脉狭窄体征是脐上闻及向单侧传导的血管杂音，但不常见。实验室检查有可能发现高肾素，低血钾。肾功能进行性减退和肾脏体积缩小是晚期患者的主要表现。超声肾动脉检查，增强螺旋 CT，磁共振血管造影，数字减影，有助于诊断。肾动脉彩色多普勒超声检查，是敏感和特异性很高的无创筛查手段。肾动脉造影可确诊。

（3）嗜铬细胞瘤：嗜铬细胞瘤是一种少见的继发性高血压，尿与血儿茶酚胺检测可明确是否存在儿茶酚胺分泌亢进。超声或 CT 检查可做出定位诊断。

（4）原发性醛固酮增多症：检测血钾水平作为筛查方法。停用影响肾素的药物（如β受体阻滞剂、ACEI 等）后，血浆肾素活性显著低下（<1ng/mL/h），且血浆醛固酮水平明显增高提示该病。血浆醛固酮与血浆肾素活性比值大于 50，高度提示原发性醛固酮增多症。CT/MRI 检查有助于确定是腺瘤或增生。

（5）柯氏综合征：柯氏综合征中的 80% 伴高血压。患者典型体形常提示此综合征。可靠指标是测定 24h 尿氢化可的松水平，>110nmol/L（40ng）高度提示本病。

（6）药物诱发的高血压：升高血压的药物有：甘草、口服避孕药、类固醇、非甾体抗炎药、可卡因、安非他明、促红细胞生成素和环孢素等。

5. 寻找靶器官损害以及相关临床的情况 高血压患者的治疗决策不仅根据血压水平，还要根据以下诸方面：①其他危险因素；②靶器官损害；③并存临床情况如心、脑血管病，肾病及糖尿病；④ 患者个人情况及经济条件等。

6. 危险度

（1）低危组：男性年龄<55 岁、女性年龄<65 岁，高血压 1 级、无其他危险因素者，属低危组。

（2）中危组：高血压 2 级或 1~2 级同时有 1~2 个危险因素。

（3）高危组：高血压水平属 1 级或 2 级，兼有 3 种或更多危险因素，兼患糖尿病或靶器官损害或高血压水平属 3 级但无其他危险因素患者属高危组。

（4）很高危组：高血压 3 级同时有 1 种以上危险因素或兼患糖尿病或靶器官损害，或高血压 1~ 3 级并有临床相关疾病。

三、运动疗法

规律的体育锻炼可以改善心血管危险因素（血压、血脂和血糖）并降低患其他慢性病的风险，包括 2 型糖尿病、骨质疏松、肥胖、抑郁、乳腺癌和结肠癌等。运动训练降低血压是由于运动后的血流动力学或神经体液改变所致。体育锻炼主要通过降低交感神经兴奋性，放松性运动可提高迷走神经系统张力，缓解小动脉痉挛。运动时活动肌群中血管扩张，毛细血管的数量和密度增加。血液循环和代谢改善，总外周阻力降低，从而有利于降低血压。运动训练可以提高钠排泄，相对降低血容量，从而降低过高的血压。运动中一过性的血压增高可作用于大脑皮层和皮层下血管运动中枢，重新调定机体的血压调控水平，使运动后血压能够平衡在较低的水平。运动和饮食控制相结合，可以有效降低血液低密度脂蛋白胆固醇的含量，增加高密度脂蛋白胆固醇的含量，从而有利于血管硬化过程的控制。运动与放松性训练均有助于改善患者的情绪，从而有利于减轻心血管应激水平，降低血压。躯体病状的改善可能与血压的控制有关。

运动可促进血流速度增加，其产生的切应力刺激内皮细胞 NO 合成及释放增加，减少内皮素对血管的直接影响。运动训练可改善运动肌肉的氧化酶活性和氧化功能，降低局部肌肉血流量，心输出量减少，外周血管阻力降低，肾素–血管紧张素–醛固酮系统和交感神经系统活动降低，压力感受器、胰岛素受体敏感性增强，从而降低血压。

运动处方主要采取动态的下肢或合并上肢的运动。阻力运动试验中无血压过分升高，也可结合进行一些阻力运动。运动形式和其他心血管病患者相似，运动强度应维持在中等程度以下，更强的运动似乎并不增加疗效，甚至使效果下降。采取步行程序者的靶心率可定为安静立位心率增加 25～30 次/min。使用 β 受体阻滞剂者为安静立位心率 10～15 次/min。运动强度指标也可采用自感劳累程度，通常是 12～14 级。热身时间 5～10min，这对于高血压患者特别重要，因为可促进肌肉血管扩张。达到处方运动强度的锻炼期应持续 5～10min，最多可逐渐增至 60min。恢复期时间为 10min。运动频率 3～5 次/周。运动强度的判断标准见表 21-2。

表 21-2　运动强度的判断标准

	中等强度的体力锻炼		强烈的体育活动	
运动强度指标	50%～70% ar-HR$_{max}$		70%～85% ar-HR$_{max}$	
运动方式（以体重 70kg/h 为例）	快步走 5.6km/h	280cal/h	跑步（8km/h）	590cal/h
	骑自行车（<16km/h）	290cal/h	骑自行车（>16km/h）	590cal/h
	打羽毛球	330cal/h	游泳（缓慢自由泳）	510cal/h
	推割草机、修剪花园	330cal/h	打篮球	440cal/h
	爬山	370cal/h	快步走（7.2km/h）	460cal/h
	负重肌肉锻炼（负重量小）	220cal/h	负重肌肉锻炼（负重量大）	440cal/h
	拉伸运动	180cal/h	跳健身操	480cal/h
	跳舞	330cal/h	砍木头	440cal/h

年龄相关最大心率（age-related maximum Heart Rate，ar-HR$_{max}$）计算方法：①ar-HR$_{max}$=220-年龄；②ar-HR$_{max}$=208-（0.7×年龄）

四、中药足浴

（1）夏枯草 30g、钩藤 20g、桑叶 15g、菊花 20g。上药制成煎剂，用时加温至 50℃左右，浸泡双足，两足相互搓动，每次浴足 20～30min，每日 2 次，10～15d 为 1 个疗程。

（2）钩藤 20g、吴茱萸 10g、桑寄生 30g、夏枯草 30g，水煎取药液 1 500mL，加入食醋 100mL，每天足浴 30min 左右，每日 1 次，10d 为 1 个疗程。

（3）钩藤 15g、野菊花 10g、豨莶草 30g、夏枯草 20g、川牛膝 20g、赤芍 20g、川芎 15g、葛根 20g、花椒 10g，浸泡 1h 后，大火煮开，小火再煮 30min，后下钩藤，连水带药倒入盆中，水温 40～45℃，赤足泡药中，浸过踝部，双足互搓，每次 30min，每天 1 次，10 次为 1 个疗程，间隔 3d，做第 2 个疗程。

（4）夏枯草 30g、钩藤 20g、桑叶 15g、菊花 20g。上药由煎药房制成煎剂，用时加温至 50℃左右，浸泡双足，两足相互搓动，每次浴足 20～30min，每日 2 次，10～15d

为 1 个疗程。

五、耳穴疗法

（1）常用穴：耳背沟、肝、心、交感、肾上腺；备用穴：耳神门、耳尖、肾。常用穴每次取 3~4 穴，酌加备用穴，以 7mm×7mm 的胶布，将王不留行籽贴于所选之穴，贴紧后并稍加压力，使患者感胀痛及耳郭发热。每隔 2d 换贴 1 次，每次一耳，双耳交替，15 次为 1 个疗程。适用于轻、中度高血压。

（2）肾气亏虚证、肝火亢盛证、阴虚阳亢证选用肾、枕、皮质下；痰浊壅盛证选用脾、枕、皮质下。耳穴定位：肾：在对耳轮下脚下缘；枕：在对耳屏后上方；皮质下：在对耳屏的内侧面；脾点：耳甲腔后上方，在耳轮脚消失处与轮屏切迹连线的中点。操作流程：①将胶布剪成 0.5cm×0.5cm 的小方块，将磁珠粒或生王不留行籽或白芥子或六神丸贴在胶布中央备用。②然后用 75% 酒精棉球消毒耳郭，将贴有药籽的胶布对准穴位贴压。③贴压后用手指按压穴位 0.5min，嘱患者每天自行按压 5 次，每次 10min，局部微热微痛为宜。④每次贴一只耳朵，下次轮换对侧，症状较重者可双耳同时贴。

（3）耳针：主穴：降压沟、心、肝、交感、皮质下、神门、肾上腺。取 4~5 穴，留针 30min 到 1h 或王不留行籽耳压，每日按压 4~5 次，两耳交替。10d 为 1 个疗程。适用于轻度高血压。

（4）选择心、皮质下、神门、交感区、降压沟等穴埋针或王不留行籽，随时按压，可埋 1~2d，10d 为 1 个疗程。

（5）取穴：皮质下、神门、心、交感、降压沟。方法：每穴用王不留行籽按压，每次选 2~3 穴，10d 为 1 个疗程。

（6）取穴：皮质下、神门、心、交感、降压沟。方法：每穴捻针 0.5min，留针 30min，每日 1 次。锨针埋藏，或王不留行籽按压，每次选 2~3 穴，10d 为 1 个疗程。

（7）肝肾阴虚、肝阳上亢取穴耳背心、耳背肝、耳背肾、耳背沟、交感、皮质下；肝火亢盛取穴耳背心、耳背肝、耳背肾、耳背沟、肝、肾、角窝上、结节；肾阴亏虚取穴耳背心、耳背肝、耳背肾、耳背沟、肾；痰浊中阻取穴耳背心、耳背肝、耳背肾、耳背沟、脾、三焦。方法：每次取一侧耳穴，双耳交替施治。耳郭常规消毒后，按操作常规，将王不留行籽贴压在所选的穴位上，边贴边按摩，直至出现胀痛感和耳郭灼热感时为止。贴后嘱患者每日自行按压 3~5 次。隔 2d 换贴 1 次，10 次为 1 个疗程。

六、穴位敷贴

（1）肾气亏虚证：吴茱萸散（吴茱萸 1 份，清醋 1 份）涌泉、太溪、太冲穴贴敷。痰湿壅盛证：吴茱萸散贴敷内关、丰隆、解溪穴。肝火亢盛证：清肝散（吴茱萸 1 份，黄连 6 份，清醋 1 份）贴敷涌泉、太溪、太冲穴。肝阳偏亢伴有头晕者，以吴茱萸、川芎颗粒剂各 3g，混匀，白醋调成糊状，每天晚间临睡前贴敷双侧涌泉穴，2 周为 1 个疗程；肝阳偏亢伴头痛明显者，以决明子 10g 焙干研末，以绿茶水调成糊状，贴敷两侧太阳穴，干后更换。

（2）生大黄2g、生石决明5g、牛膝5g、冰片0.5g，诸药为末，过600目筛，适量凡士林调为糊状，等分4份，均匀涂于自黏性无菌敷料上，贴于双侧穴位上，每日1次，每次贴6h，次日更换，15d为1个疗程，可以连续2个疗程或以上。肝阳上亢证：曲池、风池、合谷、太冲；风痰上扰证：曲池、合谷、丰隆、太溪；肝肾阴虚证：曲池、合谷、足三里、三阴交；阴阳两虚证：曲池、足三里、气海、涌泉；气虚血瘀证：曲池、合谷、气海、丰隆。

（3）根据"上病取下"的理论，以外敷膏方（蓖麻仁、吴茱萸、附子、生姜、冰片）每晚在两脚涌泉穴外敷，7d为1个疗程，连用3~4个疗程。

（4）吴茱萸、川芎颗粒剂各3g，混匀，白醋调成糊状，每天晚间临睡前贴敷双侧涌泉穴，次日去除，2周为1个疗程。平肝降逆，用于高血压病肝阳偏亢伴有头晕者。

（5）决明子10g焙干研末，以绿茶水调成糊状，贴敷两侧太阳穴，干后更换。功效清肝降火，用于高血压病肝阳上亢头痛明显者。

（6）使用施益贴牌三效降压贴（湖北中和本草药业有限公司生产），贴敷双侧肾俞穴、双侧三阴交穴，每次贴敷5d，间隔1d，3次为1个疗程。功效滋阴潜阳，用于高血压病肾精不足伴失眠、健忘者。

七、穴位埋线（穿刺针埋线）

（1）在太冲穴、三阴交、足三里等选定穴位埋藏医用铬制羊肠线，其最初起到刺激穴位的机械性作用，以后肠线液化、吸收所产生的化学刺激，作用持久而温和，兼有穴位刺激疗法和组织疗法的共同作用。操作方法：患者取卧位或坐位，医生选取专用埋线针1支，前端置入已消毒羊肠线1.5cm长，常规消毒局部皮肤，左手拇、食指绷紧或提起进针部位皮肤，右手持针，对准选定双侧太冲穴位（位于人体足背侧，当第1跖骨间隙的后方凹陷处），快速进针过皮，送针至一定深度，当出现针感即酸、麻、胀等后，缓慢退针。边退针，边推针芯，将羊肠线埋植在穴位内，针孔涂以碘酒，盖上消毒纱布。注意事项：①严格无菌操作，防止感染。②埋线最好在皮下组织与肌肉之间，羊肠线头不可暴露在皮肤外面。③注意术后反应。一种属于正常反应，由于刺激损伤及羊肠线刺激，在1~5d内，局部出现红、肿、热、痛等无菌性炎症反应。少数病例反应较重，切口处有少量渗出液，亦属正常现象，一般不需要处理，若渗液较多凸出皮肤表面时，可将乳白色渗液挤出，用70%酒精棉球擦去，覆盖消毒纱布。④少数患者因治疗中无菌操作不严或伤口保护不好，造成感染，一般治疗后3~4d出现局部红肿，疼痛加剧，并可伴有发热，应予局部热敷及抗感染处理。⑤个别患者对羊肠线过敏，治疗后出现局部红肿、瘙痒、发热等反应，应适当做抗过敏处理。20d为1个疗程，共3个疗程。

（2）取穴：①曲池、足三里；②心俞、太冲。每次埋1组，埋15~20d，2组交替使用。操作同上。

八、针灸治疗

（1）常用穴位主要有曲池、风池、大椎、合谷、太冲、肩井、肺俞、梁门、太阳、涌泉、三阴交、太溪、太冲、足三里、中脘、丰隆、百会、气海等穴。双侧均取，每次取 3~5 个穴位，平补平泻，留针 20~30min，每日或隔日 1 次，6 次为 1 个疗程，疗程间隔 3d。

（2）选足三里、百会、风池、内关、三阴交为主穴，酌配行间、太溪、太冲、丰隆等穴，交替针刺，每日 1 次。

（3）大椎、太冲、十宣，三棱针放血 5mL。适用于高血压急症的软肋治疗。

（4）肝阳上亢：清肝潜阳为主，毫针刺，用泻法，选穴：风池、内关、三阴交、行间、侠溪、百会。痰湿中阻：运脾化痰为主，毫针用平补平泻，选穴：风隆、中脘、内关、足三里、三阴交。

（5）体针：主穴：风池、曲池、内关、足三里、三阴交、太冲。血瘀者加血海；气虚者加关元、气海；痰盛者加丰隆。每日针 1 次，每次留针 20min，10d 为 1 个疗程，休息 2d 后续针。

（6）阴虚阳亢者取百会、风池、太溪、复溜、太冲；百会施以平补平泻法，风池、太冲施以泻法，太溪、复溜行补法。痰浊中阻者取百会、中脘、脾俞、足三里、丰隆，各穴均施以泻法。血脉瘀阻者取百会、血海、归来、三阴交、合谷，各穴均施以泻法。阴阳两虚者取百会、肾俞、太溪、关元、足三里，各穴均施以补法。另外，取足三里、三阴交、合谷、神门、百会、太阳、曲池穴，阳亢者用泻法，虚证用补法，隔日 1 次，或每周 3 次，可预防眩晕发作。

（7）主穴：风池、曲池、足三里、太冲。配穴：肝火赤盛加行间、太阳。阴虚阳亢加太溪、二阴变、神门。痰湿内盛加丰隆、内关。阴阳两虚加气海、关元（灸）。方法：每次选主穴 2 个和配穴 1~2 个，行稍强针法，留针 20min。

（8）肝火亢盛证：肝俞、行间、风池、侠溪；阴虚阳亢证：肝俞、肾俞、太溪、太冲、神门、照海；痰湿壅盛证：阴陵泉、丰隆、中脘、内关、头维；阴阳两虚证：百会、血海、膈俞、足三里、三阴交、气海、肝俞、肾俞。

九、艾灸法

取穴：分两组。①足三里、悬钟；②百会、涌泉。备用穴：风池、阳陵泉、照海、委中。常用穴为主，效果不佳时配加备用穴。第一组用艾炷直接灸（无瘢痕灸），双侧均取，穴位消毒后，在穴区涂上大蒜汁或凡士林油膏，将麦粒大之艾炷直立于穴位上，用线香点燃，待艾炷烧至皮肤有灼热感时，用镊子将艾炷夹去，换一新艾炷重灸，方法同上，灸 3~5 壮。第二组及备用穴用艾卷灸，每次取 1~2 穴。百会穴为雀啄灸，艾卷点燃后，从远处向穴区接近，当患者感觉烫为 1 壮，然后再将艾条提起，从远端向百会穴接近，如此反复操作 10 次再停灸，壮与壮之间应间隔片刻，以免起疱。涌泉为温和灸，可双侧同时进行。令患者取仰卧位，将点燃的艾卷置于距皮肤 2~3cm 处施灸，以患者感温热而不灼烫为度。每次灸 15~20min。备用穴亦用温和灸法。上法每日 1 次，7~10d 为 1 个疗程。

十、按摩疗法

（1）取心俞、厥阴俞、神道、至阳、内关、三阴交等，每穴按摩 1min，内关、三阴交按摩时间可稍长。

（2）揉摩两乳间膻中穴，力量由轻渐重，以胸部舒畅为度。

（3）①阴虚阳亢取穴：以足厥阴肝经及其俞募穴为主。取百会、期门、章门、太冲、行间、太溪、肝俞、胆俞。手法：一指禅推法、抹法、扫散法等。操作方法：让患者仰卧位，医者以一指禅推百会 300 次，推面额，揉太阳，抹面部，扫散角孙，按揉期门、掌门、太冲、行间、太溪；改俯卧位，直擦两侧膀胱经，推肝俞、胆俞。随症加减：如偏于火盛者兼目赤口苦，加阳陵泉、光明以泻肝阳之火。如偏于风盛者，症见眩晕急剧，泛恶欲吐，加风池、内关、承山以泻火熄风；兼肾精亏虚者症见腰酸膝软，见肾俞、命门、腰阳关以补肾强腰。②痰湿中阻证取穴：以足太阴脾经和足阳明胃经及其俞募穴为主，取中脘、丰隆、膻中、脾俞、胃俞。手法：一指禅推法、按揉法、摩法、抹法。操作方法：患者仰卧位，以一指禅推中脘，摩腹，按顺时针方向操作，按揉膻中，推丰隆，揉太阳，扫散角孙；改俯卧位，直擦脊柱两侧的足太阳膀胱经，推肾俞、胃俞。随症加减：如兼胸闷者加横擦胸部，按揉肺俞以宣肺化痰；脘闷食少者加天枢、足三里以增强运化功能。③血脉瘀阻证取穴：以局部取穴为主，取风府、哑门、风池、肩井、合谷、阿是穴。手法：一指禅推法、按摩法、拿法。操作方法：患者坐位，以一指禅推风府、哑门、风池、阿是穴，并按揉之；三指拿风池，双手拿肩井、肩背，按揉合谷，拔伸颈项。随症加减：如因外伤所致，触到棘突偏歪者加旋转复位法；如兼肩背酸痛、手指麻木者加肩髃、肩贞、曲池，拿上肢手三阳经。④阴阳两虚证取穴：以足少阴肾经及其俞募穴为主，取肾俞、关元、气海、三阴交、神庭、太溪。手法：一指禅推法、按揉法、擦法、抹法。操作方法：患者仰卧位，一指禅推气海、关元、三阴交、太溪，按揉神庭，揉太阳，分抹面部；改俯卧位，直擦督脉和两侧的足太阳经，按揉肾俞。随症加减：偏于阴虚者加肝俞以滋补肝阴；偏于阳虚者加命门、涌泉、腰阳关以补肾壮阳。施用手法时也要少转动头部，以防加重眩晕。另外，洗面、揉头发、浴眼、擦鼻、梳头、鼓耳、抚枕后、举手、揉腰眼、擦腹、练眼、搓脚心和涌泉等，可疏导气血，改善眩晕症状。

（4）取坐位或侧卧位，垂臂低头，取至阳穴，操作者左手扶住患者肩部，右手持 1 元硬币一枚，硬币边缘置于至阳、阿是穴处，适当用力按压，持续至疼痛减轻或缓解，适用于各型眩晕头痛发作时。

十一、中药超声穴位导入疗法

取穴肝俞、肾俞、足三里、阴陵泉、三阴交、太溪、涌泉。应用 SUT-610 型超声心脑血管病治疗仪（北京天行健医疗保健科技有限公司出品）和丹参注射液或杜仲提取液。每次选用 2 个穴位，穴位及电极上涂抹相应药物治疗，每日 1 次，10d 为 1 个疗程，间隔 5d 进行下一个疗程。

十二、其他

1. 药枕疗法（决明菊花枕） 决明子 1 000g、菊花 1 000g，将决明子、菊花烘干，捣成粗药末，装入枕心，封口制成药枕。

2. 穴位放血疗法　刺穴放血疗法治疗高血压性眩晕，治疗方法为主穴选头维，眩晕兼前额闷胀不适者加攒竹；闷胀痛甚者加印堂、上星；眩晕伴额顶疼痛者加百会，剧痛者再加四神聪；眩晕兼颈项强痛者加风池；若眩晕欲仆、眼花缭乱、耳鸣昏蒙等症状突出者加太阳穴。患者取坐位或卧位，对穴位常规消毒后，用消毒弹簧刺血针（或消毒三棱针），点刺各穴 0.2~0.3cm 深，每穴令出血 6~7 滴，多至 10 余滴。

3. 穴位注射　取穴：足三里、内关；合谷、三阴交；太冲、曲池。方法：三组穴可交替使用，每穴注射天麻素 2mL，每日 1 次。

4. 皮肤针疗法　脊柱两侧，以腰骶椎为重点叩刺部位，并兼叩颈椎、前额、后脑及眼区、四肢末端。方法：采用轻刺激。先自脊椎部叩起，自上而下，先内侧，后外侧，然后再叩击颈项、头额等部位。亦可用中号或大号火罐在除头部以外的上述部位拔罐 10 个左右，时间约 15min。

第二十二章 血脂代谢紊乱

人体内血脂代谢不平衡，胆固醇和三酰甘油的进入大于排出，就叫血脂代谢紊乱，即通常所说的高脂血症或高血脂。

一、诊断依据

（一）西医诊断标准

1. 2 次以上血脂测定结果中任何 1 项指标达到下列标准者可诊断为血脂代谢异常
总胆固醇（TC）>5.72mmol/L（220mg/dL），血清低密度脂蛋白胆固醇（LDL-C）>3.64mmol/L（140mg/dL），血清高密度脂蛋白胆固醇（HDL-C）<0.91mmol/L（35mg/dL），血清三酰甘油（三酰甘油，TG）>1.70mmol/L（150mg/dL）。

2. 血脂代谢紊乱分类 可分为高 TC 血症，高 TG 血症，混合型高脂血症和低 HDL-C 血症。

（二）中医诊断标准

1. 痰浊阻滞 身重乏力，形体肥胖，胸闷或痛，纳呆腹胀，咳嗽有痰。舌红苔腻，脉弦滑。

2. 湿浊困脾 头身沉重，脘腹胀闷，肢体倦怠，纳呆恶心，尿少便溏，甚或水肿，面色萎黄。舌体胖大还有齿痕、苔腻，脉沉缓。

3. 气滞血瘀 胸闷憋气，胸背疼痛，痛处固定，两胁撑胀或痛。舌质暗或紫暗有瘀点、苔薄，脉弦或涩。

4. 脾肾两虚 体倦乏力、腰酸腿软、耳鸣眼花、月经失调、腹胀纳呆、尿少水肿、胃冷喜温。舌红或淡、苔薄白，脉沉细或迟。

5. 肝郁阴虚 体倦乏力、腰膝酸软，头晕耳鸣，目涩口干，五心烦热。舌红苔少，脉沉细或数。

6. 肝郁化火 烦躁易怒，面红目赤，头痛头晕，口燥咽干，尿黄便干。舌红苔黄，脉弦数。

7. 胃热腑实 形胖体实，大便常秘，消谷善饥，口渴欲饮。舌红苔黄厚腻，脉弦有力。

二、诊断流程

（1）血脂异常对象的检出。项目：血清 TC、血清 HDL-C、血清 TG、血清 LDL-C［用 Fnedewald 公式计算：LDL-C（mmol/L）= TC-HDL-C-TG/2.2 或 LDL-C（mg/

dL）= TC-HDL-C-TG/5，但限于 TG<4.5mmol/L，TG>4.5mmol/L 时须用直接检测法]。如首次检测发现异常则宜复查禁食 12~14h 后的血脂水平，1~2 周内血清胆固醇水平可有 110% 的变异，实验室的变异容许在 3% 以内，在判断是否存在高脂血症或决定防治措施之前，至少应有两次血标本检查的记录。

（2）判断血脂水平及类型，有条件者做基因分析。

（3）血管及心脏 B 型超声检查，胸片，必要时 CT 检查，了解动脉硬化情况。根据临床上是否已有冠心病或其他部位动脉粥样硬化性疾病及有无危险因素，结合血脂水平，全面评价。决定治疗措施及血脂的目标水平。

（4）分清原发性或继发性高脂血症，属后者则诊治其原发病。

（5）决定饮食治疗和生活方式调节的方法并给予指导。

（6）决定是否需要药物治疗及药物选择。

（7）防治进程的监测。

饮食与非调脂药物治疗后 3~6 个月复查血脂水平，如能达到要求即继续治疗，但仍每 6 个月至 1 年复查，如持续达到要求，每年复查一次。药物治疗开始后 6 周复查，如能达到要求，逐步改为每 6~12 个月复查一次，如开始治疗 3~6 个月复查血脂仍未达到要求则调整剂量或药物种类，3~6 个月后复查，达到要求后延长为每 6~12 个月复查一次，未达到要求则考虑再调整用药或联合用药种类。在药物治疗时，必须监测不良反应，包括肝、肾功能，血常规及必要时测定肌酶。

三、运动疗法

运动疗法是治疗高脂血症的重要环节。适度的体能锻炼包括散步、骑车、慢跑、打球、游泳、爬梯、做保健操等，既能促进能量消耗，又能降低血中胆固醇、三酰甘油水平；升高高密度脂蛋白胆固醇，降低外周血管阻力与血压，为此，美国全国胆固醇教育计划正式建议，预防和纠正高脂血症等多种公认危险因素（肥胖、吸烟、高血压、糖尿病、高脂血症、肾病、左室肥厚、久坐少动等），运动疗法等非药物疗法手段不失为首选的常规易行的举措之一。

高血脂的防治是一个漫长的过程，而防治此病最好的方法就是营养膳食与运动，患者在进行运动前，应进行全面的身体监测，以排除各种可能的合并症或并发症，以此确定患者的运动量。健康者、无严重合并症的高脂血症患者、低 HDL-胆固醇血症患者均可参加一般体育锻炼。合并有轻度高血压、糖尿病和无症状性冠心病及肥胖的患者，可在医生指导下进行适量的运动。体育锻炼应采取循序渐进的方式，不应操之过急，超出自己的适应能力，加重心脏负担。运动量的大小以不发生主观症状（如心悸、呼吸困难或心绞痛等）为原则。运动疗法必须要有足够的运动量并持之以恒。轻微而短暂的运动对高脂血症、低 HDL-胆固醇血症以及肥胖患者不能达到治疗的目的。只有达到一定运动量，对血清脂质才能产生有益的作用并减轻肥胖患者的体重。

1. 运动处方 ①运动方式：选择合适的运动方式是获得良好锻炼效果的前提。能够改善身体机能的运动方式有许多种，如走跑锻炼、打乒乓球、打羽毛球、练习柔力球、游泳、骑自行车、跳交谊舞、跳绳、打太极拳、跳秧歌、登山、力量练习等，但它们并不都能使血脂异常得到有效改善。其中，走跑锻炼是治疗血脂异常的一种有效的运动，可作为首选的调脂运动方式。走跑锻炼的形式包括走或跑，其动作要求为：抬头挺胸收腹、双眼平视、肩部放松、肘部弯曲约90°，双臂随走跑节奏前后摆动。②运动强度：血脂异常人群要通过锻炼获得较好的调脂效果，必须注意采用合适的运动强度。运动强度过小，收不到锻炼效果；运动强度过大，可能会诱发心脏病，甚至出现意外事故。所以在制定运动处方时，一定要确定合理的运动强度。进行走跑锻炼时，运动强度不是影响血脂异常改善效果的主要因素，低强度的走跑锻炼就可收到较好的改善血脂异常的效果，而中等强度的走跑锻炼并不能带来更多的有益性改变。每次锻炼的持续时间比运动强度更为重要，较为全面的血脂状况改善要在较长的锻炼周期（6个月）后才能出现。因此，锻炼要持之以恒。根据研究，走跑锻炼的运动强度为最大心率的50%～60%。③运动时间：根据研究，每次锻炼的有效运动时间应达到30～60min，锻炼前应有5～10min的准备活动，锻炼后应有5～10min的整理活动。准备活动可以改善关节的活动幅度，降低肌肉韧带的黏滞性，提高心肺功能以适应将要开始的运动，整理活动则有助于调整心率和血压恢复到接近安静时的水平，促进疲劳的消除。每次锻炼的有效运动时间达到30min，即可起到有效改善血脂异常的作用，达到60min则效果更好。故建议血脂异常患者在按上述运动处方锻炼时，在身体能够承受的情况下，适当加长运动时间，以获得更好的血脂改善效果。④运动频率：每天锻炼1次，每周锻炼5d。

2. 老年人高脂血症的运动方案 ①运动项目：耐力运动：步行，从散步、慢走向快走或慢跑过渡，持续或间歇进行；也可选择其他活动，如球类运动、游泳，各种形式的体操，如广播操、韵律操等，娱乐活动如郊游、跳交谊舞等，以及我国传统运动如太极拳、太极剑等。肌力训练：根据健康状态选择"肌力练习操"进行颈、背、腰和下肢的肌力练习。②运动强度、时间和频度：耐力运动运动强度控制在个人最大心率的50%～70%。开始时运动强度要低于按年龄预测计算的目标心率，老年人适于采用主观用力评分或称自觉运动强度分级表，自己掌握运动强度，以9～13级为宜。运动能力低的每天运动1次，每次10～20min。运动能力高的，每周3～5次，每次20～30min。肌力训练可选择肌力练习操。肌力练习操的各个动作，重复5～10次，间歇30～50min，循环进行，每周进行3～5次。

四、针灸疗法

取穴原则为健脾化痰，疏肝利胆，宽胸理气，利湿降浊。常用穴位除肺、小肠、三焦、肾经及督脉外，主要集中在14经中的其他9条经脉，如内关、郄门、间使、神门、通里、合谷、曲池、乳根、足三里、丰隆、阳陵泉、肺俞、厥阴俞、心俞、督俞、三阴交、太白、公孙、太冲、曲泉、中脘、鸠尾、膻中等。每次辨证选取3～5穴，日针1次，留针20～30min，10次为1个疗程，休息2～5d后可行第2疗程。共1～4个疗程。可用针刺、电针，也可用灸或穴位埋线或激光照射。

五、耳穴疗法

（1）取饥饿点、口、肺、脾、内分泌、肾、直肠下段等穴，或取敏感点，用短毫针刺或王不留行籽或白芥子压穴。耳针：取饥饿点、口、肺、脾、内分泌、肾、直肠下段等穴，或取敏感点，用短毫针刺或王不留行籽或白芥子压穴。适用于轻中度高脂血症。

（2）取穴：取脾、胃、内分泌等穴，或取敏感点。方法：用耳贴王不留行籽压穴。每次取4~6穴，两耳交替，3d换药1次，5次为1个疗程，共1~4个疗程。适用于高脂血症。

（3）1组为肺、脾、肝、肾；2组为口、胃、三焦、大肠；3组为饥饿点、神门、内分泌、脑点。用耳穴针刺或者埋针，也可用王不留行籽或者白芥子贴压，每日多按压，使之产生酸沉重胀感为宜。三组穴位每次选用2~3个，各穴交替使用，每3d换穴1次，10次为1个疗程，连续治疗3个疗程。适用于中重度高脂血症。

六、推拿疗法

可用自我推拿法：揉内关，先左后右；揉屋翳、渊腋、辄筋各穴，重点揉左侧，每穴揉30次；肾虚者加揉三阴交、涌泉穴；失眠便秘者仰卧做顺时针方向摩腹；气血两虚者摩中脘、天枢、气海穴，按脾俞、胃俞、足三里穴；痰浊甚者揉天突、膻中穴。每日2~3次，持之以恒，必有作用。

七、气功疗法

高脂血症患者的气功锻炼应着重调畅气血，增强脏腑功能，故应以动功或动静结合的功法为宜，不宜单纯静功。六字诀、洗髓金经、太极功、神游功、蟾浴功等有一定降脂减肥作用。

八、中药穴位超声治疗

取穴三阴交、足三里、脾俞、胃俞、气海、天枢。每次选用2个穴位，穴位及电极上涂抹相应药物（脉络宁注射液或葛根素注射液）治疗，每日1次，10d为1个疗程，间隔5d进行下一个疗程。

九、其他

1. 取穴 神阙穴，耳穴肺、脾、肝、肾、三焦、大肠、内分泌、饥饿点、皮质下。每次灸神阙穴20~30min，每日1次，连续2个月，配合王不留行籽贴压耳穴（每次选用3~5个，交替使用），每3d换穴1次，10次为1个疗程。

2. 穴位注射 采用丹参注射液穴位注射内关、足三里、三阴交、丰隆、太冲穴等，每次选2个穴位，每穴注射丹参注射液1mL，每日1次，交替选用其他穴位，30d为1疗程。

第二十三章　病毒性心肌炎

心肌炎是指心肌局限性或弥漫性的急性或慢性炎症病变。可分为感染性和非感染性两大类。前者由细菌、病毒、螺旋体、立克次体、霉菌、原虫、蠕虫等感染所致。后者包括过敏或变态反应性心肌炎如风湿病以及理化因素或药物所致的心肌炎等。由病毒感染所致心肌炎，病程在3个月以内者称为急性病毒性心肌炎。

一、诊断标准

（一）西医诊断标准

1. 病史与体征　在上呼吸道感染、腹泻等病毒感染后3周内出现心脏表现。如出现不能用一般原因解释的感染后重度乏力、胸闷、头昏（心排血量降低所致）、心尖第一心音明显减弱、舒张期奔马律、心包摩擦音、心脏扩大、充血性心力衰竭或阿-斯综合征等。

2. 心电图　上述感染后3周内新出现下列心律失常或心电图改变：① 窦性心动过速、房室传导阻滞、窦房阻滞或束支阻滞。②多源、成对室性早搏。自主性房性或交界性心动过速，阵发或非阵发性室性心动过速，心房或心室扑动或颤动。③两个以上导联ST段呈水平型或下斜型下移≥0.01mV或ST段异常抬高或出现异常Q波。

3. 心肌损伤的参考指标　病程中血清心肌肌钙蛋白I或肌钙蛋白T（强调定量测定）、CK-MB明显增高。超声心动图示心腔扩大或室壁活动异常和（或）核素心功能检查证实左室收缩或舒张功能减弱。

4. 病原学依据　①在急性期从心内膜、心肌、心包或心包穿刺液中检测出病毒、病毒基因片段或病毒蛋白抗原。②病毒抗体：第二份血清中同型病毒抗体（如柯萨奇B组病毒中和抗体或流行性感冒病毒血凝抑制抗体等）滴度较第一份血清升高4倍（2份血清应相隔2周以上）或一次抗体效价≥640者为阳性，≥320者为可疑阳性（如以1：32为基础者则宜以≥256为阳性，≥128为可疑阳性，根据不同实验室标准做决定）。③病毒特异性IgM≥1：320者为阳性（按各实验室诊断标准，需在严格质控条件下）。如同时有血中肠道病毒核酸阳性者更支持有近期病毒感染。

如患者有阿-斯综合征发作、充血性心力衰竭伴或不伴心肌梗死样心电图改变、心源性休克、急性肾功能衰竭、持续性室性心动过速伴低血压或心肌心包炎等一项或多项表现，可诊断为重症病毒性心肌炎。如仅在病毒感染后3周内出现少数早搏或轻度T波改变，不宜轻易诊断为急性病毒性心肌炎。

对难以明确诊断者，可进行长期随访，有条件时可做心内膜心肌活检进行病毒基因检测及病理学检查。

（二）中医诊断（辨证）标准

中医辨证标准，分急性期、恢复期和慢性期三期。

1. 急性期（病程<3 个月）

（1）风热犯肺、热扰心神：胸闷、心悸、发热、恶风、头痛、鼻塞流涕或咳嗽、舌尖红、苔薄白或微黄，脉浮数或结代。

（2）寒湿困脾、心脾两虚：心悸乏力、胸闷、大便清稀如水样、腹痛肠鸣、脘寒少食，舌苔白滑，脉濡或结代。

（3）邪毒舍心、耗气伤阴：热病之后，口干唇燥、口渴欲饮、胸闷、心悸乏力、气短、恶心纳呆，舌质光红，脉细数或结代。

（4）阳虚水泛：面色苍白、头晕、胸闷、心悸、气短、嗜睡、纳呆、形寒肢冷、神疲汗出，或腹痛便溏、肢体水肿，舌淡苔白腻，脉象无力或迟缓或结代。

（5）阳虚气脱：起病急骤、心悸喘促、倚息不得卧、自汗不止、手足厥冷、口唇青紫、烦躁不安，舌质淡苔白，脉微欲绝。

2. 恢复期（病程大于 3 个月，小于 1 年）

（1）营卫不足：胸闷、心悸乏力、食少、自汗或身热、渴喜热饮，舌嫩质淡，脉虚或结代。

（2）气阴两虚：心悸乏力、胸闷、气短、失眠多梦、五心烦躁，脉结代，舌红少苔。

3. 慢性期（病程 1 年以后）

（1）心虚胆怯：心悸因惊恐而发，悸动不安、气短自汗、神倦乏力、少寐多梦，舌淡苔薄白，脉弦细或结代。

（2）心脾两虚：心悸不安、失眠健忘、面色苍白、头晕乏力、气短易汗、纳少胸闷，舌淡红，苔薄白，脉细弦或结代。

（3）阴虚火旺：心悸不宁、思虑劳心尤甚、心中烦热、少寐多梦、头晕目眩、耳鸣口干、烘热汗出，舌质淡红、苔薄黄，脉细弦数或结代。

（4）痰阻心脉：胸闷憋气、心悸、头晕、恶心欲吐、脘痞纳呆、身重嗜卧，舌体胖、质淡暗、苔白腻，脉濡或结代。

（5）心血瘀阻：心悸怔忡、胸闷痛，舌质紫暗或有瘀斑，脉细涩或促结代。

（6）心阳虚弱：心悸甚，动则加剧、胸闷气促、畏寒肢冷、头晕、面色苍白，舌淡而胖、苔白，脉沉而细或迟而不至或结代。

二、诊断流程

（1）病史采集应包括病因，症状发生、发展过程，加重及缓解因素，严重程度，有无合并症，治疗经过及治疗反应。

（2）起病前 1~3 周内常有上呼吸道或消化道感染史和肌酸痛等症状。

（3）起病可无明显症状。也可出现乏力、胸闷、胸痛、心悸、头晕、呼吸困难、心源性晕厥和心功能不全的症状。

（4）与之鉴别的症状：胸痛、心悸、晕厥、呼吸困难。

（5）全身检查：体温、脉搏、呼吸、血压、神志、体位。

（6）专科检查：

1）心脏体征：心界、心率、心律、心音、杂音及附加音。

2）肺部体征：呼吸频率、肺部啰音、性质及范围。

（7）三大常规、电解质、肝肾功能、血沉、抗"O"、C反应蛋白、血清谷草转氨酶、乳酸脱氢酶、肌酸磷酸激酶及其同工酶活性增高。血清病毒抗体滴度高于正常4倍。

（8）辅助检查：

1）胸部X线片（正侧位）。

2）心电图。

3）超声心动图。

4）核素心肌显影（必要时）。

（9）特殊检查：心肌活检（必要时）。

三、针灸疗法

（1）常用穴位有内关、神门、膻中、心俞、合谷、曲池、三里、外关等。以补法为主。每日或隔日1次。对心肌炎引起的缓慢性或快速性心律失常均可使用。

体针：常用穴位有内关、神门、膻中、心俞、合谷、曲池、三里、外关等。以补法为主。每日或隔日1次。对病毒性心肌炎引起的缓慢性或快速性心律失常均可使用。

（2）选心俞、厥阴俞、内关、太冲，并随症加减。每日1次，1周为1个疗程。适用于本病心悸、胸痹者。

（3）选心俞、厥阴俞、内关、阳陵泉、三阴交、劳宫，单侧取穴，交替使用。每日1次，1周为1个疗程。适用于本病心悸、胸痹者。

（4）主穴：取心俞、巨阙、间使、神门、血海，配穴取大陵、膏肓、丰隆、内关。邪毒犯心高热者，针曲池；咽痛者，针少商、合谷，以上采用泻法。期前收缩配阴郄；心动过速配手三里、侠白；心动过缓配通里、素髎、列缺；以上采用补法，得气后留针30min，隔日1次。

（5）主穴：心俞、内关、膻中、足三里、三阴交。每日针1次，每次留针20min，10d为1个疗程，休息2d后续针。适用于心肌炎后遗症。

四、耳穴疗法

（1）主穴：心、皮质下、神门、肾上腺、肾。取3~4穴，王不留行籽耳压，每日按压4~5次，两耳交替。10d为1个疗程。适用于心肌炎、心律失常。

（2）取穴：心、神门、交感、皮质下。每次选2~3个穴位，用王不留行籽1粒，找准上述耳部穴位，用胶布固定，用手按压轻揉穴位，局部产生酸、麻、胀、痛的感觉，每个穴位5~10min，每日2~3次。适用于心肌炎、心悸、胸痛、胸闷、气短。

（3）选取内分泌、心、交感、神门等穴，用胶布固定王不留行籽，每天按压2~3

次。每次 5min，保留 5~7d。适用于本病心悸、胸痹者。

（4）常用穴位有心、内分泌、神门、肾、脾、肺、三焦等。用王不留行籽，每次 3~5 穴按压，每日 3~4 次，可用于各期。

五、其他

1. 推拿疗法　用两手中指腹，按压迎香穴 15s，最后顺、逆时针方向各按摩 16 次。

2. 穴位注射　取天池、膻中、内关、郄上穴，以当归注射液 0.3~2mL，在上述穴位内分别注射，隔日 1 次，10d 为 1 个疗程。适用于本病心悸、胸痹者。

3. 气功疗法　据病选练不同的功法，体弱者，宜练养功、放松功等静功，亦可配合保健功，洗髓金经。后期可练太极拳、鹤翔桩等，但应避免体力活动过度，以免增加心脏负担。气功具有调和阳阴、促进疾病恢复、增强抵御病邪的作用。

4. 穴位贴敷　选穴膻中、心俞、厥阴俞。选用银花、黄芪、黄芩、莲子、降香、冰片等研粉贴敷穴位，每日 1 次，10d 为 1 个疗程。

第二十四章　心肌病

心肌病是一组异质性心肌疾病，由不同病因引起心脏机械和电活动的异常，表现为心室不适当的肥厚或扩张。严重心肌病会引起心血管性死亡或进展性心力衰竭。心肌病通常分为原发性心肌病和继发性心肌病，其中原发性心肌病包括扩张型心肌病、肥厚型心肌病、限制型心肌病、致心律失常性右室心肌病和未定型心肌病。继发性心肌病指心肌病是全身性疾病的一部分。

一、诊断标准

（一）西医诊断标准

1. 扩张型心肌病（dilated cardiomyopathy，DCM）　具有心室扩大和心肌收缩功能降低的客观证据：①LVEDD>5.0cm（女性）和LVEDD>5.5cm（男性）（或大于年龄和体表面积预测值117%，即预测值的2倍SD+5%）；②LVEF<45%（Simpsons法），LVFS<25%；③发病时除外高血压、心脏瓣膜病、先天性心脏病或缺血性心脏病。

2. 肥厚型心肌病（hypertrophic cardiomyopathy，HCM）

主要标准：①超声心动图左心室壁或（和）室间隔厚度超过15mm。②组织多普勒、磁共振发现心尖、近心尖室间隔部位肥厚，心肌致密或间质排列紊乱。

次要标准：①35岁以内患者，12导联心电图 I、aVL、$V_{4\sim6}$ 导联 ST 段下移，深对称性倒置 T 波。②二维超声室间隔和左室壁厚 11~14mm。③基因筛查发现已知基因突变，或新的突变位点，与 HCM 连锁。

排除标准：①高血压病，风湿性心脏病二尖瓣病，先天性心脏病（房间隔、室间隔缺损）及代谢性疾病伴发心肌肥厚。②运动员心脏肥厚。

临床确诊 HCM 标准：符合以下任何一项者：1 项主要标准+排除标准；1 项主要标准+次要标准③即阳性基因突变；1 项主要标准+排除标准②；次要标准②和③；次要标准①和③。

诊断 FHCM 依据：①依据临床表现、超声诊断的 HCM 患者，除本人（先证者）以外，三代直系亲属中有两个或以上被确定为 HCM 或 HCM 致猝死患者。②HCM 患者家族中，两个或以上的成员发现同一基因，同一位点突变，室间隔或左室壁超过13mm，青少年成员 11~14mm。③HCM 患者及三代亲属中有与先证者相同基因突变位点，伴或不伴心电图、超声心动图异常者。符合三条中任何一条均诊断为 FHCM，该家族为 FHCM 家系。

诊断 FHCM：除发病就诊的先证者以外，三代直系亲属中有两个或以上成员诊断

HCM 或存在相同 DNA 位点变异。FHCM 诊断后对其遗传背景筛查和确定，随访无临床表现的基因突变携带者，及时确定临床表型十分重要。

心尖 HCM 的诊断：肥厚病变集中在室间隔和左室心尖部，心电图 I、aVL、$V_{4~6}$ 导联（深度、对称、倒置 T 波）提供重要诊断依据，确定诊断依靠二维超声心动图、多普勒、磁共振等影像检查。

根据超声心动图检查时测定的左心室流出道与主动脉峰值压力阶差（LVOTG），可将 HCM 患者分为梗阻性、非梗阻性及隐匿梗阻性 3 种类型。安静时 LVOTG ≥30mmHg 为梗阻性；安静时 LVOTG 正常，负荷运动时 LVOTG ≥30mmHg 为隐匿梗阻性；安静或负荷时 LVOTG 均 <30mmHg 为非梗阻性。

3. 限制性心肌病 以心内膜心肌纤维增生为主，心室腔变小，心室收缩舒张均受影响，以舒张功能障碍为主。临床以右心回流障碍为主要表现，颇似缩窄性心包炎。

（二）中医诊断（辨证）标准

1. 心肾阳虚，水凌心肺 喘咳气逆，倚息难以平卧，咯痰稀白，心悸，而且肢体水肿，小便量少，形寒肢冷，面唇青紫，舌胖暗、苔白滑，脉沉细。

2. 肾阳衰微（水肿） 面目水肿，腰以下尤甚，按之凹陷不起，心悸，腰部酸重，尿量减少，四肢厥冷，形寒神疲，面色㿠白或灰滞，舌质淡胖、苔白，脉沉细或沉迟无力。

二、诊断流程

在进行 DCM 诊断时需要排除引起心肌损害的其他疾病，如高血压、冠心病、心脏瓣膜病、先天性心脏病、酒精性心肌病、心动过速性心肌病、心包疾病、系统性疾病、肺心病和神经肌肉性疾病等。

1. 家族性 DCM 符合 DCM 临床诊断标准，具备以下家族史之一者即可诊断：①在一个家系中（包括先证者）在内有 ≥2 例 DCM 患者；②在 DCM 患者的一级亲属中有尸检证实为 DCM，或有不明原因的 50 岁以下猝死者。

2. 免疫性 DCM 符合 DCM 临床诊断标准，血清免疫标志物 AHA 检测为阳性，或具有以下 3 项中的一项证据：①存在经心肌活检证实有炎症浸润的 VMC 病史；②存在心肌炎自然演变为心肌病的病史；③肠病毒 RNA 的持续表达，推荐常规检测 AHA（Ⅰ类推荐）。

3. 酒精性心肌病 符合 DCM 临床诊断标准，长期过量饮酒（WHO 标准：女性 >40g/d，男性 >80g/d，饮酒 5 年以上），既往无其他心脏病病史，早期发现戒酒 6 个月后 DCM 临床状态得到缓解。

4. 围生期心肌病 符合 DCM 临床诊断标准，多发生于妊娠期最后 1 个月或产后 5 个月内，AHA 在 46%~60% 的 PPCM 患者中检测为阳性，推荐常规检测嗜心肌病毒和 AHA。

5. 心动过速性 DCM 符合 DCM 临床诊断标准，具有发作时间 ≥ 每天总时间的 12%~15% 的持续性心动过速，心室率多 >160 次/min。

6. 特发性 DCM 符合 DCM 临床诊断标准，病因不明。AHA 在 41%~85% 特发性

DCM 患者中检测为阳性，推荐检测 AHA。

7. 自身免疫性心肌病　符合 DCM 临床诊断标准，具有系统性红斑狼疮、胶原血管病、白塞氏病等证据。

8. 代谢内分泌性和营养性疾病继发的心肌病　符合 DCM 临床诊断标准，具有嗜铬细胞瘤、甲状腺疾病、肉毒碱代谢紊乱、微量元素缺乏致心肌病等证据。

9. 其他器官疾病并发心肌病　尿毒症性心肌病、贫血性心肌病、淋巴瘤浸润性心肌病等，符合 DCM 临床诊断标准。

10. HCM 猝死高危因素评估

（1）超声心动图检查 HCM 患者时，必须测定左室流出道与主动脉压力阶差，判断 HCM 是否伴梗阻。安静时压力阶差超过 30mmHg 为梗阻性 HCM。隐匿型梗阻负荷运动压差超过 30mmHg，无梗阻性安静或负荷时压力阶差低于 30mmHg。

（2）识别和评估高危 HCM 患者，判断高危患者的主要依据是：①主要危险因素：心搏骤停（心室颤动）存活者；自发性持续性室性心动过速；未成年猝死的家族史；晕厥史；运动后血压反应异常，收缩压不升高或反而降低，运动前至最大运动量负荷点血压峰值差小于 20mmHg；左室壁或室间隔厚度超过或等于 30mm；流出道压力阶差超过 50mmHg。②次要危险因素：非持续性室性心动过速，心房颤动；FHCM 恶性基因型，如 α-MHC、cTnT 和 cTnI 的某些突变位点。

（3）对 FHCM 家系中 12 岁以下儿童，详细询问、记录其亲属中未成年 HCM 猝死和其他恶性并发症，12 导联心电图和超声心动图检查，每 1 年或 1 年半评估 1 次。有未成年死亡、严重并发症等恶性家族史的亲属，职业和竞赛型体育运动员，HCM 心脏症状出现以及怀疑左室肥厚者，应随时诊治。18~21 岁 1.0~1.5 年检查登记和评估 1 次。21 岁以上，无特殊发现，可每隔 5 年检查 1 次。如果 12 岁之前发现携带与家系中相同基因突变，随访至成年，近年报道有个别基因位点变异 50 岁以后发病。

三、康复运动

参照慢性心力衰竭。

四、针灸疗法

内关、少府、心俞、神门、足三里、阴陵泉、三焦俞、水分、阳凌泉、三阴交、水道等。每次取穴 4~5 个，每日 1 次，7~10d 为 1 个疗程，休息 2~7d 再行下一疗程。

五、耳穴疗法

（1）选穴心、肺、肾、脾、神门、内分泌、三焦等。用耳贴或王不留行籽压穴。每次取 4~6 穴，两耳交替，3d 换药 1 次，5 次为 1 个疗程，共 1~4 个疗程。

（2）取穴交感、心、肾、内分泌、肺、神门。每周 1 次，每次贴敷 5d，左右耳交替，5 次 1 个疗程。

六、灸法

选穴：心俞、列缺、百会、神阙、膻中、关元、内关、足三里、三焦俞、肾俞、肺俞、气海、三阴交等。每次选用 3~5 穴，艾条灸 15~20min，灸至皮肤潮红为度，每日 1 次，10 次为 1 个疗程。

七、穴位贴敷

（1）取良姜、香附、吴茱萸等份，贴敷神阙穴，1 次/d。适用于心衰纳差者。

（2）葱白、白胡椒等分，外敷神阙穴。适用于各种顽固性心衰，出现利尿剂抵抗者。

八、中药熏洗疗法

（1）伸筋草、透骨草、桂枝、当归尾、鸡血藤、路路通、夜交藤。煎汤熏洗双足，持续 20~30min，1 次/d，10d 为 1 个疗程。

（2）益母草、泽兰、泽泻、食盐。煎汤熏洗双足，持续 20~30min，1 次/d，10d 为 1 个疗程。

第二十五章　慢性肺源性心脏病

慢性肺源性心脏病（chronic pulmonary heart disease）简称肺心病，是由肺组织、胸廓疾病、肺血管病或呼吸调节功能障碍引起肺组织结构和功能异常，肺动脉高压，致右心室扩张和肥厚，伴或不伴右心衰竭的一种心脏病。

一、诊断标准

（一）西医诊断标准

1. 肺血管 X 线征象　右肺下动脉扩张是肺动脉高压的重要指征，并认为右肺下动脉干>15mm，右肺下动脉干横径与器官横径比值>1.00~1.07，就可诊断为肺动脉高压。此外，后前位肺动脉段凸出 3~5mm，中心肺动脉干扩张而外围分支纤细，两者之间形成鲜明对比也是肺动脉高压的重要征象。

2. 心脏 X 线征象

（1）心尖上翘或圆突。

（2）右心室流出道（漏斗部），表现为后前位心脏左上部的膨隆，和后前斜位圆锥部的凸出，一般认为凸出> 7mm 就有诊断意义。

（3）心前缘向前凸隆。

3. 慢性肺源性心脏病心电图诊断标准

（1）主要条件：

1）额面平均电轴≥+90°。

2）V_1 R/S≥1。

3）重度顺钟向转位（V_5R/S≤1）。

4）RV_1+SV_5>1.05mV。

5）aVR R/S 或 R/Q≥1。

6）V_1~V_3呈 QS、Qr、qr（需除外心肌梗死）。

7）肺型 P 波：①P 电压≥0.22mV。②电压≥0.2mV 呈尖峰型，结合 P 电轴>+80°。③当低电压时 P 电压>1/2R，呈尖峰型，结合电轴>+80°。

（2）次要条件：

1）肢导联低电压。

2）右束支传导阻（不完全性或完全性）。

具有一条主要的即可诊断，两条次要的为可疑肺心病的心电图的表现。

4. 慢性肺源性心脏病超声心动图诊断标准

（1）主要条件：

1）右室流出道内径≥30mm。

2）右心室内径≥20mm。

3）右心室流出道≥5.0mm，或有前壁搏动幅度增强者。

4）左/右心室内径比值<2。

5）右肺动脉内径≥18mm，或肺动脉干20mm。

6）右心室流出道/左房内径比值>1.4。

7）肺动脉瓣曲线出现肺动脉高压征象者（a波低平或<2mm，有收缩中期关闭征等）。

（2）参考条件：

1）室间隔厚度≥12mm，搏幅<5mm或呈矛盾运动征象者。

2）右心房增大，≥25mm（剑突下区）。

3）三尖瓣前叶曲线DE、EF速度增快，E峰呈尖高型，或有AC间期延长者。

4）二尖瓣前叶曲线幅度低CE<18mm，CD段上升缓慢，延长，呈水平位或有EF下降速度减慢，<90mm/s。

凡有肺胸疾病的患者，具有上述两项条件者（其中必具一项主要条件）均可诊断肺心病。上述标准仅适用于心前区探测部位。

5. 肺性脑病的诊断

（1）慢性肺胸疾病患者伴有呼吸衰竭，出现缺氧、CO_2潴留的临床表现。

（2）有意识障碍，精神神经症状或体征，并能除外其他原因引起者。

（3）血气、CO_2结合力分析，pH值可作为诊断参考。

6. 肺性脑病临床分型标准

（1）轻型：①出现神志恍惚、淡漠、嗜睡、精神异常或兴奋、多语表现。②无神经系统异常体征。

（2）中型：①出现半昏迷、谵妄、躁动、肌肉轻度抽动或语无伦次。②结膜充血、水肿、多汗、腹胀，对各种反应迟钝，瞳孔对光反射迟钝。

（3）重型：①出现昏迷或癫痫样抽搐。②结膜充血、水肿、多汗或有眼底视盘水肿，对各种刺激无反应，反射消失，或出现病理性神经系统体征、瞳孔扩大或缩小。③可合并有上消化道出血或休克或弥漫性血管内凝血。

（二）中医诊断（辨证）标准

肺心病属中医肺胀、喘证等范畴，现行标准规范病名为肺胀（肺心病代偿期）、肺心病（肺心病失代偿期）。

1. 肺胀　常继发于肺咳、哮病等之后，因肺气长期壅滞，肺叶恒久膨胀，不能敛降，而胀廓充胸，以胸中胀闷，咳嗽咳痰，气短而喘为主要表现的肺系疾病。（注：一般见于COPD，肺心病代偿期）

2. 肺心病　因肺病日久，痰气阻滞，进而导致心脉淤阻，以咳嗽气喘，咯痰，心悸水肿，唇舌紫暗等为主要表现的肺病及心的疾病。（注：一般见于肺心病失代偿期）

3. 肺衰　因肺脏的各种长期疾患，或因邪毒伤肺、或心脑肾等脏的病变累及肺，使肺气衰竭，不能吐故纳新，浊气痰液内阻。以喘息抬肩，唇紫，咳逆痰壅为主要表现的脱病类疾病。（注：一般见于呼吸衰竭）。

4. 肺厥 肺气衰竭，清气匮乏，浊气内蓄，脑神清窍失养。在肺病的基础上以神志昏蒙为主要表现的肺病及脑的厥病类疾病。

辨证标准：

1. 寒痰壅肺 咳喘气急，劳则即著，胸部胀闷，痰白而稀，纳少倦怠。舌苔薄白而腻，脉弦滑。

2. 热痰蕴肺 咳嗽气促，痰黄而稠，不易咯出，大便干燥，小便黄赤，口干，舌红、苔黄或黄腻，脉滑数或弦数。

3. 痰蒙清窍 神志恍惚，烦躁不安，或表情淡漠，嗜睡，甚至昏迷，或肢体抽搐，咳喘气促，咯痰不爽。舌质暗红或淡紫、苔白腻或黄腻，脉细滑数。

4. 肺肾气虚 咳嗽气短，活动后加重，甚则张口抬肩，不能平卧，痰白而稀，无力咯出，胸闷心悸，汗出。舌淡或暗，脉沉细数或有结代。

5. 脾肾阳虚 面浮肢肿，心悸喘咳，咯痰清稀，脘痞纳差，形寒肢冷，腰膝酸软，小便清长，大便稀溏。舌胖质暗、苔白滑，脉沉细。

二、诊断流程

（1）全面细致的查体，能及时发现有无心力衰竭、肺性脑病的发生及其他系统并发症的发生，有助于判断病情的轻重及预后。

1）明确有无肺气肿的体征：望触叩听必须到位，肺动脉瓣区第二心音亢进、上腹部剑突下有明显心脏搏动是病变累及心脏的表现，应仔细检查。

2）明确有无肺部感染的体征：肺部感染是三种疾病发作或加重的主要诱因，查体时要注意肺部有无干湿性啰音。注意观察啰音的变化，并结合症状、理化检查来判断有无感染存在。

3）发绀：不能仅凭有无发绀及其程度来判断缺氧的情况，还必须通过血气分析来明确掌握缺氧的程度。

4）呼吸困难及其类型：主要观察患者呼吸频率及节律方面的改变。对于严重肺心病患者，有时可发生二氧化碳麻醉而无呼吸困难表现，此时病情更重，切不可忽视。

5）右心衰：心率加快、颈静脉怒张、肝颈反流征阳性、肝大及压痛、下肢水肿或腹水等。

6）肺性脑病：除有精神障碍的症状外，应严密观察患者有无抽搐、震颤及神志改变，如淡漠、嗜睡、昏迷等。

（2）必须及时进行痰培养及药敏试验，同时应注意正确的留取痰液标本的方法。

（3）如患者病情危重，在搬动、检查过程中可能使病情加重或发生危险者，应考虑及时行床旁 X 线胸片及心电图检查。

（4）血气分析：血气分析的抽血方法必须熟练正确，以确保是动脉血气。同时，对血气分析应注意以下两点：①血气的多个指标需相互印证、对照，全面评价；②要结合临床，不能只局限于实验数据而忽视临床状态、病史及所采取的治疗措施等。

（5）肺功能测定：可以判断患者通气、换气功能障碍的程度，但在心肺功能衰竭期不要进行肺功能检查，一般在症状缓解期进行。

（6）超声心动图、胸部CT、右心导管检查等宜根据病情酌情考虑。

（7）根据可能出现的并发症进行相关检查：电解质紊乱在发作期及治疗过程中最易出现，应定期检查；肝肾功能损害、上消化道出血等也经常发生，应注意查肝肾功能及血、大便常规。

三、针灸疗法

（1）选定喘、膻中、肺俞、大椎、合谷为主穴，每次取1~2个穴位。配穴为：体虚畏寒加足三里、肾俞；痰多加丰隆；咳嗽频繁加天突。每日1~2次，10~15次为1个疗程。

（2）针刺根据病情需要，可选用定喘、列缺、尺泽、合谷、膻中、足三里、肺俞等。

（3）选用无烟灸，适用于气虚血瘀、心肾阳虚、血瘀水停证等症。选穴：肺俞、脾俞、肾俞、足三里、定喘、气海、丰隆、关元、膏肓俞、命门等。每次选3~4个穴，每穴30min，每日1次；可直接灸或隔姜灸，10~15d为1个疗程。

（4）取穴：肺俞、脾俞、丰隆、定喘、膻中、肾俞、膈俞、大椎等。患者仰卧位，在膻中穴拔5~10min；再令患者俯卧位，辨证选取其他穴位，每次10~15min。每天1次，5次为1个疗程。

四、穴位贴敷

（1）神阙穴贴敷：一捻金散（大黄、槟榔、二丑、朱砂、党参），蜜调，取适量置专用脐贴上，敷于神阙穴，可用于痰热较盛之咳嗽、气喘者，每日1次，每次敷12~24h。

（2）当归大黄膏（当归、大黄、芒硝、甘草），蜜调，取适量置专用脐贴上，敷于神阙穴，可用于辅助治疗喘咳、大便秘结者，每日1次，每次12~24h。

（3）伏天贴敷疗法：白芥子、细辛、元胡、甘遂共为末，取适量调敷肺俞、膏肓、百劳等穴位，分别在一伏、二伏、三伏贴敷，每次贴敷要4~6h，以祛散伏痰、止咳、平喘预防复发加重。

五、中药足浴

寒饮射肺证：桂枝、干姜、清半夏、甘草等。痰热壅肺证：陈皮、半夏、桑白皮、鱼腥草等。气虚血瘀证：党参、黄芪、丹参、红花等。阳虚水泛证：制附子、丹参、泽兰、桂枝、椒目等。上药水煎，共取药液约400mL，加热水2 000mL倒入桶内，调节水温以不烫为度，将双足浸入桶内，每次浴足30min，每日1次，10~15d为1个疗程。

六、中药雾化吸入

寒性咳喘用麻黄、桂枝、杏仁、甘草各10g，橘红5g；热性咳喘用麻黄5g、杏仁10g、黄芩10g、石膏30g、桑白皮15g、金银花20g。两方分别水煎，共2次，合2次煎液，浓缩过滤沉淀取汁500mL，装瓶，超声雾化口腔吸入，每次40min。

第二十六章 风湿性心脏病

风湿性心脏病（rheumatic heart disease）简称风心病，是风湿性炎症过程所致瓣膜损害，主要累及 40 岁以下人群。20 世纪 70 年代我国风心病的患病率成人为 1.9% ~ 2.9%，儿童为 0.4% ~2.7%。20 世纪 80 年代分别为 1.99% 和 0.25%，已有所下降。但风心病仍是我国常见的心脏病之一。

一、诊断标准

（一）西医诊断标准

1. 二尖瓣关闭不全 风湿性二尖瓣关闭不全患者，常仅有轻度症状，当有风湿活动、感染性心内膜炎或腱索断裂时症状加重，75% 的二尖瓣关闭不全患者发生房颤，房颤可增加左心房的压力。左心室容量过大是引起患者二尖瓣关闭不全、心悸气短的另一重要原因。病变的后期可有肺水肿、咯血和右心衰竭。

2. 主动脉瓣狭窄 主动脉瓣狭窄患者在代偿期可无症状，瓣口重度狭窄的患者大多有倦怠、呼吸困难（劳力性或阵发性）、心绞痛、眩晕或晕厥，甚至突然死亡。

3. 三尖瓣狭窄 三尖瓣狭窄的临床表现可因同时存在的二尖瓣狭窄而不甚显著或与二尖瓣狭窄的症状混淆。患者较易疲乏，常诉右上腹不适或胀痛及周身水肿。颈静脉的明显搏动常使患者颈部有一种扑动性不适感。此外，由于胃肠道的瘀血，患者常诉食欲不振、恶心、呕吐或嗳气等。少数患者还可发生晕厥，周期性发绀或胸骨后不适，可有呼吸困难。

4. 三尖瓣关闭不全 无肺动脉高压的三尖瓣关闭不全的症状相对较轻。肺动脉高压及三尖瓣关闭不全并存时，心输出量降低，右心衰竭症状明显。可表现为乏力，全身水肿，腹腔积液及肝瘀血引起的右季肋区和右上腹胀痛。有颈部或腹部静脉搏动感，特别在体力劳动或情绪激动时更为明显。有时可有眼球搏动，部分患者可有轻度黄疸。许多三尖瓣关闭不全患者中，病情逐渐发展时，由并发存在的二尖瓣病变所引起的肺瘀血可减轻，但虚弱、乏力及其他心输出量下降症状却变得明显。

5. 联合瓣膜病变 联合瓣膜病变有以下几种组合形式：同一病因累及 2 个或 2 个以上瓣膜，最常见为风湿引起的二尖瓣和主动脉瓣或其他瓣膜病变；其他为感染性心内膜炎可同时侵犯二尖瓣、主动脉瓣、三尖瓣或肺动脉瓣。病变源于 1 个瓣膜，随着病情发展可影响或累及另一个瓣膜，导致相对性狭窄或关闭不全。如风湿性二尖瓣狭窄可引起肺动脉高压，肺动脉高压可使心室压力负荷过重，引起右心室扩大而导致三尖瓣关闭不全。2 种或 2 种以上病因累及不同瓣膜，如风湿性二尖瓣病并发感染性主动脉瓣炎。联合瓣膜病变对心功能的影响是综合性的。多瓣膜病变比单个瓣膜病预后更差。

（二）中医辨证标准

1. 热毒侵心证 初期多见发热、咽痛，或有关节疼痛，继而出现心悸不宁，胸闷，气短，动辄尤甚。舌红紫苔黄，脉浮数或滑数。

2. 心肺两虚证 咳嗽，咯痰或干咳，气短，气促，动则加剧，或夜间突发气促，易感冒。苔薄白，脉弱。

3. 心肾阳虚证 心悸怔忡，形寒怯冷，面色㿠白，两颧红紫，气短似叹息状，腹胀，四肢不温，自汗尿少，肢体水肿。舌淡苔白，脉细弱。

4. 阳气虚衰、血瘀水停证 口唇发绀，两颧暗红，胁下痞块，颈脉曲张，爪甲青紫，胸闷胸痛或脘腹胀痛，心悸气短，下肢水肿。舌紫暗或瘀斑，脉细或涩。

二、诊断流程

（1）病史采集应包括病因、症状的发生、发展过程、治疗经过及反应。

（2）风湿热及风湿活动病史。

（3）肺循环瘀血情况、呼吸困难程度及与体位及体力活动的关系。咳嗽、咯血及声嘶的情况。

（4）有无心律失常及栓塞的病史。

（5）体循环瘀血的表现：纳差、腹胀、下肢水肿。

（6）肺循环及体循环的衰竭表现：呼吸频率增快，肺部湿性啰音，肝脏增大，触痛，肝颈静脉回流征阳性，腹水。

（7）多普勒超声心动图：作为一种无创方法，已经是评价各瓣膜病变的主要手段之一，不仅可以测定心腔大小，心室功能，也可以测定跨瓣膜压差、瓣膜开口面积、肺动脉压力等指标。

（8）X 线检查：可以了解心脏大小和肺部的改变。

（9）心电图：可明确患者的心律，有无心肌缺血改变，是否合并有心房颤动等。

（10）心血管造影：对部分年龄大于 45 岁的患者，心电图提示有心肌缺血改变者，心血管造影检查者可以明确有无合并冠状动脉病变。

三、体针治疗

取内关、膻中、间使、通里、心俞等穴，用平补平泻针法调气，利水消肿可选水分、水道、阳陵泉透阴陵泉、中俞透曲骨等。

四、耳穴疗法

取耳穴心、肺、神门、小肠、交感、皮质下。用中药王不留行籽敷贴，也可用白芥子、急性子、绿豆等，也有用磁珠（磁铁粉制成的圆珠）。先行常规消毒，左手托住耳郭，右手用止血钳将粘有上述圆形颗粒物的胶布对准所选耳穴贴压，并用手指轻压耳穴 1~2min。一般留压 3d，每天上、下午由患者自行轻压敷贴部位各 1 次，每次 1min 左右。

五、灸法

采用热敏艾条，运用回旋灸、雀啄灸、循经往返灸等热敏灸手法，在心俞、关元、神阙、足三里、内关等。

六、其他疗法

出现心衰、心律失常时参考相关章节。

第二十七章　动脉粥样硬化

动脉粥样硬化（atherosclerosis，AS）是动脉硬化中最常见而重要的类型，其特点是受累动脉的内膜有类脂质的沉着，复合糖类的积聚，继而纤维组织增生和钙沉着，并有动脉中层的病变。本病主要累及大型及中型的肌弹力型动脉，以主动脉、冠状动脉及脑动脉为多见，常导致管腔闭塞或管壁破裂出血等严重后果。

一、诊断标准

（一）西医诊断标准

1. 临床特点　临床特点多与受累器官有关。早期多无明显症状，患者多形体肥胖，饮食肥甘厚味，嗜烟酒。中年以上渐出现脑力体力减退，头晕或头痛，胸闷胸痛，或下肢麻木、间歇性跛行等症状应考虑有发生本病可能。

2. 辅助检查　①血脂异常：主要表现为血清总胆固醇或（和）血清三酰甘油增高、血清脂蛋白增高、脂蛋白电泳图形异常。90%以上的患者表现为Ⅱ或Ⅳ型高脂蛋白血症。动脉粥样硬化指数：动脉粥样硬化指数是国际医学界制定的一个衡量动脉硬化程度的指标。它的计算方法为：动脉硬化指数（AI）=［血总胆固醇（TC）－高密度脂蛋白（HDL）］÷高密度脂蛋白（HDL）。它的数值越大动脉硬化的程度就越重，发生心脑血管病的危险性就越高。②彩色多普勒超声：能判断四肢动脉、主动脉和肾动脉的血流情况以及狭窄程度。血管内超声和血管镜检查则是直接从动脉腔内观察粥样硬化病变，是最客观、有效的方法。③X线检查：选择性动脉造影可以显示其硬化所造成的管腔狭窄性病变，以及病变的部位、范围和程度。脑CT、磁共振显像有助于判断脑动脉的功能情况及脑组织的病变。④心电图及其负荷运动试验：所示的特征性变化有助于诊断冠状动脉粥样硬化。放射性核素检查有助于了解脑、心、肾组织的血供情况。⑤动脉硬化检测设备：检测动脉脉搏波传导速度、踝臂指数，判断外周动脉硬化情况。

（二）中医辨证标准

1. 痰瘀痹阻证　身重，头重如裹，形体肥胖，倦怠、脘痞，四肢麻木，口淡，纳差。舌淡胖、暗红、边有齿痕、苔白腻，脉细弱或濡缓。

2. 气虚血瘀证　面色淡白而晦暗，少气懒言，心悸气短，动则加重，胸闷不适，或胸中隐痛，局部疼痛如刺，痛处不移。舌淡紫或有瘀斑，脉沉涩。

二、诊断程序

一般认为，动脉壁增厚、变形或硬化将导致动脉弹性功能下降或机能减退，即动脉硬化。但是这只是动脉硬化的总称，实际上还包含着不同特征。动脉硬化在病理学角度可以分为：①粥样硬化；②细小动脉硬化；③Monckeberg 型中膜钙化。通常所说的动脉硬化多指动脉粥样硬化。动脉硬化病变进展后，在动脉内形成复合病变，引起动脉内腔狭窄、闭塞等（循环障碍），还有动脉壁变得脆弱化（瘤的形成）等病患，这些都是动脉病变。根据动脉硬化发生的部位不同，可以称之为脑（颈）动脉硬化、大动脉硬化。动脉硬化在初级阶段的时候是可逆的，但是随着病变的进展，这种改变将逐渐成为不可逆转性病变。动脉弹性下降可使收缩血压升高、舒张期血压下降、脉压差增大。发生在冠状动脉的斑块，可能会引起心绞痛和心肌梗死，发生在大动脉可能会引起大动脉瘤；发生在下肢动脉可以引起闭塞性动脉硬化症；发生在颈动脉和脑血管，则会引起脑梗死。

动脉硬化的诊断方法分为：①判断动脉硬化的形态学变化（肥厚、血栓、粥瘤、钙化）的超声波检查（颈动脉内中膜厚度：IMT，斑块）、CT、MRI、血管造影检查。②判断动脉壁的硬化程度的脉搏波传导速度（PWV）、僵硬度参数等方式。

三、康复运动

参照慢性稳定性冠心病康复运动方案。

四、针刺疗法

取穴：内关、郄门、间使、神门、通里、合谷、曲池、乳根、足三里、丰隆、阳陵泉、肺俞、厥阴俞、心俞、督俞、三阴交、太白、公孙、太冲、曲泉、中脘、鸠尾、膻中、风池、尺泽、委中、关元、太溪等。每次辨证选取 3~5 穴，日针 1 次，留针 20~30min，10 次为 1 个疗程，休息 2~5d 后可行第 2 个疗程，共 1~4 个疗程。

五、耳穴疗法

取穴：取皮质下、口、皮质下、内分泌、心、肺、脾、肾、直肠下段等穴，或取敏感点。操作：先将耳郭用 75% 的乙醇棉球消毒，用探棒在所选穴位区域找敏感点，用短毫针或用 0.5cm×0.5cm 的胶布贴压单粒王不留行籽或白芥子贴压于敏感点上，嘱患者每天至少按压 3 次，每穴 3~5min，至耳郭有胀痛发热的感觉为佳，双耳交替使用，2d 换药 1 次，休息 2d 为 1 个周期，7 个周期为 1 个疗程。

六、热敏灸

取穴：巨阙、天枢、丰隆、脾俞、心俞、肝俞、手三里、足三里、神阙、肾俞、胰俞、三阴交、太溪、太渊、气海、膈俞、关元、石门、下脘、交信、期门、神庭、气海、中脘、梁门、腰阳关、命门、涌泉。采用热敏艾条，运用回旋灸、雀啄灸、循经往返灸等热敏灸手法，在易发区部位探查，激发患者经气感传，探寻热敏点，当被灸部位出现透热、扩热、传热、局部不热远部热、表面不热深部热、非热感觉等热敏化感觉时即为热敏点，即可在该处施灸，每次可探查选取 2~3 个热敏点，每次治疗 30min，每日 1 次，10 次为 1 个疗程。

七、推拿疗法

1. 痰瘀痹阻证　取腹部中脘、天枢穴，用一指禅推法及摩法治疗 6~8min，再按揉脾俞、胃俞、足三里、内关、丰隆；然后在左侧背部横擦，以透热为度。

2. 气虚血瘀证　揉擦涌泉，按摩内关、合谷、膻中、足三里等，每日早晚各 1 次；再按心前区、天池、灵墟等 12min，再按背部心俞 4min，每日 2 次。

八、穴位注射

采用丹参注射液或当归注射液注射内关、足三里、三阴交、丰隆、太冲穴等，每次选两个穴位，每穴注射丹参注射液或当归注射液 1mL，每日 1 次，交替选用其他穴位，30d 为 1 个疗程。

九、中药离子导入

药物及制法：当归 15g，丹参 15g，赤芍 15g，红花 15g，桃仁 15g，川芎 15g，五味子 15g，水煎 2 次取汁备用。穴位及用法：选取同侧风池、合谷二穴，电极加热，透皮导入。疗程：每日 1 次，14d 为 1 个疗程。每次 20~30min。

第二十八章　糖尿病性冠心病

糖尿病性冠心病是临床上常见的一种病，是在糖尿病的基础上出现的冠心病，它既有一般冠心病的共性，也有其作为糖尿病并发症的特殊性，它既不同于糖尿病，也与非糖尿病冠心病有所不同，属祖国医学"消渴""胸痹"范畴。早在1999年美国心脏病协会就提出了"糖尿病是一种心血管疾病"，美国国家胆固醇教育计划成人治疗组第3次报告也将糖尿病提高到冠心病等危症的高度。糖尿病性冠心病与非糖尿病性冠心病在临床症状上大致相同，除有一般冠心病表现外，糖尿病患者冠心病发病年龄早，病情严重复杂，进展较快且症状不典型，易发生心肌梗死，治疗困难，预后差及死亡率高。临床上可表现为心绞痛、心肌梗死、心力衰竭和心律失常，亦可表现为隐性冠心病或无痛性、轻痛性心肌梗死，心绞痛常不典型，容易造成误诊。

一、诊断标准

（一）西医诊断标准

（1）糖尿病诊断明确。

（2）曾发生心绞痛、心肌梗死、心律失常或心力衰竭。

（3）心电图显示 S-T 段呈水平或下斜型压低，且幅度 $\geq 0.05 \sim 0.1 \mathrm{mV}$，T 波低平、倒置或双相。

（4）多普勒超声提示左室舒张和收缩功能减退，室壁节段性运动减弱。

（5）冠状动脉造影提示管腔狭窄 >50%；是诊断冠心病最准确的方法。

（6）放射性核素检查出现心肌灌注缺损，结合单光子发射计算机断层显像或正电子发射断层显像，可发现心肌的代谢异常，有助于提高诊断的准确性。

（7）核磁共振显像可提示心脏大血管病变和心肌梗死部位。

（8）排除其他器质性心脏病。

（二）中医辨证标准

1. 气虚血瘀　胸闷，胸痛，精神倦怠，或有自汗，活动后诸症加重，面色淡白，舌质淡暗苔白，脉虚弱。

2. 气阴两虚　血脉瘀滞主症：胸闷，胸痛，心悸，心烦，失眠，多梦，口咽干燥，或五心烦热，潮热盗汗，两颧潮红，舌暗红、少苔乏津，脉细数。

3. 痰凝血瘀　胸闷，胸痛，心下痞满。体胖多痰。倦怠乏力，舌质胖大、边有齿痕、色暗或有瘀点、苔腻，脉弦滑或沉滑。

4. 毒热瘀阻　胸闷，胸痛，心烦，痰稠色黄，大便干，舌质暗红，或紫或有瘀斑，舌黄腻或滑，脉滑。

5. 阳虚血瘀　胸闷，胸痛，遇寒加剧，得温痛减，形寒肢冷，或面色苍白，舌淡暗苔白，脉沉迟或沉紧。

二、诊断流程

1. 代谢指标评价　定期检查血糖和 HbA1c，了解血糖控制状态。血糖控制良好的标准：空腹血糖<7.0mmol/L，餐后血糖<7.8mmol/L，HbA1c<6.5%。空腹血糖和餐后2h 血糖每周查一次，四段血糖每个月查一次，HbA1c 每 2~3 个月复查一次。

2. 生活状态调查　包括生活习惯调查、饮食营养分析以及活动热卡消耗评估三个方面，目的是寻找与糖尿病相关的不良生活习惯因素，分析每天热卡摄入的总量和营养分布，计算 24h 日常生活活动、职业活动以及娱乐休闲活动的热卡消耗量，为制定个性化生活方式干预处方提供依据。

3. 功能障碍评估　①脏器功能的评估：通常采用临床医学方法，在并发症出现后对受损脏器功能进行评估。合并视力障碍者，检查视力、视野、眼压以及眼底；合并肾功能障碍者，检查尿液、血液生化（肌酐、尿素氮、血钠、蛋白等）、肾功能等；合并神经障碍者，检查腱反射、感觉、震动觉、神经传导速度、膀胱肌电图、残余尿等；合并循环障碍者，检查血压、心电图、胸片、心脏超声等。②活动受限评估：通常采用康复医学科专项评估方法评价患者日常生活能力状态。步行障碍者，通过检查步行速度、距离、有无异常步态等评价步行能力以及支具穿戴的适应性；日常生活活动障碍者，采用日常生活能力表（Barthel 指数）、功能独立性评定量表（FIM）等评估。

4. 运动耐力评估　年龄超过 40 岁的糖尿病患者，特别是有 10 年以上糖尿病病史或有高血压、冠心病及脑血管病的症状和体征者，都必须进行运动耐力试验。目的是确定糖尿病患者的心脏负荷能力及身体运动耐力，以保证康复治疗的安全性。运动试验的方式多数采用运动平板和功率自行车，如合并感觉异常、下肢溃疡、足部畸形等可改用上肢功量计。通过采集患者的生活习惯、饮食情况、生活活动情况以及临床检查数据，对患者的行为习惯、营养状态和热卡消耗分布状况进行量化评估，制定符合个性化特点的、经济有效的饮食处方、运动处方和生活处方，有针对性地对糖尿病和肥胖患者进行健康生活方式的教育和综合管理。

三、康复运动

运动疗法是糖尿病康复治疗的基本方法之一，尤其对 2 型糖尿病患者的治疗作用尤为显著。定期进行运动锻炼，同时配合饮食、运动等，可使机体胰岛素抵抗减轻，冠心病危险因子及糖代谢异常表现显著改善。另外，饮食控制和运动疗法可促进血糖水平正常化，使 2 型糖尿病患者的自主神经功能得以恢复，肾病及动脉硬化性血管障碍程度减轻，还能预防增殖性视网膜病发生。

运动处方制定：每个人的生活方式和习惯各有差异，运动量也不尽相同，运动处方必须体现个性化原则。首先要询问及调查患者日常生活活动方式，掌握其活动类型，参考日常饮食摄入量，决定运动种类和运动量，并最终制定出相应运动处方。提倡患者进行中等强度以下的运动，有利于其体内脂肪燃烧。

1. 运动种类 以有氧运动为主，适当加入肌肉力量训练的内容，但必须考虑不要加重心血管和骨关节系统的负荷，以保证运动处方的安全性。适宜的运动方式有步行、慢跑、游泳、骑阻力自行车、做有氧体操等，可根据患者的兴趣爱好和环境条件加以选择。

2. 运动强度 采用40%~60%最大摄氧量或取运动试验中最高心率的60%~80%作为运动靶强度，有条件者可考虑使用代谢当量（METs）和自觉费力程度分级（RPE）来计算运动强度。如果无条件做运动试验，可选用公式计算：靶心率＝安静心率＋安静心率×50%，开始时宜用低运动强度进行运动。

3. 运动时间 通常每次运动时间可自10min开始，逐步延长至30~40min，餐后60~120min时段运动效果较好，避免空腹运动。

4. 运动频率 至少每周运动锻炼3~4次，如果每次运动量较小，且身体条件较好，每次运动后不觉疲劳的患者，可坚持每天运动一次。

运动疗法的指导以集体教育指导效果为佳，根据各人的病情及体力，循序渐进，指导患者从较低强度的运动逐渐过渡到较大强度的运动；同时强调运动锻炼应持之以恒，养成终身运动的习惯。定期测量体重、体脂量、肌力，检测血糖和血脂等代谢指标，评价运动疗法的效果。因为糖尿病患者的运动锻炼是一种治疗性运动，而非健身运动，空腹晨练显然不适宜。一天中较适宜运动的时间应根据患者实际情况而定，并注意与饮食、药物等治疗相互协调，通常以餐后运动为宜。餐后因摄入食物，加上餐前使用了降糖药物或胰岛素，既能阻止肝糖原分解，又能促进肌肉利用外源性葡萄糖，达到糖代谢平衡。在餐后进行运动时，应注意避开药物作用的高峰期，以免发生低血糖。运动中需注意补充糖分（如糖水或甜饮料等）。胰岛素注射部位原则上以腹壁脐旁为佳，尽量避开运动肌群，以免加快该部位的胰岛素吸收从而诱发低血糖。

四、针灸疗法

（1）可根据病情选择体针、耳针、穴位贴敷、穴位注射、穴位磁疗、激光穴位照射等，以下为参考：①阴虚火旺证：鱼际、太渊、心俞、肺俞、脾俞、玉液、金津、承浆。②气阴两虚证：内庭、三阴交、脾俞、胃俞、中脘、足三里。③阴阳两虚证：太溪、太冲、肝俞、脾俞、肾俞、足三里、关元。根据病情需要和临床症状，可选用以下设备：多功能艾灸仪、数码经络导平治疗仪、针刺手法针疗仪、特定电磁波治疗仪及经络导平治疗仪、智能通络治疗仪等。

（2）艾灸疗法：用艾绒或艾条等，在体表的某些经穴或患病部位上，用各种不同的方法燃烧，直接或间接（隔姜、隔蒜、隔附子饼灸）地施以适当的温热刺激。适用于糖尿病气虚痰湿盛患者，可选足神阙、三里、三阴交、内关、中脘、神门等。

（3）体针选择丰隆、足三里、内关、三阴交、太冲等穴。

五、穴位贴敷

将适量吴茱萸研末，与肉桂粉一起用米醋调成糊状，敷两足心（涌泉穴），盖以纱布固定，每晚 1 次，次日早晨取下，5~7d 为 1 个疗程。

六、耳穴疗法

耳穴可选肝、胆、肾、肾上腺、神门、内分泌等。王不留行籽贴敷，每次 3~4 个穴位，2~3 天换贴 1 次。

七、中药泡洗

下肢麻和（或）凉和（或）痛和（或）水肿者，允许采用适当的汤剂泡洗，可适当加用腿浴治疗器和足疗仪。

八、中药离子导入

可根据具体情况，辨证使用中药离子导入。可配合选用智能型中药熏蒸汽自控治疗仪。

九、氦氖激光血管内照射

氦氖激光血管内照射可能激活细胞内色素氧化酶、磷酸酶等，从而促进糖的代谢和利用以使血糖维持正常水平，同时具有改善血液流变学性质。高压氧治疗后可使血栓素和（或）前列环素平衡恢复，从而纠正了糖尿病患者的高凝状态。中药离子导入法是结合中药、穴位及电流物理作用的一种疗法。通过中药、针灸、直流电疗三方面作用，使药物直接导入病灶部位，增加局部的药物浓度，延长药物作用时间，对于糖尿病具有一定效果。

十、气功疗法

气功疗法可根据病情选择八段锦、六字诀、易筋经、五禽戏、丹田呼吸法等。可配合中医心理治疗仪、中医音乐治疗仪和子午流注治疗仪。

第二十九章　心脏神经官能症

心脏神经官能症是由于神经功能失调，引起心脏血管功能紊乱所产生的综合征，又称神经性血循环衰弱症、Da Costa 综合征、高动力心脏综合征。

一、诊断标准

（一）西医诊断标准

（1）诊断本病需慎重，必须首先除外甲状腺功能亢进、冠心病、心肌炎等器质性心脏病以及慢性感染、药物影响等。

（2）症状多种多样，可有心悸和心前区钝痛，疼痛部位多局限于心尖部附近，持续时间不定，疼痛常于劳累后休息时出现，而不是劳累时发生，常伴胸闷、憋气，喜做叹息样呼吸，情绪不稳定，常有头昏、失眠、多汗、易疲劳等一般神经衰弱症状。

（3）体检及实验室检查常无阳性发现。患者血压易随情绪波动而轻微升高，心尖搏动较强有力，心率稍快，熟睡时脉率正常，偶有早搏。心电图常显示窦性心动过速，部分患者有非特异性 ST-T 改变，多见于 II、III、aVF 导联，心得安试验时心电图改变多能逆转。

（二）中医辨证标准

1. 肝火扰心证　不寐多梦，甚则彻夜不眠，急躁易怒，伴头晕头胀，目赤耳鸣，口干而苦，不思饮食，便秘溲赤。舌红苔黄，脉弦数。

2. 痰热扰心证　心烦不寐，胸闷脘痞，泛恶嗳气，伴口苦，头重，目眩。舌偏红、苔黄腻，脉滑数。

3. 心脾两虚证　不易入睡，多梦易醒，心悸健忘，神疲乏力，伴头晕目眩，四肢倦怠，腹胀便溏，面色不华。舌淡苔薄，脉细无力。

4. 心肾不交证　心烦不寐，入睡困难。心悸多梦。伴头晕耳鸣，腰膝酸软。潮热盗汗，五心烦热，咽干少津，男子遗精，女子月经不调。舌红苔少，脉细数。

5. 心胆气虚证　虚烦不寐，事触易惊，终日惕惕。胆怯心悸。伴气短自汗，倦怠乏力。舌淡，脉弦细。

二、诊断流程

（1）针对需要与之鉴别的疾病做相应检查，如甲状腺功能等。

（2）胸片，心电图，必要时动态心电图、超声心动图。

三、康复运动

根据心肺运动试验制定康复运动处方，进行动静结合康复运动。

四、针刺治疗

（1）主穴：神门、三阴交、足三里、内关、阳陵泉、通里、丰隆。配穴：肝火扰心取肝俞、间使、太冲；痰热扰心取太陵、太溪、太冲、神门；心脾两虚取心俞、厥阴俞、脾俞；心肾不交取心俞、脾俞、肾俞；心胆气虚取心俞、胆俞、大陵、丘墟。每日 1 次，10 次为 1 个疗程。

（2）主穴：郄门、神门、心俞、巨阙等。配穴：心气虚可配合内关、足三里；气阴两虚可配厥阴俞、脾俞、三阴交；心肾不交配肾俞，太溪；瘀血阻络配血海、内关、膻中、夹脊穴；痰热扰心可配列缺、丰隆。按虚补实泻法操作，每次留针 30min，每日 1 次，10 次为 1 个疗程。

（3）肝郁气滞证取穴：百会、印堂、神门、内关、太冲、大陵、肝俞、期门等。针刺用泻法，肝俞平补平泻法，每日 1 次，每次留针 30min，10 次为 1 个疗程。

（4）肝郁脾虚证取穴：期门、太冲、丰隆、脾俞、足三里、天突等。随症配穴：胸胁痞闷者，加内关。腹胀、便溏者，加上巨虚、天枢。针用补泻兼施法，每日 1 次，每次留针 30min，10 次为 1 个疗程。

（5）心脾两虚证取穴：神门、心俞、脾俞、三阴交、足三里、中脘、章门等。随症配穴：兼郁闷不舒者，加内关、太冲。操作：针用补法，加灸心俞、脾俞、足三里，每日 1 次，每次留针 30min，10 次为 1 个疗程。

（6）肾虚肝郁证取穴：太冲、期门、内关、膻中、关元、肾俞等。随症配穴：偏阳虚者，加志室、命门以温肾助阳，引火归元。偏阴虚者，加三阴交、太溪以滋补肾阴，培精固本。腰膝酸软者，加腰阳关。针用补泻兼施法，偏阳虚者加灸志室、命门，每日 1 次，每次留针 30min，10 次为 1 个疗程。

（7）肝胆湿热证取穴：行间、侠溪、三阴交、中极等。随症配穴：阴囊潮湿者，加阴陵泉。小腹灼热者，加曲泉。针用泻法，每日 1 次，每次留针 30min，10 次为 1 个疗程。

五、耳穴疗法

（1）取穴：神门、皮质下、内分泌。配穴：心脾两虚加心、脾，肝火扰心加肝等。用胶布固定王不留行籽贴压于耳穴上，每天按压 2~3 次，每次 5min，10 次为 1 个疗程。适用于心脏、胸闷、气短、胸痛。

（2）取穴：神门、心、交感、皮质下、小肠等。用胶布固定王不留行籽贴压于耳穴上，每天按压 2~3 次，每次 5min，10 次为 1 个疗程。

（3）取穴：心、肝、脾、肾、内分泌、交感、神门等。根据患者具体症状，将王不留行籽压于耳穴，用胶布固定，嘱患者定时按压，每日 3 次，每次 3~5min。适用于心脏神经官能症，症见心慌、胸闷、胸痛等。

禁忌证：外耳有明显炎症或病变，如冻疮破溃、感染、溃疡及湿疹等；精神过度紧张者，不宜用较强烈的毫针手法；妇女怀孕期间宜慎用耳针疗法，有习惯性流产史者则禁用耳针。

六、中药泡洗技术

血瘀者加入丹参、当归、大黄、赤芍、川芎、牛膝；气血不足者加入党参、黄芪、茯苓、陈皮、白术、当归，水温在 40~50℃，浸泡几分钟后，再逐渐加水至踝关节以上，水温保持在 50~60℃，水温不宜过高，以免烫伤皮肤。

七、穴位敷贴

（1）心悸、失眠者，将黄连、肉桂、吴茱萸、酸枣仁按 1∶0.5∶0.5∶1.5 的比例制成 2cm 厚的药膏，睡前贴敷于涌泉穴和神阙穴，晨起取下，每日 1 次。

（2）胸闷或胸痛者，将川芎、冰片、乳香按 1∶0.5∶1 的比例制成 2cm 厚的药膏，贴于膻中或痛点，每日 1 次，每次 8h。

（3）选穴：神阙、足三里（双侧）、中脘、天枢（双侧）。用药：肉桂、吴茱萸、当归、五味子、蜂蜜适量。将各方各药物打粉装瓶备用，使用时按 0.5∶1∶1∶1 比例混合，平铺切成 1cm×1cm×2mm 大小的药块，每次使用时取一小块粘于胶布上，用干净棉签擦干净穴位皮肤表面，将粘有药块的胶布贴于穴位上。

八、穴位刺激调控法

凡是由社会心理因素诱发的郁病（抑郁发作）均可用穴位刺激调控法治疗。其方法为：采用低频穴位刺激仪，刺激频率为 40~50Hz，将导电黏胶贴片贴于双侧内关穴或劳宫穴，刺激强度的设定以患者能耐受的强度为宜。开始进行穴位刺激后，采用认知行为疗法，包括让患者回忆第一次患郁病时的经历，回忆重大的精神刺激或所经历的生活事件，快速减轻患者因各种生活事件所带来的压力，改变患者由错误认知所带来的负面情绪，使郁病得以较快缓解。

九、电针

百会与印堂、神庭与四神聪组成两组处方，交替使用。在针刺的穴位上接 G6805-1 型电针治疗仪，输出波形为连续波，80~100 次/min，强度以患者能耐受为宜，每次通电 30min。每日 1 次，每周 6 次，3 周为 1 个疗程。

十、无抽搐电休克（MECT）治疗

对中药、西药治疗效果均不佳、出现自杀或自伤行为者，可采用电休克（MECT）治疗。

附　录

附录一　中医外治技术在心脏康复中应用的专家建议

中国中医药研究促进会中西医结合心血管病预防与康复专业委员会

　　心脏康复是为心脏病患者给予生理、心理、社会环境的支持，最大限度地恢复患者的社会功能，康复内容包括临床评估、康复运动、优化的药物治疗、物理治疗、心理康复治疗、健康教育、生活方式指导等。心脏康复的益处已有大量循证医学证据支持。

　　中医康复学以阴阳五行、脏腑经络、病因病机、气血津液学说等为基础，以中医学整体观念和辨证论治为指导，在强调整体康复的同时，主张辨证康复，形神统一，构建出中药、针灸、按摩、熏洗、气功、导引、食疗等行之有效的康复方法。中、西医心脏康复具有共性、个性和较强的互补性。中医辨证分型、中医体质测评是心脏康复评估的重要补充内容。心脏康复运动模式应动静结合、形神共养。中医传统运动形式多样（如气功、五禽戏、太极拳和八段锦等），通过精神意识驾驭形体运动，动作和缓，运动调形，形神和谐，可弥补依从性和趣味性方面的局限。辨证施膳是中医康复的特色和优势，针对患者的不同证型提供更加具体的饮食指导，变药为食，以食代疗，药借食味，食助药效，发挥协同作用。精神调理吸收了儒家、佛家和道家的精神修养法（如气功、瑜伽、禅宗及静坐等多种修炼方法）。充分发挥中医康复学的优势，对于心血管病患者生理、心理及社会功能的恢复有重要意义。

　　中医外治疗法是通过人体体表、孔窍、穴位给以不同制剂的药物或者物理治疗的方法，是在辨证论治的基础上，通过整体调节，在多环节发挥效能，具有疗效确切、使用安全、不良反应小等优点，适用于心脏康复Ⅰ～Ⅲ期。中医外治的方法有整体治疗、皮肤官窍黏膜治疗、经络腧穴治疗等。整体治疗是指以人整体为对象进行治疗，主要有导引、体育疗法、音乐疗法等。皮肤、官窍黏膜治疗是指药物通过皮肤、官窍黏膜吸收进入局部或者机体循环系统起治疗作用的方法，如敷贴疗法、熏洗疗法等。经络、腧穴治疗是指药物、手法、器械从外施于经络、腧穴起效的治疗方法，如推拿、艾灸疗法等。目前不少研究运用中药、针刺、艾灸、推拿、按摩、药膳、太极拳、八段锦等中医传统手段和方式，针对冠心病、心力衰竭等病种进行了中医康复的有益探索，在缓解临床症状、改善心功能、提高生存质量、降低再入院率等方面具有一定的优势。为了促进中医外治技术在心脏康复中的合理应用，实现中西医心脏康复优势互补、有机结合，相关领域专家共同讨论，以会议、邮件的形式充分征求意见，修订完善，推荐经穴体外反搏疗法、熏洗疗法、沐足疗法、耳压疗法、针灸疗法、推拿疗法、导引技术等 10 多种中医外治技术，形成了中医外治技术在心脏康复中应用的专家建议，并希望在应用中不断完善。

一、经穴体外反搏疗法

体外反搏是一种无创的辅助循环疗法。从 2002 年的 ACC/AHA 治疗指南开始，国内外把体外反搏疗法纳入冠心病、心绞痛、心衰治疗指南。经穴体外反搏疗法是以中医经络理论为指导，将中药颗粒（或替代品）置于丰隆、足三里等穴位，借助体外反搏袖套气囊，通过心电反馈，对穴位进行有效刺激，以达到疏通气血、化瘀通络目的的一种外治疗法。研究表明，经穴体外反搏应用于冠心病稳定型心绞痛显示进一步的效益。

1. 操作方法 将中药颗粒（或利用橡胶球、电极片、电磁产品等替代品）固定在所选穴位上，然后外缚体外反搏袖套气囊行体外反搏治疗，气囊压力大小根据患者耐受程度因人而异，既不影响体外反搏治疗效果，又起到穴位刺激作用。1 次/d，30min/次，10d 为 1 个疗程。

2. 推荐穴位 丰隆、足三里等。

3. 临床应用 体外反搏的作用机制与运动训练有相似之处，且其适应证较有氧运动更为宽泛，除了发挥辅助循环，增加冠状动脉血流、促进侧支循环形成的作用外，还可改善血管内皮功能及降低血管僵硬度，改善左室功能，提高运动耐量。适用于冠心病、慢性心力衰竭等。经穴体外反搏疗法是将经络理论应用于体外反搏，集运动和血流动力学效应、穴位刺激、经络感传作用于一体的综合治疗。其非单纯经络刺激和体外反搏功能的简单叠加，而是通过心电反馈，产生与心脏跳动、经络循行和气血津液循行相一致的穴位刺激，达到疏通气血、化瘀通络的效果。通过改善血管内皮功能，阻抑动脉粥样硬化，减轻心肌缺血达到治疗冠心病心绞痛的目的。也可作为运动训练的替代方式，对于存在运动禁忌的患者，如不稳定性心绞痛、体位性低血压、静息心电图显示严重心肌缺血改变，合并肢体活动障碍（偏瘫等），可先行此法治疗，待情况好转无运动禁忌时再开始运动训练。

急性心肌梗死、中至重度的主动脉瓣关闭不全、夹层动脉瘤、瓣膜病、先天性心脏病、心肌病、活动性静脉炎、静脉血栓形成者禁用；血压 170/110mmHg 以上者，应预先将血压控制在 140/90mmHg 以下；伴充血性心力衰竭者行反搏治疗前，病情应得到基本控制，体重稳定，下肢无明显水肿，反搏治疗期间应密切监护心率、心律和血氧饱和度（SpO_2）等生理指标；心率>120 次/min 者，应控制其在理想范围内（心率<100 次/min）。

二、熏洗疗法

熏洗疗法是以中医药基本理论为指导，将药物煮煎后，先用蒸汽熏蒸，再用药液在全身或局部进行敷洗的治疗方法。该疗法借助于热力与药力，达到疏通腠理、散风除湿、透达筋骨、活血理气的作用。

1. 操作方法

（1）器具：中药熏蒸仪（治疗胸痹应用中药局部熏蒸仪）。

（2）方法：通过数字智能化控制恒温，将辨证配制的中药药液加温为中药蒸汽，利用中药蒸汽中产生的药物离子，对皮肤或患部进行直接熏蒸及局部熏洗。

2. 推荐中药配方

（1）血瘀偏寒证：桂枝6g，川芎6g，羌活6g，冰片1g。

（2）血瘀偏热证：葛根6g，郁金6g，薄荷6g，徐长卿6g。

（3）血瘀痰湿证：瓜蒌6g，厚朴6g，乳香6g，没药6g。

（4）水湿泛滥证：茯苓6g，槟榔6g，泽泻6g，桂枝6g。

3. 临床应用 可用于冠心病、心律失常、慢性心力衰竭、高血压病等多种心脏疾病患者，根据患者体质，辨证组方治疗，并选择不同的透皮促进剂。

熏洗药液必须严格掌握温度，不可过热，避免烫伤皮肤、黏膜。

三、沐足疗法

沐足疗法是根据中医辨证论治理论，将药物煎煮成液或制成浸液后，通过浸泡双足、按摩足部穴位等方法刺激神经末梢，改善血液循环，从而达到防病治病、强身健体目的的治疗方法。

1. 操作方法

（1）器具：沐足治疗盆或其他类似设备。

（2）方法：应用电动足浴盆，加入中药方配制的药液，调节适宜温度，以35～45℃为宜。浸泡并按摩足趾、足心和足部常用穴位，或电动按摩足部反射区，每日1次，每次30min。

2. 推荐中药配方 桂枝10g，鸡血藤20g，凤仙草30g，食盐20g，常用于冠心病、心力衰竭。夏枯草30g、钩藤20g、桑叶15g、菊花20g，常用于高血压病。

3. 临床应用 可用于冠心病、心律失常、心力衰竭、高血压病等多种心脏疾病患者，根据患者体质及合并症、兼夹症状（如失眠、肢体疼痛麻木）等，辨证组方治疗。

病情不稳定者（如高血压急症、危重心律失常等）禁用，忌空腹及餐后立即沐足。

四、耳压疗法

耳压疗法是将药籽贴敷耳穴上，给予适度的揉、按、捏、压，使其产生酸、麻、胀、痛等刺激效应，以达到治疗作用的方法。

1. 操作方法 将医用胶布剪成0.5cm×0.5cm，逐个取王不留行籽粘在胶布中央。用玻璃棒探针在耳穴相应穴位探查反应点，选择压痛点取穴。找准穴位后，用镊子夹取贴附药籽的小方块胶布，先将胶布一角固定在穴位的一边，然后将药籽对准穴位，用左手手指均匀按压胶布，直至平整。取 3～4 穴，每次取一侧耳穴，两耳交替施治，每日按压 4～5 次，发作时亦可按压刺激。隔 2～3d 换贴一次，10d 为 1 个疗程。

2. 推荐穴位

（1）冠心病：主穴为心、皮质下、神门、交感。配穴选用内分泌、肾、胃。

（2）高脂血症：脾、胃、内分泌等穴，或取敏感点。临症加减，如肠燥便秘者加肺、大肠；脾虚湿盛者加肾、三焦。

（3）高血压病：降压沟、肝、心、交感、肾上腺、神门、肾等。

（4）心力衰竭：心、肺、脾、肾、三焦、小肠、内分泌、交感等。

（5）心律失常：心、神门、交感、皮质下、内分泌、胸、小肠等。

3. 临床应用 耳穴疗法治疗的操作简单易行，较安全，一般无不良反应和绝对禁忌证。耳部分布有面神经、耳颞神经、耳大神经、枕大神经等，刺激不同的耳穴，其相关的神经核便调节中枢神经系统，对交感、副交感神经进行调节。对改善心绞痛、负性情绪、睡眠等有一定作用。

严重高血压、恶性心律失常等需在病情稳定后应用，不宜采用强刺激。

五、中药穴位贴敷疗法

中药穴位贴敷疗法是将中药或中药提取物与适当基质和（或）透皮吸收促进剂混合后，制成敷贴剂，贴敷于人体腧穴上，利用其药物对穴位的刺激作用和中药的药理作用来治疗疾病的无创穴位刺激疗法。

1. 操作方法 用 75% 乙醇或 0.5%～1% 碘伏棉球或棉签在穴位部位消毒，进行贴、敷等。①贴法：将已制备好的药物直接贴压于穴位上，然后外覆医用胶布固定。或先将药物置于医用胶布粘面正中，再对准穴位粘贴。硬膏剂可直接或温化后将硬膏剂中心对准穴位贴牢。②敷法：将已制备好的药物直接涂搽于穴位上，外覆医用防渗水敷料贴，再以医用胶布固定。使用膜剂者可将膜剂固定于穴位上或直接涂于穴位上成膜。使用水（酒）浸渍剂时，可用棉垫或纱布浸蘸，然后敷于穴位上，外覆医用防渗水敷料贴，再以医用胶布固定。③熨贴：将熨贴剂加热，趁热外敷于穴位。或先将熨贴剂贴敷穴位上，再用艾火或其他热源在药物上温熨。

2. 推荐穴位及中药配方

（1）推荐穴位：心俞、膻中、内关、厥阴俞、至阳、通里、巨阙、足三里、三阴交、脾俞、肺俞、关元等。根据患者的辨证或病位辨证取穴。

（2）推荐中药配方：根据病情辨证选用活血化瘀、芳香开窍等药。推荐药物：①三七、蒲黄、乳香、没药各 2 份，冰片 1 份，焙干研末。②黄芪 30g，川乌、川芎、桂枝、红花、瓜蒌各 15g，细辛、荜茇、丁香、元胡各 10g，冰片、三七各 6g，焙干研末。③吴茱萸 2 份，肉桂 1 份，焙干研末。④以白芥子、延胡索、甘遂、细辛等作为基本处方，粉碎研末后加姜汁调匀敷在专用贴敷膜上。⑤将冰片、血竭、人工牛黄、郁金、细辛、生大黄、赤芍、生地及当归烘干制成粉剂，再加入二甲基亚砜制成软膏剂。

3. 临床应用 穴位贴敷能明显减少心绞痛发作次数，减轻疼痛程度，缩短心绞痛持续时间，减少硝酸甘油用量，改善患者的临床症状，且疗效确切、安全，无不良反应。用于冠心病、心律失常、心力衰竭、高血压病等多种心脏疾病患者，也可根据患者体质及合并症、兼夹症状，辨证选药组方治疗。同一穴位敷贴时间为 2~6h，每日或隔日 1 次。敷贴过程中注意观察病情变化，询问患者有无不适，敷药后若出现红疹、瘙痒、水疱等现象应暂停使用。

对药物或敷料成分过敏者或贴敷部位有创伤、溃疡者禁用。

六、针刺疗法

针刺疗法是一种利用针刺进行治疗的方法。

1. 操作方法

（1）常规消毒。

（2）进针法有指切进针法、夹持进针法、舒张进针法、提捏进针法。针刺的角度有直刺（90°）、斜刺（45°）、平刺（15°）。行针基本手法：捻转法、提插法。行针辅助手法：循法、刮法、弹法、搓法、捏法、震颤法、飞法。施术完毕后即可出针或酌留 10~20min。出针时，以左手拇、食指按住针孔周围皮肤，右手持针轻微捻转并慢慢提至皮下，然后迅速拔出并用干棉球按压针孔防止出血，最后检查针数，防止遗漏。根据患者体形、体质、疾病虚实等选取合适的针具，辨证取穴，并实施恰当的补泻手法，得气留针。每日 1 次，5 次为 1 个疗程。

2. 推荐穴位

（1）主穴：心俞、厥阴俞。配穴：内关、膻中、通里、间使、足三里等。心血瘀阻加膈俞、阴郄；痰瘀痹阻加膻中、丰隆；心阴虚加三阴交、神门、太溪；心阳虚加关元、气海。适用于冠心病心绞痛。

（2）主穴：内关、神门、心俞、膻中、厥阴俞。配穴：气虚加脾俞、足三里、气海；阴虚加三阴交、肾俞；心脉痹阻加膈俞、列缺；阳虚加关元、大椎；痰湿内蕴加丰隆、脾俞；阴虚火旺加厥阴俞、太冲、太溪。适用于室性早搏等快速心律失常。

（3）取穴内关、足三里、关元、郄门等，温针或针后艾灸。适用于缓慢性心律失常。

3. 临床应用 针刺改善心肌缺血在基因、转录、蛋白、代谢等多个水平发挥作用。常用穴位有内关、心俞、膻中、膈俞、足三里、心俞、膈俞、厥阴俞、肾俞、脾俞、太冲、三阴交、太溪、丰隆、关元、巨阙、气海等，根据患者体质及合并症、兼夹症状，辨证选穴治疗。用于冠心病、心律失常、高血压病等多种心脏疾病患者。针刺应注意：①过于饥饿、疲劳、精神高度紧张者，不行针刺。体质虚弱者，刺激不宜过强，并尽可能采取卧位。②避开血管针刺，防止出血；常有自发性出血或损伤后出血不止的患者不宜针刺。③背部第十一胸椎两侧，侧胸（胸中线）第八肋间，前胸（锁骨中线）第六肋间以上的腧穴，禁止直刺、深刺，以免刺伤心、肺，尤其对肺气肿患者，更需谨慎，防止发生气胸。

病情不稳定者或有严重并发症，不宜针刺，如急性冠脉综合征、心力衰竭、严重心律失常等。

七、艾灸疗法

包括直接灸、间接灸、艾条灸、温和灸、雀啄灸、回旋灸、温针灸及灸器灸等。

1. 操作方法

（1）直接灸：把艾绒直接放在皮肤穴位上施灸，每穴 3~5 粒。

（2）间接灸：对于心脏病气虚阳虚轻症或痰阻血瘀证可选隔姜灸，阳虚重症选用隔盐灸或隔附子饼灸。

（3）艾条灸：穴位点燃后在穴位熏灸，可应用温和灸、雀啄灸、回旋灸法。每次选取 5 穴，每穴灸治 10min，每日 1~2 次。

（4）温针灸：针刺得气后，在针柄上穿置一段长 2~3cm 的艾条施灸，至艾绒烧完为止。

（5）灸器灸：胸背部穴可用温灸盒或固定式艾条温灸器灸，四肢穴可用圆锥式温灸器灸疗。

2. 推荐穴位　神阙、关元、膻中、肾俞、命门、足三里、厥阴俞、气海、心俞等。根据患者辨证、病位、主症不同辨证取穴。

3. 临床应用　艾灸具有清除自由基，提高免疫功能，调整脂质代谢，改善血液流变性质，调节内分泌等作用。常用于气虚、阳虚、痰湿、血瘀证型的心脏病患者。

糖尿病或其他疾病等引起感觉功能减退、皮肤愈合能力差者忌用。

八、推拿疗法

推拿治疗具有扩张血管，增强血液循环，改善心肌供氧，降低血流阻力，促进病变组织血管网的重建，改善心脏和血管功能。并有调整自主神经和镇痛的作用。

1. 操作方法　一指禅推法、按揉法或擦法、摩法。以一指禅推法或指按揉法在穴位处操作，每穴约 3min，按揉同时，嘱患者配合深呼吸，横擦前胸部或背部，以透热为度。

2. 推荐部位和穴位　胸部、背部；心俞、膈俞、厥阴俞、内关、间使、三阴交、心前区阿是穴。

3. 临床应用　循经络按摩能够疏通经络，减少冠心病心绞痛发作，提高生活质量。用于冠心病、心绞痛等病症。心血瘀阻者操作时用力宜稍重，由肺俞至膈俞重推背部膀胱经，以泻为主。气滞血瘀、寒邪壅盛者，揉心俞、厥阴俞，横擦屋翳，使热透胸背。痰涎壅盛、痹阻脉络者，摩腹，擦督脉胸段。心肾阳虚者操作时用力宜轻，轻摩心俞、厥阴俞 10min 左右，以补为主。应取得患者合作，并经常注意患者反应及局部情况，根据病情变换手法，适当掌握强度，防止擦伤。被动时手法要轻缓。

高血压急症、危重心律失常等禁用。

九、平衡火罐疗法

拔罐技术是以罐为工具，利用燃烧、抽吸、蒸汽等方法造成罐内负压，使罐吸附于腧穴或相应体表部位，使局部皮肤充血或瘀血，以达到防治疾病目的的外治方法。

1. 操作方法 根据病情选合适的体位，暴露拔罐部位。在背部两侧沿膀胱经闪罐3个来回，一个从上到下，一个从下到上。背部涂适量甘油，沿背部两侧膀胱经、督脉循经走罐3个来回，沿背部两侧膀胱经摇罐。用小毛巾擦净背部甘油，留罐（根据患者病情留大椎、肺俞、膈俞、脾俞、肾俞）5min。观察吸附、皮肤情况，起罐。注意行平衡火罐疗法前应评估患者皮肤情况，有溃疡、皮肤受损处避免拔罐。

2. 临床应用 可应用于阳虚质、痰湿质、湿热质、血瘀质心脏疾病患者，或疾病过程中兼见上述证型者。根据患者辨证、病位及主症辨证取穴施治。临床应用中要检查火罐口是否光滑，以防损伤患者皮肤。走罐、摇罐时用的力度以患者能耐受为度。要注意观察患者的反应，患者如有不适感应立即取罐。

重度心脏病、呼吸衰竭、皮肤局部溃烂或高度过敏、全身消瘦以致皮肤失去弹性、全身高度水肿者及有出血性疾病者禁用。

十、中药热罨包疗法

中药热罨包疗法是将加热好的中药药包置于身体的患病部位或身体的某一特定位置（如穴位上）。通过罨包的热蒸气使局部的毛细血管扩张，血液循环加速，达到温经通络、调和气血、祛湿驱寒目的的一种外治方法。

1. 操作方法 首先评估患者体质及热罨部位皮肤情况。告知治疗过程中局部皮肤出现烧灼、热烫的感觉，应立即停止治疗。患者取舒适位，暴露热罨部位，将药包加热，每次贴敷后红外线照射30min，红外线灯应距皮肤20~30cm以免皮肤烧伤，照射后应注意皮肤保暖，避免受凉。

2. 推荐中药配方及穴位

（1）推荐中药配方：①肉桂3g，补骨脂15g，吴茱萸12g，制南星10g，姜半夏10g，白芷10g。适用于痰阻寒凝证。②厚朴12g，大腹皮12g，广木香12g，佛手12g，吴茱萸10g。适用于气滞血瘀证。研粉后白酒或姜汁调为糊状，制成热罨包。

（2）推荐穴位：足三里、膻中、内关、太溪等，或阿是穴。

3. 临床应用 可用于冠心病、动脉硬化等病症，具有一定疗效。

胸痛发作期和严重糖尿病、截瘫等感觉神经功能障碍的患者，以及对药物过敏、皮肤溃烂、有出血倾向的患者禁用、慎用。

十一、导引技术

导引技术是以少林内功、易筋经、五禽戏、八段锦、太极拳、六字诀等传统功法为主要手段指导患者进行主动训练的推拿医疗技术，以指导患者进行功法训练为主，也可以在功法训练的同时进行手法治疗。导引技术具有扶助正气、强身健体的作用，可以与其他推拿技术配合使用。

易筋经、五禽戏、八段锦、太极拳等对心脏的益处已有较多的研究证实。八段锦在提高冠心病患者生活质量尤其是在缓解心绞痛症状方面，似有一定的优势，但尚需要更多的试验数据佐证。与西医单纯运动处方相比，八段锦又兼具调神、调心的特点，在一定程度上可改善睡眠、缓解不良情绪，这一系列特征决定了八段锦适合作为冠心病患者心脏康复的一种方式。五禽戏是一种外动内静、动中求静的功法，分别对应五脏。如虎戏有通气养肺的功能；鹿戏有活动腰胯，增进肾功能的作用；熊戏有健脾胃、助消化、泻心火的功能；猿戏具有利手足、养肝明目、舒筋的作用；鸟戏的操练具有补益心肺、调畅气血、舒通经络的功能。根据辨证，可以单练一禽之戏，也可选练一两个动作。太极拳动作强度低，轻微柔和，是适合冠心病患者心脏康复的有氧运动。太极拳在其发展及流传的过程中，演变出许多流派，以陈氏、杨氏、吴氏、孙氏、武式为太极拳五大派系，其中陈式太极拳最为古老。陈式太极拳刚柔相济，快慢相兼；杨式太极拳匀缓柔和，舒展大方；吴氏太极拳小巧灵活，柔和紧凑；孙氏太极拳小巧圆活，柔和舒缓；武式太极拳身法严谨，步法轻灵[60-61]。易筋经功法是推拿导引技术中的基本功法之一，是一种静中求动、改变筋肉、强身健体的功法。推拿导引技术所练习的易筋经包括十二式。根据具体情况，可以选用其中一式或几式，并应注意顺其自然、循序渐进。六字诀是吐纳功法中的一种，主要是在呼气时用六个发音不同的字疏通调和脏腑经络气血。六字诀的六字是"嘘、呵、呼、呬、吹、嘻"，其中嘘字配肝、呵字配心、呼字配脾、呬字配肺、吹字配肾、嘻字配三焦，通过呼吸配合发音进行锻炼。这些功法可以单独或组合运用，也可以选用属于导引技术的其他功法以及根据现代运动医学原理创制的医疗体操，比如放松功、内养功等，视具体情况辨证施功。中医五音疗法，是依据中医五行相生相克的原理，通过五音与五脏的联系来调节身心，可以改善患者心理状态，起到辅助治疗的作用。导引技术可配合中医五音疗法，以提高治疗效果。

体质过度虚弱者禁忌。

十二、其他疗法

直流电药物离子导入是指使用直流电将药物离子通过皮肤、黏膜导入体内进行治疗的方法，称为直流电药物导入疗法。可用于冠心病、心律失常、心力衰竭、高血压病等多种心脏疾病患者，也可根据患者体质及合并症、兼夹症状，辨证选穴治疗。

多功能艾灸仪是根据传统的壮灸原理，采用现代的计算机电子技术、磁疗方法，在保持传统艾灸所需要艾绒的基础上，消除了艾灸燃烧冒烟污染环境、操作不便、效率低等弊端。通过电子加热和磁疗作用，充分利用艾的有机成分，可同时对多个穴位施灸。

冠心病超声治疗仪是运用超声波原理，由电能通过高科技数字信号处理，转换超声波治疗冠心病的治疗方法。其超声波必须是脉冲超声，而且空间占用比为 1：1。发射比率必须为 $0.8\sim1.25W/cm^2$，低于 $0.8W/cm^2$ 起不到治疗作用，高于 $1.25W/cm^2$ 对人体有害。

中医学在漫长的发展过程中，经过历代医家的发展和完善，由简单到复杂，创造了多种多样的康复方法，各种方法均具有不同的治疗范围和优势。宜加强循证医学研究，进一步优化、规范化，及时吸收康复技术新观念、新成果、新手段，应用遥控技术、穿戴式设备技术和互联网技术，使中医心脏康复医学自身内容不断丰富，也使中医康复医学更好地为人们的健康提供保障。

参考文献

[1] World Health Organization. Rehabilitation of patients with cardiovascular disease. Report of a WHO expert committee. World Health Organ Tech Rep Ser, 1964, 270: 3-46.

[2] 中华医学会心血管病学分会，中国康复医学会心血管病专业委员会，中国老年学学会心脑血管病专业委员会. 冠心病康复与二级预防中国专家共识 [J]. 中华心血管病杂志，2013，41 (4): 267-274.

[3] 毕颖斐，毛静远，郑颖，等. 中医及中西医结合心脏康复发展现状 [J]. 中西医结合心脑血管病杂志，2016，14 (14): 1616-1618.

[4] 张丙义. 经穴体外反搏治疗稳定型心绞痛患者的临床疗效 [J]. 中国药物经济学，2015，10: 73-75.

[5] 张丙义，张婷婷. 经穴体外反搏对冠心病稳定型心绞痛患者血清 hs-CRP、血脂的影响 [J]. 中医学报，2014，29 (1): 145-147.

[6] 杜廷海，程江涛，陈彦. 经穴体外反搏治疗冠心病心绞痛的理论探讨 [J]. 中国社区医师 (医学专业)，2011，13 (30): 210-211.

[7] 潘萌，张新霞. 体外反搏在心脏康复中的应用进展 [J]. 中国心血管杂志，2016，21 (2): 160.

[8] 国家中医药管理局医政司. 24 个专业 105 个病种中医诊疗方案. 北京：2010.

[9] 徐欢. 耳穴压籽改善冠心病失眠患者睡眠质量的疗效观察 [J]. 湖北中医杂志，2016，38 (5): 55.

[10] 王洪燕. 耳穴压豆在冠心病急性心绞痛患者中的应用 [J]. 齐鲁护理杂志，2016，22 (7): 26-27.

[11] 黄雁明，杨帆. 穴位贴敷配合耳穴贴压治疗冠心病心绞痛 65 例观察 [J]. 河北中医，2015，37 (3): 411.

[12] 张洁，赵凌，冷俊艳，等. 心绞痛穴位敷贴治疗特点的文献分析 [J]. 针灸临床杂志，2015，31 (4): 72-76.

[13] 王浩，申国明. 俞募配穴协同效应及机制研究进展 [J]. 中国针灸，2011，31 (9): 862-864.

[14] 常明，何金森. 中药穴位透皮治疗心脏疾病的进展 [J]. 中医药学刊，2006，24 (1): 90-91.

[15] 韩亚男. 中药穴位敷贴对心肌缺血大鼠心肌酶的影响 [J]. 上海中医药大学学报，2001，15 (3): 58-59.

[16] 张洁，赵凌，冷俊艳，等. 心绞痛穴位敷贴治疗特点的文献分析 [J]. 针灸临床杂志，2015，31 (4): 72-76.

[17] 王浩，申国明. 俞募配穴协同效应及机制研究进展 [J]. 中国针灸，2011，31 (9): 862-864.

[18] 柏琳，任玉兰，陈琳，等. 近 20 年来穴位敷贴治疗冠心病心绞痛的临床研究进

展 [J]. 辽宁中医杂志, 2016, 43 (3): 646-647.

[19] 张丽君, 孙胜振, 李雪梅, 等. 穴位贴敷疗法治疗冠心病研究现状 [J]. 西部中医药, 2014, 27 (7): 141-142.

[20] 李根, 陈鹏毅, 邢洁, 等. 护心贴外敷心俞内关穴治疗冠心病心绞痛临床观察 [J]. 山西中医, 2008, 24 (10): 27-28.

[21] 蒋友琴, 程玉峰. 舒心贴穴位敷贴治疗冠心病不稳定性心绞痛 30 例临床观察 [J]. 中医药临床杂志, 2013, 25 (9): 769-770.

[22] 江武. 通痹散穴位贴敷治疗冠心病 50 例临床观察 [J]. 光明中医, 2007, 22 (12): 80-81.

[23] 尼娜·尼亚孜别克. 穴位贴敷治疗阳虚型心绞痛 60 例体会 [J]. 新疆中医药, 2011, 29 (5): 25-27.

[24] 朱玉健, 张培影. 运用穴位贴敷疗法治疗劳力型心绞痛临床经验 [J]. 中医学报, 2011, 26 (4): 504-505.

[25] 张秋英, 刘影. 胸痹膏穴位贴敷治疗稳定型心绞痛 (气滞血瘀证) [J]. 光明中医, 2013, 28 (1): 116-117.

[26] Zhang A, Sun H, Yan G, et al. Systems biology approach opens door to essence of acupuncture [J]. Complement Ther Med, 2013, 21 (3): 253-259.

[27] 梁宪如, 席强, 李晓梅, 等. 针刺内关穴对急性心肌缺血大鼠缺血心肌基因表达谱的影响 [J]. 天津中医药, 2012, 29 (4): 349-355.

[28] Huang Y, Lu SF, Hu CJ, et al. Electro acupuncture at Neiguan pretreatment alters genome-wide gene expressions and protects rat myocardium against ischemia-reperfusion [J]. Molecules, 2014, 19 (10): 16158-16178.

[29] 杨孝芳, 崔瑾, 刘小雨, 等. 心肌缺血损伤小型猪模型内关穴位埋针后血管新生及成纤维细胞生长因子 mRNA 和蛋白的表达 [J]. 中国组织工程研究与临床康复, 2011, 15 (46): 8630-8634.

[30] Zhao YH, Sun ZR, Cui XJ. Effects of Acupuncture Pretreatment on Ischemic Cardiac Muscle Cell Apoptosis and Gene Expression in Ischemia reperfusion ats [J]. Journal of Acupuncture and Tuina Science, 2009 (7): 71-74.

[31] Li WS, Zhong M, Yang JH, et al. Effects of electroacupuncture preconditioning at "Neiguan" (PC 6) on gene expression of myocardial opioid receptors in rats with myocardial ischemia-reperfusion injury [J]. Zhongguo Zhen Jiu, 2011, 31 (5): 441-445.

[32] 陈琳, 吴巧凤, 柏琳, 等. 基于不同分子水平探讨针刺改善心肌缺血的机制 [J]. 辽宁中医杂志, 2016, 43 (1): 199-200.

[33] 梁睿智, 刘运珠. 近 10 年针灸治疗冠心病选穴规律探讨 [J]. 中国针灸, 2010, 36 (4): 446.

[34] 张洁, 樊海龙, 柏琳, 等. 近 5 年针灸治疗心绞痛的临床文献计量学分析 [J]. 成都中医药大学学报, 2015, 38 (4): 100.

[35] 谭杏, 杨茜芸, 林亚平. 艾灸足三里穴对衰老大鼠心脑组织中 SOD、MDA、LF 的影响 [J]. 湖南中医药大学学报, 2013, 33 (11): 86-89.

[36] 赵彩娇, 范郁山, 李灿, 等. 艾灸神阙穴对肾阳虚家兔肾组织超氧化物歧化酶基因表达的影响 [J]. 中国老年学杂志, 2013, 33 (21): 5386-5388.

[37] 苏妆, 王淑娟, 王艳杰, 等. 艾灸关元、足三里穴对更年期大鼠血脂含量、性激素水平及细胞凋亡的影响 [J]. 时珍国医国药, 2013, 24 (8): 2044-2046.

[38] 李建萍, 姚永年, 何培达, 等. 艾灸治疗血脂异常患者的临床研究 [J]. 中国针灸, 2005, 25 (11): 825-828.

[39] 张周良, 李斌, 刘树林, 等. 艾灸对血液流变性影响的研究 [J]. 中国血液流变学杂志, 2004, 14 (4): 554-555.

[40] 梁欣, 钟愉. 艾灸对亚急性衰老大鼠松果体中超氧化物歧化酶 mRNA 表达脂褐素含量的影响 [J]. 中国老年医学杂志, 2012, 32 (2): 347-349.

[41] 何新荣, 张静, 高园. 穴位按摩缓解或减少冠心病心绞痛发作的临床研究 [J]. 护理管理杂志, 2012, 12 (4): 266-267.

[42] 罗玫, 杨雨竹, 莫凤梅. 循时经络推按配合治疗冠心病心绞痛患者的效果观察 [J]. 护理学报, 2013, 30 (7A): 54-55.

[43] 石向东, 赵捷, 吕瑛. 针灸推拿改善冠心病患者生活质量的临床观察 [J]. 上海医药, 2012, 33 (10): 37-39.

[44] 刘鹏, 齐兆双. 通阳散结推拿法治疗冠心病稳定型心绞痛的疗效观察 [J]. 中国社区医师, 2014, 30 (13): 79-80.

[45] 梅莹. 中医经络推按配合药膳疗法对冠心病心绞痛患者生活质量的影响 [J]. 内蒙古中医药, 2015, 34 (11): 136-137.

[46] 徐翀. 中药热罨包外敷内关穴治疗冠心病心绞痛的临床研究 [D]. 广州中医药大学 2011 届硕士论文.

[47] Yeh GY, Wang C, Wayne PM, et al. Tai chi exercise for patients with cardiovascular conditions and risk factors: asystematic review [J]. J Cardiopulm Rehabil Prev, 2009, 29 (3): 152-160.

[48] 石爱桥, 李安民, 王广兰, 等. 参加健身气功、易筋经锻炼对中老年人心理、生理影响的研究 [J]. 成都体育学院学报, 2005, 31 (3): 95-97.

[49] 张胜强, 陈香花. 太极拳锻炼对急性心肌梗死患者的康复作用 [J]. 按摩与康复医学, 2011, 56 (7): 32-33.

[50] 郑景启. 太极拳对老年冠状动脉性心脏病患者康复效果观察 [J]. 中国康复理论与实践, 2004, 10 (7): 429.

[51] 潘华山. 八段锦运动负荷对老年人心肺功能影响的研究 [J]. 新中医, 2008, 40 (1): 55-57.

[52] 林小丽, 陈静薇, 张广清, 等. 八段锦运动对冠状动脉搭桥术后患者生存质量的影响 [J]. 护理学报, 2012, 19 (8B): 63-67.

[53] 卞伯高, 潘华山, 冯毅歙. 健身气功五禽戏对中老年人心血管功能的影响研究

[J]. 广州中医药大学学报，2013，30（1）：26-29.

[54] 周信文，徐俊，顾菊康，等. 易筋经锻炼对心功能和心血管功能影响初探［J］. 医学生物力学，2006，9（1）：60-61.

[55] 杜少武，程其练，王珩，等. 健身气功易筋经锻炼对中老年人心功能的作用［J］. 中国运动医学杂志，2006，25（6）：721-722.

[56] 汪德欣. 健身气功—八段锦对机体心血管功能影响的观察和机制研究［D］. 南京中医药大学，2009.

[57] 章文雯. 习练八段锦对广泛性焦虑症临床疗效影响的研究［D］. 北京中医药大学，2014.

[58] 代金刚，曹洪欣. 八段锦导引法对脏腑功能改善作用的研究［J］. 中国中医基础医学杂志，2014，20（4）：440-441.

[59] 孙卉丽，王硕仁，王亚红. 八段锦应用于冠心病心脏康复的系统评价［J］. 长春中医药大学学报，2016，32（2）：329.

[60] 张选惠，温佐惠，吴昕，等. 太极拳概说［J］. 成都体院学报，1984（4）：25-35.

[61] Liu H，Frank A. Tai chi as a balance improvement exercise for older adults：a systematic review［J］. J Geriatr Phys Ther，2010，33（3）：103-109.

附录二　针灸穴位表

一、手太阴肺经

穴名	主治功效	定位
中府	咳嗽、气喘、胸中胀闷、胸痛、肩背痛	距前正中线6寸，平第1肋间隙
云门	咳嗽、气喘、胸痛、肩关节内侧痛	肩胛骨喙突，前正中线旁开6寸，锁骨下窝凹陷处
天府	气喘、瘿气、鼻衄、上臂内侧痛	腋前纹头下3寸
侠白	咳嗽、气喘、干呕、烦满、上臂内侧痛	腋前纹头下4寸或肘横纹上5寸
尺泽	咳嗽、气喘、咯血、潮热、咽喉肿痛、胸部胀满、小儿惊风、吐泻、肘臂挛痛	肘横纹中，肱二头肌腱桡侧凹陷处
孔最	咳嗽、气喘、咯血、咽喉肿痛、咳血、肘臂挛痛、痔疾	腕横纹上7寸，肘横纹下5寸
列缺	咳嗽、气喘、咽喉痛、半身不遂、牙痛、偏头痛、颈强痛、口眼㖞斜	桡骨茎突上方，腕横纹上1.5寸
经渠	咳嗽、气喘、胸痛、手腕痛	桡骨茎突与桡动脉之间凹陷处，腕横纹上1寸

穴名	主治功效	定位
太渊	咳嗽、气喘、咳血、无脉症、咽喉肿痛、手腕痛、胸痛	腕掌横纹桡侧，桡动脉的桡侧凹陷中
鱼际	咳嗽、咳血、发热、咽喉肿痛、失音、掌中热、乳痈	第1掌骨终点桡侧，赤白肉际处
少商	咽喉肿痛、中风昏迷、中暑呕吐、咳嗽、小儿惊风、癫狂、鼻衄	拇指末节桡侧，距指甲角0.1寸

二、手阳明大肠经

穴名	主治功效	定位
商阳	咽喉肿痛、耳鸣耳聋、中风昏迷、热病无汗、下齿痛、青盲	食指末节桡侧，距指甲角0.1寸
二间	齿痛、咽喉肿痛、口眼㖞斜、目痛、热病	食指桡侧，第2掌指关节前，桡侧凹陷处
三间	咽喉肿痛、齿痛、身热、腹胀肠鸣	微握拳，食指桡侧，第2掌指关节后凹陷处
合谷	头痛、齿痛、目赤肿痛、咽喉肿痛、失音、半身不遂、痄腮、疔疮、经闭、牙关紧闭、耳鸣耳聋、无汗、多汗、鼻衄、发热恶寒、瘾疹、疟疾、小儿惊风、口眼㖞斜、腹痛	手背第1、2掌骨间，第2掌骨桡侧的中点处
阳溪	头痛、耳鸣耳聋、咽喉肿痛、腕背痛、齿痛	腕背横纹桡侧，拇指翘起的两筋间凹陷处
偏历	耳鸣、耳聋、目赤、鼻衄、喉痛、手臂酸痛	阳溪与曲池的连线上，腕横纹上3寸
温溜	头痛、面肿、咽喉肿痛、肩背酸痛、疔疮、肠鸣腹痛、吐舌	阳溪与曲池的连线上，腕横纹上5寸
下廉	头痛、眩晕、半身不遂、腹痛、目痛、腹胀、肘臂痛	阳溪与曲池的连线上，肘横纹下4寸
上廉	头痛、肩臂酸痛麻木、腹痛、肠鸣、腹泻、半身不遂	阳溪与曲池的连线上，肘横纹下3寸
手三里	肘臂疼痛、上肢瘫痪麻木、腹痛、肠鸣、腹泻、齿痛、失音	阳溪与曲池的连线上，肘横纹下2寸

穴名	主治功效	定位
曲池	热病、半身不遂、风疹、手臂肿痛无力、痢疾、齿痛、瘰疬、咽喉肿痛、目赤痛、腹痛、吐泻、癫狂、高血压	肘横纹外侧端，尺泽与肱骨外上髁连线中点
肘髎	肘臂部酸痛、麻木、挛急、嗜卧	曲池上方1寸，肱骨边缘处
手五里	肘臂疼痛挛急、瘰疬	曲池与肩髃连线上，曲池上3寸
臂臑	瘰疬、肩背疼痛、目疾、颈项拘挛	曲池与肩髃连线上，曲池上7寸
肩髃	肩背疼痛、半身不遂、手臂挛急、隐疹、瘾疹	肩峰前下方凹陷处
巨骨	肩背及上臂疼痛、伸展及抬举不便、瘿气、瘰疬	锁骨肩峰端与肩胛冈之间凹陷处
天鼎	咽喉肿痛、暴喑、气哽、梅核气、瘰疬	胸锁乳突肌后缘扶突穴直下1寸
扶突	咳嗽、气喘、咽喉肿痛、暴喑、瘰疬、瘿气	颈外侧部，喉结旁约3寸
口禾髎	口喎、鼻塞不通、鼻衄	水沟穴旁0.5寸
迎香	鼻塞不通、口喎、鼻衄、面痒、鼻息肉	鼻翼外缘中点旁约0.5寸，当鼻唇沟中

三、足阳明胃经

穴名	主治功效	定位
承泣	眼睑眴动、目赤肿痛、夜盲、口眼喎斜、迎风流泪	瞳孔直下，眼球与眶下缘之间
四白	目赤痛痒、目翳、头面疼痛、眼睑眴动、迎风流泪、口眼喎斜	瞳孔直下，眶下孔凹陷处
巨髎	口眼喎斜、眼睑眴动、鼻衄、齿痛、面痛	瞳孔直下，平鼻翼下缘处
地仓	口眼喎斜、口角眴动、齿痛、唇缓不收、流涎	口角外侧约0.4寸上直对瞳孔
大迎	牙关紧闭、齿痛、口喎、颊肿、面肿面痛、唇吻眴动	下颌角前下方约1.3寸咬肌附着部前缘
颊车	口眼喎斜、颊肿、齿痛、牙关紧闭面肌痉挛（中风后遗症、颜面神经麻痹）	下颌角前上方约一横指（中指），咀嚼时咬肌隆起最高点
下关	牙关紧闭、下颌疼痛、口喎、齿痛、面痛、耳聋、耳鸣	颧弓与下颌切迹之凹陷中
头维	头痛、目眩、迎风流泪、眼睑眴动、目痛、视物不明	额角发际上0.5寸，头正中线旁4.5寸

穴名	主治功效	定位
人迎	咽喉肿痛、高血压、瘰疬、饮食难下、胸满气喘、头痛	颈部喉结旁1.5寸，颈总动脉之后
水突	咳逆上气、喘息不得卧、咽喉肿痛、瘰疬、瘿瘤、呃逆	人迎与气舍连线的中点
气舍	咽喉肿痛、颈项强痛、喘息、瘿气、瘰疬、呃逆	锁骨内侧端上缘，胸骨头与锁骨头之间
缺盆	咳嗽气喘、咽喉肿痛、瘰疬、缺盆中痛	锁骨上窝中央，距前正中线4寸
气户	咳嗽、胸痛、呃逆、胁肋疼痛	锁骨中点下缘，距前正中线4寸
库房	咳嗽、胸痛、胁胀、气喘	第1肋间隙，距前正中线4寸
屋翳	咳嗽气喘、胸痛、乳痛、身肿、皮肤疼痛	第2肋间隙，距前正中线4寸
膺窗	咳嗽、气喘、胸痛、乳痛	第3肋间隙，距前正中线4寸
乳中	无	第4肋间隙，乳头中央，距前正中线4寸
乳根	乳痛、乳汁少、胸痛、咳嗽、呃逆	第5肋间隙距前正中线4寸
不容	呕吐、胃痛、腹胀、食欲不振	脐中上6寸，前正中线旁开2寸
承满	胃痛、呕吐、腹胀、肠鸣、食欲不振	脐中上5寸，前正中线旁开2寸
梁门	胃痛、呕吐、腹胀、食欲不振、大便溏薄	脐中上4寸，前正中线旁开2寸
关门	腹痛、腹胀、肠鸣泄泻、食欲不振、水肿	脐中上3寸，前正中线旁开2寸
太乙	腹痛、腹胀、心烦、癫狂	脐中上2寸，前正中线旁开2寸
滑肉门	癫狂、呕吐、胃痛	脐中上1寸，前正中线旁开2寸
天枢	腹痛、腹胀、肠鸣泻泄、痢疾、便秘、疝气、水肿、月经不调、肠痈、热病	与脐平行，旁开2寸
外陵	腹痛、疝气、痛经	脐中下1寸，前正中线旁开2寸
大巨	小腹胀满、小便不利、遗精、惊悸不眠、疝气、早泄	脐中下2寸，前正中线旁开2寸
水道	小腹胀满、腹痛、痛经、小便不利	脐中下3寸，前正中线旁开2寸
归来	少腹疼痛、经闭、痛经、子宫下垂、白带、小便不利、疝气、茎中痛	脐中下4寸，前正中线旁开2寸
气冲	少腹痛、疝气、腹股沟疼痛	脐中下5寸，前正中线旁开2寸
髀关	髀股痿痹、下肢不遂、筋急不得屈伸、腰腿疼痛	髂前上棘与髌骨底外缘连线上缝匠肌外侧端凹陷处
伏兔	腿痛、下肢不遂、脚气、疝气、腹胀	髌骨外上缘上6寸

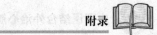

穴名	主治功效	定位
阴市	膝关节痛、下肢屈伸不利、腹胀、腹痛、下肢不遂、腰痛	髌骨外上缘上3寸
梁丘	胃痛、膝关节肿痛、屈伸不利、乳痈	髌骨外上缘上2寸
犊鼻	膝痛、关节屈伸不利、脚气	髌骨与髌韧带外侧凹陷中
足三里	胃痛、呕吐、腹胀、肠鸣、消化不良、下肢痿痹、虚劳羸瘦、下肢不遂、疳积、泄泻、便秘、痢疾、脚气、心悸、气短、水肿、中风、癫狂	犊鼻下3寸距胫骨前缘一横指
上巨虚	腹痛、腹胀、痢疾、便秘、肠痈、脚气、下肢痿痹、中风瘫痪	犊鼻下6寸，足三里下3寸
条口	肩臂不得举、下肢冷痛、跗肿、转筋、脘腹疼痛	上巨虚下2寸
下巨虚	小腹痛、大便脓血、乳痈、下肢痿痹、腰脊痛引睾丸、泄泻	上巨虚下3寸
丰隆	痰多、哮喘、咳嗽、胸痛、头痛、便秘、癫狂、痫证、下肢痿痹、呕吐、咽喉肿痛	外踝尖上8寸，条口外1寸距胫骨前缘二横指
解溪	头痛、眩晕、癫狂、腹胀、便秘、目赤、胃热谵语、下肢痿痹	足背踝关节横纹中央凹陷处
冲阳	胃痛腹胀、口眼㖞斜、面肿齿痛、脚背红肿、足痿无力	足背高点动脉搏动处 解溪下二横指
陷谷	面目浮肿、肠鸣腹泻、足背肿痛、热病、目赤肿痛	足背第2、3跖趾关节后凹陷处 冲阳下二横指
内庭	上齿痛、口㖞、喉痹、鼻衄、腹痛、腹胀、泄泻、足背肿痛、热病、胃痛吐酸、痢疾	足背第2、3脚趾间，赤白肉际处
厉兑	面肿、齿痛、口㖞、鼻衄、胸腹胀满、癫狂、热病、多梦	第2脚趾外侧，趾甲旁0.1寸

四、足太阴脾经

穴名	主治功效	定位
隐白	腹胀、便血、尿血、崩漏、月经过多、多梦、惊风、昏厥、胸痛、癫狂	足大趾内侧趾甲旁0.1寸
大都	腹胀、胃痛、消化不良、泄泻、便秘、心痛、体重肢肿、心烦、热病无汗	足大趾前下方内侧赤白肉际处

穴名	主治功效	定位
太白	胃痛、腹胀、腹痛、肠鸣、呕吐、泄泻、脚气、便秘、痔疾、痢疾、体重节痛	第一跖骨小头后缘赤白肉际凹陷处
公孙	胃痛、呕吐、饮食不化、肠鸣腹胀、发狂妄言、腹痛、痢疾、泄泻、心烦失眠、水肿、脚气、嗜卧	第一跖骨基底部前下方赤白肉际处
商丘	腹胀、肠鸣、泄泻、便秘、食不化、黄疸、癫狂、怠惰嗜卧、小儿癫痫、咳嗽、痔疾、足踝痛	内踝前下缘凹陷处舟骨结节与内踝尖连线中点处
三阴交	肠鸣泄泻、月经不调、赤白带下、足痿痹痛、崩漏、不孕、阴挺、经闭、食不化、恶露不尽、痛经、难产、产后血晕、高血压、神经性皮炎、遗精、阳痿、早泄、阴茎痛、湿疹、荨麻疹、水肿、小便不利、腹胀、失眠、疝气、遗尿、脚气	内踝尖上3寸胫骨内侧面后缘
漏谷	腹胀、肠鸣、腰膝厥冷、小便不利、下肢痿痹、遗精	内踝尖上6寸
地机	腹痛、泄泻、小便不利、水肿月经不调、遗精、腰痛不可俯仰、食欲不振	阴陵泉下3寸
阴陵泉	腹胀、水肿、小便不利或失禁、阴茎痛、膝痛、黄疸、遗精、妇人阴痛	胫骨内侧髁下方凹陷处
血海	月经不调、痛经、经闭、崩漏、瘾疹、丹毒、皮肤瘙痒、小便淋漓、股内侧痛	髌骨内侧缘上2寸
箕门	小便不通、五淋、遗溺、腹股沟肿痛	血海与冲门连线上，血海上6寸
冲门	腹痛、疝气、痔疾、崩漏、带下	平耻骨联合上缘距腹正中线3.5寸
府舍	腹痛、疝气、积聚	前正中线旁开4寸，冲门外上方0.7寸
腹结	腹痛、腹泻、大便秘结	府舍上3寸，大横下1.3寸
大横	腹痛、腹泻、大便秘结	脐中旁开4寸
腹哀	腹痛、泄泻、痢疾、便秘、消化不良	前正中线旁开4寸，脐中上3寸
食窦	胸胁胀痛、嗳气、反胃、腹胀、水肿	第5肋间隙距前正中线6寸
天溪	胸痛、咳嗽、乳痈、乳汁少	第4肋间隙前正中线旁开6寸
胸乡	胸胁胀痛	第3肋间隙前正中线旁开6寸
周荣	胸胁胀满、咳嗽、气喘、胁痛	第2肋间隙前正中线旁开6寸
大包	咳嗽、气喘、胸胁胀满、四肢无力、全身疼痛、胁肋痛	第6肋间隙侧胸部腋中线

五、手少阴心经

穴名	主治功效	定位
极泉	上肢不遂、心痛、胸闷、胁肋胀痛、瘰疬、肩臂疼痛、咽干烦渴	腋窝正中，腋动脉搏动处
青灵	目黄、头痛、振寒、胁痛、肩臂痛	肘横纹上3寸肱二头肌尺侧缘
少海	心痛、手颤、健忘、暴喑、瘰疬、胁肋痛、肘臂伸屈不利、臂麻酸痛	屈肘，肘横纹内侧端与肱骨内上髁连线中点处
灵道	心痛、心悸怔忡、舌强不语、头昏目眩、肘臂挛痛、暴喑	尺侧腕屈肌腱桡侧缘腕横纹上1.5寸
通里	暴喑、舌强不语、心悸怔忡、腕臂痛	尺侧腕屈肌腱桡侧缘腕横纹上1寸
阴郄	心痛、惊恐、心悸、吐血、衄血、失语、骨蒸盗汗	尺侧腕屈肌腱桡侧缘腕横纹上0.5寸
神门	心痛、心烦、健忘失眠、惊悸怔忡、痴呆、头痛、眩晕、目黄胁痛、癫狂痫证、呕血、掌中热、失音、吐血	腕横纹尺侧端，尺侧腕屈肌腱的桡侧凹陷处
少府	手小指拘急、心悸、胸痛、遗尿、阴痒、小便不利、掌中热、阴痛、善惊	第4、5掌骨之间，握拳时小指与无名指尖处
少冲	心悸、心痛、癫狂、热病、臂内后廉痛、中风昏迷	小指末节内侧距指甲角0.1寸

六、手太阳小肠经

穴名	主治功效	定位
少泽	头痛、目翳、咽喉肿痛、乳痈、耳鸣、耳聋、热病、乳汁少、昏迷、肩臂外后侧疼痛	小指末节尺侧距指甲角0.1寸
前谷	热病汗不出、癫狂、痫证、耳鸣、头痛、目痛、咽喉肿痛、乳少、疟疾	微握拳，第5掌指关节前掌指横纹头赤白肉际处
后溪	头项强痛、耳聋、热病、疟急、癫狂、盗汗、目赤、目眩、咽喉肿痛	第5掌指关节后掌指横纹赤白肉际处
腕骨	头痛、项强、目翳、指挛臂痛、胁痛、疟疾、热病汗不出、耳聋、耳鸣	第5掌骨基底与钩骨之凹陷处，赤白肉际处
阳谷	头痛、目眩、耳鸣、耳聋、热病、癫狂、腕痛	腕背横纹尺侧端尺骨茎突与三角骨之凹陷处

穴名	主治功效	定位
养老	目视不明、肩臂肘疼痛	尺骨桡侧骨缝凹陷中
支正	项强、肘挛、手指痛、头痛、热病、消渴、目眩、好笑善忘	阳谷与小海连线上，腕背横纹上 5 寸
小海	肘臂疼痛、癫痫、耳鸣、耳聋	尺骨鹰嘴与肱骨内上髁之凹陷处
肩贞	肩胛痛、手臂麻痛、上肢不举、缺盆中痛	腋后纹头上 1 寸
臑俞	肩臂疼痛、瘰疬	腋后纹头直上肩胛冈下缘凹陷中
天宗	肩胛疼痛、肘臂外后侧痛、气喘、乳痛	肩胛冈下窝中央凹陷处平第 4 胸椎
秉风	肩臂疼痛、上肢酸麻	冈上窝中央，举臂凹陷处
曲垣	肩胛疼痛	臑俞与第 2 胸椎棘突连线中点处
肩外俞	肩臂酸痛、颈项强急	第 1 胸椎棘突下旁开 3 寸
肩中俞	肩臂疼痛、咳嗽、哮喘	第 7 颈椎棘突下旁开 2 寸
天窗	耳鸣、耳聋、咽喉肿痛、颈项强痛、癫狂、暴瘖、瘾疹	扶突穴后，胸锁乳突肌后缘约喉结旁开 3.5 寸
天容	耳鸣、耳聋、咽喉肿痛、颈项强痛	下颌角后方胸锁乳突肌前缘凹陷中
颧髎	口眼㖞斜、眼睑瞤动、齿痛、唇肿	目外眦直下颧骨下缘凹陷中
听宫	耳鸣、耳聋、聤耳、齿痛、癫狂	耳屏前，张口呈凹陷处

七、足太阳膀胱经

穴名	主治功效	定位
睛明	目赤肿痛、迎风流泪、胬肉攀睛、近视、夜盲、色盲、目翳、目视不明	目内眦角稍上方凹陷处
攒竹	前额痛、眉棱骨痛、目眩、目视不明、面瘫、近视、眼睑瞤动、目赤肿痛	眉头凹陷中，目内眦直上
眉冲	痫证、头痛、眩晕、目视不明、鼻塞	攒竹直上入发际 0.5 寸，神庭与曲差连线之间
曲差	头痛、头晕、目视不明、目痛、鼻塞	前发际正中直上 0.5 寸，旁开 1.5 寸
五处	头痛、目眩、目视不明	前发际正中直上 1 寸，旁开 1.5 寸
承光	头痛、目眩、呕吐烦心、目视不明、癫痫、鼻塞多涕	前发际正中直上 2.5 寸，旁开 1.5 寸
通天	头痛、头重、眩晕、鼻衄、鼻渊	前发际正中直上 4 寸，旁开 1.5 寸
络却	眩晕、耳鸣、鼻塞、癫狂、痫证、目视不明	前发际正中直上 5.5 寸，旁开 1.5 寸
玉枕	头痛、目痛、鼻塞	后发际正中直上 2.5 寸，旁开 1.3 寸

穴名	主治功效	定位
天柱	头痛、项强、眩晕、目赤肿痛、肩背痛、鼻塞	后发际正中直上0.5寸，旁开1.3寸
大杼	咳嗽、发热、头痛、肩背痛、颈项拘急	第1胸椎棘突下，旁开1.5寸
风门	伤风咳嗽、发热头痛、鼻塞多涕、目眩、胸背痛、项强	第2胸椎棘突下，旁开1.5寸
肺俞	咳嗽、气喘、胸满、背痛、潮热、盗汗、吐血、鼻塞、骨蒸	第3胸椎棘突下，旁开1.5寸
厥阴俞	心痛、心悸、胸闷、咳嗽、呕吐	第4胸椎棘突下，旁开1.5寸
心俞	癫狂、痫证、惊悸、失眠、健忘、咳嗽、心烦、吐血、梦遗、心痛、胸背痛	第5胸椎棘突下，旁开1.5寸
督俞	心痛、腹痛、腹胀、肠鸣、呃逆	第6胸椎棘突下，旁开1.5寸
膈俞	胃脘痛、呕吐、呃逆、饮食不下、咳嗽、潮热、盗汗、吐血	第7胸椎棘突下，旁开1.5寸
肝俞	黄疸、胁痛、吐血、目赤、目视不明、夜盲、癫狂、痫证、背痛、眩晕	第9胸椎棘突下，旁开1.5寸
胆俞	黄疸、胁痛、呕吐、食不化、口苦	第10胸椎棘突下，旁开1.5寸
脾俞	腹胀、泄泻、呕吐、胃痛、消化不良、背痛、黄疸、水肿	第11胸椎棘突下，旁开1.5寸
胃俞	胃脘痛、腹胀呕吐、完谷不化、胸胁痛、肠鸣	第12胸椎棘突下，旁开1.5寸
三焦俞	胃脘痛、腹胀呕吐、完谷不化、胸胁痛、肠鸣	第1腰椎棘突下，旁开1.5寸
肾俞	遗精、阳痿、早泄、不孕、月经不调、头昏、白带、耳鸣、耳聋、小便不利、腰背酸痛、水肿、不育、遗尿、喘咳少气	第2腰椎棘突下，旁开1.5寸
气海俞	腰痛、痛经、肠鸣、痔疾	第3腰椎棘突下，旁开1.5寸
大肠俞	腰脊疼痛、腹痛、腹胀、泄泻、便秘、痢疾	第4腰椎棘突下，旁开1.5寸
关元俞	腹胀、泄泻、小便不利、遗尿、消渴、腰痛	第5腰椎棘突下，旁开1.5寸
小肠俞	遗精、遗尿、白带、小腹胀痛、腰腿痛、泄泻、痢疾	骶正中脊旁1.5寸，平第1骶后孔
膀胱俞	遗精、遗尿、小便不利、泄泻、腰骶部疼痛	骶正中脊旁1.5寸，平第2骶后孔
中膂俞	腰脊痛、消渴、痢疾	骶正中脊旁1.5寸，平第3骶后孔
白环俞	腰腿痛、白带、遗精、月经不调	骶正中脊旁1.5寸，平第4骶后孔

穴名	主治功效	定位
上髎	腰痛、月经不调、带下、大小便不利、遗精、阳痿	髂后上棘与后正中线之间，第1骶后孔处
次髎	腰痛、月经不调、遗精、遗尿、小便不利、下肢痿痹	髂后上棘与后正中线之间，第2骶后孔处
中髎	腰痛、月经不调、小便不利、赤白带下、便秘	髂后上棘与后正中线之间，第3骶后孔处
下髎	腰痛、小便不利、肠鸣、便秘、小腹痛	髂后上棘与后正中线之间，第4骶后孔处
会阳	阳痿、遗精、带下、痢疾、泄泻、痔疾脱肛	尾骨端旁开0.5寸
承扶	腰骶臀股部疼痛、痔疾、痿痹	臀横纹中点
殷门	腰腿痛、下肢痿痹	承扶与委中联机上，承扶下6寸
浮郄	膝腘部疼痛、麻木、挛急	腘横纹外侧端，委阳上1寸
委阳	腹满、小便不利、腰脊强痛、下肢挛痛	腘横纹外侧端
委中	腰痛、下肢痿痹、半身不遂、腹痛、遗尿、呕吐、腹泻、中风昏迷、小便不利、丹毒	腘横纹中点，手法不宜过快过强
附分	肩背拘急、颈项强痛、肘臂麻木	第2胸椎棘突下旁开3寸，与风门相平
魄户	咳嗽、气喘、肺结核、肩背痛	第3胸椎棘突下旁开3寸
膏肓	咳嗽、气喘、吐血、盗汗、肩胛背痛、遗精、肺结核、健忘	第4胸椎棘突下旁开3寸
神堂	咳嗽、气喘、胸闷、背痛	第5胸椎棘突下旁开3寸
譩譆	咳嗽、气喘、肩背痛、疟急、热病	第6胸椎棘突下旁开3寸
膈关	呕吐、嗳气、食不下、胸闷、背脊强痛	第7胸椎棘突下旁开3寸
魂门	胸胁痛、呕吐、背痛	第9胸椎棘突下旁开3寸
阳纲	肠鸣、泄泻、黄疸、消渴、腹痛	第10胸椎棘突下旁开3寸
意舍	腹胀、肠鸣、呕吐、食不下	第11胸椎棘突下旁开3寸
胃仓	胃脘痛、腹胀、消化不良、水肿、背痛	第12胸椎棘突下旁开3寸
肓门	腹痛、便秘、乳疾、痞块	第1腰椎棘突下旁开3寸
志室	遗精、阳痿、阴痛、小便不利、腰脊强痛、水肿	第2腰椎棘突下旁开3寸
胞肓	肠鸣、腹痛、腰痛、小便不利、阴肿	平第2骶后孔，骶正中脊旁开3寸
秩边	腰腿痛、下肢痿痹、阴痛、痔疾，与支沟配合可治习惯性便秘	平第4骶后孔，骶正中脊旁开3寸
合阳	腰脊强痛、下肢痿痹、疝气、崩漏	委中下2寸

穴名	主治功效	定位
承筋	小腿痛、霍乱转筋、痔疾、腰背拘急	委中与承山连线中点，腓肠肌中央
承山	腰背痛、小腿转筋、痔疾、便秘、疝气、腹痛	委中与昆仑之间中点
飞扬	头痛、目眩、鼻塞、鼻衄、腰背痛、痔疾、腿软无力、癫狂	昆仑直上7寸，承山外下方1寸
跗阳	头重、头痛、腰腿痛、下肢瘫痪、外踝红肿	外踝后昆仑直上3寸
昆仑	头痛、项强、目眩、鼻衄、疟疾、腰痛、脚跟痛、小儿痫证、难产、肩背拘急	外踝尖与跟腱之间凹陷处
仆参	下肢痿弱、足跟痛、霍乱转筋、脚气、膝肿、癫痫	昆仑直下方，跟骨外侧赤白肉际处
申脉	痫证、癫狂、头痛、失眠、眩晕、目赤痛、项强、腰痛	足外侧部，外踝直下方凹陷处
金门	癫痫、小儿惊风、腰痛、下肢痹痛	申脉穴前下方骰骨外侧凹陷处
京骨	头痛、项强、腰腿痛、癫痫、目翳	第5跖骨粗隆下方赤白肉际处
束骨	头痛项强、癫狂、腰背痛、下肢后侧痛、目眩	第5跖骨小头后缘赤白肉际处
足通谷	头痛、项强、癫狂、目眩、鼻衄	第5跖趾关节前方赤白肉际处
至阴	头痛、鼻塞、鼻衄、目痛、胞衣不下、难产、胎位不正	足小趾末节外侧趾甲角0.1寸

八、足少阴肾经

穴名	主治功效	定位
涌泉	头痛、头晕、小便不利、便秘、小儿惊风、痫证、昏厥、足心热	足底前1/3凹陷处
然谷	月经不调、下肢痿痹、小便不利、泄泻、口噤不开、胸胁胀痛、咳血、小儿脐风、足跗痛、带下、遗精、黄疸	内踝前下方，足舟骨粗隆下缘凹陷处
太溪	头痛目眩、咽喉肿痛、齿痛、耳聋、消渴、气喘、胸痛咯血、月经不调、内踝肿痛、失眠健忘、遗精、下肢厥冷、小便频数、腰脊痛、阳痿	内踝高点与跟腱后缘的中点凹陷处
大钟	咳血、腰脊强痛、痴呆、嗜卧、月经不调、足跟痛	太溪下0.5寸稍后跟腱内缘处

穴名	主治功效	定位
水泉	月经不调、痛经、小便不利、头昏目花、腹痛	跟骨结节内侧上缘，太溪直下1寸
照海	小便不利、小便频数、咽干咽痛、目赤肿痛、失眠、月经不调、痛经、赤白带下、痫证	内踝高点正下缘凹陷处
复溜	腰脊强痛、肠鸣、水肿、腹胀、腿肿、足痿、身热无汗、盗汗、泄泻	跟腱前缘，太溪直上2寸
交信	月经不调、崩漏、阴挺、泄泻、大便难、睾丸肿痛、五淋、疝气、阴痒、泻痢赤白、膝、股、腘内廉痛	胫骨内侧面后缘太溪直上2寸，复溜前0.5寸
筑宾	癫狂、痫证、呕吐、疝气、小腿内侧痛	太溪与阴谷连线上，太溪上5寸
阴谷	阳痿、疝气、月经不调、崩漏、膝股内侧痛、癫狂、阴中痛、小便难	屈膝时，腘窝内侧半腱肌肌腱与半膜肌肌腱之间
横骨	少腹胀痛、遗精、阳痿、遗尿、小便不利、疝气	脐中下5寸，前正中线旁开0.5寸
大赫	阴挺、遗精、带下、月经不调、痛经、泄泻	脐中下4寸，前正中线旁开0.5寸
气穴	月经不调、带下、小便不利、泄泻	脐中下3寸，前正中线旁开0.5寸
四满	月经不调、带下、遗精、遗尿、疝气、水肿、便秘、腹痛	脐中下2寸，前正中线旁开0.5寸
中注	月经不调、腹痛、便秘、泄泻	脐中下1寸，前正中线旁开0.5寸
肓俞	腹痛、腹胀、呕吐、便秘、泄泻	脐中旁开0.5寸
商曲	腹痛、便秘、泄泻	脐中上2寸，前正中线旁开0.5寸
石关	呕吐、腹痛、便秘、不孕	脐中上3寸，前正中线旁开0.5寸
阴都	腹痛、腹泻、月经不调、不孕、便秘	脐中上4寸，前正中线旁开0.5寸
腹通谷	腹痛、腹胀、呕吐	脐中上5寸，前正中线旁开0.5寸
幽门	腹痛、腹胀、呕吐、泄泻	脐中上6寸，前正中线旁开0.5寸
步廊	胸痛、咳嗽、气喘、呕吐、乳痈	胸部第5肋间隙，前正中线旁开2寸
神封	咳嗽、气喘、胸胁支满、呕吐、不嗜食、乳痈	胸部第4肋间隙，前正中线旁开2寸
灵墟	咳嗽、气喘、痰多、胸胁胀痛、呕吐、乳痈	胸部第3肋间隙，前正中线旁开2寸
神藏	咳嗽、气喘、胸痛、呕吐、不嗜食、烦满	胸部第2肋间隙，前正中线旁开2寸
彧中	咳嗽、气喘、胸胁胀满、不嗜食	胸部第1肋间隙，前正中线旁开2寸
俞府	咳嗽、气喘、胸痛、呕吐、不嗜食	锁骨下缘，前正中线旁开2寸

九、手厥阴心包经

穴名	主治功效	定位
天池	咳嗽、气喘、胸闷、心烦、胁肋疼痛	第4肋间隙，乳头外1寸
天泉	心痛、咳嗽、胸胁胀痛、臂痛	腋前纹头下2寸，肱二头肌长、短头之间
曲泽	心痛、心悸、胃痛、呕吐、泄泻、热病、肘臂挛痛	肘横纹中，肱二头肌腱尺侧缘
郄门	心痛、胸痛、呕血、咳血、癫痫	掌长肌腱与桡侧腕屈肌腱之间，腕横纹上5寸
间使	心痛、心悸、胃痛、呕吐、热病、疟疾、癫狂病、臂痛	掌长肌腱与桡侧腕屈肌腱之间，腕横纹上3寸
内关	心痛、心悸、胸闷、胸痛、胃痛、偏头痛、呃逆、癫痫、热病、偏瘫、眩晕、呕吐、失眠、上肢痹痛	掌长肌腱与桡侧腕屈肌腱之间，腕横纹上2寸
大陵	心痛、心悸、胃痛、呕吐、癫狂、疮疡、桡腕关节疼痛、胸胁痛	掌长肌腱与桡侧腕屈肌腱之间，腕掌横纹中点处
劳宫	心痛、呕吐、癫狂病、口疮、口臭	掌心横纹中，第2、3掌骨间，握拳屈指时中指指尖处
中冲	心痛、昏迷、舌强肿痛、热病、小儿夜啼、中暑、昏厥	手中指末节尖端中央

十、手少阳三焦经

穴名	主治功效	定位
关冲	头痛、目赤、耳聋、喉痹、热病、昏厥	无名指末节尺侧距指甲角0.1寸
液门	手臂痛、头痛、耳聋、耳鸣、喉痹、疟疾、目赤	第4、5掌指关节前缘凹陷中
中渚	手指不能屈伸、头痛、目赤、耳聋、耳鸣、喉痹、热病	手背第4、5掌骨小头后缘之间凹陷处
阳池	目赤肿痛、耳聋、喉痹、疟疾、消渴、腕痛	腕背横纹中，指总伸肌腱尺侧缘凹陷处
外关	热病、头痛、颊痛、目赤肿痛、耳鸣、耳聋、瘰疬、上肢痹痛、胁肋痛	尺骨与桡骨正中，腕背横纹上2寸
支沟	耳鸣、耳聋、暴瘖、瘰疬、胁肋痛、便秘、热病	尺骨与桡骨正中，腕背横纹上3寸
会宗	耳聋、癫痫、上肢痹痛	支沟尺侧，尺骨桡侧缘，腕背横纹上3寸
三阳络	耳聋、暴瘖、齿痛、上肢痹痛	支沟上1寸，尺骨与桡骨之间，腕背横纹上4寸

穴名	主治功效	定位
四渎	耳聋、暴瘖、齿痛、上臂痛	尺骨与桡骨之间，尺骨鹰嘴下5寸
天井	偏头痛、耳聋、瘰疬、胸胁痛、癫痫	屈肘，尺骨鹰嘴上1寸凹陷处
清泠渊	头痛、目黄、上肢痹痛	屈肘时肘尖直上2寸，天井上1寸
消泺	头痛、齿痛、项强、肩背痛	清泠渊上3寸
臑会	瘿气、瘰疬、上肢痹痛	肩髎与天井连线上，肩髎下3寸，三角肌后下缘
肩髎	臂痛、肩重不能举	臂外展时，肩峰后下方呈现凹陷处
天髎	肩背痛、颈项强急	肩井与曲垣中间，肩胛骨上角处
天牖	头痛、头晕、目痛、耳聋、瘰疬、项强	颈侧乳突后方直下，平下颌角，胸锁乳突肌后缘
翳风	耳聋、耳鸣、口眼㖞斜、牙关紧闭、齿痛、颊肿、瘰疬	耳垂后下方，乳突与下颌角之间凹陷处
瘈脉	头痛、耳鸣、耳聋、小儿惊风	耳后乳突中央，耳轮连线中、下1/3交点处
颅息	头痛、耳鸣、耳聋、小儿惊风	角孙穴至翳风穴之间，耳轮连线上，下1/3与上2/3交点处
角孙	颊肿、目翳、项强	折耳向前，耳尖直上入发际处
耳门	耳鸣、耳聋、聤耳、齿痛	下颌骨骨髁状突后缘，张口有凹陷处
耳和髎	头痛、耳鸣、牙关紧闭、口㖞	鬓发后缘，平耳郭根之前方
丝竹空	头痛、目赤肿痛、眼睑眴动、齿痛、癫狂痫	眉梢凹陷处

十一、足少阳胆经

穴名	主治功效	定位
童子髎	头痛、目赤肿痛、目翳、青盲	目外眦旁0.5寸，眶骨外缘凹陷处
听会	耳鸣、耳聋、聤耳、面痛、齿痛、口㖞	下颌骨髁状突后缘，张口有凹陷处
上关	偏头痛、耳鸣、耳聋、聤耳、齿痛、口噤、口眼㖞斜	耳前，下关直上，颧弓上缘凹陷处
颔厌	偏头痛、目眩、耳鸣、齿痛、癫痫	头维与曲鬓弧形连线的上1/4与下3/4交点处
悬颅	偏头痛、目赤肿痛、齿痛	头维与曲鬓弧形连线的中点处
悬厘	偏头痛、目赤肿痛、耳鸣	头维与曲鬓弧形连线的上3/4与下1/4交点处
曲鬓	头痛、齿痛、牙关紧闭、暴瘖	耳前鬓发后缘直上，平角孙

穴名	主治功效	定位
率谷	偏头痛、眩晕、小儿急慢性惊风	耳尖直上入发际1.5寸
天冲	头痛、牙龈肿痛、癫疾	耳根后缘直上发际2寸，率谷后0.5寸处
浮白	头痛、耳鸣、耳聋、目痛、瘿气	天冲与完骨弧形连线上的中1/3与上1/3交点处
头窍阴	头痛、耳鸣、耳聋	天冲与完骨弧形连线上的中1/3与下1/3交点处
完骨	头痛、颈项强痛、齿痛、口㖞、疟疾、癫痫	耳后乳突后下方凹陷处
本神	头痛、目眩、癫痫、小儿惊风	前发际上0.5寸，神庭旁开3寸
阳白	头痛、目眩、目痛、视物模糊、眼睑𥉉动	瞳孔直上，眉上1寸
头临泣	头痛、目痛、目眩、流泪、目翳、小儿惊痫、鼻渊、鼻塞	瞳孔直上，入前发际上0.5寸
目窗	头痛、目赤肿痛、青盲、鼻塞、面部水肿、癫痫	头临泣后1寸，头正中线旁开2.25寸
正营	头痛、目眩、唇吻强急、齿痛	目窗后1寸，头正中线旁开2.25寸
承灵	头痛、眩晕、目痛、鼻塞、衄衄	正营后1.5寸，头正中线旁开2.25寸
脑空	头痛、目眩、颈项强痛、癫狂痫	枕外隆凸上缘外侧，头正中线旁开2.25寸
风池	头痛、眩晕、目赤肿痛、鼻渊、鼻衄、疟疾、耳鸣、耳聋、颈项强痛、感冒、癫痫、瘿气、中风、热病	胸锁乳突肌与斜方肌上端之间的凹陷处，平风府
肩井	头项强痛、肩背疼痛、上肢不遂、乳汁不下、乳痛、瘰疬、难产	大椎与肩峰端连线中点
渊腋	胸满、胁痛、上肢痹痛、腋下肿	腋中在线，第4肋间
辄筋	胸满、胁痛、气喘、呕吐、吞酸	侧胸部，渊腋前1寸，第4肋间隙中
日月	呕吐、吞酸、胁肋疼痛、呃逆、黄疸	乳头直下，第7肋间隙前正中线旁开4寸
京门	小便不利、水肿、腰痛、胁痛、腹痛、腹泻	侧腰部，章门后1.8寸，第12肋间隙游离端下方
带脉	腰胁痛、月经不调、带下、腹痛、疝气、经闭	侧腰部与脐水平线交点上，第12肋间隙游离端下方

穴名	主治功效	定位
五枢	腹痛、赤白带下、疝气、腰胯痛、阴挺	髂前上棘前 0.5 寸，约平脐下 3 寸处
维道	阴挺、腹痛、赤白带下、疝气、腰胯痛	五枢前下方 0.5 寸
居髎	腰痛、下肢痿痹、瘫痪、疝气	髂前上棘与股骨大转子最高点连线中点处
环跳	腰胯疼痛、半身不遂、下肢痿痹	股骨大转子最突点与骶管裂孔连线外 1/3 与中 1/3 交点处
风市	半身不遂、下肢痿痹、遍身瘙痒、脚气	腘横纹上 7 寸直立垂手时，中指指尖处
中渎	下肢痿痹麻木、半身不遂	大腿外侧，风市下 2 寸腘横纹上 5 寸
膝阳关	膝腘肿痛挛急、小腿麻木	膝外侧，阳陵泉上 3 寸股骨外上髁上方凹陷处
阳陵泉	胁痛、口苦、呕吐、半身不遂、下肢痿痹、小儿惊风、黄疸、脚气	腓骨小头前下方凹陷处
阳交	胸胁胀满、下肢痿痹、癫狂	外踝尖上 7 寸，腓骨后缘
外丘	颈项强痛、胸胁胀满、下肢痿痹、癫狂	外踝尖上 7 寸，腓骨前缘
光明	目痛、夜盲、下肢痿痹、乳房胀痛	外踝尖上 5 寸，腓骨前缘
阳辅	偏头痛、目外眦痛、咽喉肿痛、瘰疬、脚气、胸胁胀痛、下肢痿痹、半身不遂	外踝尖上 4 寸，腓骨前缘稍前方
悬钟	落枕、胸胁胀痛、肩周炎、下肢痿痹、痔疾、咽喉肿痛脚气、半身不遂	外踝尖上 3 寸，腓骨前缘
丘墟	颈项痛、胸胁胀痛、下肢痿痹、疟疾	足外踝前下方趾长伸肌腱外侧凹陷处
足临泣	耳聋、耳鸣、胸胁疼痛、遗溺、乳痈、头痛、月经不调、目赤肿痛、瘰疬、疟疾、足跗疼痛	第 4 跖趾关节后方，小趾伸肌腱外侧
地五会	头痛、目赤、耳鸣、胁痛、乳痈、足背肿痛、内伤吐血	第 4 跖趾关节后方，小趾伸肌腱内侧缘第 4、5 跖骨间
侠溪	头痛、目眩、耳鸣、耳聋、目赤肿痛、乳痈、热病、胁肋疼痛	第 4、5 趾蹼缘后方赤白肉际处
足窍阴	头痛、目赤肿痛、耳聋、咽喉肿痛、失眠、热病、胁痛、咳逆、月经不调	第 4 趾末节外侧，趾甲角 0.1 寸

十二、足厥阴肝经

穴名	主治功效	定位
大敦	疝气、遗尿、月经不调、经闭、崩漏、癫痫、阴挺	足大趾末节外侧距趾甲角 0.1 寸
行间	头痛、目眩、目赤肿痛、青盲、口喎、中风、胁痛、疝气、小便不利、崩漏、癫痫、带下、月经不调、痛经	足背第 1、2 趾间趾蹼缘后方赤白肉际处
太冲	头痛、眩晕、目赤肿痛、下肢痿痹、崩漏、遗尿、小儿惊风、月经不调、癫痫、疝气、呕逆、口喎、胁痛	足背第 1、2 跖骨接合部之前凹陷处
中封	疝气、遗精、小便不利、腹痛、内踝肿痛	内踝前 1 寸胫骨前肌腱内缘凹陷处
蠡沟	小便不利、月经不调、带下、下肢痿痹、遗尿	足内踝尖上 5 寸，胫骨内侧面中央
中都	疝气、崩漏、腹痛、泄泻、恶露不尽	足内踝尖上 7 寸，胫骨内侧面中央
膝关	膝髌肿痛、下肢痿痹	阴陵泉后 1 寸，胫骨内上髁后下方
曲泉	腹痛、遗精、阴痒、膝痛、月经不调、带下、痛经、小便不利	屈膝，膝内侧横纹头上方半腱肌与半膜肌止端前缘凹陷处
阴包	腹痛、遗尿、小便不利、月经不调	股骨内上髁上 4 寸，缝匠肌后缘
足五里	小腹痛、小便不通、阴挺、睾丸肿痛、瘰疬、嗜卧	气冲直下 3 寸，大腿根部，耻骨结节下方
阴廉	月经不调、带下、小腹痛	气冲直下 2 寸，大腿根部，耻骨结节下方
急脉	疝气、小腹痛、阴挺	气冲外下方腹股沟处，耻骨联合下缘旁开 2.5 寸
章门	腹痛、腹胀、泄泻、胁痛、痞块	侧腹部第 11 肋游离端下方
期门	胸胁胀痛、腹胀、呕吐、乳痈	乳头直下，第 4 肋间隙前正中线旁开 4 寸

十三、督脉

穴名	主治功效	定位
长强	泄泻、便血、便秘、痔疾、脱肛、癫狂痫、腰脊与尾骶部疼痛	尾骨端与肛门连线中点处
腰俞	月经不调、痔疾、腰脊强痛、下肢痿痹、癫痫	骶部后正中线，正对骶管裂孔
腰阳关	月经不调、遗精、阳痿、腰骶痛、下肢痿痹	腰部后正中线，第 4 腰椎棘突下凹陷处
命门	阳痿、遗精、带下、遗尿、尿频、月经不调、腰脊强痛、手足逆冷、泄泻	腰部后正中线，第 2 腰椎棘突下凹陷处

穴名	主治功效	定位
悬枢	泄泻、腹痛、腰脊强痛	腰部后正中线，第1腰椎棘突下凹陷处
脊中	腰脊强痛、泄泻、痔疾、癫痫、黄疸、脱肛、小儿疳积	背部后正中线，第11胸椎棘突下凹陷处
中枢	黄疸、呕吐、腹满、腰脊强痛	背部后正中线，第10胸椎棘突下凹陷处
筋缩	癫痫、抽搐、背强、胃痛	背部后正中线，第9胸椎棘突下凹陷处
至阳	胸胁胀满、黄疸、咳嗽、气喘、背痛、脊强	背部后正中线，第7胸椎棘突下凹陷处
灵台	咳嗽、气喘、疔疮、背脊强痛	背部后正中线，第6胸椎棘突下凹陷处
神道	心悸、健忘、咳嗽、背脊强痛	背部后正中线，第5胸椎棘突下凹陷处
身柱	咳嗽、气喘、癫痫、背脊强痛	背部后正中线，第3胸椎棘突下凹陷处
陶道	头痛、疟疾、热病、脊强	背部后正中线，第1胸椎棘突下凹陷处
大椎	热病、疟疾、咳嗽、气喘、骨蒸盗汗、癫痫、腰脊强痛、风疹、头痛项强、肩背痛	背部后正中线，第7颈椎棘突下凹陷处
哑门	暴喑、舌强不与、癫狂痫、头痛、项强	后发际正中直上0.5寸第1颈椎下
风府	头痛、项强、中风、眩晕、咽喉肿痛、失音、癫狂	后发际正中直上1寸
脑户	头痛、头晕、项强、失音、癫痫	枕骨粗隆上缘的凹陷处，风府直上1.5寸
强间	头痛、目眩、项强、癫狂	风府与百会连线中点，脑户上1.5寸
后顶	头痛、眩晕、癫狂病	百会后1.5寸，强间直上3寸
百会	头痛、眩晕、中风失语、癫狂、脱肛、泄泻、健忘、不寐、阴挺	前（后）发际正中直上5（7）寸，两耳尖连线中点处
前顶	头痛、眩晕、鼻渊、癫痫	前发际正中直上3.5寸，百会前1.5寸
囟会	头痛、眩晕、鼻渊、癫痫	前发际正中直上2寸，前顶前1.5寸
上星	头痛、目痛、鼻渊、鼻衄、癫狂、疟疾、热病	前发际正中直上1寸
神庭	头痛、眩晕、失眠、鼻渊、癫痫	前发际正中直上0.5寸
素髎	鼻渊、鼻衄、喘息、昏迷、惊厥、新生儿窒息	鼻尖正中
水沟	昏迷、晕厥、癫狂痫、小儿惊风、口角㖞斜、腰脊强痛	人中沟上1/3与下2/3交点处
兑端	癫狂、齿龈肿痛、口㖞、鼻衄	人中沟下端皮肤与唇的交界处
龈交	癫狂、齿龈肿痛、口㖞、口臭、鼻渊	上唇系带与齿龈相接触

十四、任脉

穴名	主治功效	定位
会阴	小便不利、阴痛、痔疾、遗精、月经不调、昏迷、癫狂、溺水窒息	会阴部，阴囊或大阴唇与肛门连线中点处
曲骨	小便不利、遗尿、遗精、阳痿、痛经、带下、月经不调	前正中线，脐下5寸，耻骨联合上缘中点处
中极	小便不利、遗尿、疝气、遗精、阳痿、不孕、月经不调、崩漏带下、阴挺	前正中线，脐下4寸
关元	遗尿、小便频数、尿闭、泄泻、腹痛、遗精、阳痿、疝气、月经不调、带下、中风脱证、虚劳羸瘦、不孕	前正中线，脐下3寸
石门	腹痛、水肿、疝气、小便不利、泄泻、带下、崩漏、经闭	前正中线，脐下2寸
气海	腹痛、泄泻、便秘、遗尿遗精、疝气、阳痿、月经不调、崩漏、虚脱、形体羸瘦、经闭	前正中线，脐下1.5寸
阴交	腹痛、水肿、疝气、月经不调、带下	前正中线，脐下1寸
神阙	腹痛、泄泻、脱肛、水肿、虚脱	脐中央
水分	水肿、小便不通、腹泻、腹痛、反胃、吐食	前正中线，脐上1寸
下脘	腹痛、腹胀、泄泻、呕吐、食谷不化、痞块	前正中线，脐上2寸
建里	胃痛、呕吐、食欲不振、腹胀、水肿	前正中线，脐上3寸
中脘	胃痛、呕吐、吞酸、呃逆、腹胀、癫狂、泄泻、黄疸	前正中线，脐上4寸
上脘	胃痛、呕吐、呃逆、腹胀、癫痫	前正中线，脐上5寸
巨阙	胸痛、心痛、心悸、呕吐、癫狂痫	前正中线，脐上6寸
鸠尾	胸痛、呃逆、腹胀、癫狂痫	前正中线，脐上7寸 胸剑联合下1寸
中庭	胸胁胀满、心痛、呕吐、小儿吐乳	前正中线，平第5肋间隙，胸剑连线中点
膻中	咳嗽、气喘、胸痛、心悸、乳少、呕吐、噎膈	前正中线，平第4肋间隙，两乳头连线中点
玉堂	咳嗽、气喘、胸痛、呕吐	前正中线，平第3肋间隙
紫宫	咳嗽、气喘、胸痛	前正中线，平第2肋间隙
华盖	咳嗽、气喘、胸胁胀满	前正中线，平第1肋间隙
璇玑	咳嗽、气喘、胸痛、咽喉肿痛	前正中线，胸骨柄中央处

穴名	主治功效	定位
天突	咳嗽、气喘、胸痛、咽喉肿痛、暴瘖、瘿气、噎膈、梅核气	胸骨上窝中央
廉泉	舌下肿痛、舌纵流涎、舌强不与、暴瘖、喉痹、吞咽困难	微仰头，喉结上方舌骨体上缘中点处
承浆	口喎、齿龈肿痛、流涎、暴瘖、癫狂	面部颏唇沟正中凹陷处

附录三　耳穴定位与主治表

	名称	定位	主治
	牙	位于1区中央	牙痛，拔牙麻醉等
	升压点	在屏间切迹下方	低血压、虚脱
	上颌	耳垂3区上部横线中央	上牙痛，上颌关节痛
	舌	在耳垂2区中点	舌炎，口腔溃疡
	下颌	在耳垂3区中央	下牙痛，下颌关节痛
1. 耳垂部相当于人体头面部，为准确定位，将耳垂分成九区，从屏间切迹软骨下缘至耳垂下缘画三条水平线，再从第二条水平线上引两条直线，由内向外，由上而下分成1~9区	垂前（神经衰弱点）	在耳垂4区中央	失眠
	上腭	在2区上线中内1/3交界处	口腔疾患
	下腭	在2区外线下1/4上3/4交界处	口腔疾患
	眼	耳垂5区中央	急性结膜炎、近视等眼病
	内耳	在6区中央	耳聋、耳鸣、失眠、眩晕
	扁桃体	在8区中央	扁桃体炎
	面颊区	耳垂3、5、6区交界线周围	三叉神经痛、面瘫、痤疮等面部疾病
	冠心沟	自屏间切迹向下至扁桃体	冠心病、心绞痛
	耳鸣沟	自屏间切迹外侧至外耳	耳聋、耳鸣
	肋胁	胸椎外侧缘近耳舟处	胸胁部扭挫伤，带状疱疹
	肿瘤特异区	在耳轮尾至耳垂8区之间弧形条状区域	用于诊断肿瘤

续表

名称	定位	主治
腮腺	对耳屏尖部。	腮腺炎、皮肤瘙痒、神经性皮炎
平喘穴	腮腺穴外下 0.2cm 处	咳喘、遗尿
颞	对耳屏外侧下缘中点	偏头痛、耳聋、耳鸣、近视
额	对耳屏外侧面前下方下缘中点	头痛、头晕、嗜睡、记忆力减退
顶	枕穴直下 0.2cm 处	头顶痛
枕	对耳屏外侧面的后下方	止咳、头晕、头痛、癫痫
缘中（脑点）	对耳屏外上方上缘中点	遗尿、崩漏、月经不调、阳痿
脑	对耳屏内侧面上 1/2 处	失眠、多梦、眩晕、耳鸣、哮喘、疼痛性疾病
晕区	对耳屏外侧面外上方，缘中、脑干之间	头晕
神经衰弱区	颈椎与枕顶穴之间	神经衰弱
睾丸（卵巢）	对耳屏内侧前下方。腮腺穴向下 0.2cm 处	生殖系统疾病、头痛。阳性反应多提示睾丸病变，如伴有盆腔、肾、内分泌反应阳性提示阳痿
丘脑	对耳屏内侧面中线下端	单纯性肥胖、嗜睡症、水肿、内分泌紊乱
兴奋点	睾丸与丘脑之间	嗜睡症、遗尿、阳痿、肥胖病
皮质下	对耳屏内侧面	神经、心血管、消化系统等疾病。可协助诊断消化、神经、心血管系统疾病
脑干	在轮屏切迹处	精神分裂症、神经官能症、支气管炎、发热、癫痫
喉牙	轮屏切迹外下，脑干穴下 2mm 处	喉部疾病，牙痛

左侧分组说明：
- 2. 对耳屏部相当于人体的头和脑部（对应腮腺至皮质下各穴）
- 3. 轮屏切迹该部分相当于人体脑干（对应脑干、喉牙）

	名称	定位	主治
4. 耳屏部相当于人体咽喉、内鼻、肾上腺	屏尖	耳屏外侧面上 1/2 隆起平面的中点	炎症、疼痛性疾病
	肾上腺	在耳屏侧面下 1/2 隆起的中点	低血压、无脉症、咳嗽、感冒、乳腺炎
	外鼻	耳屏外侧面与屏尖，肾上腺呈等边三角形	鼻炎
	饥点	外鼻与肾上腺连线中点	肥胖症、甲亢
	渴点	外鼻与屏尖连线中点	糖尿病、尿崩症、神经性多尿症
	心脏点	渴点、外耳连线中点	心脏病。该穴和皮质下均呈阳性反应则提示心动过速
	咽喉	耳屏内面上 1/2 中点	咽喉肿痛、扁桃体炎
	内鼻	耳屏内侧面下 1/2 中点	鼻炎、感冒
	外耳	在屏上切迹前凹陷中	眩晕、耳聋、耳鸣
5. 对耳轮相当于人体躯干	脊柱	从轮屏切迹至对耳轮下、上脚分叉处。共分 5 份，自上而下，依次为：上 1/5 为骶椎，上 2/5 为腰椎，下 2/5 及中 3/5 处为胸椎，下 1/5 为颈椎	相应部位疾病，亦可诊断相应部位疾病
	尾椎	对耳轮上下脚分叉处外缘	骶椎痛等
	颈	颈椎内内侧缘，近耳甲腔缘	落枕，颈部扭伤，单纯性甲状腺肿
	胸	胸椎内侧缘、近耳腔缘	胸部疾患，如胸痛、肋间神经痛、带状疱疹
	腹	腰骶椎内侧缘、近耳腔缘	腹痛、腹泻等腹部疾病，消化系统、妇科疾病
	腹外	骶椎外侧	肠炎、肠梗阻、痛经
	热穴	尾椎与腹连线中点	发热，血栓性脉管炎、静脉炎
	乳腺	胸与胸椎连线中点为对侧乳腺；胸椎与肋胁连线中点为同侧乳腺	乳腺炎、乳腺增生、少乳

续表

	名称	定位	主治
6. 对耳轮下脚相当于人体臀部	臀	对耳轮下脚外 1/3 处	坐骨神经痛
	坐骨神经	对耳轮下脚中 1/3 处	坐骨神经痛
	交感	对耳轮下脚内 1/3 的内上方	循环、消化系统功能失调，哮喘、痛经等
7. 对耳轮上脚相当于人体下肢部	趾	对耳轮上脚的外上角	足趾麻木疼痛
	跟	对耳轮上脚的内上角	跟部疾病
	膝关节	对耳轮上脚之中点	关节炎，膝关节扭伤，膝关节痛
	踝关节	跟与膝关节连线中点	踝关节扭伤
	髋关节	对耳轮上脚起始部中点	髋关节疾患
	膝	对耳轮上脚起始部外缘	膝关节炎
	腓肠肌点	趾、膝连线中点	腓肠肌痉挛
	股四头肌	在膝关节与髋关节之间	股部疼痛
	股外侧	股四头肌上侧缘	股外侧皮神经炎
	股内侧	髋关节与对耳轮上脚起始部内侧连线中点	股内侧疼痛
8. 耳舟相当于人体上肢	指	耳舟顶部，耳轮结节上方	指关节疾病
	腕	在耳轮结节突起处的耳舟部	腕关节肿痛、扭伤
	肘	腕与肩穴之间	肘关节扭伤、网球肘、风湿性关节炎等
	肩	与屏上切迹同水平的耳舟部	肩痹，肩周炎等
	肩关节	肩与屏上切迹之间	肩周炎
	锁骨	与轮屏切迹同水平的耳舟部，与心穴平行	肩周炎、颈肩部疼痛、无脉症等
	风溪（荨麻疹点）	指腕两穴内缘。又称过敏区	过敏性疾病
	肾炎点	肩关节、锁骨穴外缘中点	肾炎
	风湿线	指、锁骨两穴连线	风湿性疾患

	名称	定位	主治
9. 三角窝区相当于人体内生殖器	降压点（角窝上）	三角窝的前上角	高血压。诊断高血压、低血压
	盆腔	对耳轮上下脚分叉处内缘	盆腔炎、前列腺炎、下肢部疼痛
	神门穴	降压点与盆腔穴连线中下 1/3 交界处	神经、心血管、消化系统疾患
	肝炎穴	降压点与盆腔穴连线中上 1/3 交界处	肝胆疾患
	内生殖器点	三角窝凹陷处前缘	月经不调、痛经、闭经、功能性子宫出血、性功能减退
	附件炎点	内生殖器点与盆腔连线中上 1/3 交界处	附件炎、痛经
	股关穴	与臀、坐骨神经穴呈等边三角形的对耳轮上脚的上缘	下肢疼痛
	便秘点	与坐骨神经、交感呈等边三角形的对耳轮下脚上缘处	便秘
10. 耳轮脚周围部相当于人体消化道	口	外耳道口的上缘和后缘	口腔溃疡、舌炎、牙周炎、咽炎、急慢性支气管炎、失眠等
	食道	耳轮脚下方中 1/3 处	食道炎、梅核气、呼吸不畅、恶心呕吐
	贲门	耳轮脚下方外 1/3 处	恶心、呕吐、胸痛
	胃	耳轮脚消失处	恶心、呕吐、胃痛、消化不良等
	十二指肠	耳轮脚上方外 1/3 处	十二指肠溃疡
	小肠	耳轮脚上方中 1/3 处	消化不良、腹泻、腹胀、口舌生疮
	大肠	耳轮脚上方的内 1/3 处	痢疾、泄泻、便秘、咽痛等
	阑尾穴	大、小肠穴之间	急慢性阑尾炎

续表

	名称	定位	主治
11. 耳甲艇相当于人体的腹腔	肾	对耳轮上下脚分叉处下方	肾炎、腰膝酸软、神经衰弱、耳鸣、眼疾、水肿
	前列腺	耳甲艇内上角	前列腺炎、前列腺肥大、性功能障碍
	输尿管	肾、前列腺连线的中外1/3交界处	输尿管结石
	膀胱	肾、前列腺连线的中内1/3处交界处	膀胱炎，尿闭、遗尿、腰腿痛
	肝	耳甲艇外下方	眩晕、眼疾、肋痛、痛经
	胰胆	肝肾两穴之间	胰腺炎、糖尿病、胆道疾病
	艇中	耳甲艇中央	脐周疼痛
	胆道	胆与十二指肠两穴之间	胆道结石
	胰腺点	胰胆与十二指肠之间	胰腺炎
	肝大区	在肋缘下内侧、胃外侧和脾大区处	肝肿大
	腹胀区	在肾、十二指肠、输尿管、大肠等处	腹胀
12. 耳甲腔相当于人体胸腔	心	耳甲腔中心凹陷部	心血管系统疾病，中暑、惊风
	肺	心区的上、下方	呼吸系统疾病、皮肤病、水肿等
	气管	口、心穴之间	咳喘、急慢性咽炎
	支气管	气管与肺的中点	急慢性支气管炎、支气管哮喘
	脾	耳甲腔外上方，耳轮脚消失处与轮屏切迹连线中点	腹胀、腹泻、胃病、崩漏、血液病、水肿
	三焦	外耳道孔后下方与耳屏下1/2连线中点	泌尿、生殖、消化系统疾病
	脾大区	脾穴、胃穴及连线与耳轮内缘组成的区域	诊断脾大参考区

名称	定位	主治
13. 屏间切迹相当于人体内分泌系统 内分泌	耳甲腔底部，屏间切迹内0.5cm处	泌尿、生殖、消化、内分泌系统疾病
目1	屏间切迹前下方	青光眼、近视
目2	屏间切迹后下方	屈光不正、外眼炎症
升压点	屏间切迹外下方	低血压
卵巢	屏间切迹外缘与对耳屏内侧缘之间	不孕症
14. 耳轮及耳轮脚相当于人体膈肌及相应部位 耳尖	耳轮顶端	发热、头晕、高血压、眼疾
外生殖器	与对耳轮下脚相平的耳轮处	阳痿、外生殖器炎病、会阴部皮肤病
尿道	平行于对耳轮下脚的下缘耳轮处	尿频、尿急、遗尿
直肠下段	与大肠同水平的耳轮处	便秘、痢疾、痔疮，伴大肠充血、红晕多为肠炎、腹泻
肝阳	耳轮结节处	慢性肝炎、高血压
轮1~6	自耳轮结节至耳垂中点下缘分成5分点6份。自上而下依次为轮1~6	发热、扁桃体炎、高血压
耳中（支点）	耳轮脚下缘中点处。	肝胆、胃肠疾病
膈	在耳轮脚部	膈肌痉挛、黄疸、消化不良、皮肤瘙痒
肿瘤特异区Ⅱ	在耳轮的外上方，耳轮结节上下缘	肿瘤诊断参考穴
15. 耳背 上耳根	在耳根最上缘	头痛、腹痛、哮喘
降压沟	耳郭背面，由内上方斜向外下方行走的凹沟	高血压
上耳背	在耳背上方软骨隆起处	皮肤病、腹痛、腹胀、坐骨神经痛
中耳背	在上下耳背之间最高处	皮肤病、腹胀、腹泻、消化不良
下耳背	在耳背下方软骨隆起处	皮肤病、背痛、哮喘
耳迷根	在耳背与乳突交界处耳根部	胃痛、咽喉肿痛
下耳根	耳垂与面颊相交的下缘	头痛、牙痛、咽喉痛、哮喘
耳背心	耳背上部	心悸、失眠多梦、高血压、头痛

续表

名称	定位	主治
耳背肝	耳背中部外侧	胆囊炎、胆结石、肋胁痛、肝区痛
耳背脾	耳背中部	胃炎、胃溃疡、胃痛、消化不良、食欲不振
耳背肺	耳背中部内侧	气管炎、支气管炎、支气管哮喘、皮肤瘙痒症
耳背肾	耳背下部	各种头痛、头晕、神经衰弱、自主神经功能紊乱、抑郁症、神经官能症

(表首行左侧合并单元格: 15. 耳背)

附录四　足部反射区图

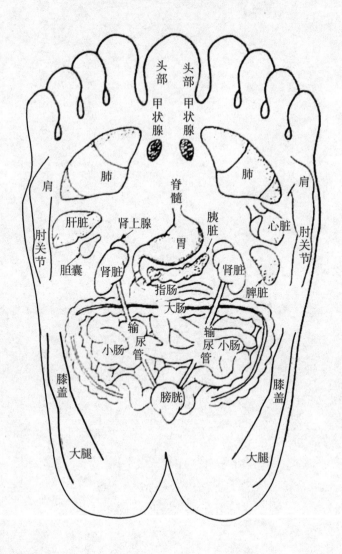